U0267123

当代中医专科专病诊疗大系

头痛诊疗全书

主　审　孙光荣　林天东

主　编　庞国明　王清峰　王菁婧

中国健康传媒集团

中国医药科技出版社

内 容 提 要

本书共分为基础篇、临床篇和附录三部分，基础篇主要介绍了与头痛有关的理论知识，临床篇详细介绍了常见原发性头痛及继发性头痛的中西医认识、诊治、预防调护等内容，附录包括临床常用检查参考值、开设头痛专病专科应注意的问题。全书内容丰富，言简意赅，重点突出，具有较高的学术价值和实用价值，适合中医临床工作者学习参考。

图书在版编目（CIP）数据

头痛诊疗全书 / 庞国明，王清峰，王菁婧主编 . —北京：中国医药科技出版社，2024.1
（当代中医专科专病诊疗大系）
ISBN 978-7-5214-4177-2

Ⅰ . ①头…　　Ⅱ . ①庞…②王…③王…　　Ⅲ . ①头痛—中医诊断学 ②头痛—中医治疗法
Ⅳ . ① R277.710.41

中国国家版本馆 CIP 数据核字（2023）第 200781 号

美术编辑　　陈君杞
版式设计　　也　在

出版	**中国健康传媒集团**｜中国医药科技出版社
地址	北京市海淀区文慧园北路甲 22 号
邮编	100082
电话	发行：010-62227427　邮购：010-62236938
网址	www.cmstp.com
规格	787×1092mm $^{1}/_{16}$
印张	20 $^{1}/_{2}$
字数	518 千字
版次	2024 年 1 月第 1 版
印次	2024 年 1 月第 1 次印刷
印刷	北京印刷集团有限责任公司
经销	全国各地新华书店
书号	ISBN 978-7-5214-4177-2
定价	**178.00 元**

获取新书信息、投稿、为图书纠错，请扫码联系我们。

《当代中医专科专病诊疗大系》
编 委 会

朱恪材　朱章志　朱智德　乔树芳　任　文　刘　明
刘　洋　刘　辉　刘三权　刘仁毅　刘世恩　刘向哲
刘杏枝　刘佃温　刘建青　刘建航　刘树权　刘树林
刘洪宇　刘静生　刘静宇　闫金才　闫清海　闫惠霞
许凯霞　孙文正　孙文冰　孙永强　孙自学　孙英凯
纪春玲　严　振　苏广兴　李　军　李　扬　李　玲
李　洋　李　真　李　萍　李　超　李　婷　李　静
李　蔚　李　慧　李　鑫　李小荣　李少阶　李少源
李永平　李延萍　李华章　李全忠　李红哲　李红梅
李志强　李启荣　李昕蓉　李建平　李俊辰　李恒飞
李晓雷　李浩玮　李燕梅　杨　荣　杨　柳　杨　楠
杨克勤　连永红　肖　伟　吴　坚　吴人照　吴志德
吴启相　吴维炎　何庆勇　何春红　冷恩荣　沈　璐
宋剑涛　张　芳　张　侗　张　挺　张　健　张文富
张亚军　张国胜　张建伟　张春珍　张胜强　张闻东
张艳超　张振贤　张振鹏　张峻岭　张理涛　张琼瑶
张攀科　陆素琴　陈　白　陈　秋　陈太全　陈文一
陈世波　陈忠良　陈勇峰　邵丽黎　武　楠　范志刚
林　峰　林佳明　杭丹丹　卓　睿　卓进盛　易铁钢
罗　建　罗试计　和艳红　岳　林　周天寒　周冬梅
周海森　郑仁东　郑启仲　郑晓东　赵　琰　赵文霞
赵俊峰　赵海燕　胡天赤　胡汉楚　胡穗发　柳忠全
姜树民　姚　斐　秦蔚然　贾虎林　夏淑洁　党中勤
党毓起　徐　奎　徐　涛　徐林梧　徐雪芳　徐寅平
徐寒松　高　楠　高志卿　高言歌　高海兴　高铸烨
郭乃刚　郭子华　郭书文　郭世岳　郭光昕　郭欣璐
郭泉滢　唐红珍　谈太鹏　陶弘武　黄　菲　黄启勇
梅荣军　曹　奕　崔　云　崔　菲　梁　田　梁　超
寇绍杰　隆红艳　董昌武　韩文朝　韩建书　韩建涛
韩素萍　程　源　程艳彬　程常富　焦智民　储浩然
曾凡勇　曾庆云　温艳艳　谢卫平　谢宏赞　谢忠礼

靳胜利　雷　烨　雷　琳　鲍玉晓　蔡文绍　蔡圣朝

臧　鹏　翟玉民　翟纪功　滕明义　魏东华

编　　委（按姓氏笔画排序）

丁　蕾　丁立钧　于　秀　弓意涵　马　贞　马玉宏

马秀萍　马青侠　马茂芝　马绍恒　马晓冉　王　开

王　冰　王　宇　王　芳　王　丽　王　辰　王　明

王　凯　王　波　王　珏　王　科　王　哲　王　莹

王　桐　王　夏　王　娟　王　萍　王　康　王　琳

王　晶　王　强　王　稳　王　鑫　王上增　王卫国

王天磊　王玉芳　王立春　王兰柱　王圣治　王亚莉

王成荣　王伟莉　王红梅　王秀兰　王国定　王国桥

王国辉　王忠志　王育良　王泽峰　王建菊　王秋华

王彦伟　王洪海　王艳梅　王素利　王莉敏　王晓彤

王银姗　王清龙　王鸿燕　王琳樊　王瑞琪　王鹏飞

王慧玲　韦　溪　韦中阳　韦华春　毛书歌　孔丽丽

双振伟　甘陈菲　艾春满　石国令　石雪枫　卢　昭

卢利娟　卢桂玲　叶　钊　叶　林　田丽颖　田静峰

史文强　史跃杰　史新明　冉　靖　丘　平　付　瑜

付永祥　付保恩　付智刚　代立媛　代会容　代珍珍

代莉娜　白建乐　务孔彦　冯　俊　冯　跃　冯　超

冯丽娜　宁小琴　宁雪峰　司徒小新　皮莉芳　刑益涛

邢卫斌　邢承中　邢彦伟　毕宏生　吕　雁　吕水林

吕光霞　朱　保　朱文胜　朱盼龙　朱俊琛　任青松

华　刚　伊丽娜　刘　羽　刘　佳　刘　敏　刘　嵘

刘　颖　刘　熠　刘卫华　刘子尧　刘红灵　刘红亮

刘志平　刘志勇　刘志群　刘杏枝　刘作印　刘顶成

刘宗敏　刘春光　刘素云　刘晓彦　刘海立　刘海杰

刘继权　刘鹤岭　齐　珂　齐小玲　齐志南　闫　丽

闫慧青　关运祥　关慧玲　米宜静　江利敏　江铭倩

汤建光　汤艳丽　许　亦　许　蒙　许文迪　许静云

农小宝　农永栋　阮志华　孙　扶　孙　畅　孙成铭

孙会秀	孙治安	孙艳淑	孙继建	孙绪敏	孙善斌
杜鹃	杜云波	杜欣冉	杜梦冉	杜跃亮	杜璐瑶
李伟	李柱	李勇	李铁	李萌	李梦
李霄	李馨	李丁蕾	李又耕	李义松	李云霞
李太政	李方旭	李玉晓	李正斌	李帅垒	李亚楠
李传印	李军武	李志恒	李志毅	李杨林	李丽花
李国霞	李钍华	李佳修	李佩芳	李金辉	李学军
李春禄	李茜羽	李晓辉	李晓静	李家云	李梦阁
李彩玲	李维云	李雯雯	李鹏超	李鹏辉	李满意
李增变	杨丹	杨兰	杨洋	杨文学	杨旭光
杨旭凯	杨如鹏	杨红晓	杨沙丽	杨国防	杨明俊
杨荣源	杨科朋	杨俊红	杨济森	杨海燕	杨蕊冰
肖育志	肖耀军	吴伟	吴平荣	吴进府	吴佐联
员富圆	邱彤	何苗	何光明	何慧敏	佘晓静
辛瑶瑶	汪青	汪梅	汪明强	沈洁	宋震宇
张丹	张平	张阳	张苍	张芳	张征
张挺	张科	张琼	张锐	张大铮	张小朵
张小林	张义龙	张少明	张仁俊	张欠欠	张世林
张亚乐	张先茂	张向东	张军帅	张观刚	张克清
张林超	张国妮	张咏梅	张建立	张建福	张俊杰
张晓云	张雪梅	张富兵	张腾云	张新玲	张燕平
陆萍	陈娟	陈密	陈子扬	陈丹丹	陈文莉
陈央娣	陈立民	陈永娜	陈成华	陈芹梅	陈宏灿
陈金红	陈海云	陈朝晖	陈强松	陈群英	邵玲玲
武改	苗灵娟	范宇	林森	林子程	林佩芸
林学英	林学凯	尚东方	呼兴华	罗永华	罗贤亮
罗继红	罗瑞娟	周双	周全	周丽	周剑
周涛	周菲	周延良	周红霞	周克飞	周丽霞
周解放	岳彩生	庞鑫	庞国胜	庞勇杰	郑娟
郑程	郑文静	郑雅方	单培鑫	孟彦	赵阳
赵磊	赵子云	赵自娇	赵庆华	赵金岭	赵学军

赵晨露　胡　斌　胡永昭　胡欢欢　胡英华　胡家容
胡雪丽　胡筱娟　南凤尾　南秋爽　南晓红　侯浩强
侯静云　俞红五　闻海军　娄　静　娄英歌　宫慧萍
费爱华　姚卫锋　姚沛雨　姚爱春　秦　虹　秦立伟
秦孟甲　袁　玲　袁　峰　袁帅旗　聂振华　栗　申
贾林梦　贾爱华　夏明明　顾婉莹　钱　莹　徐艳芬
徐继国　徐鲁洲　徐道志　徐耀京　凌文津　高　云
高美军　高险峰　高嘉良　高韶晖　郭士岳　郭存霞
郭伟杰　郭红霞　郭佳裕　郭晓霞　唐桂军　桑艳红
接传红　黄　姗　黄　洋　黄亚丽　黄丽群　黄河银
黄学勇　黄俊铭　黄雪青　曹正喜　曹亚芳　曹秋平
龚长志　龚永明　崔伟峰　崔凯恒　崔建华　崔春晶
崔莉芳　康进忠　阎　亮　梁　伟　梁　勇　梁大全
梁亚林　梁增坤　彭　华　彭丽霞　彭贵军　葛立业
葛晓东　董　洁　董　赟　董世旭　董俊霞　董德保
蒋　靖　蒋小红　韩圣宾　韩红卫　韩丽华　韩柳春
覃　婕　景晓婧　嵇　朋　程　妍　程爱俊　程常福
曾永蕾　谢圣芳　靳东亮　路永坤　詹　杰　鲍陶陶
解红霞　窦连仁　蔡国锋　蔡慧卿　裴　晗　裴琛璐
廖永安　廖琼颖　樊立鹏　滕　涛　潘文斌　薛川松
魏　佳　魏　巍　魏昌林　瞿朝旭

编撰办公室主任　高　泉　王凯锋
编撰办公室副主任　王亚煌　庞　鑫　张　侗　黄　洋
编撰办公室成员　高言歌　李方旭　李丽花　许　亦　李　馨
　　　　　　　　　李亚楠

《头痛诊疗全书》
编 委 会

坚持中医思维　彰显特色优势
提高临床疗效　服务人民健康

王　序

中医药学是中华民族的伟大创造，是中国古代科学的瑰宝，也是打开中华文明宝库的钥匙，为中华民族的繁衍生息作出了巨大贡献。党和政府历来高度重视中医药工作，特别是党的十八大以来，以习近平同志为核心的党中央把中医药工作摆在了更加突出的位置，中医药改革发展取得了显著成绩。2019 年 10 月 20 日发布的《中共中央 国务院关于促进中医药传承创新发展的意见》指出，传承创新发展中医药是新时代中国特色社会主义事业的重要内容，是中华民族伟大复兴的大事，对于坚持中西医并重，打造中医药和西医药相互补充协调发展的中国特色卫生健康发展模式，发挥中医药原创优势、推动我国生命科学实现创新突破，弘扬中华优秀传统文化、增强民族自信和文化自信，促进文明互鉴和民心相通、推动构建人类命运共同体具有重要意义。

传承创新发展中医药，必须发挥中医药在维护和促进人民健康中的重要作用，彰显中医药在疾病治疗中的独特优势。中医专科专病建设是坚持中医原创思维，突出中医药特色优势，提高临床疗效的重要途径和组成部分。长期以来，国家中医药管理局高度重视和大力推动中医专科专病的建设，从制定中长期发展规划到重大项目、资金安排，都将中医专科专病建设作为重要任务和重点工作进行安排部署，并不断完善和健全管理制度与诊疗规范。经过中医药界广大专家学者和中医医务工作者长期不懈的努力，全国中医专科专病建设取得了显著的成就。

实践表明：专科专病建设是突出中医药特色优势，遵循中医药自身发展规律和前进方向的重要途径；是打造中医医院核心竞争力，实现育名医、建名科、塑名院之"三名"战略的必由之路；是提升临床疗效和诊疗水平的重要手段；是培养优秀中医临床人才，打造学科专科优秀团队的重要平台；是推动学术传承创新、提升科研能力水平、促进科技成果转化的重要途径；是各级中医医院、中西医结合医院提升社会效益和经济效益的有效举措。

事实证明：中医专科专病建设的学术发展、传承创新、经验总结和推广应用，对建设综合服务功能强、中医特色突出、专科优势明显的现代中医医院和中医专科医院，建设国家中医临床研究基地，创建国家和区域中医（专科）诊疗中心及中西医结合旗舰医院，提升基层中医药特色诊疗水平和综合服务能力等方面都发挥着不可替代的基础保障和重要支撑作用。

《中共中央 国务院关于促进中医药传承创新发展的意见》对彰显中医药在疾病治疗中的优势，加强中医优势专科专病建设作出了规划和部署，强调要做优做强骨伤、肛肠、儿科、皮科、妇科、针灸、推拿以及心脑血管病、肾病、周围血管病、糖尿病等专科专病，要求及时总结形成诊疗方案，巩固扩大优势，带动特色发展，并明确提出用 3 年左右时间，筛选 50 个中医治疗优势病种和 100 项适宜技术等任务要求。2022 年 3 月国务院办公厅发布的《"十四五"中医药发展规划》也强调指出，要开展国家优势专科建设，以满足重大疑难疾病防治临床需求为导向，做优做强骨伤、肛肠、儿科、皮肤科、妇科、针灸、推拿及脾胃病、心脑血管病、肾病、肿瘤、周围血管病、糖尿病等中医优势专科专病。要制定完善并推广实施一批中医优势病种诊疗方案和临床路径，逐步提高重大疑难疾病诊疗能力和疗效水平。可以说《当代中医专科专病诊疗大系》（以下简称《大系》）的出版，是在促进中医药传承创新发展的新形势下应运而生，恰逢其时，也是贯彻落实党中央国务院决策部署的具体举措和生动实践。

《大系》是由享受国务院政府特殊津贴专家、全国第六批老中医药学术继承指导老师、全国名中医，第十三届和十四届全国人大代表庞国明教授发起，并组织全国中医药高等院校和相关的中医医疗、教学科研机构 1000 余名临床各科专家学者共同编著。全体编著者紧紧围绕国家中医药事业发展大局，根据国家和区域中医专科医疗中心建设、国家重点中医专科建设，以及省、市、县中医重点与特色专科建设的实际需要，坚持充分"彰显中医药在疾病治疗中的优势"，坚持"突出中医思维，彰显特色主线，立足临床实用，助提专科内涵，打造品牌专科集群"的编撰宗旨。《大系》共 30 个分册，由包括国医大师和院士在内的多位专家学者分别担任自己最擅长的专科专病诊疗全书的主审，为各分册指迷导津、把关定向。由包括全国名中医、岐黄学者在内的 100 多位各专科领域的学科专科带头人分别担任各分册主编。经过千余名专家学者异域同耕，历尽艰辛，寒暑不辍，五载春秋，终于成就了《大系》。《大系》的隆重出版不仅是中医特色专科专病建设的一大成果，也是中医药传承精华，守正创新进程中的一件大事，承前启后，继往开来，难能可贵，值得庆贺！

在 2020 年"全国两会"闭幕后，庞国明同志将《大系》的编写大纲、体例及《糖尿病诊疗全书》等书稿一并送我，并邀我写序。我不是这方面的专家，也未能尽览《大系》的全稿，但作为多年来推动中医专科专病建设的参与者和见证人，仅从大纲、体例、样稿及部分分册书稿内涵质量看，《大系》坚持了持续强化中医思维和中医专科专病特色优势的宗旨，突出了坚持提高临床疗效和诊疗水平及注重实践、实际、实用的原则。尽管我深知中医专科专病建设仍然不尽完善，做优做强专科专病依然任重道远。但我相信，《大系》的出版必将为推动我国的中医专科专病建设和进一步彰显中医药在疾病治疗中的独特优势，为充分发挥中医药在维护和促进人民健康中的重要作用，产生重大而深远的影响。

故乐以此为序。

国家中医药管理局原局长
第六届中华中医药学会会长

2023 年 3 月 18 日

陈　序

由我国优秀的中医学家、全国名中医庞国明教授等一批富有临床经验的中医药界专家们共同协力合作，以传承精华、守正创新为宗旨，以助力国家中医专科医学中心、专科医疗中心、专科区域诊疗中心、优势专科、重点专科、特色专科建设为目标，编撰并将出版的这套《当代中医专科专病诊疗大系》丛书（以下简称《大系》），是在 2000 年、2016 年由中国医药科技出版社出版《大系》第一版、第二版的基础上，以服务于当今中医专科专病建设、突出中医特色、强化中医思维、彰显中医专科优势为出发点和落脚点，对原书进行了修编补充、拾遗补阙、完善提升而成的，丛书名由第一版、第二版的《中国中西医专科专病临床大系》更名为《当代中医专科专病诊疗大系》。其内容涵盖了内科、外科、妇科、儿科、急诊、皮肤以及骨科、康复、针灸等 30 个学科门类，实属不易！

该丛书的特点，主要体现在学科门类较为齐全，紧密结合专科专病建设临床实际需求，融古贯今，承髓纳新，突出中医特色，既尊重传统，又与时俱进，吸收新进展、新理论和新经验，是一套理论联系实际、贴合临床需要，可供中医、中西医结合临床、教学、科研参考应用的一套很好的工具书，很是可贵，值得推荐。

今国明教授诚邀我在为《大系》第一版、第二版所写序言基础上，为新一版《大系》作序，我认为编著者诸君在中华中医药学会常务理事兼慢病分会主任委员、中国中医药研究促进会专科专病建设工作委员会会长庞国明教授的带领下，精诚团结、友好合作，艰苦努力多年，立足中医专科专病建设，服务于临床诊疗，很接地气，完成如此庞大巨著，实为不可多得，难能可贵，爱乐为之序。

中国科学院院士
国医大师　陈可冀

2023 年 9 月 1 日

王 序

传承创新发展中医药，是新时代中国特色社会主义事业的重要内容，《中共中央 国务院关于促进中医药传承创新发展的意见》明确指出"彰显中医药在疾病治疗中的优势，加强中医优势专科建设"。因此，对中医专科专病临床研究进行系统整理、加以提高，以窥全貌，就显得十分重要。

2000 年，以庞国明主任医师、林天东国医大师等共同担任总主编，组织全国1000 余位临床专家编撰的《中国中西医专科专病临床大系》发行海内外，影响深远。二十年过去，国明主任医师再次牵头启动《大系》修编工程，以"传承精华，守正创新"为宗旨，以助力建设国家、省、市、县重点专科与特色专科为目标，丰富更新了大量内容和取得的成就，反映了中医专科研究与发展的进程，具有较强的时代性、实用性，并将书名易为《当代中医专科专病诊疗大系》，凡三十个分册，每册篇章结构，栏目设计令人耳目一新。

学无新，则无以远。这套书立意明确，就其为专科专病建设而言，无疑对全国中医、中西医结合之临床、教学、科研工作，具有重要的参考意义。编书难，编大型专著尤难，编著者们在繁忙的医疗、教学、科研工作之余，倾心打造的这部巨著必将功益杏林，更希望这部经过辛勤汗水浇灌的杏林之树（书）"融会新知绿荫蓬，今年总胜去年红"。中医之学路迢迢，莫负春光常追梦，当惜佳时再登高。

中国工程院院士

国医大师　王 琦

北京中医药大学终身教授

2023 年 7 月 20 日于北京

打造中医品牌专科　带动医院跨越发展

——代前言

　　"工欲善其事，必先利其器。"同样，肩负着人民生命健康和健康中国建设重任的中医、中西医结合工作者，也必当首先要有善其事之利器，即过硬的诊疗技术和解除亿万民众病痛的真本领。《当代中医专科专病诊疗大系》丛书（以下简称《大系》），就是奉献给广大中医、中西医结合专科专病建设和临床诊疗工作者"利器"的载体。期望通过她的指迷导津、方向引领，把专科建设和临床诊疗效果推向一个更加崭新的阶段；期望通过向她的问道，把自己工作的专科专病科室，打造成享誉当地乃至国内外的品牌专科，实施品牌专科带动战略、促助医院跨越式发展，助力中医药事业振兴发展。

　　专科专病科室是相对于传统模式下的大内科、大外科等科室名称而言的。应当指出的是，专科专病科室亦不是当代人的发明，早在《周礼·天官冢宰》就有"凡邦之有疾病者……则使医分而治之"。"分而治之"就是让精于专科专病研究的医生去分别诊疗。因此，设有"食医""疾医""疡医"等专科医生，只不过是没把"专科专病"诊疗分得那么细和进行广泛宣传罢了。从历代医家著述和学术贡献看，亦可以说张仲景、华佗、叶天士等都是专科专病的诊疗大家。因仲景擅伤寒、叶天士擅温病、华佗擅"开颅术"等，后世与近代的医学家们更是以擅治某病而誉满华夏，如焦树德擅痹病、任继学擅脑病等。因此，诸多名医先贤大家们多是专科专病诊疗的行家里手。

　　那么，进入 21 世纪以来，为什么说加强中医专科专病建设的呼声一浪高过一浪呢？究其原由大致有四：

　　首先是振兴中医事业发展、突出中医特色优势的需要。20 世纪 80 年代以后的中医界提出振兴中医的口号，国家也制定了相应的政策，中医事业得到了快速发展。但需要做的事还有很多很多。通过专科专病建设，可以培育、造就一大批高水平的中医、中西医结合专业人才，突出中医特色，总结实用科学的临床经验，推动中医、中西医结合专科专病的深入研究，助力中医药事业振兴发展！

第二是促进中西医协同、开拓医疗新领域的需要。中医、西医、中西医结合是健康中国建设中的三支主要力量，尽管中西医结合在某些领域和某些课题的研究方面取得了一些重大成就和进展，但仍存在着较浅层次"人为"结合的现象，而深层次的基础医学、临床医学等有机结合方面还有大量工作要做。同时，由于现在一些医院因人、财、物等条件的限制，也很难全面开展中西医结合的研究和临床实践。而通过开展专科专病建设，从某些病的基础、临床、药物等系统研究着手，或许将成为开展中西医协同、中西医结合的突破口，逐步建立起基于实践、符合实际的中西医协同、中西医结合的诊疗新体系，以开拓中医、中西医结合临床、教学、科研工作的新领域，实现真正意义上的中西医协同、中西医结合。

第三是服务于健康中国建设和人民大众对中医优质医疗日益增长新要求的需要。随着经济社会的发展和现代科学技术的进步，传统的医疗模式已满足不了人民群众医疗保健的需要，广大民众更加渴望绿色的、自然的、科学的、高效的和经济便捷的传统中医药。因此，开展中医专科专病诊疗，可以引导病人的就医趋向，便于病人得到及时、精准、有效的诊治；专科专病科室的开设，易于积累临床经验、聚焦研究方向、多出研究成果，必将大大促进中医医疗、医药、器械研发的进程，加快满足人民群众对中医药日益增长的医疗保健需求的步伐。

第四是提高两个效益的需要。目前有不少中医、中西医结合医院，尤其是市、县（区）级中医院，在当代医疗市场的激烈竞争中显得"神疲乏力"、缺少建设与发展中的"精气神"，竞争不强的原因虽然是多方面的，但没有专科特色、没有品牌专科活力是其重要的原因之一。"办好一个专科，救活一家医院，带动跨越发展"，已被许许多多中医、中西医医院的实践所证实。可以说，没有品牌专科的医院，是不可能成为快速发展的医院，更不可能成为有特色医院的。加强专科专病建设的实践表明：通过办好专科专病科室，能够快速彰显医院的专业优势与特色优势；能够快速提高医院的知名度，形成品牌影响力；能够快速带动医院经济效益和社会效益的提升；能够快速带动和促进医院的跨越式发展。

有鉴于上述四点，《大系》丛书，应运而生、神采问世，冀以成为全国中医、中西医结合专科专病建设工作者的良师益友。

《大系》篇幅宏大，内容精博，内涵深邃，覆盖面广，共 30 个分册。每分册分基础篇、临床篇和附录三大部分。基础篇主要对该专科专病国内外研究现状、诊疗进展以及提高临床疗效的思路方法等进行了全面阐述；临床篇是每分册的核心，以病为纲，分列条目，每个病下设病因病机、临床诊断、鉴别诊断、临床治疗、预后转归、预防调护、专方选要、研究进展等栏目，辨证论治、理法方药一线贯穿，使中医专科专病的诊疗系统化、规范化、特色化；附录介绍临床常用检查参考值和专科建设的注意事项（数字资源），对读者临床诊疗具有重要参考价值。

《大系》新全详精，实用性强。参考国内外书籍、杂志等达十万余册，涉及方药数万种，名医论点有出处，方药选择有依据，多有临床验证和研究报告，详略有序，条理清晰，充分反映了当代中医、中西医结合专科专病的临床实践和研究成果概况，其中不乏知名专家的精辟论述、新创方药和作者的独到见解。为了保持其原貌，《大系》各分册中所收集的古方、验方等凡涉及国家规定的稀有禁用中药没有做删改，特请读者在实际使用时注意调换药物，改换替代药品，执行国家有关法规。

本《大系》业已告竣，她是国内 1000 余位专家、学者、编者辛苦劳动的成果和智慧的结晶。她的出版，必将对弘扬祖国中医药学，开展中医、中西医结合专科专病建设，深入开展中医、中西医结合之医疗、教学、科研起到积极的推动作用，并为中医药事业的传承精华、守正创新和人类的医疗卫生保健事业做出积极贡献。

鉴于该《大系》编著带有较强的系统性、艰巨性、广泛性以及编者的认知差别，书中难免存在一些问题，真诚希望读者朋友不吝赐教，以便修订再版。

庞国明

2023 年 7 月 20 日于北京

编写说明

　　头痛作为一个症状或疾病，严重危害着人们的生活质量和身体健康。近年来，随着医学水平的不断发展，对于头痛的基础和临床研究也取得了长足的进展，特别是中医和中西医结合的研究成果更是引人瞩目。为了更好地规范化、标准化地对头痛进行诊断和治疗，更好地造福于广大头痛患者，我们特组织人员编写了这部《头痛诊疗全书》。

　　1988 年国际头痛协会制订了头痛的分类和诊断标准，此后该标准又不断更新，2004 年推出了国际头痛疾病分类的第 2 版，2013 年推出了头痛疾病分类第 3 版试用版，2018 年推出了头痛疾病分类第 3 版正式版。该标准将头痛分为原发性头痛和继发性头痛两大类，共 250 余种，为临床医师规范化、标准化地进行头痛的诊断和治疗提供了依据，具有很高的临床实用价值。同样，中医药在诊疗头痛方面也有着悠久的历史和辉煌的成就。头痛一词首载于《内经》，在《素问·风论》中称之为"首风""脑风"，并且详尽描述了"首风"和"脑风"的临床特点。《内经》认为，六经病变皆可导致头痛，头为诸阳之会、清明之府，又为髓海之所在，居于人体之最高位，五脏精华之血、六腑清明之气皆上注于头，手足三阴经亦上会于头，六经气血不畅皆可导致头痛，该论述也为以后的头痛六经辨治打下了基础，并根据病因将头痛分为外感头痛和内伤头痛两大类而治法各异。在此基础上，历代医家对于头痛的中医基础理论和临床治疗规律不断进行研究，积累了宝贵的经验。特别是近数十年来，采用病证结合的研究方法，使得对于头痛的中医药治疗有了更加全新的认识，其研究水平也提高到了一个新的高度。若将这些经验汇集成册，将会对广大中医、西医和中西医结合医师诊治头痛的能力起到积极的推动作用。

　　本书论述头痛分为基础篇、临床篇、附录三部分。基础篇从头痛的国内外研究现状及前景、头痛的诊断方法及思路、治则与用药规律及提高治疗头痛临床疗效的思路方法等方面进行全面透彻地阐述。临床篇以病为纲，阐述原发性头痛和继发性头痛的西医学概念、诊断、疗效判定等，并对疾病诊疗难点进行分析；中医部分采用病证结合的方法，系统阐述各种头痛的病因病机、辨证治疗、医家诊疗经验、专方验方、预后转归、预防调护和研究进展，其内容详尽，提纲挈领，条分缕析。附录包括临床常用检查参考值、开设头痛专病专科应注意的问题。

　　本书在编写过程中查阅了大量文献，从中医和西医两方面对多种头痛进行了论述，其内容尽量做到"新、全、详、精"，但愿此书的出版能为广大临床医师在诊疗头痛和研究头痛的过程中起到帮助和启迪作用。

　　由于时间仓促，书中难免有不足之处，望广大读者提出宝贵意见，以便修订。另，为保留方剂原貌，穿山甲等现已禁止使用的药品未予改动，读者在临床应用时应使用相应的代用品。

编委会
2023 年 6 月

目　录

基础篇

临床篇

数字资源

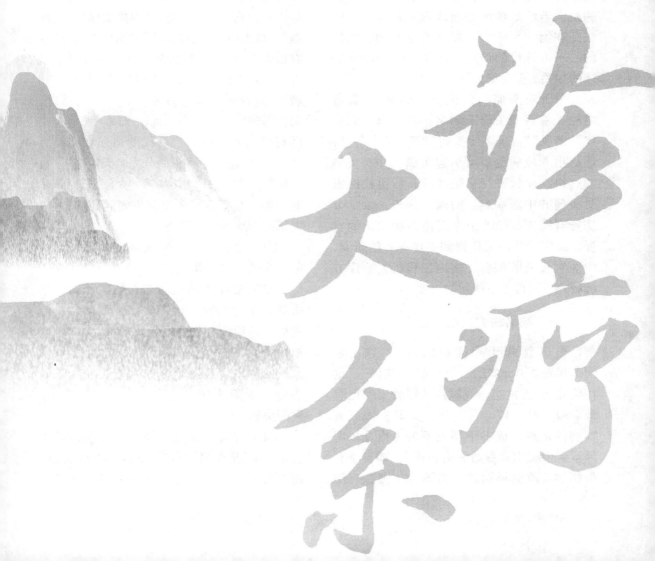

基础篇

第一章　国内外研究现状及前景

头痛是临床常见症状，它既是一个症状，是躯体某些器质性疾病的早期信号或并发症，还是一种单独的疾病。头痛有广义、狭义之分。广义头痛为头部疼痛，狭义头痛为眉弓以上至枕下部范围内的疼痛。本书所论为广义头痛。

第一节　中医学研究现状

中医药学是我国劳动人民数千年智慧的结晶，《黄帝内经》首次记载了头痛病名，经过历代医家的不断发挥，对头痛的病因、病机、治疗等各个方面认识不断深入，中医药在治疗头痛方面发挥着重要的、独特的、不可替代的作用，现就中医药治疗头痛的相关研究总结如下。

中医对头痛的认识历史悠久，《黄帝内经》首载"头痛"病名，并记有"厥头痛""脑风""首风""半头痛""真头痛"等名，还指出六经病变皆可引起头痛，并对头痛的病机、症状进行了记述。其后历代医家对头痛的中医病名、病因、病机、治疗方法皆有发挥。随着国家对慢性病防治的重视，头痛的防治工作得到更加深入的研究，中医对头痛的病名、病因、病机、治疗方法研究也取得了一些新的进展。

（一）病名研究

头痛首载于《黄帝内经》，在《素问·风论》中称之为"首风""脑风"，远在公元前16世纪，我国商代甲骨文字已有头、眼、耳、口、舌、喉、鼻等头面五官疾病的记载。成书于周王朝的《周礼·医师章》中提出"春时有痟首疾"，即春季有头痛病。战国早期的《山海经》则载有防治头面五官疾病的8种药物。《三国志》还记有华佗针对不同病机，治疗"头痛发热"病状相同的两位官吏，分别采用"泻下"与"发汗"的治法，均药到病除；曹操患头风病，华佗用针法治疗而手到病除。成书于东汉（公元200年前后）的医圣张仲景所著的《伤寒论》中，明确提出了太阳、阳明、少阳、厥阴头痛。金元时期著名医学家李东垣在《东垣十书》中补充了太阴与少阴头痛。李东垣还在《黄帝内经》《伤寒论》的基础上，将头痛分为内伤头痛和外感头痛两大类，并根据头痛的病因和症状不同而列"伤寒头痛""湿热头痛""头面痛""真头痛""气虚头痛""血虚头痛""气血俱虚头痛""厥逆头痛"等。元代医学家朱丹溪则提出了"大头肿痛""头目痛""脑痛""眉骨痛""痰厥头痛"的病名与诊疗。明代医学家王肯堂在《证治准绳·头痛》中尚有"头风"一名。清代刘恒瑞在《经历杂论·诸痛论》中将头痛分为"天府痛""头角痛""颠顶痛""眉棱痛""太阳痛""颊车痛"等。总括古代医家对头痛病证的命名，大抵可归纳为如下几类。

（1）直接命名　如头痛、脑痛、天府痛、头风、首风等。

（2）按疼痛部位命名　如头面痛、半头痛、半边头痛、半寒头痛、太阳痛、颠顶痛、脑后痛、头颈痛、头目痛、眉骨痛、眉棱痛、颊车痛等。

（3）按六经命名　如太阳头痛、阳明头痛、少阳头痛、太阴头痛、少阴头痛、厥阴头痛。

（4）按病因命名　如风寒头痛、风热头痛、风湿头痛、湿热头痛、痰浊头痛、痰厥头痛、痰火头痛、血瘀头痛、血虚头痛、气虚头痛、气血俱虚头痛等。

（5）按时间久暂命名　如久病头痛、新病头痛等。

（6）对于危在旦夕的重症头痛，则名为"真头痛"。

（二）病因病机研究

从头痛的命名与分类的复杂可以看出，头痛病因复杂，症候多变，但总不外外感与内伤两大类。大抵外感头痛，其病位浅，病情较轻，容易治愈；内伤头痛，则病位较深，病程久长，治疗棘手。另有"真头痛"或"脑痛"，则示情况危急，死亡率高。医书多分头痛、头风为二门，然一病也，但有新久去留之分耳。浅而近者名头痛，其痛猝然而至，易于解散速安也；深而远者为头风，其痛作止不常，愈后遇触复发也。

头痛的病因病机，历代均有论述。远至宋代的陈无择著名的"三因论"指出："六淫，天之常气，冒之则先自经络流入，内合于脏腑，为外所因；七情，人之常性，动之则先自脏腑郁发，外形于肢体，为内所因；其如饮食饥饱，叫呼伤气，尽神度量，疲极筋力，阴阳违逆，乃至虎狼毒虫……为不内外因。""原其所因，有中风寒暑湿而疼者，有气血食饮厥而疼者，有五脏气郁厥而疼者。"金元时期，李东垣按头痛病因，归"外感头痛"与"内伤头痛"两大类。明代的张璐又归头痛病因归为"天气"与"人气"，谓："天气所发，六淫之邪，人气所变，五贼之运，皆能犯上而为灾害。"现代医家多宗"外感""内伤"病因分类。外感头痛，因于六淫（风、寒、暑、湿、燥、火）及疫疠之气；内伤头痛，常因于七情、饮食、劳逸。上述病因如造成经脉挛缩，脉络闭塞，气滞血瘀，或脏腑失调，内伤情志，气血瘀阻，痰浊内生，痰热互结，或血脉虚涩，气血虚损，阴阳不济，终致清阳不升，浊阴不降，清窍失养，首腑逆乱而头痛，分述如下。

1. 六淫天气所发

外感头痛为六淫（风、寒、暑、湿、燥、火）之邪及疫疠之气所发。六淫之邪均可分而伤人为患，但常以风邪为先，且多夹杂他邪而成风寒、风热、风湿等头痛证型。六淫伤人，风邪为先。"伤于风者，上先受之"，"颠顶之上，唯风可到"。由于头居身体之上，其位最高，所以外感头痛又以风邪为主，故古代医家常以"风"称谓头痛，诸如"脑风""首风""头风"等。《素问·风论》说："风气循风府而上，则为脑风。"《诸病源候论·头面风候》言："腠理开而受风，谓之首风。"《明医指掌·头风证》谓："头风者，本于风寒入于头脑髓也。""风"在头痛中的重要作用，还在于"风为百病之长"的病理特性，所以，在外感头痛中，风常兼夹"六淫"中的有关邪气犯人而引起多种证候类型的头痛，例如风寒头痛、风热头痛、风湿头痛以及风湿热等。

对于风邪易致头痛的机制，《丹台玉案·头痛门》中做了生动的描述："头居身体之上，为诸阳之会，其位至高，犹山之有颠，木之有杪也。风之起也，愈高而愈狂，山颠木杪先得之，故云行如飞，叶落如雨，皆风使之然也。头居上体，为风之所先及，然以其会乎诸阳，而不畏寒，故人多忽之，而不知所避，风邪一入头即痛焉，是以头痛之症，风痛居多。夫风何以能痛也，盖风之为物也，善行而数变也，其性易入，其气易感，头之诸阳内聚而拒风，风之势内外攻以抗阳，风与阳相争，两不肯伏，交战至于高之分，而头之诸经始病矣。"

寒、暑、湿、燥、火作为外感头痛的致病因子，既可与风邪杂而为患，又可各自单独为患，正如《张氏医通·头痛》中说：有"一因风而痛者，一因暑而痛，一因湿而痛者，一因寒而痛。"还有"然热甚亦气壅脉满，而为痛矣"（《医碥·头痛》）。但是，对于六淫病邪比较而言，其中又以风、寒、湿三邪最易犯头为患，这与"头为诸阳之会"，而风、寒、湿之邪最易阻遏阳气有关，对此《医碥·头痛》中说："六淫之邪，惟风寒湿三者最能郁遏阳气。火暑燥三者皆属热，受其热则汗泄，非有风寒湿袭之，不为患也。"

在风、寒、湿三邪之中，诸医家还尤为强调"大寒"在头痛中的致病作用。如《素问·奇病论》载："帝曰，人有病头痛，以数岁不已，此安得之？名曰何病？岐伯曰，当有所犯大寒，内至骨髓，髓者以脑为主，脑逆故令头痛，齿亦痛，病名曰厥逆。"张介宾对此注曰："髓以脑为主，诸髓皆属于脑也，故大寒至髓，则上入头脑而为痛，其邪深，故数岁不已，髓为骨之充，故头痛齿亦痛，是因邪逆于上，故名曰厥逆。"《证治准绳·头痛》还明确指出"冬月大寒"的作用："冬月大寒犯脑，令人脑痛齿亦痛，名曰厥逆。"对于大寒犯脑引起厥逆头痛的症状，《医林绳墨》说："一厥逆头痛者，其症四肢厥冷，面青呕吐，皆因大寒犯脑，伏留不去故令头痛也。"上述说明，气候、季节的寒冷刺激，特别是"大寒犯脑"伤人，其生理病理变化为髓为之应，脑为之病，故其痛也剧，其病亦深，此乃寒性收引、凝滞，影响气血运行，气机阻滞之故，因而寒邪引起的病理改变与病理层次也就深重。

此外，古医家对疫疠之气所致的某些传染病之头痛亦有认识。《脉因证治·外感头痛》对其传染、流行特点说："初起不因内伤，忽而头额作痛，沿门多病，大小传染，此外感岁运之气，所谓天行症也……凡此皆岁运之如临。人在气交之中，潜受其气，搏于经络之中，则成天行头痛之症

矣。"《证治准绳·头痛》还认为："大头痛，头肿大如斗是也，是天行时疫病。"总之，外感六淫之邪均可犯头为痛，但常以风邪为先，以风、寒、湿三邪伤头为最。若为大寒犯脑，往往病深症重；若为疠气所伤，则传染与流行。

2.脏腑失调，功能失和

内伤头痛为脏腑所生，五脏六腑病变皆可引发头痛，但以肝、脾、肾三脏为主。

（1）脾胃不调，升降失常 脾胃居于中焦，总司人身水谷受纳、腐熟与运化，共同完成人体饮食物的消化与吸收功能，且脾气主升，胃气主降，为人体气机升降的枢纽。若饮食不节，嗜酒肥甘，脾失健运，痰湿内生而犯清空，或饮食自备，生冷不节，胃失腐熟和降，宿食浊邪上犯，或饥饱失常，劳倦过度，产后体虚，脾气不升，气血化源不足，脑络失养，均可造成头痛。因此，饮食、痰浊、清阳不升在头痛中起着重要作用。

对于胃肠、饮食所致的头痛，《素问·五脏生成》中首提胃肠功能失调与头痛疾病的联系，谓："头痛耳鸣，九窍不利，肠胃之所生也。"《续名医类案》还载治阳明食积头痛验案一例："窦材治一人，起居如常，但时发头痛，此宿食在胃脘也，服丁香丸十粒而愈。"

（2）肝失疏泄，气机不畅 肝主疏泄，其性升发，能调畅全身气机，推动血与津液的运行，若肝气升发太过，或为情志所伤，形成肝气上逆而致头痛。《素问·脏气法时论》说："肝病者……气逆则头痛。"怒则伤肝，怒则气上，所以，愤怒的情绪最易引发肝气上逆而诱发头痛。对此《脉因证治·头目痛》明确指出了"恼怒"的作用，谓："头痛症，或在半边，或两边……恼怒即发，痛引胁下，此肝火攻冲痛也。"明代《证治准绳·头痛》亦云："怒气伤肝，及肝气不顺上冲于脑，令人头痛。"《知医必

辨·论肝气》则云："肝气一动……上及颠顶，疼痛难忍……又或胀及背心，痛及头顶。"张锡纯在《医学衷中参西录》对肝之升发太过引发的头痛做了中西合璧的解说："肝火过升，恒引动冲气胃气相并上升……人之血随气行，气上升不已，血即随之上升不已，以致脑中血管充血过甚，是以作痛。"

肝在头痛中的重要作用，除了肝气升发太过于怒则气上之外，还在于肝气升发不足与肝郁情抑。如肝气升发不足，可影响气、血、津、液上荣而髓海不足，脑窍失养；若肝气久郁，情志抑郁，不但可致湿聚、痰阻、血瘀化火犯首头痛之变，还可出现情志不遂的表现，正如《灵枢·厥病》篇记叙足厥阴经气厥逆所致头痛说："厥头痛，头脉痛，心悲善泣。"

（3）肝肾不足，阴阳失调　肝肾同源，肾藏精，肝藏血，肝肾精血相互滋生、转化。在生理状态下，肾精滋养于肝，使肝之阴血充足，以维持肝阴、肝阳的平衡；肝血滋养于肾，使肾精充盈，以维持肾之阴阳平衡。在病理状态下，肾阴不足，可导致肝阴不足，而使肝阳偏亢；反之，肝血不足，亦可导致肾阴不足，而致相火偏亢。因此，肝肾不足所致的头痛，一是因精血虚损不能上荣，以致髓海不充，脑窍失养，二是因肝肾阴虚，肝阳与相火偏亢，上扰脑窍。

对于肝肾阴虚，阳失所制，亢而上浮的头痛，历代医家多为重视。如《证治准绳·头痛》有"因风木痛者"的论述。《顾氏医镜》谓："阴虚则火无制，火因炎上，其为症也……为头痛齿痛。"《临证指南医案》继言："阴虚阳越而为头痛。"《医醇賸义·诸痛》指出了"头痛因于火者，肝阳上亢，头痛如劈"的火痛特性。对于肝肾失调头痛的发生机制，古医家常以"阴阳上下虚实"加以论述。如《景岳全书·头痛》在论述久病头痛之人的发病机制时指出："其有久病者……或以阳胜者，微热则发……或以水亏于下，而虚火乘之则发；或以阳虚于上，而阴寒胜之则发。"《金匮翼·眩晕》进一步指出："头痛颠疾，下虚上实，过在足少阴、巨阳，甚则入肾。以下实上虚，过在足少阳、厥阴，甚则入肝。下虚者，肾虚也，故肾虚则头痛；上虚者，肝虚也，故肝虚则头晕。"

（4）肾精不足，髓海空虚　脑为髓海，其主在肾，肾为先天之本，又"受五脏六腑之精而藏之"。若肾虚其精不能上荣，髓海不足，脑窍失养，就会出现头脑空痛或昏痛，或"耳为之苦鸣，头为之苦倾，目为之眩"。肝藏血，具有贮藏血液和调节血量的生理功能，并以其升发之性上输血液以荣头脑；"精血同源"，若肾精不足，可导致肝血不足，血不上行以养脑窍而致头痛，正如《质疑录》说："肝血不足，则为筋挛，为角弓，为抽搐，为爪枯，为目眩，为头痛……肝血不荣也。"

3.情志所伤，气机逆乱

情志活动的产生，既以五脏精气作为物质基础，又是五脏功能活动的一种表现，正如《素问·天元纪大论》所说："人有五脏化五气，以生喜怒思忧恐。"情志活动与五脏的内在联系在《黄帝内经》中总结为：肝在志为怒，心在志为喜，脾在志为思，肺在志为忧，肾在志为恐。可见，情志是内脏生理功能的反应，为人之常情，因此，有节制而积极的精神情绪有调节脏腑气机的作用，即使是常留于意的"情"而未超越个体所承受的范围，对人亦无伤害。《医醇賸义》中说："夫喜怒忧思悲恐惊，人人共有之境。若当喜而喜，当怒而怒，当忧而忧，是即喜怒哀乐，发而皆中节也。此天下之至和，尚何伤之有？惟未事而先意将迎，既去而尚多留恋，则无时不在喜怒忧思之境中，而此心无复有坦荡之日，虽欲不伤，庸可得乎？"但是，强烈的或时间过久的情感刺激超过个体的耐受能力时，就会造成气机紊乱，如怒则气上，喜则气缓，悲则气消，恐则气下，惊则气乱，思则气结，忧则气聚，进而内伤脏腑（如怒伤肝，喜伤心，悲忧伤肺，思伤脾，恐伤肾），最终形成疾病，正如《灵枢·寿夭刚柔》所说："忧恐愤怒伤气，气伤脏，乃病脏。"在疾病过程中若出现脏腑失调，阴阳相倾，气血相并等病理变化时，又会出现异常的情志表现，《灵枢·本神》对此指出，血气有余，肝气实者善怒；血气不足，肝气虚者善恐；神有余，心气实者善喜，神不足，心气虚者善悲。《素问·调经论》还谓："血并于阴，气并于阳，故为惊狂……血并于上，气并于下，心烦愦善怒；血并于下，气并于上，乱而喜忘。"

一般说来，惊恐致病最速，愤怒致病较重，忧思致病较缓慢，喜悦则较少致病。若数种不同的情志同时或交错刺激，不仅容易致病，而且病情复杂。情志变动所致的气机失常特点与病理变化一般为怒、惊、忧、思常引起气上、气乱、气聚、气结，临床上易成郁结化火、气滞血瘀、痰热蕴结之证；其恐、喜、悲所引起的气下、气缓、气消，则易致气虚血阻、精气亏损证候。

根据上述，情志致痛的发生机制为气机逆乱，内伤脏腑，而气机与脏腑失调的病理变化又有虚实之分，从而造成不同的头痛证候与情志表现。例如《脉因证治》所说的"恼怒引发"之头痛，《素问·脏气法时论》所指的"肝气逆则头痛"，其情志为"怒"，所伤脏器为"肝"，气机失调为"逆"，其证候则为"实"。《太平圣惠方》中言偏头痛之成因所谓的"读学用心，牵劳细视"，其情志为"思"或"虑"，所伤脏器为"心、脾、肝"，气机失调多为"结"，其证候多虚实夹杂。《张氏医通》所指的"烦劳则头痛"，是为虚证。《灵枢·厥病》所谓的"厥头痛，头脉痛，心悲善泣"，是为气血不足、脏气虚所致的头痛与情感表现。《难经·四十九难》还说："忧愁思虑则伤心。"而心为君主之官，五脏六腑之大主，心伤则五脏六腑皆受累，且心神总统魂魄兼意志，故情志伤及于心，不但影响脏腑功能，其意识思维活动亦受其影响，因而情志伤心所致头痛的临床证候与情感表现亦复杂多变。

4. 劳倦过度，损伤正气

正常而有节制的劳动与工作，能使人体气血流畅，有益于健康；若劳累之后注意休息，或劳逸结合，均可消除疲劳，恢复体力与脑力。但是，若持久的劳作或超强的体力与精神负荷，以及不健康的安逸，可耗伤人体气血，造成疾病。《素问·经脉别论》所说的"生病起于过用"是其所指。过度疲劳或劳逸失度对人体的伤害，不仅可表现为外在形体组织的筋、肉、骨、脉、皮的疲劳与伤损，同时内应五脏，导致心、肺、脾、肝、肾的生理功能障碍与病理变化而积劳成疾。《素问·宣明五气》总结的"五劳所伤"说："久视伤血，久卧伤气，久坐伤肉，久立伤骨，久行伤筋，是谓五劳所伤。"心主血，肺主气，脾主肌肉，肾主骨，肝主筋，所以五劳久伤，终致五脏伤损。

在临床中，劳伤可概括为3个方面，即劳力过度、劳神过度与房劳过度。劳力则伤气血，劳神伤心脾，房劳伤肾精，对此，《素问·举痛论》中有谓"劳则气耗"，《灵枢·本神》有劳神说："心，怵惕思虑则伤神"，而"血气者，人之神"（《素问·八正神明论》）；《景岳全书》指出了房劳对人体精、气、血生成与转化的影响："凡房劳过度……肝肾精虚不能化气，气虚不能生血。"因此，久劳的危害是内脏亏损，精气衰少，阴血不足，脉络虚涩而积劳成疾。对于虚劳致痛的机制，《不居集》卷之二十四明确指出："虚劳之人，精不化气，气不化精，先天之真元不足则周身之道路不通，阻碍气血不能营养经络而为痛也。"《临证指南医案》还谓"营血日虚，脉络枯涩"，"络虚则痛"，"络脉空乏为痛"等等，均指出了气血虚滞，或络脉虚涩致痛之理。

上述可知，由过度疲劳所致虚证头痛的病机为五脏虚损，精血不足，气血不升，脉络虚涩，髓海不濡，头面失荣。《金匮翼》中指出："气虚头痛者，清阳气虚，不能上升也……血虚头痛者，血虚脉空，自鱼尾上攻头痛者是也。"《质疑录》还说："肝血不足……为头痛……凡此皆肝血不荣也。"

5. 久病入络，血脉痹阻

血瘀头痛，除头部外伤外，常见于久病致虚与久痛入络。《临证指南医案》对此说："久病必入于络也"，"久痛入络"。所以，凡久病气虚不能摄血，或气滞不能行血，或邪阻经脉、久痛不愈等，皆可致血行迟滞瘀阻而致血瘀头痛。

对于气血亏虚致痛的机制，《景岳全书》指出了"虚则滞"的论点，谓："凡人之气血犹源泉也，盛则流畅，少则壅滞，故气血不虚不滞，虚则无有不滞者。"《读医随笔》进一步指出："气虚不足以推血，则血必有瘀；血虚不足以滑气，则气必有聚。"

大凡痛证，初病多责之经脉气滞，久则必致络脉血瘀，即"久病入络"之谓。清代著名医家叶天士对此做了明确论述，他在《临证指南医案》中说："痛为脉络中气血不和，医当分经别络"，"初病在经，久痛入络。以经主气，络主血……气既久阻，血亦应病，循行之脉络自痹"，"积伤入络，气血皆瘀，则流行失司，所谓痛则不通也。"

总之，导致气血不畅而痛的原因很多，除有气血虚滞与久痛入络之外，还有寒凝、湿阻、痰聚、热壅、情志内伤、头部外伤

等，其病机、证候亦有差异，但是气滞血瘀或气凝血滞总为诸多痛证的共同病机。正如《医醇剩义·诸痛》指出："人之一身，自顶至踵，俱有痛病。其始也，或因于风，或因于寒，或因于火，或因于气，病各不同，而其为气凝血滞则一也。"可谓言简意赅，语中其要。

总归内伤头痛，为人体脏腑所生，但以肝、脾、肾为主：因于脾者，为脾虚不运，或痰浊不降，或清阳不升；因于肝者，为疏泄失常，或升发太过而阳气上逆，或升发不足而气血不升；因于肾者，为精血不足，髓海失充。若肝肾阴虚，则阳火上扰。若因于情志者，则为气机逆乱，内伤脏腑，升降失常；因于劳倦，则为五脏虚损，阴血不足，气血不运，首腑失养。另有头部外伤，久病入络者，总因气滞血瘀而为痛。

6. 外感内伤，首府逆乱

头痛病机复杂，有外感六淫而发，有内伤脏腑之变。但总其病机，不外脉络拘急引动，血脉虚涩失畅，气滞血瘀不通，终致头面阴阳失调，升降失常，清浊相混，清窍失养，首府逆乱而为头痛。人体十二经脉与督、任二脉都直接或间接与脑相通。"三阳在头"，手三阳经脉从手走头，足三阳经脉从头走足。足厥阴肝经之脉，上额交颠，系目系；肾的经脉贯脊，通过督脉与脑相通，督脉上风府，上入络脑；脾的经脉"夹舌本，散舌下"，通过舌与脑相通；膀胱经脉"直者入络脑"；督脉上额交颠入络脑，与任脉在头面相会等等。所以《灵枢·邪气脏腑病形》说："十二经脉，三百六十五络，其血气皆上于面而走空窍。"唐代孙思邈在《备急千金要方》卷二十九中说："头者，身之元首，人神之所法，气口精明，三百六十五络，皆上归于头。头者，诸阳之会也。"由此可见，人体五脏精华之血、六腑清阳之气，皆借经络

系统汇集于头，以温养头面脑窍，使头面不裹衣能御寒抗邪，并维持脑窍的正常生理功能。经络所以有行气血上归于头面的功能，则依赖于经络经气运行的"顺上"作用。若外感六淫，内伤脏腑，致经脉气机逆乱，冲壅隧道，不但影响气血的正常运行，而且还可导致头痛。诚如《医灯续焰·头痛脉证》所说："六腑之清阳固上升，而五脏之精华亦上注；外有六淫之侵，内有经络之逆，使隧道壅遏，清阳混淆，而痛作于头颠者多矣。"可见，循行于头面部的经络阳脉宜"顺上"流畅，忌逆乱壅遏。因此，经脉逆乱在头痛的发病机制中起着重要的作用。

对于经气逆乱与头痛关系的认识始于《内经》。《内经》对头痛病机的认识，可用一"厥"字概括，例如《内经》中称头痛多用"厥头痛"称谓。厥者，逆也，认为头痛多由经气逆乱，上冲于头所致。明代医家王肯堂对此说："试考《内经》论头痛所因以明之……《灵枢》谓厥头痛……凡此皆脏腑经脉之气逆，上乱于头之清道，致其不得营运，壅遏经隧而痛者也。"《重订严氏济生方·头面门》对阳脉顺上忌逆的机制做了明确的阐述："夫头者，诸阳之所聚，诸阴脉皆至颈而还，独诸阳脉皆上至头耳，则知头面皆属阳部也。且平居之人，阳顺于上而不逆，则无头痛之患，阳逆于上而不顺，冲壅于头，故头痛也。风寒在脑，邪热上攻，痰厥肾厥，气虚气攻，皆致头痛。"即阳脉顺上流畅，阴脉齐颈而还，阴阳升降有常，才能维持头面脑窍的正常生理功能，若外感、内伤致气机逆乱，阴阳失调，升降失常，逆上冲壅，经络阻塞，就会导致头痛。

人之饮食进入胃肠经过消化以后，可分为"清""浊"两部分。清者为阳，浊者为阴。清阳，指轻清向上的营养精微物质，亦称清阳之气；浊阴，一指五谷化生的精血，内养五脏六腑之气，二指向下的食物残渣与排泄物。《素问·阴阳应象大论》说："清阳出上窍，浊阴出下窍；清阳发腠理，浊阴走五脏；清阳实四肢，浊阴归六腑。"说明人体内的清、浊两部分物质，保持着升降有常、出入有序、各归其所的动态平衡。清阳之精微物质通过上升、向外的运动，以充养脑窍、皮肤腠理与四肢肌肉等；浊阴之精血经五脏而被收藏，其糟粕通过下降运动归六腑，并经二阴排出。所以，清阳宜升不宜降，浊阴宜降不宜升，以维持机体的正常新陈代谢功能。

头为人身之元首，为"诸阳之会""清阳之府"，所以，唯阳脉皆上至头，三阳六腑的清阳之气皆会于此，而诸阴脉皆至颈而还，但三阴五脏精华之血亦注于头。若外感六淫，内伤脏腑，致阳脉之清阳不升，五脏之精华不注，而浊阴之邪气不降，清浊相混，邪正相争，均可造成头痛。对于外感、内伤之疾，作用于清阳之气、精华之血所形成的病理变化，众多医家多有阐述。王肯堂明确指出了天气与人气异常变化对头面清阳精血的影响："盖头象天，三阳六腑清阳之气皆会于此，三阴五脏精华之血，亦皆注于此。于是天气所发六淫之邪，人气所变五贼之逆，皆能相害。"《医碥·头痛》指出了内外之邪能使清气混乱："头为清阳之会，外而六淫之邪气相侵，内而脏腑经脉之邪气上逆，皆能乱其清气，相搏击致痛。"《类证治裁·头痛》进一步指出精华内痹与清阳不运的变化："头为天象，诸阳会焉，若六淫外侵，精华内痹，郁于空窍，清阳不运，其痛乃作。"

（三）辨证思路研究

中医治疗头痛的特点主要是发作期和缓解期的分期治疗。发作期多以实证或本虚标实为主，多因风寒、风热、湿热、痰浊、瘀血、肝阳上亢所致；缓解期多以本虚为主，多见阴阳气血的亏虚。治疗方面，发作期多以祛邪为主，重在祛风、清热、化痰、活血、平肝；缓解期多以补虚为主，重在益气养血、滋阴补肾。标本虚实夹杂者，可相兼为治。头痛在上述治则的基础上，还应结合头痛部位和经络循行路线，加用不同的引经药物，有助于提高临床疗效。

当代临床治疗头痛，多以祛风活血化痰法、祛风活血定痛法、养血柔肝息风通络法、补肾通络化痰法、益气养血通络法、通络息风法、化瘀平肝法、清热平肝祛风止痛法、祛痰逐瘀等为治法。结合针灸、推拿，调理情志，以标本兼治，内外齐施，达到最佳疗效。

（四）治法探讨

中国中医科学院在 2011 年组织编写的《中医循证临床实践指南·中医内科》指出，中医治疗头痛的方法包括中药汤剂、中成药、针灸、推拿等，以中药汤剂和中成药最为临床常用。可根据不同的临床症状和患者病情酌情选择上述方法，综合治疗可以提高疗效。其中提出的关键建议如下。

肝阳上亢患者可采用平肝潜阳法治疗，如天麻钩藤饮为主加减，常用药物有天麻、钩藤、菊花、石决明等。

活血化瘀法可以减轻头痛的发作次数。血府逐瘀汤、通窍活血汤、桃红四物汤等是临床常用的活血化瘀方剂，常用药物有红花、赤芍、丹参、地龙、桃红、川芎、白芍、当归、牛膝等。

祛风类中药在头痛治疗中应用广泛，治疗头痛的中医方剂中经常合并使用祛风类中药。最常用的祛风类中药有羌活、防风、白芷、蔓荆子、细辛等。

引经药是中医治疗头痛的特色。头顶痛加藁本、吴茱萸；前额痛加黄芩、白芷；枕后痛加葛根、羌活；侧头痛加柴胡、黄芩。

文献报道中药治疗头痛的疗程普遍在 2 周以上，多数在 4 周左右，对长期反复发作者可以适当延长疗程。长期治疗者应注意监测肝肾功能。

针刺治疗法可以用于头痛的急性发作期和减少头痛的发作次数。系统评价及随机对照试验表明，针灸治疗头痛有效，且具有较高的安全性。

使用频率较高的 6 个穴位是风池、率谷、太阳、百会、合谷、头维。足临泣、中渚、列缺等穴位也常被选用。也有报道单独选取率谷、风池、翳风、太阳、列缺等穴位治疗头痛，但多为复合穴位取穴。

头痛发作期采用推拿治疗可以使症状更快缓解，具有简单、易行的特点，尤其适合存在药物使用禁忌证的患者。

相关临床报道如下。

（1）平肝潜阳法是治疗头痛的主要治法　天麻钩藤饮出自中国 20 世纪 50 年代《中医内科杂病证治新意》，是平肝潜阳法的代表方剂。平肝潜阳类方剂治疗头痛有效性的临床证据，与安慰剂对照证实，平肝类中药可以减少头痛发作频率。以发作频率减少为主要疗效指标，平肝类中药优于对照药氟桂利嗪胶囊。另一报道则显示，虽然两组治疗后均优于治疗前，但中药与氟桂利嗪比较无显著性差异。而平肝类中药合并氟桂利嗪优于单用氟桂利嗪治疗。平肝潜阳法为中医治疗头痛的主要治法之一，常用药物有天麻、钩藤、菊花、石决明等。

（2）活血化瘀法可减少头痛发作次数　清代医学家王清任将活血化瘀法的代表方剂血府逐瘀汤和通窍活血汤用于无表证、无里证、无气虚痰饮等证，反复发作，难以治愈的头痛。在近年来的临床报道中，活血化瘀类中药在头痛的中医治疗中，应用达到了 27.8%。临床报道服用通窍活血汤与氟桂利嗪胶囊对照，活血化瘀中药对减少头痛发作次数优于氟桂利嗪。活血化瘀法治疗头痛具有较好的临床疗效，血府逐瘀汤、通窍活血汤、桃红四物汤等是临床常用的活血化瘀方剂。常用药物有红花、赤芍、丹参、地龙、川芎、白芍、当归、牛膝等。

（3）祛风类中药在头痛治疗中应用广泛　祛风药物治疗头痛的代表方剂如《太平惠民和剂局方》中记载的川芎茶调散，也记载于（朝鲜）金礼蒙等编著的《医方类聚》等著作之中。李东垣《兰室秘藏》中记载的川芎散和清空膏、（朝鲜）俞孝通《乡药集成方》所载芎芷散等治疗"头风病""偏头风"方剂，都是以祛风类中药为主要成分。在近20年的内服中药治疗头痛的临床报道中，有37%的方剂含有祛风类中药。有报道显示，祛风通络中药合并氟桂利嗪治疗优于单纯氟桂利嗪治疗。祛风类中药鼻黏膜给药与相同药物成分口服制剂对照结果显示，鼻黏膜给药组头痛缓解率明显高于口服组，用药起效时间也明显快于口服用药。个别患者有鼻黏膜刺激症状，1~2天后消失。尽管对照组的设置未必合理，但二者的疗效存在明显差异，提示鼻腔给予祛风类中药可能有效。祛风类中药不仅用于单纯风邪所致的头痛，而且在其他治法中也经常合并使用祛风类中药。最常用的祛风类中药有羌活、防风、白芷、蔓荆子、细辛等。

（4）引经药是中医治疗头痛的特色　引经药物在头痛的治疗中具有悠久的历史和临床实践基础。元代《丹溪心法》提出："头痛须用川芎，如不愈，各加引经药。"清代《医述》对于引经药物也有近似的论述。中国近代的《中医内科学》教科书都将引经药的应用作为头痛治疗的重要内容，同时也在许多现代头痛的中医治疗报道中得到体现。各种证型均可按照头痛部位加用引经药物，如头顶痛加藁本、吴茱萸，前额痛加黄芩、白芷，枕后痛加葛根、羌活，侧头痛加柴胡、黄芩。

值得注意的是，随着西医学的普及与中西医结合的深化，目前中医临床与众多的中医、中西医结合杂志和头痛的专题著作，多采用西医学病名与诊断（如头面痛、三叉神经痛、紧张性头痛、鼻源性头痛、齿源性头痛等），在明确病名诊断的前提下采用中医辨证。这种西医辨病与中医辨证相结合的方法，可弥补中医抽象诊断的不足，同时无疑对于探索头痛的自身发展演化规律，摸索头痛的有效防治措施，将起到重要作用。

头痛是一种常见的疾病和症状，可引起剧烈疼痛。通常情况下，头痛的进展模式为，头痛首发后几个月或几年，头痛频率缓慢增加。临床医生和患者必须了解头痛转归为慢性头痛的危险因素和影响慢性头痛逆转的因素，并对一些可控的危险因素进行干预，避免头痛触发因素，还可以使用药物和非药物治疗，以及预防性治疗。

目前在防治慢性头痛方面已经取得了实质性进展，比如典型的慢性头痛，已了解其病理生理、影响转归和逆转的危险因素，并找出有效的治疗方法。然而，对于慢性头痛方方面面的研究仍然任重道远。

第二节　西医学研究进展

头痛作为一个症状或疾病，严重危害着人们的生活质量和身体健康。近年来，随着医学水平的不断发展，对于头痛的基础和临床研究也取得了长足的进展。

一、流行病学调查

人在一生中，没有经受过头痛体验的很少。据国外大样本资料统计，人终身有一次或一次以上头痛者约占94.2%；儿童和青少年头痛比较常见，7岁学龄儿童中39%

有过头痛体验；儿童反复发作性头痛发生率 10 岁以下为 1%，10~17 岁为 4.6%。据国外一项调查显示，儿童头痛平均每人每年可引起 3.3 天的误课，而儿童反复发作性头痛如果治疗不及时有时可持续到整个成年阶段。人们 1 年内有一次或一次以上头痛者为 72%~98%，一个月经期间头痛者占 37%~88%，一个月内每次头痛持续 6 小时以上者为 19.3%~27.6%。以头痛为主诉就诊的人数占每年综合门诊就诊者的 43.2%，居门诊主诉病症排位中的第 7 位。在头痛过程中，男女性别比较无论是在发病率、头痛频率、头痛持续时间、头痛影响每天工作与学习时间（包括在校学龄儿童因头痛而缺席），还是因头痛完全丧失一切生活能力比例方面，女性均高于男性，而且因头痛求医治疗随年龄增长而增加的情况，也是女性比男性明显。在求医行为方面，男性头痛求医治疗者以受教育少者居多，女性则相反；已婚或离婚者中的头痛患者则比未婚者中多。因头痛看眼科、耳鼻喉科者则女性多于男性。在急诊科就诊的头痛患者中，则男性比女性多；少年头痛看神经科亦为男性多于女性；男女头痛患者随年龄增长看神经科者渐多；高龄男性头痛患者就诊按摩科或理疗科者亦较多。

在头痛类型的发生百分率方面，芬兰 Sillanpaa 在 Uppsala 对 7~15 岁的 8993 个学龄儿童的调查（1955）为无头痛者为 41.4%，不频繁的非头痛性为 6.8%，头面痛为 3.9%。日本 Hokkaido 等 10 所大学的调查表明，在 27060 名神经系统疾病患者中，血管性头痛 601 人，占 22%，其中头痛 521 人，占 86%；丛集性头痛 61 人，占 10%。据新近资料报告，头痛的患病率在欧美国家为（1500~2000）/10 万人，发病率为 10%~15%。

我国 6 座城市居民头痛流行病学调查（程学铭，1990 年）表明，头痛患病率为 0.63%，在大城市的调查发现，上海的发病率最高，为 0.97%，广州最低，为 0.38%。头痛在不同的地区与季节也存在差异，如内陆高原为高患病地带，中南沿海省市患病率低；北方内陆地区夏季头痛发作频率最高，而南方地区以春季最高。据新近资料报告，头痛在中国患病率为 732.1/10 万人，发病率为 0.06%。对于中国头痛患病率如此之低，与欧美有如此大的差距的原因，于生元等认为，这是由于许多医师对头痛分类仍然沿用不规范的用语，致使许多病例无法纳入统计，如在一些医院，尤其是基层医院病例中常有"神经血管性头痛""神经性头痛"等在国际头痛分类标准中根本不存在的头痛类型。按照我国神经科医师在临床上接诊的情况，我国的头痛患者数绝不会与欧美有如此大的差距。有关紧张性头痛的发病率，国内有人曾报告（1982 年）神经科门诊患者中，其发生率为 25% 左右；但是陈晓玲（1990 年）报告紧张性头痛的发生率高达 76.3%。头痛的种类尽管繁多，费里德曼博士认为："大多数慢性复发性头痛患者是紧张性头痛。"全世界大多数神经病专家都认为 90% 以上的头痛是因头部肌肉紧张所造成。紧张性头痛好发于白领阶层中的年轻职员及大学生、中学生，尤其以青壮年女性为多见。学生中又以高三学生更为常见。丛集性头痛与头痛的比较的资料则相当少见，我国进行全国性头痛流行病学调查中，将丛集性头痛列为头痛亚型，因而无具体的发病数字（郭述苏，1991 年）。一般认为，丛集性头痛发病率为 69/10 万。在遗传家族史方面，头痛 30%~60% 有家族史；丛集性头痛仅占 18%；紧张性头痛患者家庭成员的头痛史及本病的自然史均与头痛无明显差异。

临床各科其他常见头痛症、病的发生情况亦引起学者们的重视，例如三叉神经痛：1982 年全国 6 座城市调查其患病率为

35.1/10 万，1984 年全国 22 省农村及少数民族地区调查患病率为 21.68/10 万。脑卒中：张欣庆报告 212 例脑卒中，头痛为首发症状者占 38.2%；头颅外伤后：头痛发生率一般占颅外伤患者的 40%~60%。Brun 对 1177 例颅脑损伤患者研究后指出，在伤后 6~20 年内，76% 的患者有头痛。脑肿瘤：头痛多是脑瘤患者的首发症状。癫痫后头痛：头痛发生率为 51%。更年期综合征：头痛的发生率占更年期妇女的 10%~40%。

随着现代工业化所致生存环境的污染，人们在市场中的竞争与就业的烦劳加重，一些行为因素如酗酒、吸烟、生活规律失常等不良因素的影响，现代临床各科以头痛为主诉或兼有头痛而就医的患者亦明显增多，严重危害着人们的身心健康。

二、发病机制

西医学认为，头痛的发生机制为头颅内、外疼痛敏感组织本身病变和多种因素刺激，作用于疼痛敏感组织内的伤害感受器，经痛觉传导神经至中枢神经而产生头痛。

疼痛敏感组织病变与致病因素分列如下。

（1）血管被牵引、移位 颅内血管被牵引伸展、挤压移位而产生头痛。病因主要见于：①颅内占位性病变，如脑肿瘤等。②颅内压力改变，如颅内压升高（脑水肿等）、降低（腰椎穿刺后等）。

（2）动脉扩张 颅内外动脉扩张，血流加速时产生的冲击震动或神经末梢的痛觉感受器受到刺激而导致头痛。常见致病因素有颅内外的急性感染或感染发热性疾病，急性突发性高血压，代谢性疾病如低血糖、高碳酸血症与缺氧，中毒性疾病如酒精中毒、一氧化碳中毒等。此外，还有脑外伤、癫痫、使用血管扩张剂等。

（3）脑膜受刺激 颅内炎性渗出物、出血、颅内高压等刺激或牵拉脑膜时引起头痛。常见于脑膜炎、蛛网膜下腔出血、脑水肿等。

（4）头颈部肌肉收缩 头颈部肌肉持续性收缩，造成肌肉缺血状态，使乳酸、缓激肽、5- 羟色胺、钾离子、P 物质等致痛物质游离蓄积而致头痛。这类肌肉的收缩可因精神神经因素、职业引起，亦可为慢性炎症、外伤、劳损或颈椎病变刺激所致。

（5）其他敏感组织病变 颅内外疼痛敏感组织的自身病变，如脑神经、颈神经炎症或受邻近组织病变压迫刺激而产生三叉神经痛、枕神经痛等。血管炎症，如脑动脉炎、静脉窦炎等各种脉管炎所致疼痛。眼、耳、鼻、鼻窦、牙齿等病变，均可扩散或放射到头面部而致头痛。

（6）致痛物质 致痛物质或血管活性物质对组织的刺激在头痛中起着重要作用。已知乙酰胆碱、5- 羟色胺、缓激肽、脑啡肽、β- 内啡肽、前列腺素、钾离子、氢离子及一些酸性代谢产物等，可刺激血管或神经末梢感受器，引起兴奋，发放冲动，内传入神经脊髓、三叉丘系，传至中央后回而引起疼痛。

此外，妇女月经期、妊娠期和更年期的头痛缓解与发作，多与内分泌系统密切相关。

（7）神经精神因素 由于外界环境对精神神经的影响或刺激所产生的抑郁、焦虑情绪，使患者的大脑皮层功能减弱，痛阈降低，对疼痛的感受性升高而产生头痛。这种头痛纯系主观感觉体验，并无真正的痛觉刺激病灶，如神经官能症、抑郁症、慢性疲劳综合征等。

综上所述，西医学头痛的致病因素及其对脑内外疼痛敏感组织的影响，可分别概括为以下几个方面：①物理因素影响，致血管被牵引、移位与扩张；神经、脑膜受刺激或被压迫、牵引；头颈肩部的肌肉收缩。②生化与内分泌因素的变化，致血管内某些物质的增多与减少。③神经精神与体质因素的影响，导致身心状况不良和痛阈降低。

除了上述几种发病原因及发病机制外，为更好地理解发作性头痛之间的转归涉及的病理生理机制，有人研究出一种抑制发作性头痛转归为慢性头痛以及慢性头痛逆转的治疗方式，目前一些实验室已经开发出可以反映慢性头痛生理的动物模型，期待根据这些动物模型，能更好地理解关于转归为慢性头痛和慢性头痛的逆转的机制。最近一项关于头痛的研究表明，在头痛发作期间测降钙素基因相关肽（CGRP）的血药浓度，也许能作为慢性头痛的生物标志物，进一步的研究应该评估 CGRP 的血药浓度以及其他血管活性神经肽来预测慢性头痛转归、治疗反应以及评估头痛预防性治疗早期反应的有效性。

同样，还有关于结构和功能神经影像学的生物标志物用于预测转归和逆转，以及其用于预测个体药物治疗反应。结构性测量指标（如皮质厚度和容积）和功能性测量指标（如区域的激活和静息状态下的功能连接）可能有助于我们更好地理解参与慢性头痛的机制，并有助于确定慢性头痛的生物标志物。同时，还需要进一步地研究调查人易患慢性头痛的基因图谱，进行大规模、纵向、多中心研究，收集详细的表型、生物学、神经影像学，将大大推进慢性头痛的研究进展。将来应该进一步更为准确地划分慢性头痛的分类及诊断标准，目前对于慢性头痛的诊断为一个月头痛天数至少持续 15 天，这些都基于专家意见，以后的研究应该评估头痛发作频率与生理、影像以及表型特征的联系，以此来区分慢性头痛和头痛发作。同时建议以后将这些研究所纳入的慢性头痛患者设置亚组，比如将患者一直头痛、没有足够长的时间缓解的人群为一组，另外一组为一段时间内不会发生头痛的人群。

三、未来药物治疗研究

在头痛治疗方面，西医药物比较简单，多以止痛为主，服用次数多后，容易抵抗，且少有治疗头痛缓解期的药物，目前已经有几类新药，且这些新药具有有效性更高、患者耐受性更好，并且禁忌证较少的优点。包括关于终止头痛急性发作或预防类新药正在审查，这些药物包括降钙素基因相关肽（CGRP）拮抗剂，抗 CGRP 抗体，抗 CGRP 受体抗体，5-羟色胺型 1F（5HT-1F）受体激动剂，一氧化氮合成酶抑制剂，垂体腺苷酸环化酶激活肽（PACAP）受体拮抗剂，TRPV1 离子通道拮抗剂以及谷氨酸受体拮抗剂。

目前对于慢性头痛患者的头痛特异性止痛药新的给药方法正处于研究中，包括舒马曲坦经皮给药，舒马曲坦双向鼻腔给药系统，以及口腔吸入二氢麦角碱，此外，对于常用于治疗头痛发作的药物，在用于慢性头痛患者时，应该先在设计好的随机对照临床试验上进行有效性评估。

四、未来非药物治疗研究

除了药物方面，目前在头痛治疗方面，非药物治疗也被多数人提倡。其中据研究提示，外周神经电刺激和经颅脑电刺激治疗慢性头痛经皮眶上神经和滑车上神经刺激器是可行的，对于此装置，进行一项小规模、假阳性对照试验（可类比为药物中的安慰剂对照试验），纳入的患者存在发作性头痛，进行研究的真阳性刺激患者人数为 34 人，接受假阳性刺激为 33 人。结果表明，经过 3 个月每天 20 分钟的电刺激，38% 的患者每月头痛天数至少减少50%，在假阳性刺激对照组中，这一数值为

12.1%；但对于慢性头痛患者，得需要进一步的研究来论证在这一人群的有效性。

还可以通过植入刺激器的方法刺激枕神经来治疗难治性慢性头痛。几个开放性病例系列和两个假阳性对照临床试验表明，枕神经刺激对于一些患者可以受益，然而在两项较大规模假阳性对照临床试验中表明（其中只有一项研究提前给患者解释了主要结局指标），在不升高平均头痛持续时间，至少降低 50% 平均疼痛强度的主要终点指标上，与假阳性刺激相比，枕神经刺激并不能显示其优势。此外，不良事件发生率也不容忽视，最常见的为导致移行感染以及持续性刺激相关的疼痛，这些不良事件在这些研究中高发，且报道一致，进一步关于枕大神经刺激试验正在进行，还有双枕部及眶上神经刺激。早期证据表明，蝶腭神经节刺激、迷走神经刺激、经颅磁刺激和经颅直流电刺激，对于头痛治疗有益，但需要进一步评估其有效性和安全性。在观察性研究和一项小规模对照试验中，通过手术的方法灭活头痛触发位点，由于试验为随机对照研究，且需要长期随访，目前还未公布其研究结果，因此，目前还没有足够的证据支持使用这种手术来治疗头痛，但可以在临床试验中加以考虑。

主要参考文献

［1］贾建平．神经病学［M］．北京：人民卫生出版社，2018．

［2］周仲瑛．中医内科学［M］．北京：中国中医药出版社，2019．

［3］宋乃光．刘完素医学全书［M］．北京：中国中医药出版社，2019．

［4］姜艳，赵凤英．《伤寒论》经方治疗太阳经头痛的体会［J］．光明中医，2016，31（9）：1222-1223．

［5］王麟鹏．头痛类疾病——具有国际影像的针灸优势病种［J］．中国针灸，2018，38（5）：504-504．

［6］周玉艳．治疗偏头痛验方［J］．中国民间疗法，2018，26（2）：37．

［7］吴宏达，孙燕，李玉堂．温针灸结合傍刺下关穴治疗原发性三叉神经痛的临床观察［J］．2019，28（8）：1457-1459．

［8］邹勇．基于《伤寒论》三阴三阳的临床发挥［J］．光明中医，2015，30（3）：462-464．

第二章　诊断方法与思路

头痛是一个很通俗的名词，每个患者反映的头痛症状其实际的含义很可能各不相同。临床医师在进行头痛的诊断时首先应明确患者头痛症状的实际性质，因此病史的采集是头痛鉴别诊断的第一步，也是最主要的一步；进行全面的了解，然后进行综合分析，达到合理的初步诊断。在询问病史的时候必须全面观察患者的表情和举止行动，这也是一项相当重要的观察工作。临床检查应包括一般体格检查、全面的神经系统检查以及必要时的精神检查；实验室检查与辅助检查的项目应根据患者的具体情况与客观条件有选择地采用。虽然临床上绝大部分的头痛病例属于血管性头痛和紧张性头痛这两大类型，脑肿瘤与蛛网膜下腔出血病例所占的比例相对较小，但是从疾病的严重后果来考虑，鉴别头痛类型是丝毫不容忽视的。因此，在诊断时，必须对各种常见和少见的头痛类型都加以全面地考虑和分析鉴别。从定位角度来讲，可以将头痛分为：①由头、面局部病变产生的头痛。②由全身性情况引起的头痛。前者又可再分为颅内病变与颅外病变。其中首先考虑主要属于神经科范围的各种颅内病变，其次考虑主要属眼、耳鼻喉科范围的颅外的头、面局部病变以及颈椎病，然后再考虑属于内科与精神科范围的一些疾病，结合有关检查，最后做出确切的病因诊断。　患者的头痛已经发生数十年（如偏痛或紧张性头痛），通常具有良性病　尽管急性发作时可伴有明显的功能　，此时最重要的是确定目前的头痛　往相似，还是代表新的疾病。

第一节　诊断方法

一、辨病诊断

1.颅内疾患

（1）中枢神经感染　中枢神经感染包括细菌性脑膜炎、结核性脑膜炎、真菌性脑膜炎、病毒性脑膜炎、脑炎等以及感染中毒性脑病等。

（2）颅内占位病变　颅内占位病变包括中枢神经系统肿瘤、白血病、脓肿、结核瘤、寄生虫肉芽肿等。

（3）头颅创伤　头颅创伤包括颅内出血，脑挫裂伤，硬脑膜外、下血肿，脑震荡，脑实质内出血，蛛网膜下腔出血，脑室内出血等。

（4）脑血管畸形和病变。

（5）颅内高压　颅内高压包括先天性和继发性脑积水、良性颅内高压等。

（6）颅内低压　颅内低压包括腰椎穿刺放脑脊液过多、颅底骨折、脑膜撕裂致脑脊液漏、脑积水分流术后等。

（7）偏头痛。

2.颅外疾患

（1）眼部疾病　眼源性头痛见于屈光不正，先天性青光眼（眼内压升高），眶内肿物（肿瘤、脓肿、血肿、肉芽肿等）。

（2）耳部疾患　耳源性头痛见于急、慢性中耳炎，乳突炎，乳突脓肿等。

（3）鼻部疾患　鼻源性头痛见于急、慢性鼻炎，鼻窦炎，鼻咽癌等。

（4）口齿疾患　齿源性头痛见于龋齿、牙周炎、齿槽脓肿及颞颌关节炎等。

（5）颈部疾患　颈源性头痛见于颈肌

损伤、炎症，颈椎炎症，脓肿，肿瘤，骨折及脱臼等。

（6）头皮、颅骨病变 头皮炎症、水肿、颅骨骨髓炎、骨折以及枕大神经痛、三叉神经痛等。

（7）头颈部肌肉收缩肌紧张性头痛。

3. 全身性疾患

头痛作为一个临床十分常见的症状，除了大部分由颅内或颅外的器质性和功能性病变引起之外，一些全身性疾病也可能出现头痛。

（1）全身各系统的急性疾病

①急性全身性感染性疾病：几乎所有的伴发热的全身各系统感染性疾病都能引起头痛。发热使头部血流及代谢加快；毒素也是促进头部血管扩张的一个原因。

②呼吸系统疾病：常见的有上呼吸道感染、肺气肿或支气管扩张、肺功能不全面引起的头痛。产生的原因是二氧化碳潴留和缺氧，由于高碳酸血症引起一系列血液化学改变，导致脑血管扩张而产生头痛。

③循环系统疾病：常见的有心血管疾病、法洛四联症、主动脉缩窄、高血压及高血压脑病、低血压和心功能不全。血压的变化是引起头痛的重要原因，主要是由于压差变化而引起血管舒缩功能障碍所致。急慢性心功能不全引起头痛，是由循环障碍导致颅内静脉瘀血和缺氧所致。另外，在临床上也可以见到以头痛为首发症状的急性心肌梗死。

④消化系统疾病：消化不良、顽固性便秘、肠道寄生虫、急慢性胃肠炎以及肝功能不全、溃疡性结肠炎等疾病均可产生头痛症状。主要原因是肠道积蓄过多的有害物质被吸收（如细菌和寄生虫的代谢产物，进食有毒物质），不能充分解毒处理，于是产生自体中毒。

⑤泌尿系统疾病：如急慢性肾炎、尿毒症、肾功能不全以及肾性高血压等均可引起头痛。主要是由于体内有毒的代谢产物不能及时从肾脏排出，在体内积蓄过多而引起全身血管、组织的代谢紊乱而产生头痛。另外，老年人的前列腺癌、膀胱癌极易大脑转移而产生脑瘤性头痛。

⑥全身代谢性疾病：如高原头痛，实质是一种低氧性头痛，患者往往抵达海拔3000 米以上高原后 24 小时内发生头痛，并伴有过度呼吸或活动后呼吸困难，吸入氧气可使头痛缓解或消失。还有低血糖性头痛，在胰岛细胞瘤、糖尿病患者注射胰岛素过多情况下产生，也可见于过分禁食、节食减肥的人群中。另外，夏天老年人或儿童中暑之后也会出现头痛，产生的原因一方面是体温升高而脑血流量增加，另一方面也有可能由水、电解质紊乱使脑脊液压力降低所致。

⑦全身性中毒：几乎所有的内源性、外源性中毒，均伴有头痛。头痛可以作为中毒的早期症状，也可以作为急、慢性中毒的主要症状及急性中毒之后恢复期症状之一。

临床较多见的中毒有工业生产中的毒物中毒，如铅、锰、氯气、一氧化碳、二氧化碳、苯、甲醇等毒物引起的中毒。煤气中毒引起头痛在冬天生炉子的地方十分常见。此外还有有机磷中毒、药物中毒、食物中毒等均能产生不同程度的头痛。

（2）慢性全身性疾病 常见的有结核病、结缔组织病、内分泌疾病（如甲状腺功能亢进）、代谢性疾病（如尿毒症）以及功能性疾病（如神经症、癔症）等。

此外如贫血、更年期综合征以及各种自身免疫和变态反应性疾病等，均能产生头痛症状。

二、辨证诊断

中、西医对头痛的诊断方式虽然不同，但是，无论是中医的辨证还是西医的辨病，均要涉及头痛发生、发展过程中的基本特点、特征，诸如头痛的缓急、程度、性质、部位、时间、诱发因素、伴随症状等，以及头面、五官的病理变化与全身状况等。中医学借此以辨明其外感与内伤，区分其寒、热、虚、实与轻、重、缓、急；西医学借此以判明其病因，做出初步和确切的诊断。同时，运用中西医之长，采用辨病与辨证相结合的方法，据其辨病，明确诊断，以避免诊疗失误；据其辨证，随证治之，以发挥中医药优势，提高临床疗效。

1. 问诊

问诊的目的，在于搜集头痛的病史。主要询问、了解患者头痛发生的缓急、头痛的部位、头痛的程度、疼痛的性质、头痛的发生时间及持续时间、头痛的诱发因素与伴随症状等。

（1）轻而缓的头痛

1）发病特点：发病慢，病势缓，病程长，头痛反复发作，时痛时止，或时轻时重，缠绵不愈，但头痛多能忍受。常见于内伤头痛，或有远病、旧疾病史的久痛。

2）疼痛性质：多表现为隐痛、绵痛、昏痛、空痛、麻痛或胀痛、重痛、闷痛、钝痛、紧痛、冷痛，疼痛多徐缓缠绵。

3）常见病证：临床多见气虚、血虚或气血两虚之头痛；或脾虚痰湿、痰浊之头痛；或肾阳虚、肾精亏损以及肝肾不足之头痛；或太阴、少阴、厥阴三阴经头痛；或慢病久病、久痛入络之头痛；或情志郁结所致头痛；或临床中辨证属诸虚劳伤之证、疑难杂症之虚实夹杂证，以及温热病后期之邪衰正虚证等。在临床上常见于慢性内脏疾病、贫血、某些五官疾病、神经症（抑郁症、焦虑症、恐惧症、神经衰弱等）等伴有的头痛，以及脑外伤后遗症、紧张性头痛等。

4）病机特点：多因于脏腑不调、经脉失利、气血虚涩而为病。在脏者，则以脾、肾二脏病变为主；病在六经者，则以三阴经为常见。其病机主要为郁、虚、湿、痰、瘀或寒湿、痰湿、郁虚、虚瘀互兼为患。因于外者，以外感六淫为患；因于内者，则以肺、胃、肝、胆病变多见，但以肝、胃为主；在经脉者，则以太阳、少阳、阳明病变为常见，尤以阳明经腑之证多见。其病机主要以风、火、痰、热、瘀为患，其邪常兼互结，上犯头面而作痛。

（2）急而危的头痛

1）发病特点：多发病急，症状重，变化快，病势危，其头痛剧烈或全脑尽痛。既可见于旧病宿疾或久病头痛者，同时也常见于新病骤痛或骤病剧痛之人。临床多见于急诊科或脑外科患者。

2）疼痛性质：轻则闷、胀而痛，但多头痛剧烈，全脑尽痛，或头痛如割、如裂、如劈、如破，或颈项强直而痛，或痛连项背及腰。

3）常见病证：临床常见于真头痛、脑卒中（中脏）、痉证（颈项强直、背反张）、中暑或暑厥；或温病中的热入营血证；或颜面疔疮之"走黄"证，以及其他热病所致的正虚邪陷之变证与脱证等。以肝、心、脑为主要病机变化的重症危候，临床常见于肝阳化风证、肝郁化火证、肝阳暴亢证、肝火亢盛证，或心火暴盛证、热陷心包证、痰蒙心包证，或痰阻脑窍证、痰火扰脑证、风火夹痰扰脑证、脑络瘀阻证。其他尚有心肝火旺证，以及心脑、肝脑互病共证者。

4）头痛兼症：在头痛过程中，若出现下列兼症或危候之一或多项兼有者，多为危重之头痛。

①胃肠症状如恶心、呕吐，或呕吐不止，或剧烈呕吐、呈喷射性呕吐。

②视力障碍如复视、视觉缺失、偏盲，或双目突然失明。

③神经症状如抽搐、颈项强直、角弓反张，或语言謇涩、失语、口眼歪斜、手

足麻木、偏瘫等。

④神志异常如烦躁、嗜睡、欣快感、幻视、幻听、谵语、神昏等。

⑤舌脉变化如舌苔由白转黄变黑，或舌苔花剥、光剥、无根；或舌苔由润转燥而枯；或舌体形态与运动异常，如强硬、歪斜、颤动、吐弄、痿软、短缩等，均为危重之象。若脉象为洪、长、促或结、代、芤、革、散、微，或脉象无"胃、神、根"者，均为重证或危候。

⑥其他症状，如高热不退，皮肤或黏膜有出血点，或面色晦暗、枯槁，或有色无气，五色显露，或久病内亏之人而颜色娇艳，或大肉削脱，或手足厥冷至肘膝。

2.病因病机

外感多因于温热与疫疠毒邪，内伤则因于五脏不和与暴怒大悲等情志刺激。此外饮食酒毒、坠仆伤损亦为重要因素。诸因为患，致风、火、痰、热、瘀内生蕴盛，犯头冲脑，但其病理变化则以肝、心、脑为主。

"真头痛"提示分清头痛的轻、缓、急、重、危，对头痛的预后判断与临床治疗有重要的指导意义。但由于头痛的病机复杂，加之患者对疼痛敏感的差异和对疼痛性质的表述不清，临床上还有异病同证、同病异证情况的存在，因此，在临床上所表现出的"轻重缓急"有时并不一定能真实反映头痛的实际情况，对此，中医学在诸多繁杂的头痛病名与分类中，强调了"真头痛"的严重性，此举旨在提醒医家临证时，不可忽视头痛证、病的病变所在部位，即无论何种头痛，凡病理变化在"脑"或延及"脑"或"泥丸宫"（颅内组织）者，则病情危急，预后不良，应慎重诊治。对于病变部位不在脑或尚未延及脑实质的头痛，则预后转归较好。《灵枢·厥病》篇说："真头痛，头痛甚，脑尽痛，手足寒至节，死不治。"隋代巢元方《诸病源候论·鬲痰风厥头痛候》继谓："头痛，或数岁不已，久连脑痛……若手足寒冷至节即死。"宋代陈无择《三因极一病证方论·头痛证治》进而对头痛用药"可愈"和"不可愈"做了区分，谓："头者，诸阳之会……凡头痛者，乃足太阳受病，上连风府眉角而痛者，皆可药愈。或上穿风府，陷入泥丸宫而痛者，是为真头痛，不可以药愈，夕发旦死，旦发夕死，责在根气先绝也。"即头部受邪在肌表、经络者易治，预后好；若久病头痛，邪由表入里，犯及脑实质者则预后不良。从"真头痛"病变在"脑"与预后严重性的提示可以认为，凡与"脑"实质相连或邻近脑的头面、五官组织器官的病变，亦不可掉以轻心。如眼目病变，《证治准绳·头痛》指出："诊头痛目痛，久视无所见者死"，"病苦头痛目痛，脉急短涩死"。颜面部的疖、痈、疔疮，若肿势扩散，失去护场，以致头、面、耳、项红肿，剧烈头痛，并伴壮热、烦躁、神昏谵语，中医称之为"疔疮走黄"，并视为凶险之候。《医宗金鉴·外科心法要诀》论鼻疔曰："此证初起之时，须当速治，迟则毒气内攻，以致神昏、呕哕、鼻肿如瓶者逆。"其他还有"脓耳"邪毒穿骨入脑，毒陷营血形成的脓耳变证，"痄腮"（蛤蟆瘟）邪毒内陷心肝的变证等，均不可掉以轻心。

根据"真头痛"病变部位在"脑"及其症重病危的临床特点，"真头痛"当包括西医学中的以下头痛。

（1）与脑血管病有关的头痛，如颅内血肿（脑出血、慢性硬脑膜下或外血肿）、蛛网膜下腔出血、高血压性或高血压脑病引起的头痛等。

（2）与非血管性颅内疾病有关的头痛，如颅内感染、脑肿瘤等。

（3）与眼、耳、鼻、面部等结构有关的头痛，如眼部疾病引起的头痛（葡萄膜大脑炎等）、耳源性颅内并发症的头痛（耳源性脑膜炎、脑脓肿等）、鼻源性颅内并发症的头痛（硬脑膜外、硬脑膜下脓肿等）。

（4）与头颅外伤有关的头痛，如急性颅脑外伤后头痛等。

总结"真头痛"的临床特征，当属头痛之重危或急危之候。其受邪部位在脑，临床多以邪陷证、变证、走黄证、心包证、蒙窍证、脑瘀证、闭证或脱证为表现，故临证应慎察慎治。

3. 辨寒热虚实

就头痛的性质而言，有寒证、热证之不同；就头痛的邪正关系而论，有实证、虚证之分。所以，头痛有寒、热、虚、实之辨，其治有温、清、补、泻之分。但头痛病因病机复杂，临床常寒热交错，虚实相杂，且寒、热、虚、实又有其病理层次深浅的内、外之分，故临证在把握其寒、热、虚、实主证的同时，不可忽视其交错、相杂之证与内外之辨。

（1）寒性头痛　寒性头痛，在外感，为感受寒邪，寒邪或中于表，或中于里；在内伤，为阳虚阴寒内盛。因此，寒性头痛的临床表现，则有表寒、里寒之别。

1）辨疼痛特点

①疼痛性质：寒性头痛多为冷痛、紧束痛、拘急而痛，或掣痛、牵涉痛，且病急痛甚；若为阳虚阴寒者，则多为绵痛、隐痛、晕痛，痛势较缓。

②疼痛部位：外感风寒者，多头项痛、项背痛，或痛连腰脊，也可表现为前额及两太阳穴痛，或为全头痛；若寒邪客于少阴经脉者，多部位不定，或头痛连齿；若寒邪侵犯厥阴经脉者，多痛在颠顶，或全头痛。

③疼痛诱发、加重与缓解因素：寒性头痛，常遇风寒或冷刺激诱发与加重；常喜裹头，得温则减；喜温喜按，按、温则痛缓。

2）辨内外证候

①外感寒邪：属外感者，多恶风，恶寒，无汗，或发热恶寒，或寒重热轻，以及见周身酸痛、鼻塞、喷嚏、流清涕、咳嗽等外感风寒症状。

②内伤寒邪：属脏腑虚损、阳虚阴寒者，可见面色㿠白，倦卧乏力，腰腿酸冷，或畏寒肢冷，或背冷足寒，或四肢厥逆，或肢体浮肿，或口淡不渴，食欲不振，泛恶欲呕，或小便频数、清长，或大便溏泄与五更泄泻等。

3）辨舌象脉象

①舌象：白苔主表、主寒，若舌苔薄白而润，舌质淡红者，多为风寒头痛；若舌苔白厚而垢腻，舌面湿滑多津，刮之不去者，或苔黄滑润，舌淡肿嫩者，多为寒湿为患；若头痛见苔灰而滑润，多为寒邪内阻；黑苔薄而润滑，舌质淡白者，则多为阳虚寒盛，或为脾肾阳虚，或为心肾阳虚；若舌质淡紫或青紫而湿润，或舌淡紫并青筋而润者，多为里实寒证，为阴寒内盛，血脉瘀滞所致。

②脉象：大抵浮而有力或浮紧的脉象，为外感风寒表实证，多见于风寒头痛；紧脉主寒、主痛，在头痛多为外感风寒头痛；沉脉主里，沉而有力，可见于寒凝，若脉沉而紧，为阴寒内盛，多见于寒凝头痛；迟脉主寒证，多为阴寒或阳虚，若脉沉迟或弦紧，均为寒邪在里，多为寒凝头痛；若脉沉涩，多见于阳虚而寒凝血瘀头痛；若为结脉，多见于阴盛气结、寒痰瘀血之头痛。

（2）热性头痛　热性头痛，有表热、里热之分。表热多见于外感热邪头痛；里热既可见于外感，又可见于内伤，或为热邪传里，或为五志化火，或为阴虚阳亢。

1）辨疼痛特点

①疼痛性质：多为胀痛、灼痛、牵引痛。胀痛，如头之侧、颈项、睛珠、牙齿

胀痛；灼痛，如头面烧灼、洪热，或舌头引痛；牵涉痛，如面痛及头痛，或牙齿痛连及头面、唇舌及颊腮。热性头痛还常见跳痛、刺痛、割痛、劈痛。热性头痛多病急痛剧。

②疼痛部位：痛在前额、面颊及眉棱处，多为阳明经病变；痛在颜面或五官面窍之口唇、眼、鼻、耳组织的疼痛，多与三阳经脉病变有关。若以病因定位，临床多见于痰热面痛、胃炎牙痛、肺胃热盛鼻痛、风火热邪眼痛、肝胆郁热耳痛、湿热咽喉痛、火热毒邪之颜面疔疮等。

③疼痛诱发、加重与缓解因素：为热为火的头面疼痛，多喜凉怕热，得凉则痛减，遇热则痛重；外感风热头痛，常发热而头痛，热甚则痛剧，热退则痛止；邪热内生，或痰热所致的面痛，常因闷热气候或温热环境诱发与加重，得凉则痛减；风热、湿热之咽喉痛，常于进食吞咽时疼痛，并引发头面痛；肝阳、肝火之头痛，常因愤怒或情志过激、情绪波动而诱发与加重，情绪平静时减轻。

2）辨内外证候

①外感风热证：外感风热者，常见恶风发热，或发热重而恶寒轻，鼻塞流浊涕，身有汗出。

②脏腑内热证：脏腑内热者，多见面红身热，口渴饮冷，烦躁不安，小便短赤，大便秘结。属肝火、痰火者，多见颜面洪热，心烦易怒，目赤口苦，口渴喜冷饮，便燥溲赤；属阴虚火旺者，常见两颧潮红，五心烦热，唇红咽燥，口渴少饮，头晕耳鸣，少寐多梦，遗精盗汗，小便短赤。若热邪之毒在面窍（眼、鼻、口唇、舌咽、耳）者，可有红、肿、热、痛之症。

3）辨舌象脉象

①舌象：舌苔薄白而干，舌质较红者，多为风热头痛；若舌苔白而燥裂，或舌面满布白苔且干燥无津，为热邪传里，毒热内盛，在头痛常为疫疠邪毒所致。在头痛病程中，若由白苔转为黄苔，为表邪入里化热。黄苔主热、主里，以里实、热证多见，故头痛见黄苔，多属温病、湿热、痰火为患。大抵淡黄热轻、深黄热重、焦黄热结。若苔灰而干燥者，多为热盛伤津或阴虚火旺；若苔黑而燥裂，甚生芒刺，且舌质红绛者，多为热极津枯。新病头痛，若舌苔由润转燥，示津液已伤，邪从热化。舌质红者为热证，绛红为内热深重，总归红、绛之舌，既可见于里实热之证，也可见于阴虚内热证或阴虚火旺证。若舌质绛紫色深，干燥少津，或舌紫起刺，为热毒内蕴之证。此外，若舌面或舌尖或舌边见有点刺、红星、白星，多属热证，或为实热，或为心火，或为阴虚火旺。

②脉象：大抵数而有力的脉为实热，数而无力者为虚热；实脉者，可为风热、实火；洪脉者，常为邪热亢盛；长脉者，为阳热有余；促脉者，为阳热亢盛；弦脉者，多为肝郁化热。浮数、洪数之脉，可见于外感风热头痛或热病头痛；脉沉数者，常见于胃火头痛；脉滑数，可见于痰热、痰火头痛；脉弦数，可为肝火或肝胆火旺头痛；脉弦滑数，可为肝火、痰火头痛；若脉沉细数者，常为阴虚火旺头痛。

（3）虚性头痛

虚为正气虚。虚性头痛，多为正虚不荣、不充、不润、不煦于头所致。据其病因，有阴、阳、气、血之分；据其病位，有里虚、表虚之异；在脏则有心、脾、肝、肾之不同。诚如《质疑录》所说："治表虚而痛者，阳不足也……里虚痛者，阴不足也……上虚而痛者，心脾受伤也……下虚而痛者，脱泄亡阴也。"治宜速救脾肾。

1）辨疼痛特点

①疼痛性质：虚性头痛多为隐痛、空痛（痛而伴有空虚感）、酸痛、麻痛、昏痛、绵痛；属虚寒者，则多为冷痛。虚性

头痛，其痛多缓而轻，或久痛不愈。

②疼痛部位：脏腑经脉、气血阴阳虚损之头痛，多为全头痛或部位不定。大抵上午头痛，多为气虚；下午头痛，多为血虚；午后痛甚者，多为气血虚损；痛在白昼，多为阳虚；痛在夜间，多为阴虚。

③疼痛诱发、加重与缓解因素：虚性头痛，常遇劳诱发或加重，休息后疼痛减轻，或头痛喜按，或经按、温后痛减。

2）辨内外证候

①外感表虚证：外感表虚者，可见发热恶寒，自汗，脉浮，或见于反复感冒之人。

②内伤里虚证：内伤里虚者，可见头昏眼花，心悸气短，少食懒言，多梦或噩梦，或四肢欠温，形寒肢麻，或自汗盗汗，腰膝酸软，或遗精闭经，性欲减退，或不耐疲劳与饥饿，形神俱疲等。大抵面色少华，唇甲色黄，头昏心悸，神形倦怠，肢冷麻木者，为血虚；若少气懒言，神疲体倦，四肢欠温，头昏眼花，动则汗出者，为气虚。若面色㿠白，畏寒肢冷，倦卧无力，或肢体浮肿，食欲不振或口淡不渴，大便溏稀或五更泄泻，小便清长或频数者，为阳虚；若五心烦热，口燥咽干，腰膝酸软，遗精盗汗者，为阴虚。

3）辨舌象脉象

①舌象：白苔主表、主寒，多为卫阳不足或脏腑虚寒；黑苔者，示真阴真阳受损，若从阴化寒者，多为脾、肾、心阳虚衰；若见舌心无苔，多属阴虚之候；若舌苔花剥，为胃之气阴两伤之证；若见光剥舌，为胃阴枯竭、胃气大伤之象；若舌苔无根，刮之即去，苔无根基者，示胃气已衰，机体正气不足，为虚、寒之证。舌质淡白，多为阳虚、血虚；舌质淡红，多为气虚；舌质淡白而有裂纹者，多为血虚。舌体胖大而嫩，舌质色白或有齿痕，多属脾虚或脾肾阳虚。舌体瘦薄而淡者，为气

血两虚；舌体瘦小而薄者，为阴血亏虚；若瘦薄而干者，为津液耗伤；舌体纹理细腻，形色浮肿娇嫩者，属虚寒之证；舌体干瘪、形色干枯、晦暗者，为津液已伤，示病重；若久病舌体颤动，多为气血两虚或阳气虚弱。

②脉象：大抵浮而无力或浮而缓的脉，为表虚；短脉多为气虚；数而无力的脉，或沉细，或沉细数之脉象，多为肝肾阴虚或血虚，或为血虚有热；若为虚脉、细脉或虚而细，或脉弱者，多为气血两伤；代脉主脏器已衰，气血亏损；迟脉或沉迟、沉缓脉，多为脏器阳衰，阴寒在里；芤脉主失血，革脉为亡血、失精；脉促而细小无力者，多为虚脱之象；脉浮而无根，稍按则无的散脉，为正气耗散，示脏腑精气将绝；按之欲绝的微脉，为阳微、气微与暴脱之人。

（4）实性头痛　实为邪气实。实性头痛，多为郁、瘀、湿、痰、热、火、食等实邪阻滞脏腑，壅遏经络，气血逆乱，清浊相混，致清空不通、不养而成。实性头痛，大多起病较急，病程较短，病情较重，其痛多剧。

1）辨疼痛特点

①疼痛性质：实性头痛，因病邪的性质不同，其疼痛性质各异。临床常见的有重痛、闷痛、紧痛、胀痛、灼痛、跳痛、掣痛、刺痛、割痛，或头痛如破、如裂、如劈、如锥等，多病急、症重、痛剧。

②疼痛部位：实性头痛的部位与其病因性质和所患病证的不同而各异。如太阳经脉寒凝、风温疫疠犯脑、中风急症等，均可致后头与项背痛；少阳胆经火旺、偏头风、耳道疖痛疔疮等，均可表现为侧头痛；若阳明经脉病变、痰热面痛、胃火牙痛、颜面疔痛等，则为前头与颜面痛；若痰湿犯头、寒凝经脉、风热毒邪犯头、头部外伤、"真头痛"等，均可为全头痛。

③疼痛诱发、加重与缓解因素：若逢阴天与阴雨气候而诱发或加重，气候转晴或晴朗天气其痛缓解或无疼痛者，多为湿性头痛。若遇冷水或寒冷刺激诱发或加重，遇温热痛减，或饮食寒凉酸味之物后头痛者，均为寒凝头痛。若发热而头痛，热甚痛剧，热退痛止者，是为风热毒邪为患。若遇闷热气候或温热环境诱发或加重，得凉爽而痛减，或饮食辛辣燥热之物后引发头痛或加重者，均为痰热头痛。若因情志过激或情绪激动后诱发或加重，情绪平静后痛减者，常见于肝郁、肝阳、肝火头痛。

2）辨内外证候

①表实证：主症为无汗，恶寒，头身疼痛。

②里实证

实寒证：多为面色㿠白，畏寒肢冷，喜暖，食减不渴，多痰肢肿，五更泄泻或大便困难，小便清长或溲短尿少。

实热证：如高热烦渴，或虽不发热而渴喜冷饮，面红目赤，声高气粗，小便短赤，大便干结。

肝郁气滞证：肝郁气滞者，常见情志抑郁或易怒，胸胁胀满疼痛，咽喉如有异物或食管阻塞感，或妇人乳房胀痛。

痰浊湿邪阻滞证：痰浊湿邪者，可见头晕目眩，肢体困重，腹胀脘痞，心胸烦闷，泛恶欲呕，恶心呕吐，痰涎壅盛。

血瘀证：血瘀为患者，症见面色晦暗或黧黑，肌肤甲错，唇甲青紫，夜间发热，妇人经闭或血块。

3）辨舌象脉象

①舌象：大抵白苔主表证；黄苔主里热证；黑苔见于热极或寒极证；腐腻苔多见于食积痰浊；有根的苔无论厚薄，多为实证、热证。淡白舌可见于阴寒证；红绛舌见于里实热证与火旺证；青紫舌既可见于热毒内蕴，又可见于阴寒内盛证与血瘀证；舌质苍老，多为实证、热证；舌有点刺、芒刺，为邪热炽盛；舌体强硬为实证、热证。

②脉象：大抵浮而有力脉为表实；数而有力脉为高热；若为实脉，不论外感、内伤，多为实证；洪脉主邪热亢盛；长脉为阳热有余；促脉见于阳热亢盛、气滞血瘀或痰食之证；滑脉主痰饮、食滞、湿热；弦脉主肝胆病、痛证、痰饮。沉数、滑数、弦数、弦滑数诸脉，多为里、实、热证；沉紧、沉迟、沉涩之脉，常为阴寒凝滞证。

第二节　诊治思路

头痛是最常见的症状和疾病，几乎每个人一生中都会有头痛的体验。《古今医统大全·头痛大法分内外之因》对头痛进行了系统性总结："头痛自内而致者，气血痰饮、五脏气郁之病；东垣论气虚、血虚、痰厥头痛之类是也；自外而致者，风寒暑湿之病。"所以头痛分类无外乎外感和内伤两大类。对于头痛的治疗，西医疗法治标不治本，容易反复，不良反应大，效果欠佳且治疗费用昂贵，而中医疗法可以明显减少头痛发作次数、减轻头痛程度等，现今中医治疗已得到了大家的广泛认可。《伤寒论》中运用六经辨证法论治三阳及厥阴头痛，《东垣十书》补充了太阴及少阴头痛。另有《灵枢·终始第九》记载"病在上者，下取之""病在头者，取之足"等外治法。现将《伤寒论》六经头痛诊治思路介绍如下。

一、太阳头痛

《伤寒论》辨太阳病脉证并治法中提到太阳病纲领："太阳之为病，脉浮，头项强痛而恶寒。"太阳病又分为太阳中风与太阳伤寒。

（一）太阳中风证

《伤寒论》云："太阳病，头痛发热，汗出恶风者，桂枝汤主之。"本证因为外感风寒，营卫不和所致。风邪侵袭肌表，风性疏泄，营弱卫强，发为头痛。治以解肌发表，调和营卫，方用桂枝汤加减。方中桂枝为君药，助卫阳，通经络，解肌发表而祛在表之风寒；芍药酸甘而凉，益阴敛营，敛固外泄之营阴，为臣药。生姜既可助桂枝解肌，又可暖胃止呕；大枣既能补中益气，又能益阴和营；炙甘草调和诸药，且合桂枝以辛甘化阳，合芍药以酸甘化阴。此方调和营卫、阴阳，是治疗头痛属太阳中风证的主方。

（二）太阳伤寒证

《伤寒论》云："太阳病，头痛发热，身疼，腰痛，骨节疼痛，恶风，无汗而喘者，麻黄汤主之。"风寒之邪袭表，腠理被遏，卫闭营郁，经气不舒，津液输布受阻，太阳经脉失于濡养，发为头痛。治以发汗解表，宣肺平喘，方用麻黄汤加减。方中用辛温之麻黄，开腠理，透毛窍，发汗祛在表之风寒，并开宣肺气，宣散肺经风寒而平喘，为君药。桂枝解肌发表、通达营卫，助麻黄发汗散寒之力。杏仁利肺平喘，与麻黄相伍，一宣一降，既宣肺利气而平喘，又复肺气宣降之权，使邪气去而肺气和。此方是治疗太阳伤寒之主方。

二、阳明头痛

《医宗金鉴》云："葛根浮长表阳明，缘缘面赤额头痛，发热恶寒而无汗，目痛鼻干卧不宁。"寒邪客于阳明，或直中阳明，或由太阳经传入阳明，寒性收引，头部经脉不通，发为头痛，头痛以前额疼痛为主。治以葛根汤加减，本方由桂枝汤加葛根、麻黄组成，葛根入阳明经，解肌散邪，生津通络。

三、少阳头痛

《伤寒论》云："伤寒，脉弦细，头痛发热者，属少阳。"邪气进入少阳胆经，使胆火循经上逆至头部，经络受阻，经气不畅，故见头痛，少阳头痛多以颞侧疼痛为主。治以和解少阳，方用小柴胡汤加减。方中柴胡入肝、胆经，使少阳之邪得以透泄，并能疏泄气机之郁滞；黄芩性苦寒，可以清泄少阳之热，为臣药；半夏、生姜和胃降逆止呕，人参、大枣补益脾气，既可以扶正以祛邪，又可以益气以御邪内传，正气旺盛，则邪气无内向之机。诸药相配，共奏和解少阳之功。

四、厥阴头痛

（一）寒凝肝脉证

《伤寒论》云："干呕，吐涎沫，头痛者，吴茱萸汤主之。"肝经寒气，循经上逆，寒邪凝滞肝脉，气血不通，不通则痛，则颠顶作痛，疼痛以颠顶部疼痛为主。此为肝胃虚寒，浊阴上逆所致，治宜温中补虚，降逆止呕，方用吴茱萸汤加减。方中吴茱萸辛苦性热，温肝、肾、脾、胃经，上可温胃散寒，下可温暖肝肾，又能降逆止呕，一药而三经并治，故为君药。重用辛温之生姜，生姜乃呕家之圣药，温胃散寒，降逆止呕。人参、大枣并用，补益中气，与吴茱萸、生姜并用，使清阳得生，浊阴得降，实乃补虚降逆之最佳配伍。四药相伍，共奏温中补虚、降逆止呕之功。

（二）肝郁气滞证

肝脏体阴而用阳，喜条达，恶抑郁，若情志不畅，木气不能疏通，导致肝体失于柔和，以致肝郁血虚，故头痛目眩。治宜疏肝解郁，养血健脾，方用逍遥散。方中柴胡苦平，疏肝解郁，使肝郁得以调达，为君药。当归养血活血，乃血中气药，白芍养血敛阴，柔肝缓急，归、芍与柴胡同用，补肝体而助肝阳，使血和则肝和，血充则肝柔，共为臣药。木郁则土衰，肝病易传脾，故用白术、茯苓、甘草健脾益气，使营血生化有源。柴胡为肝经引经药，兼使药之用。逍遥散组方严谨，立法周全，是调肝养血健脾之明方。

（三）肝阳上亢证

肝体阴用阳，若肝肾阴血不足，肝阳偏亢，生风化热上扰，故头痛、眩晕。治以平肝息风，清热活血，补益肝肾，方用天麻钩藤饮。方中天麻、钩藤平肝息风，为君药。石决明咸寒质重，平肝潜阳，除热明目，川牛膝引血下行，兼益肝肾，并能活血利水，共为臣药。杜仲、牛膝补益肝肾；栀子、黄芩清肝火；益母草合川牛膝活血利水，平降肝阳；夜交藤、茯神宁心安神。诸药合用，共奏平肝息风、补益肝肾之功。

五、太阴头痛

太阴在脏为脾，为气血之源，若喜食寒凉，或寒邪日久入脾，脾胃虚寒，脾土不运，气血不足，导致清阳不升、浊阴不降发为头痛。治以温运中焦，补益中气，散除寒邪，以恢复中阳，故用理中丸加减。

方中干姜为君，温中散寒；白术健脾燥湿；人参补气益脾，扶助脾运，共为臣药；炙甘草和中益气，为佐使药；诸药伍用，温化中焦之寒，脾升胃降，脾胃健运，诸症可除。

六、少阴头痛

（一）虚阳上越

肾阳不足，失其潜藏相火之功，虚火循经上扰则致头痛。此为肾阳虚衰，虚阳上越所致，治以补肾潜阳，用潜阳丹加减。郑钦安《医理真传》论潜阳丹："夫西砂辛温，能宣中宫一切阴邪，又能纳气归肾；附子辛热，能补坎中真阳，真阳为君火之种，补真火即是壮君火也；况龟板一物坚硬，得水之精气而生，有通阴助阳之力；甘草补中，有伏火互根之妙。"

（二）少阴兼表证

若肾阳虚衰，复感风寒，内寒、外寒相合，头部失温，可出现头痛。此为寒邪侵袭少阴经所致，治宜温经解表，用麻黄附子细辛汤加减。方中麻黄发散风寒，解表；附子振奋阳气以驱寒外出；细辛辛温散，鼓动肾之阳气，发散在表之风寒而止痛。全方共奏温里解表之效。

第三章 治则与用药规律

头痛包含病症非常广泛，各种病症病因、病机不同，临证思维、辨证规律、用药法度也应有所不同。本章简单介绍各种头痛病症的治则与用药规律。

第一节 治疗法则

（一）常规治疗

1. 辨病治疗

（1）偏头痛 一般治疗和药物治疗。治疗目的是减轻或终止头痛发作、发展，减少伴随症状，预防头痛再次发作。

（2）紧张型头痛 包括精神心理、药物、松弛、模拟人体频谱治疗。

（3）丛集性头痛 急性发作期以对症治疗和氧疗为主；缓解期以预防发作为主。治疗目的为终止发作及预防再次发作。

（4）与脑血管疾病有关的头痛

①脑梗死：一般治疗和药物治疗，包括溶栓、抗凝、降纤、脑保护及其他治疗。

②脑出血：药物治疗或手术治疗。

③蛛网膜下腔出血：药物、手术等综合治疗。

（5）和颈部血管有关的头痛

①急性颈动脉痛：药物对症治疗。

②慢性复发性颈动脉痛：药物治疗及对症治疗。

（6）与头颈部外伤有关的头痛

①脑内血肿：止血、抗感染、脱水及手术治疗等。

②硬脑膜下血肿：据病情采取手术或非手术治疗。

③硬脑膜外血肿：一般治疗，非手术或手术治疗。

④颈部扭伤后头痛：一般处理和药物治疗等。

⑤颅骨切除后头痛：原发病的治疗及对症处理等。

（7）与颅内肿瘤和其他颅内占位有关的头痛

①神经胶质瘤：首选手术治疗，其次为放射治疗或手术加放射治疗等。

②脑膜瘤：手术治疗为主及对症治疗等。

③颅内神经鞘瘤：手术切除治疗及对症治疗等。

④脑垂体腺瘤：手术治疗为主，辅以放射、药物治疗。

⑤先天性肿瘤：手术治疗或放射、药物治疗等。

（8）与中枢神经系统感染有关的头痛

①病毒性脑炎：一般治疗、药物治疗，如抗病毒治疗、免疫治疗、对症支持治疗等。

②结核性脑膜炎：选择有效抗结核药物，对症、支持治疗。

（9）颈源性头痛 包括对症、支持治疗，药物治疗，外科治疗等。

（10）与眼科疾病有关的头痛

①特发性葡萄膜大脑炎：包括散瞳、抗炎、消除病因、治疗并发症。

②视网膜中央动脉堵塞：病重，以及时抢救视力为主，配合应用血管扩张剂，视神经乳头充血水肿者应用皮质激素。

（11）与鼻腔鼻窦疾病有关的头痛

①急性副鼻窦炎：包括去除病因、解除鼻腔鼻窦引流和通气障碍、控制感染和预防并发症。

②急性鼻炎：主要采取抗感染、支持

和对症处理及预防并发症。

③慢性鼻炎：主要采取病因治疗以及局部治疗、清洗、封闭、手术等。

④鼻中隔偏曲：一旦明确，应择机手术治疗。

⑤慢性鼻窦炎：采取病因治疗以及抗感染、抗过敏、手术治疗等。

⑥鼻源性颅内感染：抗感染、降颅压、支持治疗、手术等。

⑦鼻腔及鼻窦恶性肿瘤：一旦诊断明确，手术及综合治疗。

（12）由于某种物质或物质戒断引起的头痛

①硝酸盐/亚硝酸盐引起的头痛：轻者饮水、休息；重者清除毒物，应用解毒药物以及吸氧、对症、支持治疗等。

②一氧化碳引起的头痛：一般处理，防治脑水肿，抗感染，控制高热，促进脑细胞代谢，支持治疗，防治并发症和后发症等。

③饮酒引起的头痛：急性中毒轻者休息；昏迷者保持气道通畅，维持循环功能，进行心电监测，保暖，维持正常体温，维持水、电解质、酸碱平衡，保护大脑功能；严重者进行血液透析等。慢性中毒者戒酒，采取对症处理等。

④二氧化碳中毒引起的头痛：脱离现场，吸氧，对症及支持治疗，防治并发症。

⑤硫化氢中毒引起的头痛：轻者脱离现场，吸氧，对症、支持治疗；重者吸氧，保持呼吸道通畅，进行心、肺功能的保护或复苏，对症及支持治疗等。

（13）与全身疾病有关的头痛

①呼吸系统疾病：外感、肺气肿、支气管扩张、肺功能不全等均可引起头痛，以治疗原发病为主。

②循环系统疾病：如高血压病、低血压、心功能不全等，也可引起头痛症状，以治疗相应病症为主。

③消化系统疾病：如消化不良、顽固性便秘、肠道寄生虫、急性胃肠炎、肝肾功能不全、溃疡性结肠炎等均可有头痛症状，以治疗消化道疾病为主。

④泌尿系统疾病：如急性肾炎、尿毒症、肾功能不全、肾性高血压等可有头痛之症，均以治疗原发病为主。

⑤全身代谢性疾病：如胰岛细胞瘤、糖尿病、中暑、水电代谢紊乱等也可有头痛，以治疗原发疾病为主。

⑥其他内科疾病：如贫血、甲状腺功能亢进症、更年期综合征、各种免疫及变态反应性疾病等均能产生头痛，以治疗相应疾病为主。

（14）与妇女、儿童有关的头痛

①经前期综合征：心理疏导、生理功能调整、镇痛、加强营养等对症处理及支持治疗。

②妊娠期头痛：一般处理，子痫需控制抽搐，调控血压，预防子痫复发及适时终止妊娠等。

③产后头痛：精神心理治疗，对症、支持治疗等。

④儿童癫痫头痛：抗癫痫及对症治疗。

（15）与精神因素有关的头痛 心理、药物两大类治疗。

2.辨证治疗

辨证论治是中医特色，头痛按病程分发作期与缓解期，按致病因素分外感与内伤，总体属本虚标实之证，病位在脑髓，与肝、脾、肾三脏密切相关。在临床实践中，根据四诊搜集的资料辨证治疗，发作期多以祛邪为主，重在祛风、清热、化痰、活血、平肝；缓解期多以补虚为主，重在益气养血、滋阴补肾。标本虚实夹杂者，可相兼为治。还应结合头痛部位和经络循行路线，加用不同的引经药物，具体疾病的辨证治疗详见各章节。

3. 病证结合治疗

（1）偏头痛　中医辨证施治、针灸、外敷法、熏洗法、按摩疗法等，结合西医非甾体消炎药、阿片类制剂、普萘洛尔、阿米替林等。

（2）紧张型头痛　中医进行辨证治疗的基础上可选择针灸、按摩、熏洗、外敷法等，结合西医非麻醉性止痛药如酮洛芬、萘普生等。

（3）丛集性头痛　缓解期可进行中医辨证施治，结合针灸、按摩、熏洗、外敷法、中频治疗等，急性期给予西医止痛制剂如麦角胺片等。

（4）与脑血管疾病有关的头痛

①脑梗死：中医给予辨证治疗以及针灸、按摩推拿、艾灸等，同时结合西医治疗，急性期考虑溶栓、抗凝、抗血小板聚集、改善脑微循环、应用扩血管药物等。

②脑出血：中医针对后遗症辨证施治，采用针灸、推拿按摩、艾灸、注射治疗等，结合西医生命体征维持、降颅压、控制脑水肿、控制血压等治疗，必要时可以手术治疗。

③蛛网膜下腔出血：中医辨证施治以及针灸、按摩推拿、艾灸、注射治疗等，结合西医维持生命体征、控制颅内压、手术治疗等。

（5）和颈部血管有关的头痛

①急性颈动脉痛：中医辨证施治，采取针灸、推拿按摩等。西医控制炎症，应用止痛制剂治疗等。

②慢性复发性颈动脉痛：中医辨证治疗，采取针灸、推拿按摩、中药塌渍、熏洗等；西医给予止痛药物及对症处理。

（6）与头颈部外伤有关的头痛

①脑内血肿：中医辨证治疗，结合针灸、推拿按摩、艾灸、中药塌渍等；西医确诊后行手术治疗或据病情予以保守治疗等。

②硬脑膜下血肿：中医辨证治疗，结合针灸、推拿、按摩、中药塌渍等；西医诊断明确，采取手术治疗；慢性硬脑膜下血肿根据病情行对症及手术治疗。

③硬脑膜外血肿：中医辨证施治，结合中药外敷、中药塌渍、针灸、艾灸等；西医诊断明确，据病情采取内科或手术治疗。

④颈部扭伤后头痛：中医辨证治疗，结合针灸、按摩推拿、熏洗、中药塌渍、中频治疗；西医根据急慢性损伤的不同，采取休息、颈部保护以及应用镇静、镇痛药物。

⑤颅骨切除后头痛：中医可根据病情、临床表现进行辨证施治；西医采取对症、原发病的治疗。

（7）与颅内肿瘤和其他颅内占位有关的头痛

①神经胶质瘤：中医辨证施治、针灸、理疗等；西医明确诊断，采用手术治疗或放射治疗、化学药物治疗，以及应用镇痛剂、降颅内压药、激素治疗。

②脑膜瘤：中医辨证施治，结合针灸、塌渍等治疗；西医一旦明确诊断，以手术为先。

③颅内神经鞘瘤：中医进行辨证施治；西医给予手术治疗。

④脑垂体腺瘤：中医辨证施治；西医以手术治疗为主，兼以放射、药物治疗。

⑤先天性肿瘤：中医辨证治疗；西医一旦诊断明确，采用手术治疗以及放射、药物治疗等。

（8）与中枢神经系统感染有关的头痛

①病毒性脑炎：中医根据舌苔脉象、症状变化进行辨证施治；西医采用抗病毒、免疫治疗以及对症、支持治疗等。

②结核性脑膜炎：中医根据相应症状进行辨证论治；西医争取早诊断，早治疗，采用对症、支持治疗。

（9）颈源性头痛　中医辨证施治，结合针刺、艾灸、热疗、按摩、穴位注射等；西医应用非甾体抗炎药、消炎镇痛剂、肌肉松弛剂、安定剂、射频热凝或局部冷冻治疗。

（10）与眼科疾病有关的头痛

①特发性葡萄膜大脑炎：中医辨证施治，采用艾灸、热疗等；西医治以消炎、止痛，防止虹膜粘连等。

②视网膜中央动脉堵塞：西医急救为主；中医辨证施治，给予滴眼外用、局部热敷等治疗。

（11）与鼻腔鼻窦疾病有关的头痛

①急性副鼻窦炎：中医辨证施治，采用艾灸、针刺、熏洗、中药塌渍等治疗；西医采用抗感染、鼻窦引流、上颌窦穿刺、鼻窦置换、治疗牙病、黏液促排剂、激素、手术等治疗。

②急性鼻炎：中医辨证施治，采用针刺、艾灸、熏洗、按摩等；西医采用抗感染、对症、支持治疗。

③慢性鼻炎：中医辨证施治，采用针灸、推拿按摩、熏洗等；西医采用血管收缩剂、手术治疗，消除痂皮、感染，改善黏膜生理状态，改善鼻腔，缓解症状。

④鼻中隔偏曲：中医根据临床表现、舌脉辨证治疗以改善临床症状等；西医采取择期手术治疗。

⑤慢性鼻窦炎：中医辨证治疗，采用针灸、按摩、熏洗、热疗等；西医给予病因治疗、抗感染、抗过敏、手术治疗。

⑥鼻源性颅内感染：中医辨证施治，采用针灸疗法等；西医采取抗感染、降颅压、支持、手术治疗。

⑦鼻腔及鼻窦恶性肿瘤：中医辨证施治，采用针灸等疗法；西医争取早诊断，采取综合治疗、手术治疗等。

（12）由某种物质或物质戒断引起的头痛

①硝酸盐/亚硝酸盐引起的头痛：中医辨证施治改善临床表现等；西医清除毒物、应用解毒药物、吸氧、对症支持治疗。

②一氧化碳引起的头痛：中医辨证施治改善临床症状等；西医采取一般处理、防治脑水肿、抗感染、控制高热、促进脑细胞代谢、支持治疗、防止并发症等。

③饮酒引起的头痛：中医辨证施治，采用针灸疗法改善临床症状等；西医维持生命体征，维持水、电解质、酸碱平衡，保护大脑功能，进行血液透析，应用镇静剂，补充血容量，纠正贫血，纠正肝功能不全，防治感染、癫痫和震颤谵妄。

④二氧化碳中毒引起的头痛：中医可据临床表现进行辨证施治，采用针灸治疗等；西医脱离现场，进行吸氧，对症及支持治疗，防止并发症。

⑤硫化氢中毒引起的头痛：中医辨证施治，采用针灸疗法等；西医采取脱离现场，吸氧，保持呼吸道通畅，进行心、肺功能保护或复苏、对症及支持治疗。

（13）与全身疾病有关的头痛

①呼吸系统疾病：外感、肺气肿、支气管扩张、肺功能不全等引起的头痛，中医根据原发病症辨证施治，同时结合西医治疗。

②循环系统疾病：如高血压、低血压、心功能不全等引起的头痛，中医根据原发病症辨证施治，同时结合西医治疗原发病。

③消化系统疾病：如消化不良、顽固性便秘、肠道寄生虫、急性胃肠炎、肝肾功能不全、溃疡性结肠炎等引起的头痛，中医根据原发病症辨证施治，同时结合西医治疗原发病。

④泌尿系统疾病：如急性肾炎、尿毒症、肾功能不全、肾性高血压等引起的头痛，中医根据原发病症辨证施治，同时结

合西医治疗原发病。

⑤全身代谢性疾病：如胰岛细胞瘤、糖尿病、中暑、水及电解质代谢紊乱等引起的头痛，中医根据原发病症辨证施治，同时结合西医治疗原发病。

⑥其他内科疾病：如贫血、甲状腺功能亢进症、更年期综合征、各种免疫及变态反应性疾病等引起的头痛，中医根据原发病症辨证施治，同时结合西医治疗原发病。

（14）与妇女、儿童有关的头痛

①经前期综合征：中医据症、舌、脉辨证施治，采用按摩、推拿等疗法；西医给予心理疏导、生理功能调整、控制饮食等对症处理及支持治疗。

②妊娠期头痛：中医据临床表现辨证治疗；西医治疗为一般处理，控制抽搐，控制血压，预防子痫复发及适时终止妊娠等。

③产后头痛：中医根据临床表现、舌苔、脉象辨证治疗；西医给予精神心理治疗以及对症、支持治疗等。

④儿童癫痫头痛：中医可根据临床进行辨证施治；西医抗癫痫及对症治疗等。

（15）与精神因素有关的头痛　中医结合临床舌、脉、症进行辨证施治；西医给予心理、药物治疗等。

（二）新疗法与新动态

1. 偏头痛

随着科学技术发展、治疗方法的不断创新，对于偏头痛创新治疗有：①刺激小脑顶核治疗偏头痛。②新药运用，临床上急性期给予曲普坦类药物、CGRP 受体拮抗剂、选择性 5-HF$_{1F}$ 受体激动剂。缓解期给予 CGRP 单克隆抗体、A 型肉毒毒素。③硬脑膜外血斑疗法。④经皮电刺激神经疗法（TENS）。⑤有氧运动和正念疗法。⑥行为疗法。

2. 紧张型头痛

（1）紧张学说　Wolf 认为肌肉紧张使供血减少，代谢产物不能清除，刺激末梢引起疼痛。

（2）闸门学说　情感开关，对疼痛有增强或减轻作用。

（3）治疗　①药物治疗，如单一成分非处方镇痛药物、咖啡因与对乙酰氨基酚的复合制剂。②非药物治疗，如针刺、电针、认知行为疗法、放松训练，包括渐进式肌肉放松和呼吸训练等。

（4）口腔负压疗法　赵自刚等报道口腔负压疗法对紧张性头痛的治疗效果满意。

3. 丛集性头痛

（1）丛集性头痛发病机制进展

①血管源学说：有研究发现丛集性头痛（CH）发作时痛侧海绵窦段大脑中动脉管径扩大，发作停止时变小。

②神经源学说：有实验发现眶上静脉及海绵窦炎症可能损害交感神经纤维，引起自主神经症状。

③组胺学说：有人发现，CH 患者痛侧颞部皮肤肥大细胞增多，其活性增强，该细胞能合成和释放某些血管活性物质如组胺、5-羟色胺等。

（2）治疗进展　①急性期治疗包括曲普坦类药物治疗、奥曲肽皮下注射治疗、非侵入性迷走神经刺激治疗。②缓解期给予 CGRP 单克隆抗体、碳酸锂治疗。

4. 与脑血管疾病有关的头痛

（1）脑梗死

①理论进展：缺血阈、半暗带理论认为早期溶栓复流治疗急性梗死具有意义，目的是抢救半暗带；缺血瀑布理论认为脑缺血、缺氧造成的能量代谢障碍、兴奋性神经介质释放、钙过量内流、自由基反应等一系列缺血性代谢紊乱连锁反应，是导致缺血性脑损害的中心环节。

②治疗进展：外科治疗经动脉内膜

切除术、介入治疗颅内外血管经皮腔内血管成形术、血管内皮支架置入或溶栓治疗结合。

（2）脑出血

①理论进展：超早期脑出血后灶周水肿和灶周损伤，血块收缩、血清成分析出是主要原因；脑出血后灶周以血管源性水肿为主，血肿内释放出的血液成分如凝血酶等是导致灶周水肿的主要原因；脑出血中、晚期血红蛋白及其分解产物对脑水肿的形成有重要作用；灶周半暗带与再灌注损伤。

②治疗进展：手术治疗目前尚无结论；血肿抽吸引流有待进一步评估；微创治疗对脑血流动力学有影响，经颅多普勒超声研究显示改善脑灌注可能有利于机体功能的恢复。

（3）蛛网膜下腔出血

①诊断进展：a.根据出血量和蛛网膜下腔出血（SAH）严重程度，进行分级；b.推测出血源；c.进行原发性脑出血与颅内动脉瘤破裂引起颅内血肿的 SAH 鉴别；d.判断基底池与血容量的关系；e.诊断再出血；f.诊断急性脑积水。

②治疗进展：a.预防再出血；b.脑池内溶栓；c.抑制平滑肌收缩；d.提高 NO 生物利用；e.应用内皮素 –1 拮抗剂；f.针对 Boxes 治疗；g.针对已发生的脑血管痉挛的治疗。

5. 与颅内肿瘤和其他颅内占位有关的头痛

（1）神经胶质瘤　替莫唑胺（TMZ）是一种新型口服烷化剂，由于其分子量小，且具有亲脂性，所以能够通过血脑屏障，成为临床治疗胶质瘤的新化疗药物。

血管内皮生长因子（VEGF）是调节血管生成的重要因素之一，而胶质母细胞瘤可高表达 VEGF。临床前研究表明，抗 VEGF 的单抗可以抑制胶质瘤细胞生长，提示 VEGF 抑制剂可以用来治疗胶质母细胞瘤。

（2）脑膜瘤　通常情况下给予非典型脑膜瘤次全切除术患者辅助性放射治疗。对于采取全切除术的患者，有些人提倡放射治疗，但也有人建议观察并将放射治疗作为复发后的补救措施。新的治疗措施还包括立体定向放射治疗、外照射放射治疗、低分次立体定向放射疗法等。

第二节　用药规律

一、辨病用药

1. 偏头痛

（1）偏头痛发作　止吐药有甲氧氯普安、多潘立酮、曲美布汀、莫沙比利等；镇痛药有非特异性止痛药包括非甾体消炎药和阿片类药物，特异性药物如麦角胺、二氢麦角碱、布洛芬、萘普生、舒马普坦等；镇静药如苯二氮䓬类等。

（2）持续状态　镇静、止吐、止痛用药同发作期；纠正水、电解质紊乱如复方氯化钠注射液等。

（3）预防治疗　β肾上腺素能受体阻滞剂、钙离子拮抗剂、抗癫痫药、抗抑郁药、5–羟色胺受体拮抗剂等，如普萘洛尔、美托洛尔、氟桂利嗪、托吡酯、丙戊酸、阿米替林、丙咪嗪、麦角胺等。

2. 紧张型头痛

选择非甾体类抗炎药、肌松弛药、镇静药、抗抑郁药等，如对乙酰氨基酚、阿司匹林、麦角胺、阿米替林、多塞平、盐酸乙哌立松等。

3. 丛集性头痛

（1）发作期　药物选择吲哚美辛、阿司匹林、双氯芬酸、泼尼松、麦角胺、氟桂利嗪、舒马普坦、丙戊酸钠等。

（2）预防治疗　选择维拉帕米、碳酸

锂、地塞米松、泼尼松、美西麦角、甲基麦角新碱、二氢麦角碱等。

4. 与脑血管疾病有关的头痛

（1）脑梗死　急性期根据病情可选择溶栓药物如尿激酶等，降纤药物如巴曲酶，抗血小板聚集药物如阿司匹林、氯吡格雷，神经保护剂如依达拉奉等。如合并血压高者合理选择卡托普利、缬沙坦等控制血压；合并糖尿病者选择二甲双胍、阿卡波糖、胰岛素等控制血糖。头痛选择乙酰唑胺等。据病情选择手术治疗。

（2）脑出血　急性期选择脱水剂如甘露醇或联合甘油果糖、呋塞米或大剂量白蛋白；头部冰枕、冰帽；调控血压选择卡托普利、美托洛尔等；纠正凝血异常如补充凝血因子和血小板等；管理血糖选择二甲双胍、阿卡波糖、胰岛素等。恢复期控制诱发因素、康复治疗等，或据病情手术治疗。

（3）蛛网膜下腔出血　急性期降低颅内压选择脱水剂如甘露醇、呋塞米、甘油果糖、白蛋白等；镇痛药如阿司匹林等；纠正水、电解质平衡紊乱如复方氯化钠注射液等；调控血压选用尼卡地平、拉贝洛尔、艾司洛尔；抗纤溶药物如6-氨基己酸、氨甲苯酸或酚磺乙胺等；血管痉挛防治选择尼莫地平等；癫痫防治如卡马西平等；据病情选择手术治疗。恢复期进行康复治疗。

5. 和颈部血管有关的头痛

（1）急性颈动脉痛　可选择麦角制剂、激素类药物、水杨酸制剂、非类固醇类止痛剂、免疫抑制剂等。

（2）慢性复发性颈动脉痛　可选择麦角新碱、甲基麦角酰胺、普萘洛尔等药物。

6. 与头颈部外伤有关的头痛

（1）脑内血肿　若血肿较小，症状稳定，颅内压 < 2.66kPa 者可保守治疗；血肿较大者、病情不稳患者，需手术治疗。

（2）硬脑膜下血肿　急性、发展快者需紧急手术治疗；慢性者脱水可选甘露醇、甘油果糖等，或行手术治疗。

（3）硬脑膜外血肿　若诊断明确，及时清除血肿及止血，脱水可选甘露醇、甘油果糖等，予以对症、支持治疗。

（4）颈部扭伤后头痛　休息，颈部保护，选用镇静药艾司唑仑等、镇痛药物复方氨林巴比妥等。

（5）颅骨切除后头痛　对症止痛可选罗通定等，其他如抗焦虑、抑郁治疗等。

7. 与颅内肿瘤和其他颅内占位有关的头痛

如神经胶质瘤、脑膜瘤、颅内神经鞘瘤、脑垂体腺瘤、先天性肿瘤，一旦诊断明确，均行手术或相应的对症、支持治疗。

8. 与中枢神经系统感染有关的头痛

（1）病毒性脑炎　选用抗病毒药物阿昔洛韦，抗炎酌情应用糖皮质激素，降颅内高压选用甘露醇等。

（2）结核性脑膜炎　选择抗结核药物三联或四联如 2SHRZ/7HR、2SHR/4S$_2$ 等。

9. 颈源性头痛

根据病因选用布洛芬、醋氯芬酸、氯唑沙宗、乙哌立松、替扎尼定等；或手术治疗等。

10. 与眼科疾病有关的头痛

（1）特发性葡萄膜大脑炎　病因、对症治疗；可选阿托品、地塞米松局部滴眼；或吲哚美辛、泼尼松、抗生素、左旋咪唑或转移因子、环磷酰胺等。

（2）视网膜中央动脉堵塞　视网膜中央动脉堵塞应用血管扩张剂如亚硝酸异戊酯等，视神经乳头充血水肿者可配合应用糖皮质激素如地塞米松等。

11. 与鼻腔鼻窦疾病有关的头痛

（1）急性副鼻窦炎　抗感染药如青霉素类、头孢类、喹诺酮类等；局部治疗如应用麻黄素等；镇静止痛如地西泮等；鼻腔冲洗等。

（2）急性鼻炎　运用解热镇痛阿司匹林、对乙酰氨基酚、吲哚美辛等；抗感染治疗如应用利巴韦林、青霉素等；局部治疗如应用减充血剂麻黄碱等。

（3）慢性鼻炎　病因治疗；局部治疗可选糖皮质激素地塞米松、减充血剂麻黄碱等；抗感染如应用青霉素类、头孢类等；或手术治疗等。

（4）鼻中隔偏曲　不宜药物治疗。

（5）慢性鼻窦炎　局部治疗可选血管收缩剂麻黄素、萘甲唑啉、糖皮质激素地塞米松等；鼻腔穿刺清洗或行手术治疗等。

（6）鼻源性颅内感染　选用敏感抗生素青霉素类、头孢类、氨基糖苷类等，降颅压应用甘露醇等。

（7）鼻腔及鼻窦恶性肿瘤　药物疗效不佳，择机手术。

12. 由于某种物质或物质戒断引起的头痛

（1）硝酸盐/亚硝酸盐引起的头痛　可选解毒药物亚甲蓝、维生素 C 等。

（2）一氧化碳中毒引起的头痛　轻型吸氧；中型据病情而定；重型给予一般处理，脑水肿应用脱水剂甘露醇等，抗感染应用青霉素类、头孢类等，控制高热采用冰敷、酒精浴等，促进脑细胞代谢应用细胞色素 C 等。

（3）饮酒引起的头痛　轻者无须治疗；昏迷者维持气道通畅、循环功能，保暖，维持电解质、酸碱平衡如应用葡萄糖、复方氯化钠等，保护大脑功能如应用纳洛酮等，或可行血液透析、腹膜透析等。

（4）二氧化碳中毒引起的头痛　兴奋剂应用洛贝林、尼可刹米等，镇静剂如地西泮等，高热或惊厥采用冬眠疗法，如联用异丙嗪、哌替啶等，合并感染者给予抗感染治疗，如应用青霉素类、头孢类等。

（5）硫化氢中毒引起的头痛　尽早给予糖皮质激素如地塞米松等，应用解毒药物如 4- 二甲氨基苯酚、亚硝酸钠等及对症、支持治疗。

13. 与全身疾病有关的头痛

如呼吸系统、循环系统、消化系统、泌尿系统、全身代谢性疾病、其他内科疾病等引起的头痛，均针对原发疾病诊治，具体用药根据病情而定。

14. 与妇女、儿童有关的头痛

（1）经前期综合征　可选镇静止痛药如地西泮、对乙酰氨基酚、布洛芬、吲哚美辛、麦角碱类、曲普坦类等。

（2）妊娠期头痛　可选镇静药物如苯巴比妥、苯巴比妥钠等；控制血压选用肼屈嗪、甲基多巴、拉贝洛尔、硝苯地平等，遵医嘱。

（3）产后头痛　精神心理治疗，西药一般可选止痛药如布洛芬等。

（4）儿童癫痫头痛　根据具体情况选用抗癫痫药物。

15. 与精神因素有关的头痛

临床分为疑病症、抑郁症、癔症、焦虑症等，治疗用药随病情情况而定。

二、辨证用药

各种头痛病症，致病因素、病机不同，辨证侧重点不同，总体来说，多以祛风活血化痰、祛风活血定痛、养血柔肝息风通络、补肾通络化痰、益气养血通络、通络息风、化瘀平肝、清热平肝祛风止痛、祛痰逐瘀等为治法，对应用药，特别需要指出的是，引经药在头痛的治疗中具有悠久的历史和临床实践基础，各种证型均可按照头痛部位加用引经药物，如头顶痛加藁本、吴茱萸，前额痛加黄芩、白芷，枕后痛加葛根、羌活，侧头痛加柴胡、黄芩，具体疾病的辨证用药详见各章节。

第四章　提高临床疗效的思路方法

人的认识既受客观因素的限制，也受主观因素的限制。人类对客观世界总的认识，是通过一个个具体的人来实现的，而每个人的具体认识也是不一样的：有的能比较正确地反映客观；有的对这一事物的认识可能正确，对另一事物的认识就不正确。一般来说，客观因素对认识的限制，作为认识主体的个人是很难突破的。医生的临床诊断过程也就是一个认识思维的过程，主观因素对认识的限制，和人有直接的关系，同样的业务水平，由于思维方法不同，所得的结果是不大一样的，所以正确的诊断要求临床医生有正确的思维方法。

第一节　影响临床疗效的要素

疾病本身的复杂性和多变性，诊断的技术设备和手段的完善与否，疾病发展过程中的不显著性，临床医生本身技术水平和经验多寡，都是影响诊断的重要原因。但是，不可否认，临床医生的思维方法，亦是造成误诊的一个重要主观因素。统计分析表明，误诊病例有 70% 以上是由临床医生思维方法不当造成的，从思维方法的角度来看，造成临床误诊的主观原因主要表现为以下几种。

一、主观性思维

医生对疾病的认识过程我们称为诊断。临床医生通过详细地询问病史和全面充分的体格检查之后所采集到的资料，是形成正确诊断的前提和保证。第一手资料收集地不全面、不详细，临床医生就无法在此基础上形成正确的诊断。临床上往往有这种情况，有的医生仅凭患者的某一症状就先入为主地断定为某种疾病，既不做全面体检，也不详细询问病史，未做必要的实验室检查，就想当然地下诊断和处方治疗，以致造成误诊。

另一种关于医生的诊断性思维是先入为主，主要是指医生不从患者客观实际出发，而是从自己头脑里固有的框框和成见出发，对客观事实视而不见，听而不闻，甚至凭自己头脑里早已形成的先入之见，对客观事实进行随心所欲地取舍。

二、静止性思维

疾病都是一个发展变化的病理过程，因而，作为对于疾病认识的临床诊断也是一个发展变化的过程。要把握具体病例的矛盾特殊性和病程的演变规律，往往只有在疾病的运动中才能实现。有些疾病的特征病象并不表现在整个病程，只是在其发展的某一阶段才出现，或者在疾病发展的一定阶段才表现出来；有些疾病之间的相互区别，只有当疾病演进到一定程度时才能看得出来；有些疾病过程中出现的假象，只有反映疾病本质的主要征象出现时才能识别清楚。因此，临床医生应该在疾病发展的过程中始终对疾病进行动态观察，随时注意病情的变化，不断地对照、检查、修正自己原来的诊断，以逐步取得对疾病本质的认识，最后确定诊断。但有的医生，面对复杂多变的病情却思维僵化，停滞不前。常常有这样的情况，当原有的诊断不符合病情的新发展时，有的医生不能随变化了的情况改变自己的看法，而是固执原有结论，抱住初诊不放，这样势必导致误诊。

三、片面性思维

人体是一个复杂的多层次的系统整体，任何一种疾病，都在不同程度或层次上涉及整体，是一个复杂的病理变化过程，它是通过形形色色的症状、体征表现出来的，完全局限于某一系统或器官的疾病是比较少见的。在临床诊断中，医生只有对这些复杂的症状、体征进行认真的、全面的分析，才有可能揭示出疾病的本质，做出正确的诊断，如果把疾病的某一表现夸大，以点带面，不及其余，轻率地肯定或否定都会导致误诊。由于专业分工的限制，临床各科医生各自都有收集和评价临床资料的特点，都有确定诊断和处理患者的习惯，但若对分科思维的局限性认识不足，则往往会把思维局限在所熟悉的部分疾病中，不自觉地设法以自己熟悉的病种对患者做出自圆其说的解释，就难免出现误诊。

四、表象性思维

认识的任务在于透过现象抓住本质。但是，现象是外在的、可见的、直观的，而本质则是要靠抽象思维来把握的，有相当的难度，人们在认识中比较容易犯的毛病之一就是表面性。由于人体是一个有机的整体，任何疾病的发生发展和转归，都不是一种孤立的现象，临床医生应该透过现象，从各个系统、器官、组织的相互联系、相互作用、相互影响中，来分析病情的变化，以揭示疾病的本质和发展规律。临床医生的认识如果停留在病象表面，不做深入研究，就容易被现象所蒙蔽，则难免发生误诊和漏诊。

五、习惯性思维

医生在临床工作中，长期接触或处理某些疾病，会形成一定的经验思维模式，心理学上称为思维定式。思维定式的形成最主要的原因是相似情景的反复呈现和我们用同一思路给以成功的处理。这种定势的形成使医生每遇到患者时只准备将其诊断为很小范围内的某个疾病，这种心理准备和思维倾向阻碍了医生思维的开阔，往往造成对一些病症的视而不见。这种定势对医生下一步思维的影响是在无意识的情况下进行的，无形中规定了医生的思维方向。对于前人做出的"诊断"，后来经治的医生不假思索习惯于照着葫芦画瓢，致使诊断一误再误，得不到纠正。

第二节　提高临床疗效的指导思想

一、收集完整的病史资料

临床思维的基础来自医生对病史、症状体征及辅助检查结果的感性认识。这种感性认识的材料就是我们在诊断疾病时所收集的临床资料。这些资料越丰富、越全面，才越有思考问题的余地，才有助于得出正确的、符合实际的思路和诊断。在诊断具体患者的具体疾病时，全面系统地掌握病史及症状体征变化过程中的真实资料，是取得正确结论的基础；相反，仅仅依靠零散的、片面的资料或者因强调典型而以偏概全，则都将导致错误的诊断结果。

临床上许多疾病都有其典型性，有经验的医生常常只要抓住一些典型的特征就能做出正确的诊断。注重疾病的典型性与强调全面地掌握病史资料是不矛盾的，因为同样一种疾病，发生在这个人身上可能表现得典型，而发生在另一个人身上又可能表现得不典型。同样一种疾病，在早期可能表现得典型，在晚期又可能表现得不典型。还有某些患者，本来有典型的临床表现，也许因为在病程中应用了某些药物而使其变得不典型。因此，在诊断过程中，既要注意疾病的典型性，也不能忽略对疾病的全面分析，否则就容易出现误诊。在诊断患者时，假若不进行全面细致的病史采集和认真的体格检查及辅助检查，一味依赖典型的体征，势必造成误诊。因此，进行临床思维必须全面地占有资料，这是使思维沿着正确的方向延伸并获得正确诊断结论的基础。

要全面地占有病史资料并非一件易事，因为它涉及与疾病有关的所有资料，如疾病的原因、诱因、表现特点、症状体征、发病和治疗过程及对药物的反应等。这些资料的取得需要通过询问病史、体格检查、辅助检查及临床观察等一系列复杂的过程，有时这个过程还要反复进行，才能得到疾病的真实情况。询问病史、体格检查，对于医生来说虽然都是很平常的工作，但是要真正做好，并非十分简单。比如两个医生同样去询问病史，有经验的医生可以询问得既简单又系统，能够抓住与疾病有关的重要问题，迅速获得有价值的诊断线索，选择有针对性的体检及辅助检查项目，很快获得了正确的诊断；而缺乏经验的医生，也许费了不少口舌，却未能发现有诊断价值的线索，而且即使进行了体检或辅助检查，但是由于缺乏针对性，仍然使诊断难以确立。所以，临床上无论是询问病史或体格检查，均需要进行认真的思考。这些经常性的工作可以体现出医生的工作能力，但更重要的是检验医生的临床思维能力。

二、掌握疾病的本质及特点

临床上医生最先接触到的和最容易感觉到的都是疾病的一些表象，即症状，如患者自述的腹痛、头痛、头昏，以及血压、脉搏的变化等等。但是，我们要认识疾病的本质，绝不能仅仅满足于此。因为疾病的表现是千变万化的。疾病的症状虽然是其本质的反映，然而症状并不等同于本质，

现象仅是事物的外部联系，它所反映的仅是事物的一个侧面。因此，在认识疾病的过程中，不应当把思维的目标局限在对疾病表象的认识上，而应当通过现象深入到本质，这样才能不断地提高自己的临床思维能力。

满足于现象的思维方法是最省力、最简单的方法。如对头痛，可以诊断为"头痛待查"，这样无论是什么性质的头痛或者无论是什么部位的病变引起的头痛都可以包括了。这样做固然最简单，但是对一个医生来说，其临床思维能力永远也无法得到提高，他也不会获得什么经验。经常可以看到，同等知识水平的医生，有的人能够总结出自己的经验，而有的人虽然也经历过、实践过许多患者，但是却不能总结出自己的经验，问题就在于后者未能回过头认真思考实践的过程。临床上需要思考的问题可以说是无止境的，不要认为曾经成功地诊断治疗过某种疾病就不需要再继续进行临床思维了。恰恰相反，只要有临床实践，就应当不停地思考问题。这是因为疾病在每个人身上的表现本来就不完全一样，加之随着时间的推移、人类生活环境的变化，疾病的表现规律也在不断地变化着。临床思维始终是和临床实践相伴随、相联系的。所以永远不能满足，既不能满足于以往的经验，也不能满足于对疾病的某些表象的了解。对于一个立志于救死扶伤的医生来说，在临床思维上要给自己定出一个高的标准，无论对待什么疾病，都不要浮在表面的现象上，而应当透过现象，尽力深入到疾病的本质中去。对具体的疾病和患者的问题思考地越深刻，体会就越多，认识就越正确，临床思维能力提高得就越快。

三、不断学习、掌握新知识

临床医学与整个社会的相关学科的发

展是同步的。随着科学的发展，经常会有许多新的知识进入医学领域，使人们对机体自身的认识和对疾病本质的认识不断地深化。因此，要提高临床思维能力，就要注意使自己的知识不断地吐故纳新，否则就无法顺应医学的发展。

19 世纪以来，随着其他科学的发展，医学也有了长足的进步，如建立了微生物学、免疫学、细胞病理学、生物化学等学科，使基础医学基本上形成了一个完整的体系；声、光、电、磁等技术的引进，诊断仪器等医疗器械的发明，化学药物和生物制品的应用，使疾病的诊断与治疗水平明显提高。尤其是近年来，其他自然科学的发展又有许多新的突破，又有了一些划时代的成果运用于医学的各领域；在临床医学中有一些疾病得到了控制，同时又出现了另一些新的用原经典理论和方法不能解释的疾病现象；此外，临床上还有许多疾病的奥秘需要探索，需要引用现代科学成就来研究解决确定新的符合时代特点的医学理论。

在疾病认识方面，现代技术为临床医学提供了电镜、放射性核素、X 线、酶标记等技术，使人们对疾病的认识深入到分子甚至粒子水平，电子技术、信息技术应用在医学上，创造了许多新的诊断治疗手段，可通过信息、数字、图像来显示机体内部变化的实际情况。这些新技术在临床上的应用，也给临床医生在诊断、治疗及认识疾病时提出了新的更高的要求，需要医生相应地进行观念的转变和知识结构的更新。

综上所述，临床思维能力的提高，首先来自临床实践。亦即在实践中，针对具体的疾病和患者，依靠已学到的专业理论知识及相关知识，运用正确的思维方法进行科学分析，这样做不仅能有效地为临床实践服务，而且能提高自己的理性认识，积累丰富的经验。临床思维能力来自临床

实践，实践又需要有理论知识做铺垫，需要科学的思维方法。没有实践就失去了临床思维的基础，但是，有了临床实践并不等于就有了正确的临床思维能力，还要有科学的方法做指导。另外，随着时代的进步，医生的理论知识需要及时地更新，实践的方法需要相应地变更，不能总维持在以往的水平上。这些都是相互联系、互相促进的。医生临床思维能力的提高，是由诸多复杂的因素促成的，任何强调某一方面而忽视其他方面的认识都是不恰当的，对整个临床思维能力的提高是不利的。

四、加强专科专病建设

专科（专病）是中医临床的生命力所在，也是提高中医临床水平的重要途径，加强中医临床专科（专病）基地建设，是中医事业内涵建设的重要内容之一，在当前医疗服务领域竞争激烈的形势下，中医院必须充分突出中医特色，形成自己的服务品牌。中医临床专科（专病）建设的核心是临床疗效，中医临床专科（专病）的特色，只有赋予良好的疗效，才能称其为优势。专科的特点是"专"，医务人员的医疗服务不仅要围绕专科研究，而且更要围绕专病研究，只有将主要精力放在专病上，才能精益求精，提高医疗服务质量。由于中西医各科内容很多，如果全科广泛涉猎，四面出击，不突出重点，就难以提高医疗服务质量，就面临萎缩的风险。历代名医大家往往表现为对某个疾病较为专长，颇有建树，群众也常常因某病而找某医师，所谓慕名而来，即主要是慕其在专病方面确有专长的名声而来，同时专科专病也是中医的精华和灵魂，中医的延传靠专科专病，专科专病病房以及门诊的建设可以推进医学的进展和提高诊疗水平，可以促进科学研究和专业的发展。专科建设的灵魂是学科带头人，专科的社会影响绝大部分

取决于专科带头人，专科带头人的引进和培养是专科专病发展的战略措施，应把选拔、培养优秀专科人才作为后备人才，尤其是优秀的年轻人才，当作一项头等任务，形成一个合理的人才梯队，有利于专科专病的科室建设和学术发展，"工欲善其事，必先利其器"，确有显著疗效的专药和专科制剂是专科专病生存和发展的关键，所以要注重发掘专药或专科制剂，尤其是中成药制剂，更是一种中医特色与中医优势的体现。

五、辨病辨证准确，临证不误

辨证论治是运用中医理论诊疗疾病的原则和方法。这种原则和方法，经历了长期反复的验证和不断的充实完善，已发展成为中医学具有独特理论风格和诊疗经验的体系。中医内科学是中医临床各科中范围最广泛的学科，其临床病症的分类也较多，不少非内科疾病的早期表现，也往往反映为内科的证候。因此，对内科的应诊患者，早期进行正确的辨证和诊断，是防治疾病的重要步骤，为及时而准确地预防和治疗疾病提供依据，避免误诊和失治，具有十分重要的意义。传统中医辨证方法很多，各有特色，但尚需进一步完善。有学者认为完善辨证方法体系的研究，目的是综合各种辨证方法的特点，丰富及规范证治内容。在此研究中，既要排除各种信息中非必要因素的干扰，同时又要抓住证候的主旨，并通过证候要素，印证组合变化观察证候动态演变规律，真正体现方从法出、法随证立的辨证论治精髓。同时，还需要进行系统对照与回顾验证，将经过完善的证候辨证系统回归到各种临床辨证方法中。在对照与验证中，以求新旧系统的互补互动，真正能够丰富诊治内容，提高诊治中医内科疾病的水平。

辨证就是要完整收集真实的"四诊"材料，参考现代物理和实验室检查，这是全面分析病情，取得正确辨证结果的客观依据。片面的或不真实的"四诊"材料，往往是误诊、误治的原因。内科病症是复杂多变的，有时其临床显现的脉症，也不免有假象，有的假在脉象上，有的假在症状上，有的假在舌象上，故临诊时应仔细鉴别和辨识。如果四诊不全，使得不到全面、确切的资料，辨证分析就难准确，容易发生误诊。中医学的整体观，是全面分析病情，指导内科临床辨证的重要思想方法。整体观在内科临床上的具体应用，可从人体本身与自然环境对人体疾病的影响两方面来说明。因为人体的形体、官窍和经络，都与脏腑息息相关，内外相通，彼此联系。人体一旦发生疾病，不论局部和全身，都会出现病理反应，即局部的病可以影响全身，全身的病可以反映于某一局部，内部的病可以表现于外，外部的病也可传变入里；情志变化更可以影响内脏功能，内脏的病变也可以引起情志活动的异常。所以临证时既要诊察局部，也要审察全身；既要诊察"神"，也要审察"形"，两者不可偏废。证候的表现常受体质的影响，这也是运用整体观指导辨证时应重视的内容。因为每个患者的禀赋有虚实强弱之别，体质有阴阳寒热之分，因此，虽患同一疾病，其临床表现也不尽相同，治疗用药亦当有所差别。如患者的年龄、性别、职业、工作条件等，与某些疾病的发生，也有一定关系，辨证时均应注意。自然界对人体疾病的影响，包括四时气候与地理环境，也是属于中医整体观的内容，在全面分析病情，进行临床辨证时，对这些条件必须给予重视。例如，春夏两季，气候偏温，阳气升发，人体腠理因而疏松开泄，对风寒表证，则不宜过用辛温发散之品，以免开泄太过，耗气伤阴；秋冬之季，气候偏冷，阴旺阳衰，人体腠理致密，阳气潜藏于内，若病非大热，就应慎用苦寒之品，以免伤阳。再如，对同样风寒表证之治疗，在北方严寒地区，辛温药量可加重，而在南方温热地区，辛温药量就宜减轻，或改用轻淡宣泄之品。以上说明气候和地理环境与疾病的表现和治疗都有一定的关系，此外，由于中医学和西医学的理论体系不同，在临床上经常可以遇到一些经西医学检查诊断并无阳性结果的疾病，这些疾病有的较为难治，而中医对此辨证论治，常可收到良好疗效。也可看到一些经中医辨证论治认为治愈的病例，而用西医学的化验检查，则认为并未真正治愈。对待这类病例，应尊重客观事实，既要参考化验检查的结果，更应重视中医辨证的依据，扬长补短，尽可能地全面分析病情，使辨证更趋准确，治疗效果更好。综上所述，整体观在内科临床辨证上的应用，实际上就是因人、因地、因时制宜。因人制宜，是指在辨证时，不宜孤立地只看到病症，还必须重视患者的整体和不同患者的特点。因时、因地制宜，是指诊治疾病时，不仅要重视人的特点，还要看到自然环境对人体疾病的影响。此外，对化验检查结果，也应参考。只有从整体观念出发，全面考察问题，分析问题，善于因人、因时、因地制宜，才能取得比较符合实际的辨证。

病和证，都是人体阴阳平衡失调，出现了病机变化的临床反应。它不仅是概括一组症状的综合证候群，而且是反映内外致病因素作用于机体后，表现的不同特征、性质和病理机转。因此，病和证都是对人体在病理情况下，概括其病因、病位、病机、病性、病势，以及邪正消长、阴阳变化的临床综合诊断。辨证论治是中医学的核心思想，既讲辨证，也讲辨病，以辨病为先，以辨证为主。汉代张仲景《伤寒论》开创了六经辨证治疗伤寒的先河。《金匮要略》则是论述辨病的专著，其中的中

风、疟疾、肺痈、消渴、肠痈等篇，开辨病论治之先河。辨证与辨病是密切相关的。一方面，疾病的本质和属性，往往是通过"证"的形式表现于临床的，所以"证"是认识疾病的基础，辨"证"即能识"病"；另一方面"病"又是"证"的综合和全过程的临床反应，只有在辨"病"的基础上，才能对脉证和论治等一系列问题，进行较全面的讨论和阐述。具体地说，辨证多属反映疾病全过程中某一阶段性的临床诊断；辨病则较多反映疾病全过程的综合诊断。不过病和证的区别，还不能简单地全部用疾病的"全程"和"阶段"来解释。因为古代不少的病，如黄疸、咳嗽、水肿等，现在看来乃属一种症状。同样，一些古代的证，如痉证、脱证等，今日已逐渐发展成为单独的疾病。

头痛病因虽多，总之不出外感、内伤、外伤三个方面的原因。若六淫之邪外袭，或直犯清空，或循经络上扰，或痰浊、痰血痹阻经脉，致使经气壅遏不行，或气虚清阳不升，或血虚经脉失养，或肾阴不足，肝阳偏亢，或情志抑郁，郁而化火，均可导致头痛的发生。本病病位在脑，涉及肝、脾、肾等脏器，与三阳经循行部位密切相关；病性为本虚标实，外感头痛多属实证，内伤头痛以虚证、虚中夹实多见；外伤导致的头痛多由瘀血阻络所致。比如六淫外袭，起居不慎，风寒湿热之邪外袭，均可导致头痛。《素问·太阴阳明论》云："伤于风者，上先受之。"故头痛以风邪所致者，最为多见。且风为百病之长，多夹时气为患，若风寒袭表，寒凝血滞，则头痛而恶寒战栗；风热上犯清空，则头痛而身热烦心；风湿袭表，上蒙清阳，则头痛而重。若湿邪中阻，清阳不升，浊阴不降，亦可引起头痛。另外，头痛多由内伤不足导致，头为"诸阳之会""清阳之府"，五脏精华之血、六腑清阳之气，皆上注于头，

而"脑为髓之海",主要依赖肝肾精血及脾胃运化水谷精微、输布气血以濡养,故脏腑功能失调、气血阴阳逆乱都可以导致头痛。《黄帝内经》认为五脏之病皆可导致头痛,故内伤头痛,其发病与肝、脾、肾三脏有密切关系。因于肝者,或肝阴不足,肝阳偏亢,风阳上扰头窍,故全头胀痛伴眩晕;或肝气郁滞,久郁化火,上扰清空而为头痛;若因情志刺激,则肝火偏旺而头痛加剧。因于脾者,或脾虚生化无权,气血亏虚,气虚则清阳不升,血虚则脑髓失养,而致头痛隐隐,劳累后诱发或加重;或脾失健运,痰浊内生,以致清阳不升,浊阴不降而发生头痛,且头痛昏重。因于肾者,多由房劳过度,耗损肾精,以致髓海空虚,或肾阳衰微,寒从内生,清阳失养;或肾阴不足,水不涵木,风阳上扰而致全头空痛、头晕耳鸣。头痛由跌仆损伤所致,跌打坠仆,脑脉损伤,痰血停留,或气滞血瘀,久病入络,阻滞脑窍脉络,致气血不能上荣头目,则头痛如刺,经久不愈。

部分头痛的病机可相互转化。外感头痛以标实为主,多可向愈,也可内伤气血,演变为内伤头痛。外感头痛可因体质因素、感邪性质不同而从化不同。如阳盛体质,感受风寒日久,寒易从热化;阴盛体质,风热束表,热亦可从寒化,在动态演变中两者又可相兼为病。正虚邪盛,外邪久滞,伤及气血,脏腑功能受损,演化为内伤头痛。内伤头痛始则多以痰浊、瘀血、气滞、肝阳上亢等标实为主,病多在气血,若迁延不愈,则深入脏腑,伤及肾精,以气血精津本虚为主,多反复发作,甚或终生不愈。内伤头痛每因外感或情志不遂或劳累过度而诱发加重,其证可见虚实兼夹,较为复杂。

头痛的辨证要点,第一要辨属性:一般说来,外感头痛,起病较急,常伴有外邪束表或犯肺的症状,应区别风、寒、湿、热之不同。林佩琴《类证治裁·头痛》云:"因风者恶风……因寒者恶寒……因湿者头重……因火者齿痛……因郁热者心烦……因伏暑者口干。"可供临床参考。内伤头痛,其痛反复发作,时轻时重,应分辨气虚、血虚、肾虚、肝阳、痰浊、瘀血之异,气虚者脉大,血虚者脉芤,肾虚者腰膝酸软,肝阳亢者筋惕肢麻,痰浊者头眩恶心,瘀血者痛如锥刺。第二要辨病位:头为诸阳之会,手足三阳经均循头面,厥阴经亦上会于颠顶;由于脏腑经络受邪之不同,头痛的部位亦异。大抵太阳头痛,多在头后部,下连于项;阳明头痛,多在前额部及眉棱等处;少阳头痛,多在头之两侧,并连及耳部;厥阴头痛,则在颠顶部位,或连于目系。明乎此,则循经用药,可奏事半功倍之效。第三要辨病势:凡起病急骤,头痛如裂,短时间内出现神昏伴颈项强痉,呕吐如喷,甚或旦发夕死,夕发旦死者,属真头痛;凡外感后头痛剧烈,或见神志变化,或见肢体强痉抽搐者,为脑髓受损或脑络破裂所致;若头痛伴高热抽搐,角弓反张,或喘促气急,或腹胀黄疸,或癃闭尿少者,为热毒或湿浊扰犯元神所致;若头痛伴半身不遂,口舌歪斜,言謇者,多为肝阳化风,气血逆乱,直冲犯脑之类中风所致。以上诸种头痛患者,均须紧急抢救处理,不可等闲视之。此外,对反复发作,痛势愈演愈烈之头痛者,应谨慎处置,警惕脑炎之可能。

内伤头痛病程较长,多虚实夹杂,但辨证准确,恰当用药可以延长发作周期,减轻发作程度,逐渐痊愈。一般早期以痰浊、瘀血、肝阳亢逆等标实为主,常见肝阳上亢、瘀血阻窍、痰浊中阻等证。若因气血阴阳受损,则可见气血亏虚证,而气血亏虚又每多兼夹痰浊瘀血。年老体衰或久病体虚头痛病,初起即见肾精亏虚者,多难治。各证类间亦可相互转化，如气血亏虚证，由于气血不足，不能奉养先天之肾精，日久可转化为肾精不足证。反之，肾精不足，不能生化气血，则又可出现气血阴阳俱亏之证。又如阴阳失调之肝阳上亢，阳亢耗阴，日久及肾阴，进一步阴损及阳，出现阴阳俱损。由于脏腑功能失调，痰浊等病理产物内生，痰瘀相搏，作为重要的致病因素，可出现在头痛的各个证型中，治疗应予以重视。外感头痛，积极治疗，一般预后良好。内伤头痛若积极治疗，可以延长其发作周期，减轻其发作程度，最终治愈。若病久不愈，反复发作，症状重笃，影响工作及生活，多较难治。若失治误治，妄用散风活血之品，亦可导致咽痛、乏力、妇女月经过多或再行，及腹胀便溏等变症，不可不防。

目前中医对头痛诊断与疗效标准尚未统一，有的参照国家中医药行业标准《中医病症诊断疗效标准》，有的参照各省卫生厅自拟的标准，大部分研究参照国家中医药管理局颁布的《头风诊断与疗效评定标准》。该标准是国家中医药管理局脑病急症科研协作组以历代医家及当代中医专家的临床实践为基础，经反复论证并结合影像学检查辅助制订。标准中含9个证候：风证、火热证、痰湿证、血瘀证、郁证、血虚证、气虚证、阴虚证、阳虚证。可独立诊断，亦可随机组合，能真实地、动态地反映头风的病因病机。黄氏等对302例头痛病进行了调研，认为该标准可反映头痛病的病因、病机和不同的证候组合，并确定为9个证候、105个诊断因素，证候按先实后虚排序，即以风、火、痰、郁、瘀、气虚、血虚、阴虚、阳虚的样式；证候诊断的确立由该项证候诊断因素的分值相加而成；证候诊断因素分值相加大于或等于5分，证候诊断即可成立，5~10分为轻度，11~15分为中度，16~20分为重度。有学者建议将头痛治疗的判定标准为：治愈，头痛及其他症状体征消失，3个月内无复发；好转，头痛及其他症状减轻；未愈，头痛等症状无改善。张氏建议，症状迅速缓解，随访1年未复发为临床治愈；症状缓解，随访半年未复发为显效；症状显著减轻或消失，停药后近期内无复发者为有效；服药14剂未能止痛即为无效。有学者将脑血流图检查手段和指标作为本病诊断的辅助指标。头痛及伴随症状消失，脑血流图恢复正常，随访半年未复发为治愈；头痛明显减轻，发作次数明显减少或发作持续时间明显缩短，伴随症状消失，脑血流图基本改善为显效；头痛及发生频率和持续时间均有减轻，脑血流图部分或基本上无明显改善为有效；2个疗程后症状和脑血流图无改善为无效。这些诊疗标准的制订体现了时代发展的需要。

六、熟练掌握鉴别诊断，提高临床疗效

头痛是神经科的病症。头痛患者数约占神经科门诊就诊患者的半数以上。其中尤以紧张型头痛、偏头痛为常见。但头痛犹如身体其他部分的疼痛一样是一种信号，涉及的疾病很多，其病因及发病原理非常复杂。头痛作为症状可以由全身性疾病、外源性中毒及物理与环境因素引起，也可由五官疾病、颅内器质性疾病引起。正因为如此，头痛既可以是症状，也可以是独立的疾病，在临床诊断及处理头痛患者时，必须抓住主要矛盾，通过详细询问病史及临床查体和实验室检查，全面考虑，依次逐步分析，才能得出正确的诊断。不能因为紧张型头痛、偏头痛常见，动辄就下这些诊断，导致误诊、误治，产生严重的后果。主要从以下几个方面讨论。

1. 头痛的分类

（1）偏头痛　偏头痛不伴先兆；偏头

痛伴先兆；眼肌麻痹性偏头痛；视网膜型偏头痛；可能与偏头痛相关或为其前驱的儿童周期综合征；偏头痛的并发症（偏头痛持续状态、偏头痛性脑梗死等）。

（2）紧张型头痛　间发性紧张型头痛；慢性紧张型头痛。

（3）丛集性头痛和慢性发作性偏头痛　丛集性头痛周期未定；慢性发作性偏头痛一般周期固定。

（4）与结构疾患无关的各种头痛　原发性搏动性头痛；外部压迫性头痛；冷刺激性头痛；良性咳嗽性头痛；良性劳累性头痛；良性活动伴发头痛。

（5）伴发于头颅损伤的头痛　急性头外伤后头痛；慢性头外伤后头痛。

（6）血管疾病有关的头痛　急性缺血性脑血管疾病（一过性脑缺血发作、血栓栓塞性卒中）；颅内血肿（脑内、硬脑膜下、硬脑膜外血肿）；蛛网膜下腔出血；未破裂的脑血管畸形（动静脉畸形、动脉瘤）；颅脑动脉炎；颈动脉疼痛或椎动脉疼痛；颅内静脉窦及静脉血栓形成；高血压病；其他血管性疾病有关的头痛。

（7）伴发非血管性颅内疾患的头痛　高颅压；低颅压；颅内感染；颅内结节病和其他非感染性头痛；与鞘内注射有关的头痛；颅内新生物；其他颅内疾患有关的头痛。

（8）伴发某些物质或其戒断的头痛　急性应用或接触某种物质引起的头痛；慢性应用或接触某种物质引起的头痛；短期应用某些物质戒断引起的头痛；长期应用某些物质戒断引起的头痛；头痛伴发应用某些物质，但机制未明。

（9）脑外感染的头痛　病毒感染；细菌感染；其他感染引起的头痛。

（10）代谢性疾病有关的头痛　缺氧；高碳酸血症；混合性缺氧与高碳酸血症；低血糖；血液透析；其他代谢异常引起的头痛。

（11）与头颅、颈部、眼、鼻、鼻窦、牙齿、口腔、下颌或颞颌关节等结构有关的头痛。

（12）颅神经痛、神经干痛或传入性痛：颅神经源性持续疼痛；三叉神经痛；舌咽神经痛；中间神经痛；喉上神经痛；枕神经痛；三叉神经痛中枢性原因引起的头和面部痛（包括感觉缺失性疼痛，即三叉神经外科手术性外伤，还有丘脑性痛）。

2. 头痛诊断的临床思维顺序如下

（1）排除全身性疾病引起的头痛，常见如下。①心血管系统疾病：如高血压、高血压脑病。②急性感染性疾病：如细菌、病毒、立克次体、寄生虫病及螺旋体等感染，尤其伴发烧时常出现头痛。③血液病：如各种类型的贫血、白血病，尤其当白细胞浸润脑膜或合并颅内出血时。④内分泌及代谢性疾病：如肾性脑病、肝性脑病、肺性脑病、甲状腺功能亢进、嗜酪细胞瘤等。⑤变态反应性疾病。⑥外源性中毒：如 CO 中毒、药物或物质（如酒）戒断引起、化学制剂的接触。⑦物理因素：如热射病、日射病、低温、缺氧、冰淇淋性头痛、结扎性头痛等。

在病史采集时，需重点了解以下情况。

①头痛起病之急缓、性质、持续时间及伴随症状。

②头痛是首发症状，还是在某疾病过程中出现的。

③是否有高血压病，严重的心、肾、肝脏等疾病，有无糖尿病、甲状腺功能亢进等内分泌疾病。

在临床检查过程中，除了神经系统检查外，必须同时重视一般体格检查。

（2）排除眼、耳鼻、咽喉及口腔等五官引起的头痛。①眼源性：如屈曲不正、青光眼、隐斜视、斜视等。②耳源性：如急性及慢性化脓性中耳炎及其颅内并发症等。③鼻源性：如急性及慢性鼻炎、急性及慢性鼻窦炎、鼻中甲肥大或偏曲等。④咽喉源性：如急性及慢性咽炎、鼻咽癌转移、茎突综合征等。⑤口腔、颌面部疾病：牙髓炎、磨牙症、楔状缺损、牙磨耗及牙本质敏感症、颞颌关节疾病等。

在临床询问病史时，要追溯患者五官疾病与头痛的关系。详细检查五官，必要时请专家会诊。若去除病灶，久治不愈的头痛消失或迅速好转者，可肯定五官病灶与头痛有密切关系。

（3）排除颅内器质性病变引起的头痛必须考虑到如下疾病。①颅内感染：如病毒性、细菌性、真菌性脑炎及脑膜炎。②颅脑外伤：如脑外伤、外伤性血肿（硬脑膜外、硬脑膜下、脑内、后颅窝）等。③颅内占位性病变：如颅内原发或继发性肿瘤，耳源性、鼻源性、损伤性、血源性、隐源性脑脓肿及寄生虫病。④脱鞘病变：如急性播散性脑脊髓炎、弥散性硬化等。

在采集病史时，必须重点了解以下几点：①头痛的发生速度。②头痛的部位和性质，是整个头痛还是限于一侧，是额部、顶区还是枕部或变动不定。头痛的性质，可为胀痛、跳痛、钻痛、裂开样痛、刀割样痛或隐痛。③头痛发生的时间，持续时间。④头痛有无规律性，是持续性、波动性，还是周期性，需注意与时间、体位、头位以及引起脑脊液压力暂时升高的动作（如用力、喷嚏、咳嗽、排便等）有无关系。⑤头痛的程度，头痛程度受病变部位、损害程度及个体反应等因素影响。头痛的程度不能反映疾病的轻重，两者无平行关系。了解其程度是否影响工作和睡眠。⑥头痛诱发、加重及缓解的因素。⑦全身性疾病和头面部局限性疾病如眼、耳、鼻旁窦、牙齿及精神因素等。⑧头痛的伴随症状，有无恶心、呕吐、视物不清、闪光、复视、耳鸣、失语、瘫痪、晕厥等。⑨既

往是否治疗，哪些药物有效，哪些药物无效等。

3. 体格检查

头痛时体格检查多无异常发现，应根据病史有目的地进行合理的检查，如眼底检查，头面耳、鼻窦、口腔检查及有无神经系统定位体征等，学生及老年人患者应注意检查视力。

4. 辅助检查

（1）脑血流图或经颅多普勒超声（TCD）检查　适用于偏头痛、丛集性头痛等。

（2）脑 CT 或 MRI 检查　CT 检查可以得到人体各个部位的重建的横断面图像，具有没有器官组织的重叠，高度的对比分辨力，能区分皮质、白质和脑脊液等特点，造影增强还可以加大病变组织与正常组织的吸收差，了解脑脊髓液的循环状态，显示脑、脑室的病变；头部 MRI 检查是把强大的磁场和高频组合起来，用电子计算机进行处理，制成重建的主要显示原子核在体内的分布图像和组织内水分的生化学结合图像构成磁共振成像，比 CT 检查还要获得更多、更精确的信息，能更好地显示脑、脑室、脑膜、脑血管的病变。适用于怀疑肿瘤、脓肿、血肿、颅内压升高、脑积水、脑水肿、静脉窦血栓形成、脑囊虫病时进行诊断。

（3）脑脊髓液检查　脑脊髓液主要是由侧脑室脉络丛产生，经第3、第4脑室进入脑延髓池，分布于蛛网膜下腔内。适用于怀疑颅内炎症如脑膜炎，出血性疾病如蛛网膜下腔出血等时进行诊断。

（4）内分泌检查　适用于偏头痛、内分泌因素所致的头痛等。

（5）鼻旁窦平片　适用于副鼻窦炎等。

（6）脑电图检查和脑地形图检查　脑电图是大脑皮质神经细胞集团自发性电活动的头皮体表记录。它记录的是头皮两点

间的电位差，或者是头皮和无关电极或特殊电极之间的电位差，通过对脑电图分析，可以对某些脑部疾病提供诊断帮助。脑地形检查是用电子计算机分析脑生物电的一种诊断技术，它比脑电图直观，并且能做出定量分析，能反映在脑电图上某些肉眼不易觉察的细微变化，阳性率比脑地形图高，适用于癫痫、颅内占位性病变、颅脑外伤、颅内炎症、神经症、精神分裂症、性格与行为异常、细微脑功能障碍等的诊断。

5.临床常见各类头痛疾病诊断要点

（1）偏头痛　是以反复发作性头痛为主要症状，可有先兆和伴随症状的综合征，发作间歇期如常人，常有家族史，女性较多，起病多发于青春期，10~30岁者占80%。常由疲劳、情绪紧张诱发，饮酒、吸烟可加重。症状多变，每次历时几小时到几天，呈周期性发作。

典型偏头痛在发作前期可有幻觉或各种形式的盲点，或有眩晕、失语、精神错乱、感觉异常、颜面变色或四肢无力，历时10~30分钟或几个小时，此种现象可能与脑缺血有关。头痛期出现因颅外动脉扩张引起搏动性头痛，常以一侧为主，多伴恶心、呕吐、面色苍白等自主神经症状。头痛持续2~3小时后进入头痛后期，患者入睡，醒后头痛消失，故睡眠能缓解偏头痛，麦角胺能缓解发作。

（2）丛集性头痛　又名群发性头痛、偏头痛样神经痛或组胺性头痛。为一连串的密集头痛发作，每日一次或数次，每次持续数十分钟，往往集中于1周内连续发作，间歇期达数周至数年。一般20~40岁间起病，随年龄增大而发作减少，男较女多3~6倍。为剧烈灼痛，常自睡眠中痛醒，痛常位于额、颞及颊部，伴随流泪、结膜充血、鼻塞、流涕等，少数可有恶心、呕吐、瞳孔缩小、睑下垂、颜面潮红及两颊水肿，

发作时颞动脉突出，且有压痛，头皮及面部皮肤痛觉过敏。饮酒及用组胺药物可加重发作。

（3）蛛网膜下腔出血头痛　蛛网膜下腔出血主要由脑基底动脉瘤破裂入蛛网膜下腔所引起，特征为突然发生剧烈的爆炸样头痛，伴有呕吐，有时有短暂或一段时期的意识障碍，伴有明显的脑膜刺激征。脑脊液早期呈血色，并含有大量红细胞，后期呈黄色，为主要诊断依据。患者可因出血影响丘脑下部而有发热，需与脑膜炎鉴别。

（4）颞动脉炎所致头痛　颞动脉炎又名巨细胞性动脉炎，属于结缔组织疾病，多见于50岁以上的女性，发病原因未明，早期颞动脉处有发红、发热、肿胀热感及压痛，动脉可增厚甚至搏动消失，伴有食欲不振、消化不良、体重减轻、出汗及肌痛等全身症状，头痛为搏动性，多位于病侧颞部，呈持续性，尤以夜间为重，平卧与低头时增剧，当仰头或压迫颈总动脉时头痛减轻，咀嚼时痛可加重。眼动脉受累时可有失明，晚期可出现脑血管疾病或心肌梗死。疼痛也发生在牙、耳、下颌或颈部，故认为动脉炎还波及其他分支，实验室可见血沉加快，血常规可见中性粒细胞升高及贫血，确诊有赖于颞动脉活体组织检查。肾上腺皮质类固醇治疗常能减轻头痛。

（5）高血压性头痛　高血压常可引起头痛，舒张压超过100mmHg的严重高血压多见。疼痛为全头性或在额部，以昏痛、钝痛为多见，除发生高血压危象外，头痛一般不剧烈，头痛与血压波动关系不大。在采取降低血压措施后，头痛都能减轻。

（6）腰椎穿刺后头痛　在腰椎穿刺后，患者从卧位坐起数分钟后即产生枕部、颈部痛，有时额部也痛，躺下数分钟后即可减轻。这是因为脑脊液经穿刺孔不断漏出，

颅内压力降低，坐、站位时更明显，除引起颅内静脉扩张外，也因脑移位致牵涉硬膜引起头痛。

（7）原发性颅内压综合征　是指无外伤、腰椎穿刺或其他导致脑脊液产生减少、吸收增加或脑脊液漏出等情况所致的脑脊液压力在70mmH$_2$O以下，伴有额枕部头痛、恶心、呕吐及眩晕，直立时症状加重，平卧后缓解的综合征。有的可以发生在打喷嚏或用力后，认为可能是由沿神经根的脊髓蛛网膜破裂所引起，凡头痛与体位有关，腰椎穿刺压力低于70mmH$_2$O者均可考虑此诊断。

（8）颅内压升高性头痛　主要见于脑瘤、脑水肿、血肿等病变，脑瘤患者85%~90%有头痛，但以头痛为首发症状者为20%~40%。头痛为深在的钝痛，无明显特征，咳嗽、用力、弯腰、头部突然活动等均可使头痛增剧，晨起时较重。头痛每次数分钟至1小时或更长，1天中可出现一次或数次，头痛如在一侧往往是在肿瘤的同侧，常伴有喷射性呕吐，检查常有视神经盘水肿以及偏瘫等神经系统体征。硬脑膜下血肿的头痛位于深部，有的患者外伤史很轻或已遗忘，故应仔细询问，放射性核素脑扫描、脑血管造影、CT、MRI等有助于占位性病变的诊断。

良性颅内压升高（假脑瘤）也有头痛、呕吐、视神经盘水肿等，常有颅内脑脊液或静脉循环受阻，由月经不调、妊娠、维生素A过多或过少、长期使用类固醇或四环素、女性肥胖症、甲状腺功能减退等引起，本综合征一般情况佳，无神经系统体征，脑脊液正常，预后良好。

（9）脑膜炎症性头痛　头痛是脑膜炎的突出症状，一般急性起病，呈严重而持续的深部头痛，伴有发热、呕吐；屈颈时有颈硬，伴有脑膜刺激征，脑脊液检查时发现的炎症变化是诊断的重要依据。

结核性脑膜炎是慢性头痛中常应考虑的，对小儿患者应特别警惕，急性脑膜炎在早期也可有头痛，其发生程度视病变的严重性而定。

（10）外伤后头痛　除在撞击部有数小时至数天的疼痛外，约50%的患者可产生外伤后头痛，多见于脑震荡等外伤后，头痛可呈持续性胀痛，常伴有眩晕、失眠、健忘等，如果头痛日渐加重，且出现呕吐及意识改变者，应警惕颅内血肿的可能。

（11）癫痫性头痛　头痛多位于额部，呈短暂性发作，发作时可伴有面色苍白、汗出、头晕、呕吐等自主神经紊乱症状，发作间期完全正常，多见于少年，脑电图有癫痫放电，抗惊厥药物治疗有效。

（12）咳嗽及用力性头痛　有人在咳嗽、打喷嚏、大笑、激动、弯腰及用力排便时可诉短暂严重灼痛性头痛，主要位于额部，也可见于枕部，一侧或双侧，在用力后数秒钟发生，持续数秒至数分。

（13）紧张性头痛　也称肌收缩性疼痛，为最常见的慢性头痛，多见于青壮年，以女性较多，常因紧张、疲劳及刺目的光线或喧闹所引起。头部任何刺激如果严重而持久，均可引起颈肌或头皮肌的持续收缩，继发血管收缩缺血产生"致痛物质"而发生头痛，肌收缩性头痛的临床表现不一，头痛性质为重压感或紧箍感，也可为牵扯痛或胀痛，头痛大多位于枕、额枕部或全头。

（14）五官疾病所致的头痛

①眼底病变，头痛常局限于眼眶、前额及颞部。青光眼急性发作，可表现为剧烈头痛、眼痛、恶心、呕吐、出汗、视力障碍、角膜混浊、结膜充血、瞳孔散大。若有眼压升高即可测得而确诊。屈光不正，主要是远视及散光，可由眼肌过度疲劳，造成眼外肌及额、颞部或枕部肌肉持久收缩引起头痛，注视过久时头痛加重，纠正

后头痛减轻。视力检查可确诊。眼紧张头痛，发生于长期用眼，如阅读、凝视于一亮光或看电视、电影过久后均可产生。

②耳鼻喉病：鼻窦炎头痛主要在额部及鼻窦部，因分泌物于夜间积贮，疼痛于晨起时较重，起床后窦中分泌物排空而缓解；弯腰低头时由于压力改变可加重头痛，抬头时好转，鼻窦部有压痛，常有流涕、鼻塞等，穿刺可见脓液，引流后减轻，透视及X线检查可证实，中耳炎、乳突炎疼痛位于耳周、枕部，耳道有反复流脓史。

（15）颈椎病性头痛　颈椎病是指包括椎间盘、椎体骨关节及韧带在内的颈椎变形疾病，常可产生头痛，有时为其唯一表现。头痛位于枕颈部，有时扩散至额颞部，为两侧性或一侧性紧箍样、收缩样钝痛，疲劳、紧张、看书、颈活动可加重。

虽然颈神经本身的影响可产生疼痛，但主要是由头皮及颈部肌肉收缩所致，所以实际上也是肌收缩性头痛的一种，颈肩部疼痛、麻木、活动受限及颈椎X线所见有助于诊断。

（16）神经痛　枕神经痛及三叉神经痛最易与头痛混淆。神经痛的特点是呈发作性，局限于神经分布的区域，每日可发作多次。枕神经痛位于枕部及上颈部，于枕大神经出口处有明显压痛，三叉神经痛根据受累分支不同而疼痛可发生于一侧下颌部、面颊部、颞部或前额部，局部可有扳机点，原发性者最常犯及第三支，常无客观体征，发病年龄为40~60岁之间，继发性者疼痛可持续，面部可有感觉障碍，最常见的原因是鼻咽癌，一般神经痛服卡马西平、苯妥英钠能迅速缓解。

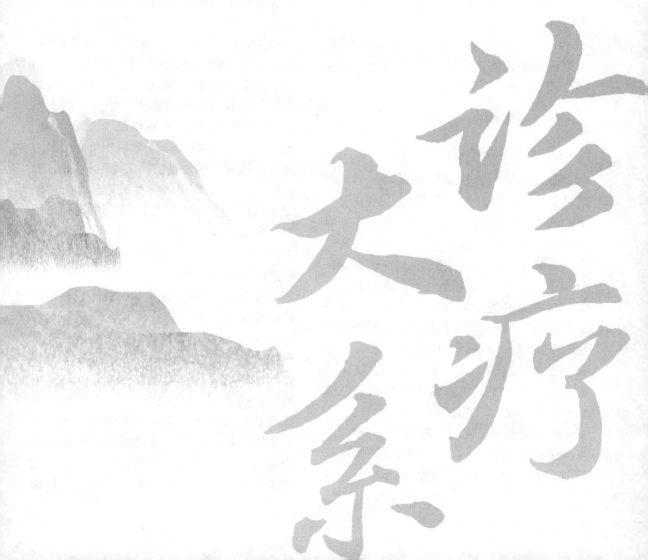

临床篇

第五章 偏头痛

偏头痛是一种临床常见的慢性神经血管性疾患，多为一侧或两侧颞部反复发作的搏动性头痛，发作前可伴视觉、感觉先兆，发作时常伴恶心、呕吐，一般持续4~72小时。有先兆的偏头痛和无先兆的偏头痛是偏头痛最常见的两大类型。长期以来，我国广大医务人员针对偏头痛开展了不少的基础和临床研究，为减轻患者痛苦及其负担做出了很大的努力。2011年《中国偏头痛诊断治疗指南》发表后，我国广大医生积极参与偏头痛的防治工作，目前对于偏头痛的认识和诊治水平有了显著提高。

中医学中无偏头痛这一病名，但是根据偏头痛的临床表现，可将其归于中医"头痛""首风""脑风"范畴。

一、病因病机

（一）西医学认识

偏头痛的病因目前仍不明确，约50%的患者有家族史，女性发病率是男性的2~3倍，约15%的女性偏头痛患者仅在月经前后发作，一部分女性患者在怀孕后头痛发作次数减少，甚至高达75%~80%的患者在孕期停止发作，分娩后头痛次数增加，有部分女性患者绝经后头痛停止发作。这提示我们偏头痛的发作可能与女性雌激素紊乱有关。偏头痛的诱发因素特别多，诸如睡眠过多或过少，或口服高酪胺食物（巧克力、乳酪、柑橘）及含酒精的饮料，或强光刺激，或气压变化等。

偏头痛的发病机制自20世纪30年代以来有多达十余种学说，每种学说的提出都是对偏头痛的发病机制的完善和补充，目前比较广泛被接受的有以下几种。

（1）血管学说 Wolff所提出的血管学说是目前最经典、为众多学者广泛接受的学说，是最早以科学方法研究偏头痛发病机制的学说。血管学说最早对典型先兆性偏头痛颅内血流变化提出了假说，其学说认为颅内动脉收缩（先兆期），局部脑血流减少，引起视觉改变、感觉异常或轻瘫等先兆症状，进而颅内、外动脉扩张（头痛期），出现头痛。

随着对血管学说的进一步研究，不同学者运用不同研究方法进行临床研究却未能得出颅内血流变化与头痛间的可广泛推广的发病原理。血管学说自身有不完善性，目前比较流行的脑局部血流量（rCBF）测定有助于血管源学说的研究，但目前的数据仍是模棱两可和相互矛盾的。一组测试结果显示，偏头痛先兆期脑血流量下降，头痛时上升，这与Wolff学说相符。而另一组意见认为，在先兆型偏头痛的初始阶段，rCBF在大脑后部下降，血流量的降低逐渐扩展到同一半球的其他区域，先兆过后的头痛开始阶段，rCBF也表现为低灌注，而不是高灌注，无先兆型偏头痛并无rCBF的改变。这与血管源学说相矛盾。

1990年，Olsen进一步完善了血管源学说，他首次提出了先兆型和无先兆型偏头痛是同一疾病，其不同之处在于血管痉挛程度。血管源性学说对先兆型偏头痛是按如下原理解释的：由于各种神经元对缺血敏感性的不同，随着血流量逐渐降低，先兆症状逐渐加重，越来越多的神经元功能受到影响；而视觉皮质的神经元对缺血最为敏感，视觉先兆最早出现，其他先兆则逐渐出现。另外一些学者则认为先兆性偏头痛与无先兆性偏头痛在发病时血流变化基础截然不同。其对先兆性、无先兆性偏头痛患者在间歇期和发作期分别进行了研究，研究运用经颅多普勒超声（TCD）检查以上两型偏头痛发作期和间歇期血流变化情况，其结果表明无先兆性偏头痛在血流下降的同时，波幅增大，血管杂音消失；先兆性偏头痛血流速度加快，血管杂音出现或更明显。得出以下结论：无先兆型偏头痛发作时血管扩张，而先兆型偏头痛发作时血管收缩。

但血管源性假说有不可解释的现象。①普通型偏头痛（无先兆偏头痛）：用Wolff的典型偏头痛假说难以解释普通偏头痛。后者并非以大脑局灶性症状起病，偶尔以不明显的一般感觉症状起病，如疲劳、打哈欠及情绪不稳等。许多学者研究报道普通偏头痛发作时脑血流量增加并持续到发病后48小时。但脑血流量的增加是适度的，发作初期未见局灶性低灌流现象。②典型偏头痛（有先兆偏头痛）：初期的脑局部血流量（测定技术使Wolff的经典假说获得支持）发现典型偏头痛先兆期rCBF减少，基本上部位与症状一致。但随着高度空间分辨力设备的应用，对大量患者的反复测定，其结果显示典型偏头痛发作时rCBF的断层测定表明枕叶血流量减少，也可累及脑的较前部分，血流异常仅限于大脑皮层，而脑深部结构血流正常。此外，先兆症状消失后灌流不足仍持续数小时，持续至发作期。晚期出现延迟性灌流过度（反应性充血）。灌流过度与头痛之间似乎无关。有更多的证据否定大脑动脉痉挛假说。

（2）神经源性学说　该学说最早由Liveing提出，近年来很多人在临床上支持该学说，并提出偏头痛是原发性神经源性紊乱伴继发性血管运动改变的假说。可以从以下3个方面论述。①偏头痛发作期，其全部症状均由脑产生，如前期症状的行为改变、心境变化、食物癖等。头痛期患者有些是跳动性疼痛，其余则是恒定性头痛。即使是跳动性疼痛也不是原发于血管，头痛期的神经症状包括畏光、畏声、全身性兴奋、对震动和嗅觉过敏、注意力丧失、失眠、打哈欠、体温不稳定等，这些都不是颅外血管扩张引起的症状。症状恢复期的心境和精神变化、呵欠和疲劳都是神经源性的。②偏头痛的诱发因素，精神刺激、饥饿、睡眠过多或不足、女性的经期、气压、饮酒、感觉器官的刺激等诱发偏头痛发作的因素都与神经系统有关联。③一些学者通过对脑电图、脑血流量及脑代谢的研究发现，可以有力地支持神经源学说。

部分学者认为不论血管是扩张或收缩，均是由于中枢神经系统紊乱引起，其理由是25%的偏头痛患者有先驱症状，主要表现为情绪变化、食欲及睡眠改变，这些改变提示下丘脑有轻度障碍；偏头痛患者受冷刺激易引起头痛发作，且疼痛部位与偏头痛发作时疼痛部位相近；偏头痛患者头痛性质多为刀割样疼痛，这提示偏头痛患者疼痛控制系统存在缺陷。先兆性偏头痛患者发作时先兆始于此，逐渐扩散至上肢、下肢，扩散速度缓慢，大脑中动脉收缩难以对此做出合理解释，研究者认为该现象是神经抑制性扩散；偏头痛患者在发作时多伴有自主神经系统症状，可以表现为心率增快、呼吸频率增快、胃肠道功能紊乱等；偏头痛患者发作时还伴血及脑脊液中神经介质紊乱。有实验室研究也发现偏头痛发作期不仅血浆多巴胺-羟化酶升高，肽类物质中血管活性肠肽（VIP）、胰多肽（PP）、P物质（SP）、内皮素也升高，还发现患者血浆及脑脊液中强啡肽A（1-13）及内啡肽含量降低，并且不论发作期或间歇期，红细胞中乙酰胆碱酯酶活性升高。

（3）三叉神经血管反射学说　近年来

三叉神经血管反射学说被广大学者认可。该学说将神经、血管与神经介质三者结合起来，并统一于三叉神经血管系统中，能合理解释一些偏头痛的临床表现。该学说认为脑干接受来自皮质（如情绪、紧张等）、丘脑（如噪声、强光等）、下丘脑（如内环境、生物钟变化等）的刺激，背侧中缝核（以 5-HT 为神经介质）及蓝斑（以去甲肾上腺素 NE 为神经介质）发出纤维通过前脑内纵束，分布至下丘脑、丘脑以及弥散性地投射至大脑皮质，并通过这些直接通道，蓝斑发出的冲动可使同侧皮质微循环收缩，使血流量减少，从而刺激背侧中缝核、蓝斑或三叉神经，引起颅外血管扩张；通过间接通道即通过与面神经的副交感神经肽类物质引起"三叉血管反射"；背侧中缝核通过同样的间接通道使颈内动脉系统扩张。刺激蓝斑可使肾上腺释出 NE，这是通过蓝斑投射，即蓝斑与脊髓胞段中间外侧核的联系。NE 释出的血小板释放因子可引起血小板释放反应，释出游离 5-HT，增加血管受体的敏感性，加强三叉神经传入冲动，当血管扩张时产生疼痛。此外研究还发现刺激三叉神经节或矢状窦可以使额叶及顶叶局部的脑血流增加，大脑导水管周围灰质发出纤维至大中缝核及大细胞网状核，为内源性疼痛控制系统的一部分，当它受到刺激、激活进而可阻断源自大脑中动脉、上矢状窦以及颞浅动脉传入的疼痛冲动。

根据三叉神经血管反射学说，偏头痛的发生是由于某种原因激活了脑血管周围的三叉神经末梢，三叉神经周围血管纤维释放血管活性肽，使脑膜血管过度扩张，血浆蛋白渗出，肥大细胞释放组胺，引起硬脑膜和其他三叉神经分布组织发生神经源性炎症，这种伤害性刺激沿着三叉神经传入纤维传至三叉神经核尾部，冲动达到延脑化学感受区，引起恶心、呕吐等症状；传入下丘脑，出现畏光；传入大脑皮质产生痛觉。

脑膜中动脉和颅内大动脉主要由三叉神经的纤维支配，偏头痛时，受累的脑内大动脉、脑膜中动脉发出兴奋，激活三叉神经，使脑膜血管扩张，血流增加，血管周围水肿，血管内皮细胞、血小板、肥大细胞被激活等炎症改变，局部释放血管活性致痛物质如降钙素基因相关肽（CGRP）、P 物质和神经激肽 A 等，这些物质又可作为兴奋冲动剂使受累动脉扩张，从而形成恶性循环。

（4）神经源性炎症假说 CGRP 是脑和硬脑膜血管的强效扩张因子，具有强烈的扩血管作用。脑循环中的 CGRP 神经纤维主要来自三叉神经节及背脊神经节。CGRP 有 a 和 b 型两种亚型。周围血管的内皮层、中层中有 CGRP 受体。Janson 等研究了 CGRP 对收缩血管的扩张作用，发现 CGRP 可使脑动脉中环磷腺苷（cAMP）合成增加，同时发现 CGRP 受体拮抗剂可选择性地作用于 CGRP，而不影响 CGRP 受体。脑组织中硬脑膜属于疼痛组织，其供应血管的神经纤维来自三叉神经纤维。刺激三叉神经周围血管纤维可释放血管活性肽，引起硬脑膜及其所供应组织的神经源性炎症（NI）。

（5）扩散性抑制（CSD）假说 Leao 在动物实验中用皮质脑电图首先观察到脑皮质在受到有害刺激后会出现枕部脑电活动低落，并以大约 3mm/min 的速度缓慢向前扩展，Leao 称之为 CSD。大量动物实验表明 CSD 发生之初神经元和胶质细胞去极化，开始突然出现数秒钟的高幅棘波活动，随后神经细胞呈静息状态并持续约数分钟。部分学者认为大脑皮质突然兴奋后出现短暂的抑制可能是偏头痛发作先兆或神经功能障碍发生的基础。偏头痛的先兆多表现为突然出现的不成形的闪光，偶尔可能出现五彩斑斓的亮点或者耀眼炫目的曲折光线，这些发光明亮的幻觉（刺激症状）可能与神经元去极化有关，随后在相应的视野内形成的暗点、偏盲、单眼盲或黑蒙（抑制症状）等症状可能与神经元抑制有关。

到目前为止 CSD 产生的确切机制尚不完全清楚。在海马切片上通过藜芦定阻滞钠通道的静息状态，引起细胞内钠离子水平显著增加可致反复的 CSD 样活动，提示阳离子型通道功能的加强可促进病理性 CSD 样电位形成。现研究已明确家族性偏瘫性偏头痛为钙通道 a1 亚单位突变所致，并且脑镁浓度降低均支持此观点。此外，谷氨酸能系统与 CSD 形成有密切关系。谷氨酸，尤其是 N- 甲基 -D- 天冬氨酸（NMDA）受体的激动剂有较强的诱导 CSD 功能，而各种竞争性或非竞争性的 NMDA 可阻止 CSD 形成。实际上，在 CSD 过程中发现有大量的谷氨酸及门冬氨酸释放，偏头痛患者血浆及血小板内兴奋性氨基酸水平增加，因此内源性谷氨酸及门冬氨酸释放增加及其受体在 CSD 形成、传播，并在其时程中起到重要作用。另外，在动物实验中成功诱发 CSD 取决于组织的易感性和触发因素，其中 K^+ 在 CSD 的发生中起关键作用。大脑 K^+ 的清除系统主要取决于胶质细胞对 K^+ 的清除能力，人类大脑皮质中视皮质处胶质细胞与神经元比率最低，故在此处易出现 CSD，这可能是偏头痛中视觉先兆最为常见的原因。

总体来说偏头痛患者存在阳离子通道受损、谷氨酸代谢异常、镁缺乏以及线粒体能量代谢障碍等缺陷，这些因素可使皮质神经元异常兴奋，从而可能导致神经元去极化及 CSD 形成。目前大量证据证实偏头痛患者中枢神经元兴奋性增加，有研究者应用经颅磁刺激进行研究，发现典型偏头痛患者出现光幻视的阈值低于正常对照，

明显提示其枕皮质神经元兴奋过度。在典型偏头痛发作间歇期做脑连接组学（PET）研究，发现脑的氧耗增加，且服用利血平后脑的葡萄糖代谢增加，这提示其神经兴奋性增加。CSD 逐渐向前扩展的机制可能如下：触发因素→去极化→突触前钙内流、突触后钠和钙内流→递质释放和细胞外钾增加→扩散至邻近组织→邻近神经元和胶质细胞去极化。

目前 CSD 学说引起头痛的机制尚不完全明确。CSD 除对脑血流量（CBF）、代谢产生影响外，对大脑的其他方面也有广泛作用，这也可能是其引起头痛的重要原因。目前研究表明，导水管周围灰质、脑干缝际核、蓝斑、脊髓后角等在中枢疼痛调节系统中有重要作用，这很有可能就是头痛的原发灶。目前一些研究提示 CSD 对某些皮质下结构有影响，如 CSD 可减少睡眠活动，提示对起源于丘脑的电活动有一定作用；反复 CSD 可致三叉神经脊束核核磷酸蛋白原癌基因（c-fos）表达增加，可能是激活三叉神经而使软脑膜和硬脑膜血管内的三叉神经末梢释放 SP、神经肽激酶 A、前列腺素及 CGRP 等活性肽，作为血管扩张及神经源性炎症介质引起头痛；在约 60% 的麻醉鼠中发现 CSD 可引起蓝斑区反常暴发样电活动，说明 CSD 可增加此脑区活动。CSD 对这些部位的影响可能是引起头痛及其相关临床表现的重要原因。先兆与头痛发作之间的潜伏期可能反映 CSD 从枕叶传播至疼痛触发区的时间。CSD 可引起与偏头痛有关的神经递质释放。在动物实验中已明确 CSD 可引起 NO 释放，反复 CSD 可导致 NO 持续释放。此外 NMDA 受体激活也可触发 NO 合成。NO 作用于血管内皮强烈扩张血管，在神经源性炎症中参与三叉神经纤维上血浆蛋白外漏，NO 还可转化为羟基并介导组织损害，因而在头痛发病机制中有重要作用。CSD 还可产生与

痛觉过敏及炎症有关的基因表达产物（如神经生长因子、神经胶质纤维酸性蛋白、环氧合酶 2 等），这也是 CSD 引起头痛的重要因素。

（6）遗传因素假说 偏头痛具有遗传易感性，约 60% 的患者有家族史，其亲属出现偏头痛的风险是一般人的 3~6 倍，一级家属中多有典型或不典型的偏头痛病史。家族性偏瘫性偏头痛呈高度外显率的常染色体显性遗传，根据突变基因家族性偏瘫性偏头痛可分为 3 类，突变基因依次为 CACNA1A 基因、ATP1A2 基因和 SCN1A 基因。遗传流行病学的研究显示偏头痛具有家族聚集性，是一种遗传与环境因素共同作用的复杂的疾病，运用配偶的发病风险、遗传度计算、logistic 回归分析法以及双生子法、养子和半同胞分析法研究得知其中具有明显的遗传基础，较多专家都认为偏头痛是一种多基因遗传病。

（二）中医学认识

在中医学中并无偏头痛这一病名，历代医家对偏头痛多未设专篇论述。根据现代意义上的偏头痛临床表现，偏头痛属中医学中头痛一证。头痛之病名源于《素问·风论》，据其病因而有"脑风""首风"之名，认为乃外在风邪寒气犯于头脑所致。《素问·五脏生成》还提出："是以头痛颠疾，下虚上实。"东汉张仲景在《伤寒论》中论及太阳、阳明、少阳、厥阴头痛的见症，并列举出了治疗不同证型头痛的方药；李东垣在《东垣十书》中记载根据症状和病机的不同而有伤寒头痛、湿热头痛、偏头痛、真头痛、气虚头痛、血虚头痛、气血俱虚头痛、厥逆头痛等，并补充了太阴头痛和少阴头痛；朱丹溪在《丹溪心法·头痛》中论述了痰厥头痛和气滞头痛，并提出头痛"如不愈，各加引经药，太阳川芎，阳明白芷，少阳柴胡，太

阴苍术，少阴细辛，厥阴吴茱萸"等论述；《普济方》认为"气血俱虚，风邪伤于阳经，入于脑中，则令人头痛"；张景岳指出诊断头痛应辨别病程长短、病位表里、邪正虚实，并予以辨证治疗；王清任在《医林改错·头痛》中提出了瘀血头痛的证型。

关于偏头痛的病因病机可参照历代医家对头痛的论述而定。主要是在感受风邪、情志内伤、饮食不节、忧思劳累、久病致瘀的基础上造成肝、脾、肾等脏腑功能失调，由风袭脑络、风阻内动、痰浊阻滞、瘀血阻络所致。

1. 感受风邪

在外感风、寒、暑、湿、燥、火六淫中，风为之长，其他邪气都依附于风而令人发病。同时风为阳邪，其性轻扬，《素问·太阴阳明论》谓："伤于风者，上先受之"，"高颠之上，惟风可到。"而头为诸阳之会，位居高颠，三阳六腑清阳之气皆会于此，三阴五脏精华之血亦皆注于此。因此风邪易侵袭而致偏头痛。

2. 情志内伤

偏头痛的发生与情志因素也密切相关。中医认为"脑为髓之海"，主要依赖肝肾精血濡养，若情志不畅，肝气郁滞，气郁化火，阳亢生风，风阳上扰颠顶，则易发本病。临床常可见到偏头痛患者因情志急愤而致病者，多与瘀血凝滞，阻滞脑窍有关。

3. 饮食不节

偏头痛发生与饮食习惯有一定的关系。若素体肥胖或嗜酒肥甘，恣欲无度，饮食不节，则可伤及脾胃，致脾胃虚弱，聚湿生痰。中医认为"百病皆因痰作祟"，痰随气而无处不到，脑为人体真气所聚之处，故痰极易凝滞于经络和脑脏，导致痰蒙脑窍或阻滞经络，引发偏头痛。

4. 忧思劳累

劳则耗气，思则伤脾，如果脾气运化

无力，水湿停留必酿变痰浊，痰浊内阻，清阳不升，浊阴不降，邪害清窍则可引发偏头痛。

5. 久病致瘀

瘀血的产生主要与气有关，血液运行全身的动力是气，气行则血行，气滞则血瘀。脑为精明之府，不论何种原因导致的血液运行不畅，瘀血阻于脑府，闭塞脑脉，都会出现神机失畅，络道不通而出现偏头痛等表现。

可见头痛的病因，不外外感和内伤两大类。外感引起者，多由起居不慎，坐卧当风，其感受外邪，以风为主，多夹寒、热、湿邪。内伤所致者，多与肝、脾、肾脏三脏有关。因于肝者，一是肝阴不足，或肾阴素亏，肝阳失敛而上亢；二是郁怒而肝失疏泄，郁而化火，日久肝阴被耗，肝阳失敛而上亢，清窍受伤，脉络失养导致头痛。因于脾者，多因饮食所伤，劳逸失度，脾失健运，痰湿内生，致使清阳不升，浊阴不降，清窍痹阻，痰瘀相结，脑失清阳、精血之充，脉络失养而成。或病后、产后、失血之后，营血亏虚，脑髓失充，脉络失荣而成。因于肾者，多因禀赋不足，肾精亏虚，或劳欲所伤，阴精耗损，或肝乏疏泄之力，少阳生（升）发之气不能疏泄于中，中焦呆滞，化源不足，或肝郁疏泄失司，横乘于中，化源不足，终致脑髓失养，脉络失荣而成。

二、临床诊断

（一）辨病诊断

1. 临床表现

偏头痛发作可分为前驱期、先兆期、头痛期和恢复期，但并非所有患者或所有发作均具有上述4期。同一患者可有不同类型的偏头痛发作。

（1）前驱期 头痛发作前患者可有激惹、疲乏、活动少、食欲改变、反复哈欠及颈部发硬等不适症状，但常被患者忽略，应仔细询问。

（2）先兆期 先兆指头痛发作之前出现的可逆的局灶性脑功能异常症状，可为视觉性、感觉性或语言性。视觉先兆最常见，典型的表现为闪光性暗点，如注视点附近出现"之"字形闪光，并逐渐向周边扩展，随后出现锯齿形暗点。有些患者可能仅有暗点，而无闪光。其次是感觉先兆，表现为以面部和上肢为主的针刺感、麻木感或蚁行感。先兆也可表现为言语障碍，但不常发生。先兆通常持续5~30分钟，不超过60分钟。

（3）头痛期 约60%的头痛发作以单侧为主，可左、右交替发生，约40%为双侧头痛。头痛多位于颞部，也可位于前额、枕部或枕下部。偏头痛的头痛有一定的特征，程度多为中至重度，性质多样但以搏动性最具特点。头痛常影响患者的生活和工作，行走、登楼、咳嗽或打喷嚏等简单活动均可加重头痛，故患者多喜卧床休息。偏头痛发作时，常伴有食欲下降，约2/3的患者伴有恶心，重者呕吐。头痛发作时尚可伴有感知觉增强，表现为对光线、声音和气味敏感，喜欢黑暗、安静的环境。其他较为少见的表现有头晕、直立性低血压、易怒、言语表达困难、记忆力下降、注意力不集中等。部分患者在发作期会出现由正常的非致痛性刺激所产生的疼痛。

（4）恢复期 头痛在持续4~72小时的发作后可自行缓解，但患者还可有疲乏、筋疲力尽、易怒、不安、注意力不集中、头皮触痛、欣快、抑郁或其他不适。

2. 临床诊断

作为一种常见疾患，偏头痛的诊断正确率并不乐观。根据新近的美国流行病学研究资料，只有65.2%的偏头痛患者得到正确诊断。其实，ICHD-Ⅲ的诊断标准具有较强的可操作性，只要熟悉相应的诊断标准，掌握一定的诊断流程，偏头痛的诊断一般并不困难。临床上，对偏头痛的诊断可参照下列头痛的诊断流程进行。

（1）病史采集 详细可靠的病史对诊断至关重要。多数患者并不会对症状做出主动细致的描述，故医生应注意与患者保持良好的沟通，对患者进行耐心的引导，要求患者着重描述最受困扰的、未经治疗的典型头痛的发作情况，同时兼顾其他的头痛症状。必要时可使用问卷或要求患者记录头痛日记以获取准确病史。

首先，应询问头痛的疼痛特征，包括头痛的部位、性质、严重程度、持续时间、诱发因素、伴随症状，对工作、学习及日常活动的影响。头痛的伴随症状对头痛的诊断十分重要。是否伴有恶心、呕吐、畏光、畏声及其他自主神经症状是鉴别原发性头痛的关键，发热、抽搐、偏瘫、意识障碍等症状常提示继发性头痛的可能。头晕、睡眠、精神状况等亦需关注。

其次，要注意探寻头痛的诱因、前驱症状、加重或缓解因素。帮助患者回忆头痛是否与月经、劳累、紧张、饮食、气候等因素有关；头痛前有无疲乏、情绪波动、身体不适、视觉模糊、感觉运动异常等症状；头痛是否会因用力、咳嗽、打喷嚏、头部转动、行走、爬楼等日常体力活动而加重，头痛时患者是否会不愿进行这些日常活动。此外，要留意患者的家族史、既往病史、外伤（尤其颅脑外伤）史、药物治疗史，要了解患者的工作、家庭生活、心理压力等情况。

（2）体格检查 体格检查应全面而有重点。除体温、血压等生命体征外，着重检查头面部、颈部和神经系统。注意查看有无皮疹，有无颅周、颈部、鼻旁窦压痛以及颞动脉、颞颌关节异常。对每个患者，特别是初诊患者，均应进行眼底检查以明确有无视盘水肿，并检查脑膜刺激征。通过意识、言语、脑神经、运动、感觉和反射检查，明确是否存在神经系统受损的体征。注意评价患者有无抑郁、焦虑等情况。虽然偏头痛患者的体格检查往往没有异常发现，但医生认真的体检会给患者以宽慰，这对头痛患者尤为重要。

（3）预警信号 有些患者的病程短或临床表现不典型，应在询问病史和进行体格检查时，特别注意一些"预警信号"，即由某些特殊病因所引起的特别症状和体征，包括如下。①伴有视盘水肿、神经系统局灶症状和体征（除典型的视觉、感觉先兆外）或认知障碍。②突然发生的、迅速达到高峰的剧烈头痛（霹雳性头痛）。③伴有发热。④成年人尤其是50岁后的新发头痛。⑤有高凝血风险的患者出现的头痛。⑥有肿瘤或艾滋病史者出现的新发头痛。⑦与体位改变相关的头痛。一旦出现，应引起警惕，及时进行相应的辅助检查。

（4）辅助检查 目前尚缺乏偏头痛特异性诊断手段，辅助检查的目的是排除继发性头痛或了解偏头痛患者合并的其他疾病。

①血液检查：血液检查主要用于排除颅内或系统性感染、结缔组织疾病、内环境紊乱、遗传代谢性疾病等引起的头痛，如对50岁后新发头痛，需排除巨细胞动脉炎，则应进行红细胞沉降率和C-反应蛋白的检查。

②脑电图：偏头痛患者发作间期脑电图可有轻度异常。15%的患者可有局灶性慢波，0.2%~9%的患者可见棘波活动，但明确的异常脑电活动发生率不高，与正常人相当。脑电图无助于头痛的日常评估，但是可用于头痛伴有意识障碍或不典型先兆疑为痫性发作的情况。

③经颅多普勒超声：经颅多普勒超声在偏头痛发作时可以观察到血流速度增快

或减慢、血流速度不稳定、血流速度两侧不对称等种种表现。各个研究的报道结果相当不一致。

④腰椎穿刺：腰椎穿刺主要用于排除蛛网膜下腔出血、颅内感染、脑膜癌及由异常颅压所导致的头痛。突然发生的严重头痛，如果 CT 正常，仍应进一步行腰椎穿刺以排除蛛网膜下腔出血的可能。

⑤CT 和 MRI 检查：CT 和 MRI 检查是了解头痛是否源于颅内器质性病变的主要手段。对 1876 例连续到神经科就诊的病程超过 4 周的非急性患者进行 CT 或 MRI 检查，结果仅 1.2% 患者存在"有意义"的影像学发现，神经系统检查正常者的"有意义"的影像学异常率为 0.9%，而临床符合偏头痛表现的患者仅为 0.4%。系统分析 11 项研究发现，偏头痛或神经系统检查正常的非急性患者的"有意义"的影像学异常仅占 0.2%。我国一项研究回顾性调查 338 例无神经功能异常、病程超过 3 个月的患者，MRI 发现重要异常仅 7 例（2.1%），而在偏头痛及合并紧张型头痛的患者中未发现重要异常。一些研究表明，偏头痛患者 MRI 上出现白质异常信号的风险高，但其临床意义有待进一步研究。

许多情况下，MRI 较 CT 有更高的敏感性，然而尚无证据表明 MRI 较 CT 能检测到更多的有意义的影像学发现。如再考虑经济因素，CT 和 MRI 在头痛诊断中孰优孰劣更无定论。临床中可以根据具体情况加以选择：CT 在急性颅内出血、脑外伤、颅骨病变方面有优势，MRI 则在后颅窝及颅颈交界病变、垂体病变、白质病变、缺血性病变、静脉窦血栓形成、动静脉畸形、硬脑膜外及硬脑膜下血肿、肿瘤、脑膜病变（包括低颅压引起的弥漫性脑膜增强）、小脑炎症、脑脓肿等方面更胜一筹。疑有静脉窦血栓时还应行数字减影血管造影（DSA）检查或磁共振静脉血管造影检

查。凡具有典型的偏头痛症状、长期头痛发作基本相似且神经系统体检正常的患者，不推荐常规进行 CT 或 MRI 检查。

（二）辨证诊断

1. 肝阳上亢证

临床证候：头痛而胀，或抽搐跳痛，上冲颠顶，面红耳赤，耳鸣如蝉，心烦易怒，口干口苦，或有胁痛，夜眠不宁，舌红，苔薄黄，脉沉弦有力。

辨证要点：头痛而胀，耳鸣如蝉，舌红，苔薄黄，脉沉弦。

2. 痰浊内阻证

临床证候：头部跳痛伴有昏重感，胸脘满闷，呕恶痰涎，苔白腻，脉沉弦或沉滑。

辨证要点：头部跳痛，昏重感，苔白腻，脉沉滑。

3. 瘀血阻络证

临床证候：头部跳痛或如锥如刺，痛有定处，经久不愈，面色晦暗，舌紫或有瘀斑、瘀点，苔薄白，脉弦或涩。

辨证要点：头部如锥刺，痛有定处，舌紫有瘀斑，脉涩。

4. 气血两虚证

临床证候：头痛而晕，遇劳则重，自汗，气短，畏风，神疲乏力，面色㿠白，舌淡红，苔薄白，脉沉细而弱。

辨证要点：头痛而晕，遇劳加重，面色㿠白，舌淡红，脉沉细。

5. 肝肾亏虚证

临床证候：头痛，颧红，潮热，盗汗，五心烦热，烦躁失眠，或遗精，性欲亢进，舌红而干，少苔或无苔，脉细弦或细弦数。

辨证要点：头痛，潮热盗汗，舌红而干，少苔，脉弦细。

三、鉴别诊断

（一）西医学鉴别诊断

1. 紧张型头痛

紧张型头痛与精神紧张或特殊职业强迫体位有关，多表现为双侧枕部或全头部紧缩性或者压迫性疼痛，疼痛多为持续性，且很少伴有恶心呕吐，偶有患者表现为阵发性搏动性头痛，颈部按摩后症状改善。紧张型头痛多为青、中年女性患者，情绪激动或者心理因素多可加重头痛程度，精神放松或改变环境则头痛好转。

2. 丛集性头痛

丛集性头痛是比较少见的一侧眼眶周围发作性剧烈疼痛，持续15分钟~3小时，发作从隔天1次到1天数次，多伴有同侧结膜充血、流泪、流涕、前额和面部出汗和Horner综合征等症状。丛集性头痛多为青年男性患者，发作频繁，疼痛难以忍受。

3. 三叉神经痛

三叉神经痛一般特指原发性三叉神经痛，主要表现为三叉神经分布区内短暂反复发作性的剧烈。表现为面部、口腔及下颌部位的某一点，突然发生剧烈的闪电式短暂抽痛，犹如刀割样、火烧样、针刺样或电击撕裂样痛，多在谈话、进餐、刷牙或洗脸时发生，每次历经数秒或数十秒至1~2分钟。

4. 颞动脉炎

颞动脉炎多发于老年人，头痛多表现为局限性颞部疼痛，卧位时疼痛加剧，仰头或压迫颈动脉时减轻，多数患者伴有低热，触诊颞部血管可发现条索粗大动脉，并有压痛，活检可确定诊断，激素诊断有效。

5. 颈源性头痛（颈性头痛）

颈源性头痛是一种非遗传性、单侧性头痛，是由颈椎退行性变性引起。这些颈椎病变多见于下位颈椎，40岁以后发病，患者的年龄多在20~60岁，但年幼者也不少见，有报道最小的仅7岁。本病以女性多见。早期多为枕部、耳后部、耳下部不适感，以后转为闷胀或酸痛感，逐渐出现疼痛。疼痛部位可扩展到前额、颞部、顶部、颈部。有的可同时出现同侧肩背上肢疼痛，疼痛可有缓解期。随病程进展，疼痛逐渐加重，持续性存在，缓解期缩短，发作性加重。寒冷、劳累、饮酒、情绪激动可诱发疼痛加重，X线检查呈颈椎退行性变。

6. 高颅压头痛

高颅压头痛是颅内压升高的主要症状，可由颅内或全身性疾病引起，造成脑血液循环与代谢障碍，严重者甚至发生脑疝，危及生命。常呈持续性钝痛，并有阵发性加剧，头痛每次数分钟至1小时或更长，一天中可出现一次或者数次，间歇期可正常。头痛的程度随着颅内压升高呈进行性加重，快速注射20%甘露醇等降颅压药物则头痛明显缓解。常伴有呕吐，呕吐之后，头痛也随之有所缓解，多数患者清晨起床时头痛明显，咳嗽、喷嚏、大便等任何使颅压增高的因素均可使头痛加重。查体可有脑膜刺激征和神经系统定位体征，脑脊液、脑CT检查有相应阳性改变。

7. 高血压性头痛

高血压通常都有轻重不等的头痛，称之为高血压性头痛。高血压性头痛在高血压患者中非常常见，头痛部位多为额枕部或整个头部，少数有颈项部紧张感，多从半夜到凌晨逐渐加重，早晨较剧烈，起床从事活动后头痛减轻，性质多为头重感，头痛的程度随血压波动而加重或减轻，与血压高度可以不成比例，但与高血压的进程有直接关系，在合理规范的降压治疗后头痛可明显缓解。

（二）中医学鉴别诊断

1. 头痛与眩晕

头痛与眩晕可单独出现，也可同时出现，二者比较，头痛之病因有外感和内伤两方面，眩晕则以内伤为主。临床表现方面，头痛以头痛为主，实证较多；眩晕则以昏眩为主，虚证较多。

2. 头痛与真头痛

真头痛是头痛的一种特殊重症，常表现为起病急骤，头痛剧烈，持续不解，阵发加重，手足逆冷，甚至呕吐如喷，肢厥，抽搐。本病急重，病情凶险。真头痛常见于西医学中因颅内压升高而导致的以头痛为主要表现的各类危重病症，如高血压危象、脑出血等。临证当行脑脊液检查、头颅 CT 或核磁共振检查，以辨识病情，明确诊断，采用多法积极救治，不可与一般头痛混同，以防失治误治。

四、临床治疗

（一）提高临床疗效的要素

1. 中西合璧，病证结合

偏头痛是现代意义上的疾病，在中国传统理论中无明确的疾病可与之对应，根据偏头痛的临床表现，归属于中医"头痛""首风""脑风"范畴。若要用传统中医理论完全合理地解释偏头痛的病因病机，目前显然是不足的，而对偏头痛病因病机的合理而科学的探讨可指导偏头痛的临床治疗。所以积极探索偏头痛的中医病因病机、辨证治疗、用药规律显得无比重要，因此中西结合研究及治疗偏头痛，采用病证结合的研究方法，合理运用中西医理论知识，科学运用中医辨证论治方法预防和治疗偏头痛是目前中医防治偏头痛的重要途径。

2. 防治结合，双管齐下

偏头痛分为急性发作期和缓解期，这也要求偏头痛的中医治疗要分为急性发作期治疗和缓解期的预防治疗。急性发作期患者头痛发作，严重者影响患者的日常生活和工作，因此急性期的即刻止痛治疗被广大患者熟悉和接受。然而偏头痛是反复发作性疾患，缓解期无头痛这一主症，此时如何运用中医药疗法预防偏头痛发作显得尤为重要。根据临床报道，中医辨证论治预防偏头痛发作具有明显优势。调查研究发现约三分之一以上的患者需要接受预防性治疗，由于缓解期治疗服药周期较长，且无明显临床疗效体会，大约只有3%的患者可接受缓解期治疗，因此如何合理地开展缓解期预防性治疗是很有必要的。防治结合，将急性期止痛治疗和缓解期预防治疗相结合，将会减少偏头痛的发作次数，减轻头痛程度，缩短持续时间，而使偏头痛的治疗效果明显提高。

3. 结合病机，以通为法

偏头痛的病因虽有外感和内伤之不同，但其发病机制一致，即"不通则痛"。外感风邪，阻遏脉络，清阳之气阻遏脉络则头痛；七情失和，气血运行乖戾，邪郁清窍则头痛；饮食不节，忧思劳累，脾胃受损，聚湿生痰，痰浊上蒙清窍则头痛。如明代医家万密斋在《万氏家传保命歌括》中云："偏正头风作宿疴，久而不已属痰多。"偏头痛反复发作，痰瘀互结，胶滞难化，渐成顽痰死血则头痛。治疗则以"通则不痛"为准则，以"通"为纲，合理运用祛风、化痰、祛瘀之法，祛风邪、化痰湿、祛瘀血，消除致病因素，从而使疾病好转。

4. 善用伏邪理论

偏头痛为反复发作疾病，诱发因素多种多样，中医认为偏头痛属宿疾，为伏邪作祟。因此中医理论提出"伏邪"一说。偏头痛的发病是由于患者平素多有肝肾不足或肝气郁结，因气血不畅而容易产生痰瘀内停形成伏邪，且日久容易热化，若再遇到疲劳、情绪不畅等外界不良刺激时容易引发肝风内动，并引动痰瘀之伏邪，风火痰瘀共同作用导致偏头痛的急性发作。痰瘀热等伏邪为患是偏头痛发作的基本病理因素。《素问·奇病论》曰："人有病头痛以数岁不已……当有所犯大寒，内至骨髓，髓者以脑为主，脑逆故令头痛。"发病后余邪未清，或治疗后毒邪未净，致使邪毒伏留于内，脏气欲平未平，气血虽顺而未畅，如情志不和、外感邪祟、饮食不洁等诸多因素，皆可因伏邪未能彻底根除而复发。正如清代沈金鳌《杂病源流犀烛》所云："风病既愈，而根株未能悉拔，隔一二年或数年，必再发。"因此善用伏邪理论而辨证施法，注重缓解期预防治疗是提高临床疗效的重要因素。

5. 探讨用药，改变剂型

由于现代人生活、工作节奏快，治病也追求快捷、方便、起效快，传统的汤剂煎煮时间较长，口味较难接受，特别是伴有呕吐症状的患者，口服中药汤剂十分困难，因此探索新的中药剂型十分有必要，特别是外用剂型，比如滴鼻剂、贴剂、含片、喷剂等。此外，传统汤剂中有许多无效成分，利用现代精确的药物提取技术提取汤剂中的有效成分，制成便于携带、服用的中成药，此举有利于发挥中医药治疗慢性病的优势。

（二）辨病治疗

1. 防治原则

（1）基本原则　①积极开展患者教育。②充分利用各种非药物干预手段，包括按摩、理疗、生物反馈治疗、认知行为治疗和针灸等。③药物治疗包括头痛发作期治疗和头痛间歇期预防性治疗，注意循证的使用。

（2）患者教育　偏头痛是目前无法根治但可以有效控制的疾患，应该积极地开展各种形式的患者教育，以帮助其确立科学合理的防治观念与目标；应教育患者保持健康的生活方式，学会寻找并注意避免各种头痛诱发因素；应教育并鼓励患者记头痛日记，对帮助诊断和评估预防治疗效果有重要意义。

（3）非药物预防　识别和避免偏头痛诱发因素很重要。逐步放松训练、生物反馈、音乐疗法及应对应激的认知行为治疗对患者均有益。

（4）头痛门诊（中心）的建立及转诊　国际已有的成熟经验及我国初步的经验均提示建立头痛门诊（中心）能显著提高偏头痛的诊治水平，有益于开展大规模的临床研究，也有益于建立头痛专业队伍。将诊治不够理想的患者及时转诊到头痛门诊（中心），可极大地减少偏头痛的危害，减少医疗资源浪费。

2. 偏头痛的评估

偏头痛常给患者的日常生活带来严重影响。在做出偏头痛诊断后，进一步评估其严重程度，不仅有助于医患双方全面了解疾病对患者生理、心理和社会生活等方面的影响，更有助于选择治疗方式，随访判断疗效。

偏头痛对患者日常生活的影响是多方面的，因此对其严重程度进行评估也有很多方法。临床上具体采用何种评估工具取决于医疗及科研的具体需要。目前常用的偏头痛评估工具包括视觉模拟评分法（VAS）、数字评分法（NRS）、偏头痛残疾程度评估问卷（MIDAS）和头痛影响测评量表（HIT）、头痛影响测评量表6（HIT-6）、偏头痛快速筛查问卷等。

（1）对头痛程度的评估　视觉模拟评分法（VAS）是一种简单、有效的表达疼痛的方法，可以迅速获得疼痛程度的数量值。通常采用 10cm 长的直线，两端分别标有"无疼痛"（0）和"最严重的疼痛"（10）（或类似的描述性词语）。患者根据自己的

感受，在直线上的某一点做一记号，以表达疼痛的相对强度。从起点至记号处的距离长度也就是疼痛强度的分值（图 5-1）。

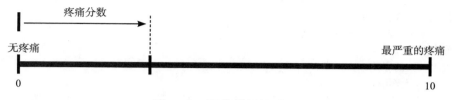

图 5-1　视觉模拟评分法

更为简便的方法是数字评分法，可让患者直接用某一具体数字来表达疼痛的强度，根据需要可采用 11 点或 101 点数字评分法。0 表示不痛，10 或 100 表示最严重的痛。

（2）偏头痛残疾程度评估问卷　MIDAS是一种简单的、定量 3 个月期间偏头痛相关残疾的自助式问卷。该问卷包括 5 个问题，分别了解因为头痛而造成工作或上学、家务劳动、家庭及社会活动 3 类活动的时间损失。将因头痛而导致的 3 类活动效率下降一半以上的天数累计起来计算分值，并根据分值高低将头痛的严重程度分为 4 级。该问卷对偏头痛的病情变化较为敏感，可用作观察疗效的工具。

（3）头痛影响测定　HIT 和 HIT-6 都是根据基于过去 4 周患者体验的回顾性问卷。HIT 是一种基于网络的动态问卷，患者需到指定的网站进行测试。第一个问题是固定的，以后电脑会根据不同的回答给出不同的问题，直到获得评分。多数患者一般在 5 个问题内便能获得评分。HIT 的问题库来自多个常用的头痛问卷，覆盖面较广，开发者使用数学模型对这些问题进行逻辑分析、分值处理，从而使得通过回答不同问题得到的评分能较好地反映头痛对日常生活的影响程度。HIT-6 是 HIT 的纸质版，6 个问题分别覆盖疼痛、社会角色功能、认知功能、心理异常及活力等方面。虽然 6 个问题并不完全取自 HIT 的问题库，但是通过校正，其评分与 HIT 较为一致（表 5-1）。HIT 和 HIT-6 可较好地评价各种头痛相关的生命质量，也可以用作观察疗效的工具。

表 5-1　头痛影响测评量表 6（HIT-6）

该问卷用于表达您头痛的感受以及头痛对您生活的负面影响，请在答案上画圈，每个问题仅有一个答案。

1. 当您头痛时，剧烈疼痛发生的频率？
　　从不（6 分）　　很少（8 分）　　有时（10 分）　　经常（11 分）　　总是（13 分）
2. 头痛是否常造成你的日常活动能力受限，诸如家务劳动、工作、上学或社会活动能力？
　　从不（6 分）　　很少（8 分）　　有时（10 分）　　经常（11 分）　　总是（13 分）
3. 当您头痛时，是否常希望能躺下休息？
　　从不（6 分）　　很少（8 分）　　有时（10 分）　　经常（11 分）　　总是（13 分）
4. 在过去 4 周中，您是否常因头痛感到疲劳，在工作或日常活动中力不从心？
　　从不（6 分）　　很少（8 分）　　有时（10 分）　　经常（11 分）　　总是（13 分）
5. 在过去 4 周中，您是否常因头痛感到厌烦和不安？
　　从不（6 分）　　很少（8 分）　　有时（10 分）　　经常（11 分）　　总是（13 分）

6. 在过去 4 周中，您是否常因头痛而无法专注于工作或日常活动？

　　从不（6 分）　　很少（8 分）　　有时（10 分）　　经常（11 分）　　总是（13 分）

把所有答案的相应得分累加，请将您的 HIT-6 得分告诉医生。

HIT 的分数范围是 36~78 分：

1=36~49 分表示很少或没有影响；

2=50~55 分表示部分影响；

3=56~59 表示较大的影响；

4 ≥ 60 分表示极大影响。

	治疗前	治疗后	治疗后	随访
日期	年　月　日	年　月　日	年　月　日	年　月　日
评分				
影响程度				

本部分工作完成医师签名　　　　　　　　　　　　　年　月　日

3. 急性期药物治疗

（1）急性期治疗目的　对患者头痛发作时的急性治疗目的是快速止痛，持续止痛，减少本次头痛再发，恢复患者的功能，减少医疗资源浪费。

（2）急性期治疗有效性指标　多数大型随机、双盲、对照试验采用的急性期治疗有效性标准包括以下方面。2 小时后无痛；2 小时后疼痛改善，由中重度转为轻度或无痛（或 VAS 评分下降 50% 以上）；疗效具有可重复性，3 次发作中有 2 次以上有效；在治疗成功后的 24 小时内无头痛再发或无须再次服药。

对多次发作的疗效评估包括头痛对患者功能损害的评估，如 MIDAS 和 HIT-6。

（3）急性期治疗药物及评价　偏头痛急性期的治疗药物分为非特异性药物和特异性药物两类。

1）非特异性药物：①非甾体抗炎药（NSAIDs，解热镇痛药），包括对乙酰氨基酚、阿司匹林、布洛芬、萘普生等及其复方制剂。②巴比妥类镇静药。③可待因、吗啡等阿片类镇痛药及曲马多。

非甾体抗炎药：大量研究表明，解热镇痛药及咖啡因复合物对于成人及儿童偏头痛发作均有效，故对于轻、中度的偏头痛发作和既往使用有效的重度偏头痛发作，可作为一线药物首选。这些药物应在偏头痛发作时尽早使用。

可单选阿司匹林（ASA）300~1000mg，或布洛芬 200~800mg，或萘普生 250~1000mg，或双氯芬酸 50~100mg，或安替比林 1000mg，或托芬那酸 200mg。对乙酰氨基酚口服、静脉注射或皮下注射均有效，但不推荐单独使用（B 级）。上述药物与其他药合用，如 ASA 与甲氧氯普胺合用、对乙酰氨基酚与利扎曲坦合用、对乙酰氨基酚与曲马多合用等，效果优于单用。另有研究发现，伐地昔布 20~40mg 和罗非昔布 25~50mg 治疗偏头痛急性发作有效。

阿司匹林剂型有口服剂、肛门栓剂及注射制剂。口服 1 次 300~1000mg。呕吐的患者可使用栓剂，直肠给药，1 次 300~600mg。口服本药 1000mg 2 小时后头痛有效缓解率为 52%（Ⅰ级证据），疗效与口服 50mg 舒马曲坦相当。泡腾片是近年来开发应用的一种新型片剂，每片 0.3g 或 0.5g，服用时放入温水 150~250ml 中溶化后饮下，特别适用于儿童、老年人以及吞服药丸困难的患者。阿司匹林赖氨酸盐（赖安匹林）可用于静脉或肌内注射，剂量有0.9g（相当于阿司匹林0.5g）及0.5g（相当于阿司匹林0.28g），肌内注射或静脉滴注。每次0.9~1.8g静脉注射赖安匹林2小时后，头痛消除率为43.7%，疗效低于皮下注射舒马曲坦6mg，但二者用药24小时后，头痛复发率无差异，而赖安匹林耐受性更好。阿司匹林的常见不良反应有胃肠道症状，过敏反应，耳鸣，听力下降，肝肾功能损害及出血危险等，损害多是可逆性的；与食物同服可减少对胃肠道的刺激，这样尽管会降低药物吸收的速率，但不影响吸收量。对本药或同类药过敏者、活动性溃疡、血友病或血小板减少症、哮喘、出血体质者、孕妇及哺乳期妇女禁用。本品使布洛芬等非甾体抗炎药血浓度明显降低，二者不宜合用。

布洛芬：治疗偏头痛以口服为主（Ⅰ级证据）。口服1次200~800mg。对于轻、中度头痛患者，口服200mg或400mg，用药2小时后头痛有效缓解率无差异，但对于重度头痛患者，口服400mg更有效，且能有效缓解畏光、畏声等症状。用药2小时后头痛有效缓解率与口服舒马曲坦50mg基本相当。与安慰剂相比，本药能有效缓解头痛，缩短头痛持续时间，但24小时持续消除头痛方面并不优于安慰剂。常见的不良反应及禁忌证同ASA。

萘普生：有口服剂、肛门栓剂及注射液。口服250~1000mg或直肠1次给药250mg或静脉给药275mg，均可缓解头痛及其伴随症状（Ⅰ级证据），疗效与口服舒马曲坦50mg类似。若头痛无缓解，可与舒马曲坦50mg合用，二者合用不增加不良反应。本药常见的禁忌证及不良反应同ASA，但不良反应的发生率及严重程度均较低，较适用于不能耐受ASA、吲哚美辛等解热镇痛药的患者。

双氯芬酸：有口服剂、肛门栓剂及注射液。口服吸收迅速且完全，起效较快，最好于饭前吞服。服用胶囊起效更快，且胶囊疗效优于片剂（Ⅰ级证据）。本品疗效与口服舒马曲坦100mg似，且改善恶心等偏头痛伴随症状优于后者，而发生不良反应更少。直肠1次给药50mg或肌内注射10分钟后起效，30分钟后头痛消除率达88%，2小时后头痛缓解率与肌内注射曲马多100mg类似。本药引起的胃肠道不良反应少于ASA、吲哚美辛等药物，但应注意肝损伤及粒细胞减少等不良反应。

对乙酰氨基酚：有口服剂、肛门栓剂及注射液。1000mg或15mg/kg口服或静脉注射或皮下注射治疗偏头痛发作有效（Ⅰ级证据），但镇痛作用弱于ASA，不推荐单独使用，可与利扎曲坦、曲马多等合用。本药可用于对ASA过敏、不耐受或不适于应用者。

上述药物可与其他药联用，后者明显优于单用，包括ASA与甲氧氯普胺合用、对乙酰氨基酚与利扎曲坦合用、对乙酰氨基酚与曲马多合用等。为了防止药物过度应用性头痛，服用单一的解热镇痛药时，应该限制在每月不超过15天，服用联合镇痛药应该限制在每月不超过10天。

布洛芬可用于6月大以上的儿童。双氯芬酸可用于体重大于16kg的儿童。萘普生可用于6岁以上或体重25kg以上的儿童。10岁以上的儿童可单用ASA或对乙酰氨基酚或两者与甲氧氯普胺合用，也可单用麦角胺。

其他药物：甲氧氯普胺、多潘立酮等止吐和促进胃动力药物不仅能治疗伴随症状，还有利于其他药物的吸收和头痛的治疗，单用也可缓解头痛。

苯二氮䓬类、巴比妥类镇静剂可促使镇静、入睡，促进头痛消失。因镇静剂有成瘾性，故仅适用于其他药物治疗无效的严重患者。

阿片类药物有成瘾性，可导致药物过度使用性头痛（MOH）并诱发对其他药物的耐药性，故不予常规推荐。仅对仅适用于其他药物治疗无效的严重头痛者，在权衡利弊后使用。肠外阿片类药物，如布托啡诺，可作为偏头痛发作的应急药物，即刻止痛效果好（Ⅲ级证据）。

2）特异性药物

①曲坦类药物：曲坦类药物为5-羟色胺（5-HT 1B/1D）受体激动剂，能特异地控制偏头痛的头痛。目前国内有舒马曲坦、佐米曲坦和利扎曲坦，那拉曲坦、阿莫曲坦、依来曲坦和夫罗曲坦国内尚未上市。曲坦类的疗效和安全性均经大样本、随机安慰剂对照试验证实。药物在头痛期的任何时间应用均有效，但越早应用效果越好。出于安全考虑，不主张在先兆期使用。与麦角类药物相比，曲坦类治疗24小时内头痛复发率高（15%~40%），但如果首次应用有效，复发后再用仍有效，如首次无效，则改变剂型或剂量可能有效。患者对一种曲坦类无效，仍可能对另一种有效。

舒马曲坦：有口服剂（片剂、速释剂）、皮下注射剂、鼻喷剂及肛门栓剂，其中100mg片剂是所有曲坦类的疗效参照标准。皮下注射舒马曲坦6mg，10分钟起效，2小时头痛缓解率达80%。疗效明显优于ASA1000mg皮下注射，但不良反应亦多。鼻喷剂20mg较片剂起效快，有效率与口服50mg或100mg相当，鼻喷剂疗效可能存在种族差异。在伴有呕吐的患者中应使用栓剂，其效果与口服50mg或100mg相当。应用25或50mg无效者中，超过半数可对100mg速释剂有效。口服舒马曲坦50mg与ASA泡腾片1000mg疗效相当，口服100mg则与口服ASA900mg加甲氧氯普胺10mg合剂疗效相似。

佐米曲坦：有2.5mg和5mg的口服和鼻喷剂。药物为亲脂性，可透过血脑屏障，生物利用度高。口服40~60分钟后起效，鼻喷剂比口服剂起效快，35mg起效更快并可维持6小时。口服2.5mg与口服ASA900mg加甲氧氯普胺10mg合剂疗效相似或稍优。偏头痛发作早期，鼻喷5mg，1小时内可明显减轻头痛。口服2.5mg后，2小时的头痛消失率与阿莫曲坦12.5mg、依来曲坦40mg、舒马曲坦50mg相当，优于那拉曲坦2.5mg；2小时的疼痛减轻和消失率与利扎曲坦10mg相当。口服5mg后，2小时的疼痛消失率与舒马曲坦50mg或100mg相当。

利扎曲坦：有5mg和10mg的普通和糯米纸囊口服剂型。推荐10mg为起始剂量，若头痛持续，2小时后可重复一次。口服作用快速，头痛消失与疗效维持在所有曲坦类药物中最显著，头痛复发率较舒马曲坦、佐米曲坦和那拉曲坦低。10mg疗效略优于舒马曲坦100mg，但不良反应随剂量增大而增加。

其他：那拉曲坦和夫罗曲坦均为2.5mg的口服剂。在所有曲坦类药物中，二者的起效时间最长，约需4小时，且疗效不如舒马曲坦50mg或100mg，但不良反应较少，药物的半衰期长达6小时。阿莫曲坦有6.25mg和12.5mg两种片剂，口服40~60分钟起效，量效关系明显。6.25mg和12.5mg不良反应无差异。阿莫曲坦12.5mg较麦角胺咖啡因合剂治疗有效，与利扎曲坦10mg、舒马曲坦100mg疗效相似，但不良反应更低。阿莫曲坦与醋氯芬酸100mg合用比单用有效，疗效不受有无痛觉超敏的影响。依来曲坦有20mg和40mg两种口服剂型，40mg无效可增至80mg，但不良反应与剂量相关。在所有曲坦类药物制剂中，依来曲坦80mg效果最强，但不良反应也最大。

②麦角胺类药物：麦角胺类药物治疗偏头痛急性发作的历史很长，但判断其疗

效的随机对照试验却不多。试验多使用麦角胺咖啡因合剂（分 2mg 和 200mg 或 1mg 和 100mg 合剂）。一项研究对比其与 ASA 联合甲氧氯普胺，发现其对头痛、恶心、呕吐症状的缓解不及后者。与卡马匹林合用甲氧氯普胺的对照研究也显示麦角胺咖啡因用药 2 小时后的头痛及恶心的缓解率低于后者。与曲坦的对比观察证实其疗效不及曲坦类。麦角胺具有药物半衰期长、头痛复发率低的优势，适用于发作持续时间长的患者。另外，极小量的麦角胺类即可迅速导致 MOH，因此应限制药物的使用频度，不推荐常规使用。注意麦角胺类的主要不良反应及禁忌证。

③降钙素基因相关肽（CGRP）受体拮抗剂：CGRP 受体拮抗剂（gepant 类药物）通过将扩张的脑膜动脉恢复至正常而减轻偏头痛症状，且该过程不导致血管收缩。部分对曲坦类无效或者对曲坦类不能耐受的患者可能对 gepant 类药物有良好的反应。两项大规模随机双盲安慰剂（或曲坦）对照试验显示 telcagepant（MK 0974）有良好的临床疗效，300mg 口服后 2 小时的头痛缓解率与利扎曲坦 10mg、佐米曲坦 5mg 相当，不良反应的发生率略高于安慰剂。

3）复方制剂：麦角胺咖啡因合剂可治疗某些中重度偏头痛发作（Ⅱ级证据）。其他常用的复方制剂有 ASA、对乙酰氨基酚及咖啡因的复方制剂，对乙酰氨基酚与咖啡因的复方制剂，双氯酚酸与咖啡因的复方制剂，咖啡因、异丁巴比妥和（或）颠茄的复方制剂等。其中合用的咖啡因可抑制磷酸二酯酶，减少 cAMP 的分解破坏，使细胞内的 cAMP 增加，从而发挥广泛的药理作用，包括收缩脑血管，减轻其搏动幅度，加强镇痛药的疗效等。要注意合用的咖啡因会增加药物依赖、成瘾及 MOH 的危险。

（4）急性期治疗药物的选择和使用原则　急性期治疗药物的选择应根据头痛严重程度、伴随症状、既往用药情况和患者的个体情况而定。药物选择有如下 2 种方法。①阶梯法，即每次头痛发作时均首选 NSAIDs 类药物，若治疗失败再改用偏头痛特异性治疗药物。②分层法，基于头痛程度、功能损害程度及之前对药物的反应，若为严重发作则使用特异性治疗药物，否则使用 NSAIDs 类药物。不同治疗策略的致残性（DISC）研究对上述不同治疗策略进行比较后发现，分层治疗在 2 小时止痛率及每次残疾时间方面均优于阶梯法，且事后分析证明其最具经济性。

药物使用应在头痛的早期足量使用，延迟使用可使疗效下降、头痛复发及不良反应的比例升高。有严重的恶心和呕吐时，应选择胃肠外给药。甲氧氯普胺、多潘立酮等止吐和促进胃动力药物不仅能治疗伴随症状，还有利于其他药物的吸收和头痛的治疗。

不同曲坦类药物在疗效及耐受性方面略有差异。对某一个体患者而言，一种曲坦无效，可能另一种曲坦有效；一次无效，可能另一次发作有效。由于曲坦类药物疗效和安全性优于麦角类，故麦角类药物仅作为二线选择。麦角类有作用持续时间长、头痛复发率低的特点，故适于发作时间长或经常复发的患者。

为预防 MOH，单纯应用 NSAIDs 制剂不能超过 15 天/月，麦角碱类、曲坦类、NSAIDs 复合制剂则不超过 10 天/月。

（5）部分特殊情况的急性期药物治疗

①严重偏头痛发作或偏头痛持续状态：严重偏头痛发作或偏头痛持续状态的患者通常需要住院治疗。首先应评估以排除继发性头痛，了解加重或诱发因素，包括是否存在药物滥用、情感障碍等。支持治疗具有重要意义，包括安置于安静黑暗环境、治疗严重呕吐导致的脱水及电解质紊乱、

使用氯丙嗪或甲氧氯普胺止吐、予以苯二氮䓬类镇静处理等。可选择静脉、直肠或皮下使用曲坦类或麦角类，阿司匹林有效，但对乙酰氨基酚无效。虽然皮质激素（如50~100mg 强的松或 10mg 地塞米松）被广泛使用，但相应的临床试验未能证实其有效性。前瞻性双盲对照试验及回顾研究提示静脉用丙戊酸钠有效，且安全性佳。硫酸镁的各项随机对照研究结果不一，亚组分析提示硫酸镁可能对有先兆偏头痛效果较好，而对无先兆偏头痛无效。

②偏头痛缓解后再发：对一次发作头痛持续时间较长的患者而言，容易出现治疗后头痛再次出现（头痛再发）。一般定义为在首次有效治疗药物使用后的 2~24 小时内头痛的严重程度发生恶化，由无痛或轻度头痛转为中、重度头痛。与麦角胺或 ASA 等比较，曲坦类更易出现上述问题。首次曲坦治疗有效后，15%~40% 患者会出现头痛再发。若首次曲坦治疗无效则无须同一次头痛发作时重复使用同一种曲坦药物。麦角类药物适于偏头痛发作时间长或经常复发的患者。

③儿童偏头痛：布洛芬（10mg/kg）、对乙酰氨基酚（15mg/kg）被证明对儿童及青少年的偏头痛急性期有效。双氯芬酸（体重＞16kg）、萘普生（年龄＞6 岁或体重＞25kg）、ASA 也被某些指南推荐使用。唯一可用于 12 岁以下儿童的止吐药是多潘立酮。在大于 11 岁儿童的安慰剂对照研究中，舒马曲坦鼻喷剂 5~20mg（推荐用量为 10mg）有效。在儿童及青少年中，口服曲坦类药物无显著疗效。麦角类药物不能用于儿童及青少年。应指导家长在头痛开始后尽早使用药物。若有较严重的恶心呕吐，可选择肛栓剂。若对乙酰氨基酚、ASA 或其他 NSAIDs 无效，方可用舒马曲坦鼻喷剂。

④妊娠、哺乳期偏头痛：妊娠及哺乳期间，多数治疗药物均受到限制。在启用任何治疗之前，需要评估利弊，并与患者进行详细的沟通。对乙酰氨基酚（1g 口服或肛栓剂）可在整个妊娠期使用，其他的 NSAIDs 仅可在妊娠第二阶段后使用。对于难治性头痛，可在产科会诊的前提下，使用甲基强的松龙静脉滴注治疗。曲坦类药物及麦角碱类均为禁忌。大型妊娠期登记中，未见归因于舒马曲坦的不良事件或并发症。

4. 预防性药物治疗

（1）目的　对患者进行预防性治疗目的是降低发作频率、减轻发作程度、减少功能损害、增加急性发作期治疗的疗效。

（2）有效性指标　预防性治疗的有效性指标包括偏头痛发作频率、头痛持续时间、头痛程度、头痛的功能损害程度及急性期对治疗的反应。

（3）治疗指征　总的来说，何时开始预防性治疗并没有明确的指征，最重要的因素是患者生活质量受影响的程度，而非刻板地根据发作频率或严重程度来决定。通常，存在以下情况时应与患者讨论使用预防性治疗。①患者的生活质量、工作或学业严重受损（须根据患者本人的判断）。②每月发作频率在 2 次以上。③急性期药物治疗无效或患者无法耐受。④存在频繁、长时间或令患者极度不适的先兆，或为偏头痛性脑梗死、偏瘫性偏头痛、基底型偏头痛亚型。⑤连续 3 个月每月使用急性期治疗 6~8 次以上。⑥偏头痛发作持续 72 小时以上。⑦患者的意愿（尽可能少地发作）。

（4）药物及评价　目前应用于偏头痛预防性治疗的药物主要包括 β 受体阻滞剂、钙离子通道阻滞剂、抗癫痫剂、抗抑郁药、NSAIDs 及其他种类药物。

① β 受体阻滞剂：β 受体阻滞剂在偏头痛预防性治疗方面效果明确，有多项随机

对照试验结果支持。其中证据最为充足的是非选择性受体 β 阻滞剂普萘洛尔和选择性受体 β 阻滞剂美托洛尔。另外，比索洛尔、噻吗洛尔和阿替洛尔可能有效，但证据强度不高。β 受体阻滞剂的禁忌证包括反应性呼吸道疾病、糖尿病、体位性低血压及心率减慢的某些心脏疾病。不适于运动员，可发生运动耐量减低。有情感障碍患者在使用受体阻滞剂后可能会发生心境低落，甚至有自杀倾向。

②钙离子通道阻滞剂：非特异性钙离子通道阻滞剂氟桂利嗪对偏头痛预防性治疗证据充足，剂量为每日 5~10mg，女性所需的有效剂量低于男性。环扁桃酯的研究结果不一致，设计较好的研究结果为阴性，因此不推荐。多项尼莫地平预防偏头痛的研究，结果均未能显示其疗效优于安慰剂，不值得推荐。

③抗癫痫药：丙戊酸（至少每日600mg）的随机对照试验结果证实其对偏头痛预防有效。需定时检测血常规、肝功能和淀粉酶，对于女性患者更需注意体重增加及卵巢功能异常（如多囊卵巢综合征）。托吡酯（每日 25~100mg）是另一个有试验证据支持的抗癫痫药物。托吡酯对慢性偏头有效，并可能对 MOH 有效。拉莫三嗪不能降低偏头痛发作的频率，但可能降低先兆发生的频率。加巴喷丁在一项随机双盲安慰剂对照试验中显示有效。开放性、非对照的试验结果提示左乙拉西坦可能有助于降低头痛频率。奥卡西平试验证明无效。

④抗抑郁药：唯一在所有研究中均被证实有效的药物是阿米替林，4 项较早的安慰剂对照试验结果均为阳性，使用剂量为每日 10~150mg。但这些试验的样本量均较小，且不良反应明显。阿米替林对偏头痛的预防作用有限，但特别适用于合并紧张型头痛或抑郁状态（常存在慢性疼痛）的患者。主要不良反应为镇静作用。每日 1 次

可增加患者的依从性。大剂量使用时需进行心电图检查。

两项小样本对照试验显示选择性血清素再摄取抑制剂（SSRI）非莫西汀有效。3 项氟西汀的试验显示有效，1 项则显示无效。氯米帕明及舍曲林的对照试验结果显示无效。其他抗抑郁药仅有开放性或非对照性试验。文拉法辛与阿米替林的双盲对照试验结果证实疗效相当，另有 2 项开放性研究结果阳性。

⑤NSAIDs：ASA 对偏头痛预防治疗的研究结果不一。两项大型队列研究发现每日 200~300mg 的 ASA 可降低偏头痛发作的频率。ASA 与有确定疗效药物的对比试验显示其效果相当或较差，而在与安慰剂的对照试验中却从未被证实有效。3 项对照试验证明萘普生每日 1000mg 优于对照。另外，2 项安慰剂对照试验显示托芬那酸有效。其他曾做过试验的药物包括酮洛芬、甲芬那酸、吲哚布芬、氟比洛芬和罗非考昔，但试验均有样本量过小且设计不足之嫌。

⑥其他药物：抗高血压药物赖诺普利及坎地沙坦各有一项对照试验结果显示对偏头痛预防治疗有效，但仍需进一步证实。

大剂量核黄素（每日 400mg）及辅酶Q10 的对照试验结果显示有效。口服镁盐的结果矛盾，1 项结果阴性，另 1 项结果为阳性。款冬根的提取物经 2 项对照试验显示有效，剂量为每日 75mg。野甘菊提取物有数项对照试验，结果不一，但最近完成的设计良好的试验显示其无效，系统分析结果亦为阴性。但由于存在阳性对照研究结果，故只能作为三线药物。

早期的可乐定、苯噻啶及二甲麦角新碱的试验提示能预防偏头痛发作。但近期设计较好的试验未能证明可乐定有效。二甲麦角新碱有效，但因严重的不良作用，仅推荐作为短期使用（治疗期最长 6 个月），

经 4~6 周的洗脱期后可重新使用。苯噻啶的头晕及增加体重的不良作用明显妨碍了其临床应用。麦角类也被用于偏头痛预防治疗，双氢麦角碱的证据较弱，几项试验结果相左。双氢麦角隐亭在 1 项小样本对照试验中显示有效，且耐受性好，但效果仍需进一步证实。基于以上证据，不推荐此三类药物用于预防偏头痛治疗。

早期一些试验提示肉毒毒素 A 注射可能对偏头痛有预防性作用，但对所有 7 项对照研究的系统分析却未能显示其较安慰剂具有显著疗效。然而，针对慢性偏头痛的预防性研究结果却提示其对慢性偏头痛有效。近期 1 项随机双盲对照试验显示肉毒毒素 A 较安慰剂疗效显著。多中心的随机双盲安慰剂对照试验也取得了阳性结果。比较肉毒毒素 A 注射与托吡酯、丙戊酸预防慢性偏头痛的随机双盲试验均认为其效果相当，且肉毒毒素的耐受性更好。

经随机双盲安慰剂对照试验证明无效的其他治疗包括半胱氨酰白三烯受体拮抗剂孟鲁司特、乙酰唑胺（50mg/d）及神经激肽 -1 受体拮抗剂拉奈匹坦。

（5）预防性治疗药物选择和使用原则　医师在使用预防性治疗药物之前须与患者进行充分的沟通，根据患者的个体情况进行选择，注意药物的治疗效果与不良反应，同时注意患者的共病、与其他药物的相互作用、每日用药次数及经济情况。通常首先考虑证据确切的一线药物，若一线药物治疗失败，存在禁忌证或患者存在以二、三线药物可同时治疗的并发症时，方才考虑使用二线或三线药物。避免使用患者其他疾病的禁忌药，及可能加重偏头痛发作的治疗其他疾病的药物。长效制剂可增加患者的顺应性。

药物治疗应小剂量单药开始，缓慢加量至合适剂量，同时注意不良反应。对每种药物给予足够的观察期以判断疗效，一般观察期为 4~8 周。患者需要记头痛日记来评估治疗效果，并有助于发现诱发因素及调整生活习惯。偏头痛发作频率降低 50% 以上可认为预防性治疗有效。有效的预防性治疗需要持续约 6 个月，之后可缓慢减量或停药。若发作再次频繁，可重新使用原先有效的药物。若预防性治疗无效，且患者没有明显的不良反应，可增加药物剂量，否则，应换用第二种预防性治疗药物。若数次单药治疗无效，才考虑联合治疗，也应从小剂量开始。

（三）辨证治疗

1. 辨证论治

（1）肝阳上亢证

治法：平肝潜阳。

方药：天麻钩藤饮加减。天麻，钩藤，石决明，牛膝，益母草，栀子，黄芩，茯神，夜交藤，桑寄生。

若肝郁化火，肝火上炎，症见头痛剧烈，目赤口苦，急躁，便秘溲黄者加夏枯草、龙胆草、大黄；若肝肾亏虚，水不涵木，症见头晕目涩，视物不明，遇劳加重，腰膝酸软者，加用枸杞子、白芍、山茱萸。

（2）痰浊内阻证

治法：燥湿化痰，降逆止痛。

方药：半夏白术天麻汤加减。半夏，茯苓，白术，橘红，天麻，甘草，生姜，大枣。

若痰湿久郁化热，口苦便秘，舌红，苔黄腻，加黄芩、竹茹、枳实、胆南星；若胸闷、呕恶明显者，加厚朴、枳壳、生姜。

（3）瘀血阻络证

治法：活血化瘀，行气止痛。

方药：通窍活血汤加减。赤芍，川芎，桃仁，红枣（去核），红花，老葱（切碎），鲜姜（切碎），麝香（绢包）。

若头痛日久，久痛不已，加全蝎、蜈

蚣、地鳖虫。

（4）气血两虚证

治法：补气养血，缓急止痛。

方药：八珍汤加减。当归（酒拌），川芎，白芍，熟地黄（酒拌），人参，白术（炒），茯苓，炙甘草。

若阴血亏虚，阴不敛阳者，加天麻、钩藤、石决明、菊花。

（5）肝肾亏虚证

治法：滋养肝肾，育阴潜阳。

方药：大补元煎加减。熟地黄，杜仲，当归，人参，山茱萸，枸杞子，炙甘草。

若头痛而晕，头面烘热，面颊红热，时伴汗出，证属肾阴亏虚，虚火上炎者，去人参，加知母、黄柏；若头痛畏寒，面色㿠白，四肢不温，腰膝无力，舌淡，脉细无力，证属肾阳不足者，选右归丸。

2. 外治疗法

（1）针刺治疗

①针灸治疗偏头痛应以经络辨证为核心。从经脉论，偏头痛属少阳头痛，与足少阳胆经及手少阳三焦经关系更为密切，循经取穴是治疗偏头痛的核心。从络病论，偏头痛符合脑络易滞易瘀、易入难出、易积成形的病变特点，治疗上宜通络止痛、气血同治。治疗偏头痛取丝竹空、率谷、太阳、风池、合谷、太冲、足临泣。配穴取阳陵泉、外关。兼有厥阴经症状者，加内关、人中、神门、百会。兼有阳明经症状者，加头维。肝阳上亢型，加颔厌透悬颅、列缺、太溪、行间。痰浊型，加颔厌透悬颅、列缺、丰隆、内关。瘀血型，加膈俞、血海、足三里、三阴交。肾虚、气血不足型，缓解期加足三里、气海、三阴交、太溪、肾俞，发作期加阿是穴、头维。月经期偏头痛，加三阴交。上述腧穴中，局部腧穴取患侧，远端腧穴取双侧。

②偏三针法，取患侧太阳、太冲，健侧合谷。患者取仰卧位，常规消毒后，用3寸毫针由太阳向颧髎方面，穿过颧弓向内斜刺，以针感传至患侧下颌为度。并先后实施中强度、轻度捻转手法，各1分钟，留针30分钟，留针时捻转1~2次，12日为1个疗程，病程长、病势剧者，加列缺、率谷。

③单用风池穴针刺治疗偏头痛急性期，风池穴是针灸临床常用穴位之一，实践证明，针刺风池穴对于风阳上扰型头面部急性头痛，以及少阳经循行所过的肢体肌肉急症、痛证等具有显著疗效，单穴针刺往往就能取得较好的即刻效果，具有简便速效等突出特点。报道认为该法在临床中取得良好效果，主要有以下原因。a. 催气与补泻手法都具有高频率、低幅度的特点，可在较短时间内促使"得气"，同时可避免引起局部痉挛、疼痛，或针刺过深等不良事件。b. 针对不同疾病选择相应最佳进针方向与针刺深度，配合相应补泻手法，以助"气至病所"。c. 对于三叉神经痛、偏头痛等急症遵循《黄帝内经》中"巨刺"之法，选取健侧穴位施以手法，可达直折病势、快速止痛之效。在针刺的同时仍需注意，风池穴位置特殊，穴下临近重要血管、神经等解剖结构，针刺前必须仔细揣穴，精确定位，根据患者个体情况决定进针方向及深度，与患者充分沟通缓解紧张后方可针刺。施行手法时应当循序渐进，逐步增加刺激强度，严格把握针刺方向、深度等，可有效避免出现晕针、针刺过深、皮下血肿等不良事件。

（2）针刀疗法　松解风池穴在偏头痛治疗中较为常见，偏侧头痛取患侧风池穴，若双侧疼痛则取双侧穴位，每周治疗1次，治疗1~3次。

（3）耳穴压豆　取神门、皮质下、交感、肾、肝、脾、枕、颠、额。肝郁气滞加胆经，心脾两虚加心，肾虚加内分泌，胃失和降加胃、三焦，后头疼痛加胆，头顶痛加肝，外感疼痛加肺、肾上腺。常规贴王不留行籽，每次按压各耳穴100次，每月3~4次，隔3日换1次，两耳交替，10次为1个疗程。

（4）热敏灸疗法　热敏穴位以头面部、背部及小腿外侧为高发区，多出现在头部局部压痛点、风池、率谷、至阳、肝俞、阳陵泉等区域。每次选取上述2~3组穴位，每次治疗以灸至感传消失为度，每天1~2次，10次为1个疗程。

（5）火针疗法：取阿是穴（痛点），局部酒精常规消毒，选用细火针，烧红烧透后对准阿是穴，透刺疾出，不留针，出针后用消毒干棉球重按针孔片刻，每周治疗2次，5次为1个疗程。点刺头部痛点注意速度宜快，避免烧燃头发。

（6）中药贴敷法　取川芎、白芷、细辛、冰片，上药按10∶5∶3∶0.5比例，将药物研为极细末备用。将上药用蜂蜜调成黏稠膏状，于敷料上均匀涂抹为1.5cm直径的膏膜，贴太阳、风池、大椎穴，2~6小时后取下。适用于偏头痛急性发作期。

（7）塞鼻法

①头痛塞鼻散：取川芎、白芷、远志、冰片、细辛，上药共研细末，取少许药末用消毒纱布包住，塞入鼻孔，右侧头痛塞左侧鼻孔，左侧头痛塞右侧鼻孔，一般塞入3~5分钟后，头痛逐渐减轻至消失。

②取细辛、徐长卿、川芎、蜈蚣、山奈、冰片，上药共研细末，以消毒布包药末少许，塞入鼻孔，左侧头痛塞右鼻，右侧头痛塞左鼻，痛止即取出。

（8）滴鼻法　取川芎、钩藤、白芷、羌活、细辛、菊花、冰片制成滴鼻剂，每次滴入2~3滴，每日3~5次，至头痛逐渐消失。

（9）雾化吸入法　将川芎茶调散置于砂锅中，加水500ml，浸泡约15分钟，煎至200ml，用纱布过滤后倒入雾化吸入器内，雾化吸入，每日1剂，2次/天。

（10）衣冠法　取白芷、防风、荆芥、钩藤、苍术、川芎、桂枝、藁本、细辛，上药共研末做成棉帽，戴在头上。此法适用于偏头痛遇风、遇冷加重者。

（11）中药熏蒸法　川芎、当归、荆芥、白芷、细辛，上药共入砂锅中，加水500ml，煎至300ml，用厚纸将砂锅口糊封，视偏头痛部位大小，盖纸中心开一孔，令患者痛位对准纸孔。偏头痛面积较大者，可以头部对准砂锅口，以热药气熏蒸，每日1剂，每剂2次，每次10~15分钟。

3.成药应用

（1）丹珍头痛胶囊　功能平肝息风，散瘀结，通脉络，解痉挛，止痛。用于肝阳上亢，瘀血阻络所致的头痛，症见头痛颈酸，烦躁易怒。每次3~4粒，每日3次。

（2）正天丸　功能疏风活血，养血平肝，通络止痛。用于外感风寒，瘀血阻络，血虚失养，肝阳上亢的偏头痛、紧张性头痛、神经性头痛、颈椎型头痛、经前头痛。饭后服用，每次6g，每日2~3次，15天为1个疗程。

（3）天舒胶囊　功能活血平肝，通络止痛。用于瘀血阻络或肝阳上亢所致的头痛日久，痛有定处，或头晕胁痛，失眠烦躁。饭后口服，每次4粒，每天3次。

（4）都梁丸　功能祛风散寒，活血通络。主治风寒瘀血所致的偏头痛。口服，1次1丸，1日3次。

（5）养血清脑颗粒　功能养血平肝，活血通络。用于血虚肝旺所致的偏头痛。口服，1次1袋，1日3次。

（6）川芎清脑颗粒　功能祛风胜湿，活血止痛。用于风湿蒙蔽，瘀血阻滞引起的偏头痛。开水冲服，每次1袋，1日3次。

（7）头痛宁胶囊　功能息风涤痰，逐瘀止痛。用于偏头痛、紧张性头痛属痰瘀阻络证。口服，1次3粒，1日3次。

4. 单方验方

治疗偏头痛的单方验方很多，但大多未经过临床试验研究，此处选用一些，仅供大家辨证参考。

（1）川芎 100g，浸泡于 500ml 白酒中 1 个月，每次服用药酒 20ml，每日 3 次。

（2）川芎 80g，研为细粉末，每次 6g，温开水冲服。每日 2 次，连用 7~10 天。

（3）全蝎适量，研为细末，装入瓶内，每次取少量置于太阳穴，以胶布固定，每日换药 1 次，连用 3~5 天。

（4）白芷适量，研为细末，每次 5g，温开水冲服。每日 2 次，连用 10 天。

（5）威灵仙 6g，沸水泡茶，每日服 3 次，连用 10 天。

（6）藁本、苦丁茶各 6g，鲜荷叶 15g，水煎，分 2 次服，每日 1 剂。

（7）细辛 3g，白芷 6g，菊花 10g，水煎，分 2 次服，每日 1 剂。

（8）全蝎、生地黄、甘草各 10g，共研细末，每次 3g，每日 3 次，以温开水送服。

（四）新疗法选粹

1. OnabotA

OnabotA 是由肉毒梭菌产生的一种嗜神经性细胞外毒素，其被人们熟知是因为其可作为美容产品用于消除皱纹等，除此之外其也被广泛用于各种肌张力障碍性疾病，如面肌痉挛、特发性眼肌痉挛等，且效果显著。在一次使用 OnabotA 为偏头痛患者除皱美容时意外发现患者不仅鱼尾纹消失了，而且偏头痛也缓解了，从此开始了 OnabotA 治疗偏头痛的研究。在美国食品药品监督管理局（PDA）批准的预防 CM 的治疗药物中，对由于自身原因不能口服药物的患者或无法忍受与这些药物相关不良反应的患者，可能 OnabotA 尤其具有吸引力。目前 OnabotA 用于止痛作用的可能机制如下：①阻止受刺激的三叉神经感觉神经元释放炎性神经肽，从而抑制神经源性炎症。②抑制 P 物质及减少 CGRP 的释放，减少参与头痛传播的其他配体的释放。③可选择性地作用于神经肌肉接头突触前膜，抑制神经递质乙酰胆碱释放，松弛肌肉，达到止痛的目的。在欧盟及北美，OnabotA 是目前唯一被美国 FDA 专门批准用于成人 CM 的预防性治疗药物。

2. CGRP 单克隆抗体

CGRP 是由 37 种氨基酸组成的一种神经肽，其以 a-CGRP 和 b-CGRP 两种亚型分布在人体不同组织中。在外周神经系统，a-CGRP 主要分布在痛觉纤维（Ad 和 C 纤维），在中枢神经系统中 CGRP 及 CGRP 受体的分布极其复杂，至今仍未研究清楚。CGRP 具有血管扩张和调控痛觉的作用，其是目前已知的、最有效的微血管扩张剂，目前已观察到其在大脑、冠状动脉和肾血管床的血管扩张作用；偏头痛与三叉神经痛性传入神经的激活与 CGRP 的释放有关；激活三叉神经节可导致三叉神经末端神经肽的释放，如 CGRP、P 物质、神经激酶 A。有实验结果表明，外周神经系统三叉神经节的激活导致 CGRP 的释放，在偏头痛发作后，脑脊液、血清、唾液及颈静脉中 CGRP 的含量增加。CGRP 单克隆抗体因为没有明显的肝毒性或其他严重的不良反应，作用靶点具有特异性，与治疗药物相比半衰期更长及具有更好的耐受性和安全性而颇具吸引力。CGRP 需要经肠道外给药，给药途径包括静脉注射、皮下或肌内给药。静脉注射会快速达到血浆药物浓度峰值，皮下或肌内注射达到血浆浓度峰值时间较长（常需要 1~8 天），而且通常生物利用度较低，该种单克隆抗体消除半衰期很长，每月只需注射 1~2 次，目前用于预防偏头痛的单克隆抗体主要有 4 种，即依瑞奈尤单抗、伽奈珠单抗、艾普奈珠单抗、瑞玛奈珠单抗。

（五）医家诊疗经验

1. 王琦

王琦教授是我国中医体质辨识的奠基者，他从体质辨识的角度论治偏头痛，认为偏头痛是临床上一种病因病机未明的疾病，中医一般从调补肝脾肾、祛风化痰瘀为主论治。王琦教授临床上发现有些偏头痛与过敏体质有相关性，针对此类疾病主要以"调理过敏体质"为主，配合"辨体－辨病－辨证"三辨模式，用乌梅、蝉蜕、何首乌、野生赤芝四味药，改善过敏体质状态，加土茯苓并随证加减取得良好的效果。王琦教授治疗头痛时还加入川芎等药，他认为川芎辛温香燥，为血中之气药、头痛之要药，走而不守，既能上行颠顶，又下达血海，行气祛风止痛，可用于偏头痛患者的体质辨识调理。

2. 王松龄

王松龄教授认为偏头痛的病因为六淫、七情、饮食、劳倦等，或单或兼，复杂多变。病因虽繁，但其病机属肝郁血虚夹瘀者居多。肝胆郁结，疏泄无权，经络失畅，气血滞留，头脑闭阻，不通则痛；血为后天之本，生命之源，血行周身，血液亏虚，脑失充养，不荣而痛；血行失常，郁滞于脑，血液凝缩，化而为瘀，瘀阻脑脉，不通而痛。肝郁、血虚、血瘀三者相互影响，为偏头痛之常见病因病机。王松龄对偏头痛多以祛风散邪、健脾化痰、活血通络为治法，并注重滋补肝肾和充养气血等，同时再配合使用外治法，以提高治疗头痛的临床疗效。在处方用药上王松龄认为外风以疏风散邪、通络止痛为主，对偏于风寒头痛，选用川芎茶调散加减，偏于风热头痛，选用菊花茶调散，偏于风湿头痛，选用羌活胜湿汤加减，而对于内风所致偏头痛则宜平肝息风，通络止痛，选用天麻钩藤饮加减，全蝎、蜈蚣、僵蚕等均为常用之品。

3. 王新志

王新志教授认为偏头痛病程久，发作无常，与风邪善行数变的特性吻合，发作时一侧或两侧头部胀痛，或呈搏动性头痛，其临床特征与"风性主动"合拍；且风为百病之长，六淫之首，轻扬开泄，常夹他邪上袭。《素问·太阴阳明论》谓："伤于风者，上先受之。"头为人体之颠，位居最高，风为阳邪，易袭阳位，上犯头部，故偏头痛之因虽多，首当责之于风。然风有内、外之别，外风致病多为实证、表证，内风致病多为里证、虚证或虚实夹杂证。王新志认为偏头痛为发作性疾病，其病机多为本虚标实或虚实夹杂，虚者为髓海不足，或气血亏虚，清窍失养；实者为风、痰、瘀扰乱清空，故该病之风邪多属内风，但部分患者遇风诱发、加重，可见该病也可由外风引动内风而发，内风与外风不可截然分开。在治疗上注重风药及引经药的应用。王新志治疗偏头痛多以山柰汤加减为主，基本方为白芷，细辛，川芎，当归，山柰，白芍，甘草。方中白芷、细辛祛风止痛，为风药，味薄气轻，发散上升，引药上达病所；川芎活血行气，祛风止痛，张元素称其为"治少阳厥阴经头痛及血虚头痛之要药"，当归活血补血，取"治风先治血，血行风自灭"之意，二药共奏祛风活血之效；山柰味辛，行气止痛；风药性燥，易耗伤人体阴液，白芍酸涩敛阴，当归补血润燥，二药合用防阴液耗伤；白芍合甘草，养血敛阴，缓急止痛。诸药合用，共奏养血柔肝、活血祛风之效。

4. 李燕梅

李燕梅认为偏头痛大多经久难愈，其病机多为痰瘀内生，壅塞阻络。痰瘀互结是导致偏头痛的主要原因，形成痰瘀互结的原因有二：第一，随着生活习惯和工作节奏的改变，部分人喜食油腻荤食、辛辣味重之物，导致脾胃运化水谷精微功能受损，脾虚失运，聚湿成痰，阻脾之升清；头为清阳之会，脑失所养，引起头痛缠绵难愈，同时，部分人因缺乏体育锻炼，营养过剩，造成形体肥胖，胖人多湿，亦加速了痰瘀的产生，痰瘀阻滞气机，脑失所养，则发展为头痛。第二，随着社会老龄化程度加快与提前，部分中年人的脏腑功能开始减退，其运化瘀血、痰浊等病理产物的能力下降，不能正常运行气血津液，津液凝聚为痰，气血阻滞为瘀，痰湿瘀血等病理产物在体内累积到一定程度，痰瘀互结，脑脉痹阻，不通则痛，亦可引发该病。李燕梅教授临证多从痰瘀论治偏头痛，处方多用清代陈士铎的散偏汤加减，临床疗效显著。

5. 王珂

王珂认为偏头痛发病涉及肝、脾、肾三脏，而与肝之关系最为密切。因肝藏血，体阴而用阳，其性喜条达，肝主疏泄，保持全身气机之疏通畅达，令通而不滞，散而不郁。若肝气不疏，气郁化火，火性炎上，脑脉失养，清窍受扰，则致头风。肝与胆相表里，故偏头痛部位多为肝胆经循行部位。由此可见，胆经、肝经与偏头痛密切相关。王珂教授治疗偏头痛强调应区分发作期和缓解期，进行分期治疗。因发作期多以实证或本虚标实为主，多因风寒、风热、痰浊、瘀血、肝阳上亢所致；缓解期多以本虚为主，多见阴阳气血亏虚。临床治疗偏头痛多用自拟平肝活血汤加减，药物组成如下：炒蔓荆子、炒蒺藜、夜交藤、煅牡蛎（先煎）、白芷、延胡索、白芍。对于肝热证，酌加龙胆草、炒栀子、夏枯草、钩藤、白茅根等品；对肝郁气滞证，酌加醋柴胡、广郁金、醋青皮、香附等品；对于肝阳上亢证，酌加生龙齿、生龙骨、生石决明、生石膏等重镇之品；对于肝阴亏虚证，酌加酒女贞子、墨旱莲、五味子、炒酸枣仁、枸杞子等品；对于肝

血不足证，酌加当归、生地黄、熟地黄、生黄芪、制何首乌、太子参等品。此外，临证还应结合头痛部位和经络循行路线，加用不同的引经药物，有助于提高临床疗效。王珂常用引经药物：太阳头痛用炙麻黄、藁本、羌活；阳明头痛用葛根、升麻、生石膏；少阳头痛用柴胡、川芎；太阴头痛用苍术、清半夏；少阴头痛用细辛；厥阴头痛用吴茱萸。

6. 涂晋文

涂晋文教授认为偏头痛以肝风内动、痰瘀阻络、肝肾不足为主，风、痰、瘀、虚是偏头痛的四大致病因素，它们常常夹杂致病，互相转化。内风是偏头痛的致病主因，痰浊是发病的主要病机，瘀血是头痛的发病关键。偏头痛初期临床辨证主要从风、痰、瘀入手，内风证多是肝风与痰相搏，而外风为病可直中脑络，亦可因外邪引动内风。《黄帝内经》云：“高巅之上，惟风可到。”偏头痛多见肝失疏泄，郁而化火，上扰清空；脾失健运，痰湿内生，清窍蒙蔽；另外，久病入络则气滞血瘀，瘀阻脑窍也是导致偏头痛的重要原因。涂晋文教授在分期治疗偏头痛方面，发作期主张祛风止痛，活血化瘀，中药多选用川芎、白芍、甘草、白芷、柴胡、当归、全蝎、天麻、细辛、羌活等。缓解期注重治本，以补肝肾之不足，祛痰瘀之邪气，多用法半夏、胆南星、僵蚕、陈皮、竹茹、当归、川芎、桃仁、红花、丹参、赤芍、生地黄、白芍、枸杞子等。

7. 孙西庆

孙西庆根据多年临床经验指出偏头痛多与湿热有关，认为湿热壅滞，痹阻脑窍脉络，从而导致偏头痛的产生。孙西庆教授认为搏动痛乃是湿热交蒸作痛之特点，热为阳邪，其性燔灼炎上且发散，故见胀痛；湿热中阻，上蒙清窍，故伴随症状易出现恶心呕吐、头昏沉等。在偏头痛治疗

上孙西庆教授强调祛湿、清热并重,参考吴鞠通《温病条辨》"徒清热则湿不退,徒祛湿则热愈炽",因此清热不忘祛湿,祛湿兼顾清热,并均佐以活血通窍,在选方上以《医方考》中加味二陈汤(半夏、陈皮、茯苓、黄芩、甘草、川芎、细辛、黄连、薄荷、苍耳子、胆南星)为基础,随证加减,疗效颇佳。

8.丁元庆

丁元庆创建"头痛六经分证方法",采用经方辨治取得了满意疗效。以往认为"伤于风者,上先受之",头痛多因风、火、气上扰所致,但如今在临床上因湿热壅滞清窍、阻滞经脉所致的头痛越来越常见。丁元庆指出,湿热头痛主要责之于湿热阻滞气机,壅滞经脉。湿邪有形,其性重浊趋下,热性炎上,"湿热交结,变动不居,为害多端"。湿热相合,流注经脉,阻滞气机,循经上犯,以致清阳不升,浊阴不降,清窍痹阻,头痛因而发作。丁元庆治疗偏头痛多以畅利气机、疏通经脉为治则。临床处方多以《伤寒论》葛根芩连汤加减治疗为主,同时善用土茯苓、滑石。葛根芩连汤加减主要药物组成为葛根、黄芩、黄连、炙甘草,湿热并重选加土茯苓、白鲜皮、苦参,湿重于热加佩兰、防风、猪苓、茯苓,热重于湿加连翘、滑石、栀子,湿热夹郁证加郁金、川贝母、香附,湿热夹痰证加半夏、牛蒡子、瓜蒌,湿热夹瘀证加丹参、川芎、僵蚕,湿热伤阴证加石斛、天花粉、生地黄。

9.顾锡镇

顾锡镇认为肝脾肾三脏功能失调是导致偏头痛的主要原因,其中肝经见证最多,强调尤要注意"风""火""痰""瘀"四者相互为患。辨治偏头痛之病性需要分清虚实,气血亏虚、肾精不足之头痛属虚证,肝阳、痰浊、瘀血所致之头痛多属实证。虚实在一定条件下可以相互转化,最终导致虚实夹杂之头痛。顾锡镇认为肝失疏泄是偏头痛的核心病机,治疗偏头痛从"肝"治疗。现代人因生活条件优越,多以实证、热证为主,故治疗多以平肝、清肝、泻肝、镇肝为主。在选方用药时多用寒凉药物,如牡丹皮、丹参、黄连、郁金等。然寒凉药物易导致败胃,出现大便稀溏等症状,故在用药时常加麦芽、谷芽、茯苓等,同时特别关注患者大便,根据大便情况调整用药。

10.倪进军

倪进军认为偏头痛中医辨证治疗应对发作期和缓解期采用不同的治疗方法,针对偏头痛发作时头痛剧烈,缓解期一如常人的临床特点,引入中医伏邪理论对偏头痛的中医病机进行了全新的论述,提出了偏头痛的发生是在肝肾阴血不足的基础上,引动体内风、瘀、痰、热等伏邪而导致。在病机理论指导下,创制了偏头痛缓解期预防性治疗的中药方剂柔肝活血息风汤。方剂组成为生白芍、枸杞子、制何首乌、柴胡、香附、天麻、川芎、黄芩、甘草。水煎服,每日1剂。也可将上述药物粉碎制成水丸,每次6g,每日3次,口服。无论何种剂型,均要坚持服用8周以上。以上为基本方,若病情复杂也可适当加减:①肝肾阴虚重者加生地黄,白芍加至30g,制何首乌加至20g。②阴虚火旺者加青蒿,有实火者加龙胆草。③睡眠差者加何首乌藤、合欢皮、五味子。④血瘀较重者加延胡索,川芎加至30g。

五、预后转归

偏头痛对生活质量影响很大,超过1/3的患者可因头痛缺工或缺课。世界卫生组织(WHO)发布的2001卫生报告将常见疾病按健康寿命损失年(YLD)进行排列,偏头痛位列前20位,并将严重偏头痛定为最致残的慢性疾病之一,类同于痴呆、四肢瘫痪和严重精神病。偏头痛除疾病本身可造成损害外，还可以进一步导致其他损害。迄今为止已有多项基于大宗人群的关于偏头痛与脑卒中相互关系的研究，研究结果提示偏头痛是脑卒中的一项独立危险因素。偏头痛者发生缺血性卒中、不稳定心绞痛和短暂性脑缺血发作均高于无偏头痛者。尤其是有先兆偏头痛者发生卒中的风险更高，还与冠心病的高风险有关。此外，偏头痛还可以导致亚临床的脑白质病变，偏头痛者后循环无症状性脑梗死的发病率升高，偏头痛者头颅MRI出现脑白质病变的风险比无偏头痛者高，即使没有脑血管危险因素的年轻偏头痛者，该风险也升高。偏头痛的反复发作还可导致认知功能下降，主要为言语能力下降。偏头痛还可与多种疾病共患，如癫痫、抑郁症及情感性精神障碍。女性有先兆偏头痛患者出现抑郁以及抑郁伴发焦虑的比例较无先兆偏头痛者高。

有关偏头痛的系统发展变化研究甚少，据对确诊的73例偏头痛儿童，经30年随访观察，均开始6年的青春期或青年期，62%的儿童偏头痛缓解2年以上；在这一部分中，经平均6年的缓解后，又有部分患者（占73例偏头痛的22%）再发偏头痛，因此，在30岁时，73例偏头痛中60%的人仍有发作，不过大多数人发作的头痛程度轻，发作频度也较儿童期少，40%缓解。这些患者经30年随访后，处于37~43岁间，47%缓解，53%仍发作。另外有30%的患者自始至终都有头痛。73例对照组儿童，16年中11%（全部为女孩）有偏头痛。也有人报道，偏头痛患者少数人易患脑梗死。

六、预防调护

（一）预防

预防偏头痛发作，积极做好患者的宣教工作极为重要。向患者普及偏头痛的有关知识，使患者对偏头痛的发病规律等有较多的了解，尽量避免引起偏头痛发作的多种诱发因素，如有发作先兆表现或预感知道如何应对。

（1）在饮食上留意，避免进食能够引起自身偏头痛发作的食物，尽量少食用辛辣厚味，以避免生痰生热。规避刺激性气味，避免神经处于膨胀状态，从而导致头痛的发作。

（2）保持良好的心情，避免情绪起伏过大。经常微笑，保持愉悦心情。若工作压力过大或是工作时间过长要试着调剂放松，如小睡片刻、娱乐、休闲。

（3）坚持运动，对有偏头痛的人来说，着重呼吸训练、调息的运动（例如瑜伽、气功）和肩颈运动，可帮助患者稳定自主神经系统，减缓焦虑、肌肉紧绷等症状。

（4）睡眠规律，避免熬夜。维持规律的作息，对有偏头痛的人来说格外重要，因为睡眠不足或睡太多都容易引发偏头痛。

（5）揉太阳穴　每天清晨醒来后和晚上临睡以前，用双手中指按太阳穴，转圈揉动，先顺揉7~8圈，再倒揉7~8圈，这样反复几次，连续数日，偏头痛可以大大减轻。

（6）梳摩痛点　将双手的十个指尖，放在头部最痛的地方，像梳头那样进行轻度的快速按摩，每次梳摩100个来回，每天早、中、晚各做1次，便可达到止痛目的。

（二）调护

1.辨证施护

（1）肝阳上亢证施护　①头痛发作时应卧床休息，保持室内安静，光线应柔和，室温不宜过高。头痛剧烈者可抬高床头15°~30°，变换体位时动作宜缓慢。②该证患者常因情绪激动而诱发头痛，应做好情志护理，帮助患者释放心理压力，解除忧郁等不良情绪，使其心情舒畅，肝气调达。③饮食宜清淡，忌烟酒、辛辣等刺激之品。可食清肝泻火之品，如菠菜、苦瓜、芹菜等食品。可饮莲心茶、菊花茶以安神定志、清肝泻火，也可食用莲子银耳粥、冬瓜汤、海带汤等。④针刺疗法，可选百会、太冲、三阴交。⑤少寐多梦者可耳穴压豆，取神门、心、肾、交感。

（2）痰浊内阻证施护　①痰浊头痛者宜住较干燥、温暖的病室。②恶心欲呕者应配合指压内关、合谷以防止呕吐，中药汤剂应少量多次频服。③饮食宜清淡，除米、面主食外，可多食青菜、水果类食物。如薏苡仁、红小豆、西瓜、冬瓜、玉米等清热利湿之物，还可食用天麻陈皮粥、菊花粥、玉米须菜等以利湿祛痰。④少食多餐，不宜过饱，素体肥胖者应控制饮食，及早减肥。

（3）肝肾亏虚证施护　①伴眩晕、乏力者应闭目静卧，慎下床活动，避免摔倒。室内安静，避免噪音等刺激，保障充足睡眠。②注意休息，避免过劳，预防感冒，劳逸结合。③饮食，以补益肾精为主，食营养丰富、易消化的食物，如黑芝麻、核桃、山药、红枣、甲鱼等。可食黑芝麻粥、红枣山药粥、银耳木耳粥等。阴虚者可食海带、清蒸甲鱼等滋阴补肾。阳虚者可食阿胶红枣粥、党参炖牛肉等调理。④鼓励患者多参加娱乐活动，培养各方面情趣和爱好，多听音乐，学习书法等。⑤少寐者可耳穴压籽，取神门、心、交感。

（4）瘀血阻络证施护　①头痛发作时应卧床休息，保持室内安静，光线应柔和，室温不宜过高。头痛剧烈者可抬高床头15°~30°，变换体位时动作宜缓慢。②食疗食物，多食桃仁、蒲黄、玫瑰花、红花等。药粥食谱，如桃仁粥。③瘀血头痛可用温热疗法，如热敷法、灸法，以活血散瘀止痛。

（5）气血两虚证施护　①血虚头痛者应住温暖、阳光充足的病室。因气血不足，卫外不固，需注意休息，避免劳累，预防感冒。②可食健脾肾、益气血的食物，如母鸡、瘦肉、蛋类、新鲜水果等。可食桂圆粥、黑米核桃粥、莲子红枣粥等。平时可用党参煎汤代茶饮。忌食生冷食品。③中药宜饭后服用，服后稍活动；恢复期注意锻炼身体，适寒温。④保证充足睡眠，不寐患者可配合耳穴压豆、睡前中药沐足、按摩涌泉穴等改善睡眠。

2. 辨体施护

根据王琦教授的中医体质辨识学说，体质是可以干预而调整的，开封市中医院倪进军教授通过研究偏头痛在不同人群的分布情况，总结归纳出偏头痛的易感人群，以阴虚、湿热、血瘀、气郁四种体质的较多，故可着重从以下几个方面辨体施护。

（1）阴虚体质　阴虚质是由于体内津液精血等阴液亏少，以阴虚内热等表现为主要特征的体质状态。阴虚容易阳亢，内热容易生风，故阴虚体质易发肝阳上亢型偏头痛。其辨证施护方法如下。①总原则是食宜滋养，起居忌熬夜，运动勿大汗。②生活起居忌熬夜。起居应有规律，居住环境宜安静。紧张工作、熬夜、剧烈运动、高温酷暑的工作环境等能加重阴虚的倾向，应尽量避免。特别是冬季，更要保护阴精，不做剧烈的户外活动。节制房事，惜阴保精。③饮食调养要多食猪瘦肉、鸭肉、绿豆、冬瓜等甘凉滋润之品，少食羊肉、韭菜、辣椒、葵花籽等性温燥烈之品。④精神调摄，阴虚体质的人性格急躁，外向活泼，常易心烦动怒。五志过极，易于化火，情志过极，暗耗阴血，易于加重阴虚体质。故应安神定志以舒缓情绪，学会正确对待喜怒苦乐，加强涵养，养成冷静、沉着的习惯；少参加竞争胜负的活动，不要过于张扬。⑤偏头痛个性调护，中药免煎颗粒剂天麻 10g，生地黄 10g，制何首乌 10g，开水冲服，每日 1 次。

（2）湿热体质　湿热质是以湿热内蕴为主要特征的体质状态。湿热郁久，上蒙清窍，瘀阻经络而诱发痰热型偏头痛。其辨证施护方法如下。①总原则是食忌辛温滋腻，起居避暑湿，运动强度宜大。②生活起居要避免居住在低洼潮湿的地方，居住环境宜干燥、通风。不要熬夜，不要过于劳累。盛夏暑湿较重的季节，减少户外活动的时间。保持充分而有规律的睡眠。保持二便通畅，防止湿热聚集。③饮食调养，饮食以清淡为主，可多食赤小豆、绿豆、芹菜、黄瓜、藕等甘平的食物，少食羊肉、韭菜、生姜、辣椒、胡椒、花椒等甘温滋腻及火锅、烹炸、烧烤等辛温助热的食物。④精神调摄，湿热体质的人性格急躁，外向活泼，常易心烦动怒，五志过极，易于化火，情志过极，暗耗阴血，易于加重湿热体质，故应安闲淡定以舒缓情绪，学会正确对待喜怒苦乐。⑤偏头痛个性调护，中药免煎颗粒剂天麻 10g，黄连 10g，薏苡仁 10g，开水冲服，每日 1 次。

（3）血瘀体质　瘀血质是体内有血液运行不畅的潜在倾向或瘀血内阻的病理基础，以血瘀表现为主要特征的体质状态。血瘀阻络则会导致血瘀型偏头痛。其辨证施护方法如下。①总原则是食宜行气活血，起居勿安逸，运动促血行。②生活起居注意作息时间宜有规律，保持足够的睡眠，可早睡早起多锻炼，注意动静结合，不可贪图安逸，加重气血瘀滞。血得温则行，得寒则凝，血瘀体质者应尽量避免寒冷刺激。③饮食调养，多食山楂、醋、番木瓜、黄酒、葡萄酒等具有活血、散结、行气、疏肝解郁作用的食物，并少食肥肉等滋腻之品。④精神调摄，血瘀体质的人心情要舒畅。血瘀体质的人常心烦、急躁、健忘，或忧郁、苦闷、多疑，在情志调摄上，应

培养乐观情绪，精神愉悦则气血调畅，营卫流通。⑤偏头痛个性调护，中药免煎颗粒剂天麻 10g，赤芍 10g，川芎 10g，开水冲服，每日 1 次。

（4）气郁体质　气郁质是由于长期情志不畅，气机郁滞而形成的以性格内向不稳定，忧郁脆弱，敏感多疑为主要表现的体质状态。气郁体质者容易气郁而血瘀，从而诱发偏头痛的发生。其辨证施护方法如下。①总原则是食宜疏肝理气，起居宜动不宜静，宜参加群体运动。②生活起居方面，气郁体质的人不要总待在家里，应尽量增加户外活动，如跑步、登山、游泳、武术等。居住环境应安静，防止嘈杂的环境影响心情。保持有规律的睡眠，睡前避免饮用茶、咖啡、可可等具有提神醒脑作用的饮料。③饮食调养多食黄花菜、海带、山楂、玫瑰花等，它们具有行气、解郁、消气、醒神作用。常用中成药有逍遥散、柴胡疏肝散、越鞠丸等。④精神调摄，气郁体质的人性格内向不稳定，忧郁脆弱，敏感多疑，在情志调摄上，应培养乐观情绪，精神愉悦则气机通畅。⑤偏头痛个性调护，中药免煎颗粒剂，天麻 10g，柴胡 10g，白芍 10g，开水冲服，每日 1 次。

3. 药膳调护

（1）天麻炖猪脑　用猪脑 1 副（洗净，剔去血筋），天麻 10g，生姜 1 片，清水适量，共放瓦盅内炖熟。每天或隔日服 1 剂，趁热服食。方中猪脑能治神经衰弱、头风及眩晕；天麻性味甘平，有平肝息风、安神止痛的功能。

（2）桑菊薄荷茶　冬桑叶、杭白菊各 10g，薄荷 6g，沸水冲泡代茶饮。方中冬桑叶性味苦寒，祛风清热，治头痛目赤；杭白菊性味苦平，平肝明目，清热解毒，治诸风头眩肿痛；薄荷味辛，有疏风散热之功，可治头风头痛。

（3）钩藤菊花粥　钩藤 20g，菊花 12g，

糯米 100g。先将粳米煮粥，钩藤加水 250ml 煎 10 分钟，再加入菊花煎 5 分钟，滤去渣，放入粥中，稍滚即可食用。方中钩藤味甘，性微寒，能平肝风，除烦热，治头旋目眩；菊花作用同前，粳米益气补中。

（4）白芍白芷炖鱼头　白芍 10g，白芷 6g，鳙鱼头 1 个（洗净），生姜 1 片，清水适量合炖，饮汤食鱼头。方中白芍能活血行气，祛风止痛；白芷解头痛，祛风散寒；鳙鱼头能补脾益气，引药上行。

（5）加味橘皮粥　橘皮 20g（鲜者 30g），山药 10g，粳米 100g，冰糖少许。先将橘皮煎取药汁，去渣，然后下山药、粳米煮粥。或者将橘皮晒干，山药研为细末，每次用 3~5g 调入已煮沸的稀粥中，再同煮为粥。

（6）杞菊地黄粥　熟地黄 15g，枸杞子 20g，菊花 10g，粳米 100g。先将熟地黄与枸杞子先煎，后下菊花，取药汁与粳米煮稀粥服食。

（7）玫瑰蚕豆花茶　玫瑰花 4~5 朵，蚕豆花 9~12g，冰糖适量。玫瑰花、蚕豆花切碎，把两种材料放入杯中，以沸水冲泡 10 分钟，加入适量冰糖即可。代茶饮用。

七、专方选要

1. 加味二陈汤化裁

清半夏、苍耳子、陈皮、胆南星、柴胡、茯苓、川芎、黄连、黄芩、薄荷、细辛、赤芍、徐长卿、葛根，水煎服，日 1 剂。

2. 自拟祛风化痰散瘀汤

白芷、独活、防风、蔓荆子、胆南星、法半夏、陈皮、川芎、白芍、桃仁、红花、地龙、当归、甘草。其中羌活、白芷、独活、防风、羌活、蔓荆子等风药主以祛风。10 剂，每天 1 剂，水煎服，早、晚饭后服。

3. 疏肝养血通络汤

代赭石、怀牛膝、当归、龙骨、天冬、牡蛎、玄参、芍药、龟甲、川楝子、麦芽、茵陈、甘草。

4. 三通汤

柴胡、法半夏、党参、炙甘草、桂枝、白芍、葛根、天麻、白芷、细辛、川芎、生姜、大枣，连续服用 4 周。

5. 自拟偏头痛方

川芎、天麻、钩藤、当归、牛膝、地龙、细辛、白芷、全蝎，水煎服，每日 1 剂。

6. 芎麻祛风汤

川芎、天麻、白芷、白鲜皮、蔓荆子、野菊花、地龙、僵蚕、葛根、白蒺藜、细辛、甘草；太阳头痛加羌活、独活；少阳头痛加柴胡、黄芪；阳明头痛加白芷、葛根；厥阴头痛加吴茱萸、藁本；失眠加夜交藤、酸枣仁、珍珠母；痰湿明显者加苍术、半夏；疼痛时间长且反复发作者加全蝎、蜈蚣；恶心、呕吐加半夏、陈皮。

主要参考文献

[1] 刘希金，李红霞，王衍. 丹珍头痛胶囊治疗头痛的临床效果分析 [J]. 心理月刊，2020，1（15）：163.

[2] 朱春璐，王静，乔宇航，等. 都梁丸的血清药物化学研究 [J]. 中国现代应用药学，2020，37（4）：443-446.

[3] 王忠平，周凯，袁德培. 中西医结合治疗偏头痛的研究进展 [J]. 世界最新医学信息文摘，2019，19（93）：86-89.

[4] 刘应林，李双霜，冯良遇，等. 慢性偏头痛药物预防性治疗新进展 [J]. 现代医药卫生，2019，35（21）：3317-3340.

[5] 孙永康，杨海燕，王新志. 王新志应用猪牙皂治疗脑系疾病经验 [J]. 中国中医基础医学杂志，2019，25（9）：1238-1240.

[6] 王亮，王珂. 王珂老中医平肝活血治疗偏头痛的思想 [J]. 中国中医急症，2016，25（2）：259-261.

[7] 刘婷婷, 孙西庆. 孙西庆教授治疗偏头痛经验总结 [J]. 中国民族民间医药, 2018, 27 (17): 89-90.

[8] 张蓓蓓, 陈俊, 涂晋文. 涂晋文教授论治偏头痛经验 [J]. 中国中医急症, 2016, 25 (9): 1708-1710.

[9] 苏泽琦, 陈聪, 彭莉, 等. 秦月好从风痰瘀论治女性偏头痛经验 [J]. 中国中医基础医学杂志, 2016, 22 (12): 1702-1703.

[10] 胡春雨, 赵丽丽, 杜世豪, 等. 丁元庆辨治湿热头痛经验 [J]. 中国中医基础医学杂志, 2016, 22 (10): 1401-1402.

[11] 刘高红, 顾锡镇. 顾锡镇辨治内伤头痛思路探析 [J]. 山东中医杂志, 2017, 36 (4): 319-321.

[12] 倪进军, 王铃清, 赵艳敏, 等. 300例偏头痛分期治疗中医辨证规律的临床研究 [J]. 辽宁中医杂志, 2015, 42 (9): 1707-1708.

[13] 谢卫平, 倪文璐, 倪进军. 基于证候和体质研究偏头痛中医病机和分期治疗思路探索 [J]. 辽宁中医杂志, 2016, 43 (9): 1855-1857.

[14] 赵艳敏, 倪文璐, 倪进军. 伏邪理论与偏头痛分期治疗中医病机的关系初探 [J]. 中国医学人文, 2016, 2 (4): 226.

第六章　紧张型头痛

紧张型头痛（TTH）是神经内科门诊中较为常见的疾病，起病可能与心理应激有关，转为慢性形式后常没有明显的心理因素。关于其命名过去一直比较混乱，曾将其称为肌肉收缩性头痛、紧张型头痛、心因性肌源性头痛、应激性头痛、日常性头痛、原发性头痛、特发性头痛、心因性头痛。直到1988年国际头痛学会才将其确定为紧张型头痛，并制定了统一的分类与诊断标准。该标准推出后受到大多数国家的广泛认同和应用。

中医学中无紧张型头痛病名，但是从紧张型头痛的临床表现来讲，紧张型头痛属中医"头痛""首风""脑风"范畴。随着生活节奏越来越快，社会压力越来越大，患病率呈逐渐升高的趋势。

一、病因病机

（一）西医学认识

1. 流行病学

近年来流行病学调查资料显示紧张型头痛的全球患病率为38%，终生患病率为46%，占头痛患者的70%~80%。流行病学调查表明，我国近年的患病率为98.2/10万，30岁以下发病者呈逐年增长的趋势，其中男女患病率之比约为1:4。在其他疾病的研究中，58%~83%的人曾有过头痛的经历，约1/3的患者长期受头痛折磨。随着生活压力逐渐增大，头痛的发病率更是急剧攀升。世界卫生组织（WHO）2006年年终报告显示，原发性头痛（包含紧张型头痛）在致残疾病谱中位列第19位。因此，世界卫生组织（WHO）、世界头痛联盟、国际头痛学会以及欧洲头痛联盟在全球范围内联合发起了一项"减轻世界范围内头痛所致负担"的运动。为数不少的国家逐步掌握了本国的头痛流行病学数据，我国的流调显示在佛山市37个抽样点的259个样本中，头痛数为55人，占总数的21.3%，女性数量明显高于男性。对样本的其余783名家庭成员进行调查显示，从2009年1月起曾患过头痛的人数为170人，比例占21%，与样本的所得基本相同。此外从数据中发现，虽然头痛样本在不同地区的比率有较大差异，但相同的是无论在国外或国内紧张型头痛的发病率女性数量明显高于男性这是肯定的。2010年4月发布的中国头痛流行病学调查显示，在我国18~65岁人群中，原发性头痛发病率为23.8%，主要是紧张型头痛（10.77%）和偏头痛（9.3%）。85%的受访者表示曾因头痛无法集中精神，从而影响工作效率和生活质量，超过75%的受访者认为头痛的原因是自己出现负面情绪，但超过60%受访者未采取任何治疗行为，而选择忍受。

由于紧张型头痛的高患病率，其带来的社会经济影响也很严重。直接费用包括医疗花费和社会服务费用、因患病而导致的生产能力下降给社会造成了巨大的间接损失，此外还包括无形损失和生活质量的下降。Holroyd和其同事研究指出，慢性紧张型头痛给患者的情感生活带来极大的消极影响，比起其他可接受的慢性疼痛的诊断，慢性紧张型头痛患者的生活质量更为糟糕。

2. 发病机制

紧张型头痛是一种机制未完全明了的非特异性头痛综合征，诊断缺乏特异性指标，除头痛外无其他特征性表现。病因及发病机制仍有待进一步研究。目前国内外的医学工作者和研究人员提出的发病机制有颅周肌肉障碍、中枢调节机制异常、神经介质代谢紊乱及精神心理因素等。

（1）颅周肌肉障碍　该机制主要认为紧张型头痛的发作与颅周肌肉紧张度、压痛及阈值等方面有密切关系，在1995年Sakai F、EbiHara S、Akiyama M等就发表论文 Pericranial muscle Hardness in tension-type HeadacHe，在该论文中指出紧张型头痛患者发作时斜方肌、颈后肌肉紧张度均明显高于正常受试者。Jesen等采用TTS法（全部压痛得分）对紧张型头痛患者进行观察，得出压痛与紧张型头痛密切相关的结论，紧张型头痛患者的颅骨周围肌压痛较正常人高，而且压痛的程度与紧张型头痛的发生率和强度相关。Sakuta M等试验研究表明紧张型头痛患者在头痛发作时头颅处于水平位和屈颈时颈后肌肌电图活动明显高于正常对照组，同时颈后肌肉血流量降低，Sakuta M等认为紧张型头痛与枕部压痛点有关，压痛点通常位于枕颈肌肉附着点；该研究同时指出了精神心理对紧张型头痛发病的影响，表明精神紧张等应激状态下引起持续性肌收缩、肌缺血，提高肌肉紧张度。

Buchgreitz等研究发现发作性紧张型头痛及女性慢性紧张型头痛患者其肌肉触痛与无头痛的对照组比明显增加。Marina等通过研究也发现紧张型头痛患者其颅周肌肉触痛明显高于对照组，而其颅周肌肉热痛阈值与健康对照组比无明显差异。Marina等认为颅周肌肉触痛先于头痛发生，是导致头痛的原因而不是头痛的结果，是由皮层水平的一种疼痛感知过度调节，此研究比较了20位慢性紧张型头痛患者及20位健康对照组的斜方肌及胫骨前肌的肌肉及皮肤的机械和电痛阈值，发现慢性紧张型头痛患者斜方肌及斜方肌表面的皮肤对三种电刺激（单脉冲、2Hz、100Hz）的痛阈值与对照组比均显著降低，而两组的胫骨前肌及其表面皮肤对电刺激的痛阈值无明显差别。通过压力控制的手工触痛和压力痛觉机定量感觉实验显示慢性紧张型头痛患者斜方肌痛敏感增加，而胫骨前肌则没有，发现与健康对照组比，慢性紧张型头痛患者头区肌肉和皮肤的痛阈值降低，而位置低的四肢肌肉及皮肤则无此现象。慢性紧张型头痛患者头区肌筋膜痛敏感性增加，认为来自头区的伤害性刺激敏感性的增加在慢性紧张型头痛的致病机制中可能起重要作用，而颅周肌肉疼痛敏感的增加可能是由炎性介质的释放导致外周感觉传入兴奋及致敏所致。

（2）中枢调节机制异常　神经电生理研究技术为TTH的病理生理机制提供了新的依据，特别是外感受抑制试验模式（ESP）被认为是研究TTH疼痛机制的客观标准方案。ESP具有两个抑制期，即ESP1（产生于刺激后10~20ms）和ESP2（产生于刺激后45~55ms）。通过动物猫的模型实验研究明确了ESP的神经传导通路：电或机械刺激三叉神经下颌支引起AD类纤维兴奋产生神经冲动，经三叉神经传入纤维至脑桥后，感觉信息沿两条感觉传导通路（一条是产生ESP1的少突触的脊束核至丘脑通路；另一条是产生ESP2的多突触的脊束核经脑干网状结构的一系列中间神经元至丘脑通路）传导至边缘系统。边缘系统被激活兴奋后产生神经冲动，经脑干网状结构中的抑制性中间神经元传导至三叉神经运动核，引起三叉神经运动支支配的颌闭合肌产生抑制性反射。目前研究者较一致的观点是TTH患者抑制性中间神经元的兴奋性降低或抑制过度，导致边缘系统发放的神经冲动传导不良或被阻断，引起ESP缩短或消失。研究显示ESP1和ESP2由不同的脑干抑制性中间神经元传递，前者位于延桥交界的外侧和中间被盖部，后者位置不明确，可能位于延髓网状结构。传递 ESP1 和 ESP2 的抑制性中间神经元受控于边缘系统，动物实验显示强刺激诱导边缘系统功能紊乱可使机体出现疼痛症状，因此边缘系统被认为是中枢性疼痛控制系统，ESP 的传导途径被认为是研究 TTH 中枢机制的最佳途径。目前越来越多的研究结果证实了该观点，并且进一步发现发作性紧张型头痛（ETTH）的 ESP1 和 ESP2 及慢性紧张型头痛（CTTH）的 ESP1 与正常对照组比较均无明显差异，CTTH 的 ESP2 则表现为时限缩短。越来越多的研究者更倾向于 CTTH 的 ESP2 时限缩短是抑制性中间神经元的兴奋性降低或抑制过度的结果，客观反映 TTH 是由于中枢性疼痛调节机制异常引起的。

（3）神经介质代谢紊乱

①AsHina 等采用硝酸甘油（GTN，NO 的给予体）的头痛实验模型，观察 16 位 CTTH 患者及 16 位健康对照组在输入 GNT 后其头痛的程度、性质及时间。发现与偏头痛患者相同，CTTH 患者出现了一个双期伤害性反应，即在输注过程中出现了一个头痛高峰（即刻头痛），之后的 1.5 小时头痛程度减轻（间歇期），接下来数小时后的第二期出现了更为严重的头痛高峰（迟发性头痛）。认为 NO 对血管周围感觉传入的直接效应和（或）NO 诱发的动脉扩张导致了即刻头痛，而脊髓、三叉神经水平中枢敏感性的增强导致了迟发性头痛。此外，实验结果还表明 NO 对许多类型的原发性头痛起重要作用，NO 相关的中枢机制可能是原发性头痛疼痛发病机制的共同点。Sarchielli 等比较了 25 位 CTTH 患者及 20 位健康对照组其血小板的一氧化氮合酶（NOS）活性、5-HT 含量及谷氨酸含量，并比较有无止痛药滥用的 CTTH 患者中上述变量的值。与对照组比较发现，CTTH 患者 NOS 活性增加，5-HT 水平降低，谷氨酸水平增加，有止痛药滥用者更明显。因此研究者认为 CTTH 患者血小板 NOS 活性的增加反映了脊髓、三叉神经以及脊髓上参与对肌筋膜伤害性刺激调节，从而导致中枢致敏的 NOS 活性上调。NOS 活性的增加可能与 5-HT 水平低有关，尤其有止痛药滥用患者更明显，而这又能导致 CTTH 患者中枢致敏。

②神经肽与 TTH 的关系：Marukawa 等发现 TTH 患者头痛发作期唾液中 P 物质（SP）含量显著升高，认为 SP 是由痛觉系统释放。在人与动物体中的研究表明 SP、神经肽 Y（NPY）和血管活性肠肽（VIP）包含在急性和慢性疼痛的致病机制中。

（4）精神心理因素　由于患者长期处于焦虑、抑郁、妄想等不佳的心理状态，这些精神心理因素可致头、颈部肌纤维持续性紧张，相应部位的血管收缩或扩张，以及无菌性炎症导致痛物质释放，最终导致头痛发生。有学者认为不良的精神心理状态可导致大脑皮质高级整合能力紊乱、失控，导致痛觉阈值降低，同时脑啡肽样物质分泌异常，以致小量的刺激即可引起疼痛。尤其表现在患者的头、面、颈、肩部持久性的疼痛及头部的束紧感及压痛感。Matrin 等对紧张型头痛患者的调查表明 74% 的患者有显著情绪紧张，35% 表现抑郁。Mongini 等用明尼苏达多项人格调查表（MMPI）研究紧张型头痛患者，发现多数患者有忧郁症、疑病症、癔症等疾病表现，患者性格常有固执孤僻、谨小慎微、内省力缺乏等特点，对他人的言论过度敏感，使自己处于长期紧张、焦虑和恐惧之中，行动上表现为强力自制，精神上不安、焦虑、抑郁不协调的心态，加重了紧张型头痛。于东明等人研究心理干预对紧张型头痛的疗效，结果表明心理干预可明显改善紧张型头痛的心理健康状态，提高其心理应激水平，明显提高病情好转率。

目前越来越多的研究者发现紧张型头痛的发病过程与精神心理因素密切相关，很多研究者认为 TTH 可以纳入心身疾病范畴，该病不仅是以生理病理为基础的疾病，患者个体的心理冲突和处理解决方式及其引起的抑郁、焦虑等精神状态在 TTH 的发生和维持中起了重要作用，生物 – 心理 – 社会的综合作用模式可能会更为全面地解释 TTH 的发生和发展。

（二）中医学认识

在中医学中没有紧张型头痛一病，历代医家对紧张型头痛多未设专篇论述，散见于头痛的相关内容。众医家对紧张型头痛的中医归属还存在着争议，但现多数医家认为应归属于中医"头痛"范畴，且历代医家对此均有独到见解。根据现代意义上的紧张型头痛的典型临床表现————额部、顶部、枕部、颞侧中的单个或多个部位，甚至整个头部的持续性轻、中度钝痛，常伴有紧箍感、沉重感、压迫感等异常感觉，紧张型头痛论述应归属于六经辨治体系。头痛一词最早载于《内经》，在《素问·风论》中称之为"首风""脑风"，描述了"首风"与"脑风"的临床特点，并指出六经病变皆可导致头痛。汉代张仲景《伤寒论》开创分经辨治之先河，论及了太阳、阳明、少阳、厥阴病头痛的见证，并列举了不同症状的治疗方药。朱震亨进一步总结了六经头痛的引经药物，对后世医家选方遣药影响深远。中医药诊治紧张型头痛理论基础丰富，近年来，医家多从太阳证、肝风、气郁、风寒、怒、思、痰、瘀、虚及手足太阳经筋证等角度论治。

1. 情志内伤

紧张型头痛的发生与情志因素密切相关。中医认为"脑为髓之海"，脑主要依赖肝肾精血濡养，若情志不畅，肝气郁滞，气郁化火，阳亢生风，风阳上扰颠顶，则易发本病。临床常可见到头痛患者因情志急愤而致病者，多与瘀血凝滞，阻滞脑窍有关。

2. 感受外邪

在外感风、寒、暑、湿、燥、火六淫中，风为之长，其他邪气都依附于风而令人发病。同时风为阳邪，其性轻扬，《素问·太阴阳明论》谓："伤于风者，上先受之"，"高颠之上，惟风可到。"而头为诸阳之会，位居高颠，三阳六腑清阳之气皆会于此，三阴五脏精华之血亦皆注于此，因此风邪易侵袭而致头痛。寒性收引，紧张型头痛患者多有头部紧箍感、压迫感，与寒邪关系密切。

3. 饮食不节

紧张型头痛发生与饮食习惯有一定的关系。若素体肥胖或嗜酒肥甘，恣欲无度，饮食不节，则可伤及脾胃，致脾胃虚弱，气结于中焦，聚湿生痰，日久则扰于神明之府。中医认为"百病皆因痰作祟"，痰随气而无处不到，脑为人体真气所聚之处，故痰极易凝滞于经络和脑，导致痰蒙脑窍或阻滞经络，引发紧张型头痛。

4. 忧思劳累

劳则耗气，思则伤脾，如果脾气运化无力，水湿停留必酿变痰浊，痰浊内阻，清阳不升，浊阴不降，邪害清窍则可引发头痛。

5. 久病致瘀

瘀血的产生主要与气有关，血液运行全身的动力是气，气行则血行，气滞则血瘀。脑为精明之府，不论何种原因导致的血液运行不畅，瘀血阻于脑府，闭塞脑脉，都会出现神机失畅，络道不通而出现头痛等表现。

二、临床诊断

（一）辨病诊断

紧张型头痛为原发性头痛，因此在诊断时应首先进行详细的病史询问、体格检查，为排除继发性头痛，必须进行详细的问诊和诊察。问诊包括问头痛的程度、部位、性质、持续时间和频率，有无恶心、呕吐、加重因素，治疗经过，服药情况以及精神状态等。体格检查应查有无神经系统阳性体征。影像学检查查有无颅内占位性疾病及血管畸形，以排除继发性头痛。然后应按照 ICHD-Ⅲ 所列的诊断标准与其他原发性头痛，如偏头痛、丛集性头痛等相鉴别。鼓励患者记录头痛日记，对于病史较长、不易与继发性头痛相混淆的患者不提倡进行过多的辅助检查。

1. 症状

紧张型头痛多为两侧痛，多见于后枕部、两颞侧、颈项部、头顶部、额部或全头痛。头痛多为轻、中度，一般不影响日常生活，多表现为钝痛、胀痛、压迫感或紧箍感，后颈部、肩胛部肌肉有压痛。

双侧头部压迫感、紧缩感，每次头痛发作持续数十分钟到数日。头痛的程度为轻、中度，不随日常动作加重。除了慢性紧张型头痛可能伴有轻度恶心之外，一般无恶心、呕吐，但可有食欲不振。光或声音刺激有时是加重因素。紧张型头痛的诱因包括口及腭部的功能异常、心理或社会应激、惊恐、抑郁、妄想、肌肉紧张、紧张型头痛治疗药物的过量使用以及其他器质性病变影响等。

2. 触诊检查

颅周压痛增强，在额肌、颞肌、咬肌、翼内外肌、胸锁乳突肌、颊肌、斜方肌上用力压迫，会加重头痛的强度和频率以及头痛的高峰。

（二）辨证诊断

1. 肝阳上亢证

临床证候：头胀痛而眩，心烦易怒，面赤口苦，或兼耳鸣胁痛，夜眠不宁，舌红，苔薄黄，脉弦有力。

辨证要点：头胀痛而眩，易怒口苦，苔黄，脉弦。

2. 肝肾阴虚证

临床证候：头痛而空，兼眩晕耳鸣，腰膝酸软，遗精，带下，少寐健忘，舌红少苔，脉沉细无力。

辨证要点：头痛而空，腰膝酸软，少苔，脉沉细。

3. 气血亏虚证

临床证候：头痛而晕，遇劳加重，面色少华，心悸不宁，自汗，气短，畏风，神疲乏力，舌淡，苔薄白，脉沉细而弱。

辨证要点：头痛而晕，遇劳加重，脉沉细弱。

4. 痰浊上扰证

临床证候：头痛昏蒙，胸脘满闷，呕恶痰涎，苔白腻，或舌胖大有齿痕，脉滑或弦滑。

辨证要点：头痛昏蒙，呕恶痰涎，脉滑。

5. 瘀血阻窍证

临床证候：头痛经久不愈，其痛如刺，入夜尤甚，固定不移，或头部有外伤史，舌紫或有瘀斑、瘀点，苔薄白，脉沉细或细涩。

辨证要点：经久不愈，痛如刺，固定不移，舌有瘀斑，脉涩。

三、鉴别诊断

（一）西医学鉴别诊断

1. 偏头痛

偏头痛常见于中青年和儿童，头痛位

于一侧颞额眶部，呈搏动性跳痛，常伴恶心及呕吐、畏光、畏声，发作性头痛前可先有视觉障碍，如视物模糊，视野中有盲点，或偏盲等先兆，也可无任何先兆即开始偏侧头痛。持续数小时或数天而缓解，极少数患者呈偏头痛持续状态。少数患者偏头痛可能和紧张型头痛同时存在，以致两者较难区分。

2. 丛集性头痛

丛集性头痛位于一侧眶颞额部，重者波及全头部。头痛发作呈密集性，剧烈且无先兆。头痛发作迅速并可突然停止，发作时伴以结膜充血、流泪流涕及多汗，少数出现上睑下垂。每天发作数次并可在睡眠中发作，每次发作历时数十分钟至数小时，并可连续数天至数周。但缓解期可长达数月至数年之久。经对患者详细询问病史和进行发作观察不难与紧张型头痛鉴别。

3. 三叉神经痛

三叉神经痛特指原发性三叉神经痛，主要表现为三叉神经分布区内短暂反复发作性的剧痛，表现为面部、口腔及下颌部位的某一点，突然发生剧烈性闪电式短暂抽痛，犹如刀割样、火烧样、针刺样或电击撕裂样痛，多在谈话、进餐、刷牙或洗脸时发生，每次历经数秒或数十秒至1~2分钟。

4. 颅内占位疾病引起的头痛

包括颅内肿瘤、颅内转移癌、脑脓肿及脑寄生虫病等疾病所引起的头痛。此类头痛是由于颅内压升高所致，随病程进展，常伴有喷射性呕吐和眼底水肿，早期可被误诊为紧张型头痛。对病程较短的头痛患者，除注意眼底改变外，仔细进行神经系统检查极为重要。如发现病理反射等体征出现，常提示并非紧张型头痛而应及时采用脑CT或MRI等检查以助鉴别。

（二）中医学鉴别诊断

1. 类中风

类中风病多见于45岁以上患者，眩晕反复发作，头痛突然加重时，常兼半身肢体活动不灵或舌謇语涩。

2. 真头痛

真头痛多呈突然剧烈头痛，常表现为持续痛而阵发加重，甚至伴喷射样呕吐、肢厥、抽搐等。

四、临床治疗

（一）提高临床疗效的要素

1. 个体化与综合治疗联合应用原则

由于紧张型头痛的发病机制复杂，致病因素较多，因此如何因病制宜地选择合适的治疗模式是一项需要完善探索的治疗过程。由于紧张型头痛的治疗方案有药物治疗、非药物治疗、发作期治疗和预防性治疗，因此如何合理科学地为患者制定个性化的治疗方案是对一个医生的考验。不同治疗方案的成功率可能大致相似，但在此基础上如何提高，这就是一个医生需要思考的问题。无论患者是去神经内科，还是心理精神科、针灸科等相关科室求诊，作为医生都应该对紧张型头痛患者引起重视，因此在医生本人擅长的领域范围之外，应当尽量地为患者提出合理的建议，我们认为对待紧张型头痛的患者应当选择个性化治疗原则及综合治疗的原则，将药物治疗和非药物治疗相结合，以期获得比单独个性化方案更大的临床疗效。因此多学科联合治疗紧张型头痛是提高该病临床疗效的有效途径。越来越多的学者认识到了综合疗法的优势，综合疗法能显著提高紧张型头痛的治愈率，而且不良反应少，不易产生耐药性，对缩短疗程也有很大帮助。有研究显示，在对明显紧张型头痛的患者进行治疗时，将阿米替林（100mg/d）或去甲替林（75mg/d）与压力管理方案联用后的疗效要远优于两种药物单用。联合治疗可使患者头痛指数评分下降50%~64%，而在单独治疗时，则药物为38%，压力管理方案为35%，而安慰剂只有29%。

2. 活用"从肝论治"

大量临床研究表明紧张型头痛患者中证属内伤者多于外感者，而内伤者中肝郁化火、肝阳上亢者较多，但二者致病机制有所不同，肝郁化火者是由情志所伤，肝失疏泄，肝气郁滞，日久化火，循经上扰清窍而发为头痛，肝郁化火所致紧张型头痛多属实证；肝阳上亢者肝阳亢盛，上犯颠顶，导致脉络瘀阻，脑失所养而发为头痛，其所致者常为虚中夹实证，少数素体阳盛引起肝阳上亢，导致紧张型头痛者当属实证。在临床治疗中应区别对待。二者在临床的治法方药异中有同，立法处方基本原则在于协调肝体与肝用之间的平衡，肝郁化火者当用疏肝解郁、清肝泻火药，治疗常选方有龙胆泻肝汤、栀子豉汤等，常用药物龙胆草、黄芩、栀子、牡丹皮、菊花等；阴虚导致肝阳上亢者当以滋阴为本，常选柔肝养阴之药，常用方剂有芍药甘草汤，常用药物有白芍、甘草、生地黄等；素体阳盛引起肝阳上亢者治当平肝潜阳，常用方剂为天麻钩藤饮、镇肝息风汤等，常用药物为天麻、钩藤、石决明、羚羊角等。因此在临床中活用"从肝论治"治法可以提高临床治疗紧张型头痛的疗效。

3. 分清虚实，因病制宜

紧张型头痛在中医辨证分型中分外感和内伤两大类，在内伤头痛中分实证和虚证，在临床用药过程中实证从肝论治，"肝为万病之贼"，肝阳证与肝阳上亢、肝郁化火上扰清窍有关，肝郁气滞，日久郁而化火，火热熏灼，上蒸清窍，壅滞头面经脉，气血运行失调，导致头痛；而虚证从心脾肾论治，肾虚即是其重要原因之一，肾阴不足，水不涵木，肝阳上亢，上扰清窍，肾阳久亏，髓海空虚，脑失濡养，不荣则痛，而致头痛。本病虚实皆见，实证居多，通则不痛，故治实证多用疏肝调气血之品，然久用该类药物易耗气伤血，故可适当配伍养血柔肝或补气养血之品；虚证则需补益气血之品。此外，紧张型头痛的发生与情志关系密切，常伴抑郁焦虑、失眠，且多相互为因，用药当参照郁症、失眠以兼顾之，除疏肝解郁药外，也应辅以心理治疗。

4. 合理运用六经辨证

《伤寒论》首创了独特的辨证理论体系——六经辨证，在其中将头痛列为关键症状进行辨证治疗。《伤寒论》在总结前人经验的基础上，对头痛的病因、病机、证治进行了系统阐述，按六经循行部位及特点进行论治，将头痛分为太阳头痛、阳明头痛、少阳头痛、厥阴头痛，并描述了各经头痛的具体症状及治疗方药。但是目前在头痛的临床治疗辨证中多从脏腑、气血、阴阳辨证，因此合理运用六经辨证，提高紧张型头痛的临床疗效值得深入研究，有学者根据发病部位不同，参照经络循行路线辨证分型，以川芎茶调散为基本方，按《伤寒论》所述太阳经、阳明经、少阳经、厥阴经的不同加味治疗紧张型头痛。李东垣在《兰室秘藏·头痛门》中又补充出太阴、少阴头痛证治，并进一步指出六经头痛的不同之处。六经辨证论治头痛为历代医家所重视，因此在目前治疗紧张型头痛的临床过程中如何合理运用六经辨证体系，完善紧张型头痛的辨证方法，是提高治疗紧张型头痛的重要方法。

5. 与时俱进，探索中药新药

传统中医临床治疗多以汤剂为主，现在虽然有胶囊、颗粒剂、口服液和滴鼻剂等剂型，但仍不能满足患者的需要。为了提高药物疗效及患者的依从性，更好地防治本病，以及适应现代经济快速发展、竞争压力不断增大的社会，如何研制服用简便、高效的中成药是未来治疗本病的新趋势。

（二）辨病治疗

在紧张型头痛的治疗上总共分3个方面：非药物治疗、急性发作时的药物治疗和预防性药物应用。

1. 非药物治疗

目前紧张型头痛的发病机制尚不十分清楚，可能与多种因素有关，包括心理因素、中枢痛觉超敏、颅周肌肉收缩和肌筋膜炎、神经递质因素等，因此对紧张型头痛患者，首先应建立起患者对医生的信任，进行适当的心理疏导，鼓励患者建立良好的生活习惯。尽可能采用非药物治疗，而当患者有药物禁忌证或不能耐受时，或患者为孕妇、儿童、青春期，或在哺乳期时，则首选非药物治疗，如心理干预、松弛疗法、放松疗法和肌电图生物反馈疗法等。

（1）心理干预 抑郁、紧张等不良情绪是紧张型头痛的发病因素之一，在排除器质性疾病引起的头痛后，分析患者的心理特点，全面准确评估患者的情况，建立起患者对医生的信任，对待患者热情、真诚、关心、理解，并详细解释患者提出的有关目前疾病的各种问题，消除患者得了不治之症的疑虑，消除患者的紧张和抑郁情绪。同时给予患者适当的心理疏导，引导患者增加对生活、工作的兴趣，转移和分散患者对疾病的注意力，帮助患者稳定情绪。此外还必须维护患者的自尊心，给予患者充分的理解，征求患者意见，选择相应的心理疗法，如认知领悟疗法、系统脱敏疗法、放松疗法、森田疗法等，帮助患者正确对待和处理工作学习中碰到的问题，改正个性上的弱点。家庭环境也是精神心理治疗的重要环节，家庭的支持和鼓励，以及对家庭日常生活的积极参与都有助于患者的康复。

（2）松弛疗法 肌肉收缩是形成紧张型头痛的病理因素之一，因此使用肌肉松弛疗法是缓解紧张型头痛的有效治疗手段。比如按摩，按摩可使颈肩部肌肉受人工牵拉，从而缓解肌肉紧张。物理疗法可使紧张型头痛得到改善。有学者将物理疗法分四步走。①训练坐位、站立、睡眠及工作时颈部和头部的正确姿势。②在家中练习改善头部位置和俯卧位练习，加强颈后部肌肉的动作，并在颈后部放置冰袋。③在背和肩部进行中至深部按摩2分钟。④被动伸展三角肌、斜方肌上部、提肩肌和胸肌各5分钟。有学者则是寻找项背部的压痛点或敏感点，对压痛点及周围的肌肉进行按压或热敷，推揉或热敷双侧斜方肌及胸锁乳突肌处。每天持续10~20分钟，但应避免对颈椎过度推移和牵拉。

（3）放松疗法和肌电图生物反馈疗法 对治疗紧张型头痛的有效性已经被充分证明。研究显示，放松疗法、肌电图生物反馈疗法及综合心理行为治疗都能使近50%的头痛得到缓解。这几种治疗方法的疗效都差不多，但却都明显好于未接受治疗的患者。这些治疗相互间并不能彼此替代，因为可能有些患者对放松训练反应不好，但却能受益于肌电图电生物反馈疗法。

单独进行认知行为干预，比如压力管理方案，就能够有效地降低紧张型头痛的发作频率，但当将其与放松疗法或肌电生物反馈疗法结合应用时，疗效优于单独干预方法治疗。对于许多患者而言，在家中接受录音或书面材料指导为基础，再加上每个月3~4次的临床治疗训练，这种有限接触治疗要比全部由治疗师负责的治疗更具性价比。

行为治疗的缺点是需要花费大量时间。

目前尚无有效方式来评估患者的预后，可根据一些明确因素进行推测。有研究显示，放松疗法在第 4 个疗程可使肌电活动至少减少 50%。同时有研究表明过量应用麦角胺或止痛剂会限制心理行为治疗的效果。持续性头痛患者对放松疗法或是生物反馈疗法不太敏感，此外还有研究表明，行为疗法在对情绪低下或精神状况较差患者的治疗中，效果不太令人满意。行为疗法较药物治疗虽然起效缓慢，但是症状改善持续时间长，并且无须每月都去接受治疗或与治疗师沟通。

（4）其他非药物治疗　紧张型头痛治疗过程中还有其他多种理疗方法，包括局部按摩、生物电刺激、冷敷或热敷处理等，尽管可暂缓疼痛，但长期效果并不明显。像局部按摩，对急性反复性紧张型头痛的患者是有效的，但从长期效果来看，平均只能减低头痛程度 23%。

2. 急性发作时药物治疗

对发作性紧张型头痛，特别是偶发性紧张型头痛患者，适合对症治疗。治疗可采用非甾体抗炎药。可单一用药，如阿司匹林、对乙酰氨基酚等，也可应用复合制剂。可选择对乙酰氨基酚 1000mg、阿司匹林 500~1000mg、双氯芬酸 50~100mg、酮洛芬 25~50mg、布洛芬 200~400mg。注意切勿滥用镇痛药，因为其本身也可引起药物性头痛。遇到下列情况应考虑到药物过量的可能：①治疗开始后头痛缓解，此后头痛持续性加重。②停用药物后头痛减轻。③阿司匹林剂量每周＞45g。④吗啡制剂用量每周＞2 次。

有研究表明非甾体抗炎药（NSAIDs）可能比对乙酰氨基酚和阿司匹林疗效更佳。单种镇痛药每月使用不要超过 14 天，加有咖啡因的复合镇痛药制剂每月使用不要超过 9 天，避免因药物过量而导致药物过度应用性头痛。

慢性紧张型头痛患者的急性期治疗应避免药物滥用导致头痛的潜在风险。在一个 29 项观察性研究（2612 人）中仅查阅到了 1 项非系统的回顾性观察研究，该研究仍然维持一个观点，那就是复发性头痛患者经常使用止痛剂（2~3 次 / 周）与慢性头痛有密切联系，且降低了预防性治疗的效果。但并非所有患者在停用速效镇痛药物后的 1~6 个月内都能得到改善。

3. 预防性药物应用

对于频发性和慢性紧张型头痛，应采用预防性治疗，主要方法如下。①抗抑郁药物，主要是三环类抗抑郁药，如阿米替林、多塞平，也可试用 5- 羟色胺再摄取抑制剂。②肌肉松弛剂，盐酸乙哌立松、巴氯芬等。③部分抗癫痫药物，如丙戊酸钠。④A 型肉毒毒素注射治疗，适用于口服药物无效或不能耐受的顽固性头痛患者。

三环类抗抑郁药物是治疗慢性紧张型头痛中应用最广泛的一线药物，然而并非所有的研究结果都显示三环类抗抑郁药物比安慰剂更有效。这些研究常常缺乏大样本或研究参数，或者研究的持续时间短暂等，所以只有少数研究结果被认为符合 HIS 指南。那些显示三环类药物组与安慰剂组存在统计学差异的实验研究也有一个大问题，即对所观察到的疗效是否存在临床相关性。在一项研究中，选择把平均每日头痛持续时间的减低作为疗效参数。阿米替林能降低每日头痛持续的时间，从每天的 11.1 小时降至 7.9 小时，平均减少 3.2 小时。这个结果与安慰剂组有明显的差别，但其临床意义却受到质疑。尽管如此，临床上仍然将三环类抗抑郁药作为治疗 CTTH 和频发性 ETTH 最有效的药物。阿米替林是最常应用的药物，氯丙咪嗪疗效更好但其不良反应也更多，去甲替林不良反应较少，其他抗抑郁药如多塞平、普替林及米安舍林等可作为第二选择。

三环类药物的初始剂量较小，每日睡前可服用阿米替林或氯丙咪嗪 10~25mg。多数患者在此剂量就能取得好效果。CTTH患者服用阿米替林的平均剂量为每日 75~100mg，若患者无效，则需增加阿米替林或氯丙咪嗪的剂量。若在服药后 4 个月，头痛症状得到改善 80% 时，可尝试逐渐停止服药。每隔 2~3 天剂量递减 20%~25% 可预防头痛的反弹。

抗抑郁药在 CTTH 中的作用机制仍然待定，其治疗头痛的作用与抗抑郁作用并不相同。三环类制剂有多种药理活性。通过抑制 5- 羟色胺再摄取、内啡肽释放，或者抑制与疼痛信号传递有关的 N- 甲基 -D- 天冬氨酸受体等，会引起 5- 羟色胺水平升高，而这些都是与 TTH 的病理生理机制相关的。

最新一代的抗抑郁药可选择性地阻断 5- 羟色胺的再摄取（如氟西汀），但却并未被证实可以有效预防 TTH。如在一项说明性的交叉研究中，帕罗西汀（每日 20~30mg）与舒必利（每日 200~400mg）的疗效相差无几。另一项研究则显示，最新一代抗抑郁药对服用三环类抗抑郁药无效的患者也没有疗效。在 Bendtsen 及其同事发布的研究中，并未发现西酞普兰组优于安慰剂组，而阿米替林却比安慰剂组疗效更好。在临床实践中，选择性 5- 羟色胺再摄取抑制剂有时会被用来治疗不耐受三环类的患者或肥胖患者。

在一项交叉实验中，解痉药替扎尼定（每日 6~18mg）比安慰剂组更有疗效，但实际在临床上的作用可能并不适用于大多数患者。

（三）辨证治疗

1. 辨证论治

（1）肝阳上亢证

治法：平肝潜阳。

方药：天麻钩藤饮。天麻，钩藤，生决明，山栀子，黄芩，川牛膝，杜仲，益母草，桑寄生，夜交藤，茯神。

若见肝肾阴虚，症见朝轻暮重，或遇劳加重，脉弦细，舌红苔薄少津者，酌加生地黄、何首乌、女贞子、枸杞子、墨旱莲等滋养肝肾；若头痛甚，口苦，胁痛，肝火偏旺者，加郁金、龙胆草、夏枯草以清肝泻火；火热较甚，亦可用龙胆泻肝汤清降肝火。

（2）肝肾阴虚证

治法：滋阴补肾。

方药：大补元煎。人参，山药，熟地黄，杜仲，当归，山茱萸，枸杞子，升麻，鹿角胶。

若头痛畏寒，面白，四肢不温，舌淡，脉沉细而缓，证属肾阳不足，可用右归丸温补肾阳，填精补髓；若兼见外感寒邪者，可投麻黄附子细辛汤散寒温里，表里兼治。

（3）气血亏虚证

治法：补气养血，缓急止痛。

方药：八珍汤。当归（酒拌），川芎，白芍，熟地黄（酒拌），人参，炒白术，茯苓，炙甘草。

（4）痰浊上扰证

治法：健脾化痰，降逆止痛。

方药：半夏白术天麻汤。半夏，茯苓，白术，橘红，天麻，甘草，生姜，大枣。

若痰郁化热显著者，可加竹茹、枳实、黄芩清热燥湿。

（5）瘀血阻窍证

治法：活血通窍止痛。

方药：通窍活血汤。赤芍，川芎，桃仁，红枣（去核），红花，老葱，鲜姜，麝香（绢包）。

头痛甚者，可加全蝎、蜈蚣、地鳖虫等虫类药以祛逐风邪，活络止痛；久病气血不足，可加黄芪、当归以助活络化瘀之力。

2.外治疗法

（1）刺血疗法配合刮痧治疗　取百会、耳尖，先在针刺部位揉捏，使局部充血，常规消毒皮肤后，右手持三棱针，对准已消毒过的部位迅速刺入，刺入后立即出针，轻轻挤压针孔周围，使出血数滴，然后以消毒棉球按压针孔。每周治疗1次，共治疗4周。刮痧疗法一线取百会穴至前发际，二线取百会穴至后头、颈部、风府、风池穴，三线取大椎向下刮拭督脉及膀胱经至肺俞、肝俞、肾俞等处，四线取列缺穴至合谷穴，五线取阳陵泉至太冲穴，直至局部有少量出血点出现。每星期治疗1次，共治疗4周。

（2）耳针配合百会穴针刺　耳针法取耳穴肝、脾、肺、神门、耳尖，局部常规消毒后用短毫针强刺激，留针30分钟，1日1~2次，5天1个疗程。百会穴局部常规消毒后用1.5~2寸毫针，斜向刺入0.8~1寸，以捻转手法，运针5分钟后即可起针，1日1~2次，5天1个疗程，共治疗4个疗程。

（3）针刀疗法　对经检查确定的疼痛部位（包括压痛点和痛性结节的具体部位）进行镇痛消炎处理。对有特殊症状的患者，如患有精神紊乱症患者进行神经阻滞处理。在注射镇痛液后对患者进行针刀松解治疗。持刀者在已检查标记的压痛点、痛性结节部位入刀，进行切割（主要切割痛性结节）、剥离及松解等，松解后取出针刀同时对患者进行手法推拿按摩，对长期难治性头痛患者可进行适当理疗，每天1次，10天为1个疗程。

（4）针刺联合耳尖放血　主穴（双侧）取百会、风池、率谷、太阳、阿是穴。配穴（双侧）颠顶部头痛加蠡沟、行间、太冲、大椎；额部头痛加曲池、手三里、合谷、足三里、条口、解溪；双侧颞部头痛加阳陵泉、外关、中渚、绝骨、足临泣；后枕部头痛加天柱、后溪、昆仑、养老、

跗阳。常规消毒穴位后，针刺使之得气，用泻法，如伴虚证者可用补法。留针30分钟，每隔10分钟行针1次，每日1次，10次为1个疗程。疗程间隔2天，连续治疗3个疗程。耳尖放血操作，患者取坐位，先按揉患侧耳廓使之充血，将耳尖穴常规消毒后用三棱针点刺后挤出6~10滴血，隔日治疗1次，5次为1个疗程，连续治疗3个疗程。

（5）腕踝针法　按照腕踝针选区原则，以"上病取上，下病取下，左病取左，右病取右，区域不明，选双上1穴"原则，在腕踝部选取相应同一区的进针点。头痛根据疼痛位置选取单侧或者双侧1区、2区、3区、4区、5区、6区，定位后予安尔碘局部消毒后，针尖刺过皮层，使针身与皮肤成30°角，针刺完毕后以胶布固定，最长不超过24小时，针孔处用医用胶贴覆盖。进针时手指不应有阻力感，且患者无任何酸、麻、胀、痛感，进针缓慢，不必捻转，否则应拔除重新穿刺。

（6）头部米阵针刺法　主穴取四神聪、风池（双）、太阳（双），配穴取头维、合谷、内庭、率谷、中渚、侠溪、天柱、后溪、昆仑、内关、太冲、神门、太溪、列缺、太白等。患者仰卧，穴位皮肤常规消毒，使用1寸华佗牌不锈钢一次性无菌针灸针（0.35mm×25mm）进行针刺。四神针的针刺方向视病情而定，阳明前额痛四针均向前平刺，少阳侧头痛四针均向患侧平刺，太阳后头痛四针均向后平刺，无明确定位的太阴实证头痛四针均向外平刺，厥阴颠顶痛或少阴虚证头痛四针均向百会平刺。风池向鼻尖斜刺，太阳向后斜刺，余穴均直刺。入针深度均为0.5~0.8寸。头部穴位得气后接G6805-1型电针治疗仪，四神针上下两穴接一对电极，左右两穴接一对电极，太阳和对侧风池接一对电极，选用连续密波，脉冲频100Hz，刺激量以患者耐受

为度。四肢穴位行针刺手法，针下空虚者行补法，针下紧疾者行泻法，针下平和者行导气法。留针30分钟，每日针刺1次，10天为1个疗程，1个疗程后统计疗效。

（7）刺血疗法　先在针刺部位按摩，使局部充血，常规消毒后，右手持已消毒的三棱针，以拇、食二指捏住针柄，中指端紧靠针身下端，留出针尖0.1~0.2寸，对准已消毒过的部位迅速刺入，刺入后立即出针，轻轻挤压针孔周围，使出血数滴，留置1分钟后，以消毒棉球按压针孔，总出血量在5~10ml，2次/周，7天为1个疗程，连续治疗4个疗程。

（8）头九针　取神庭到前顶，每隔1.5寸刺1针，对应神庭至前顶左右旁开1.5寸，前后间隔1.5寸，各刺3针，共9针，选用0.25mm×40mm毫针向帽状腱膜下呈15°~30°刺入约30mm，施以抽气法和进气法，即小幅度提插法，进退3mm左右即可，操作持续1分钟，留针30分钟。隔日治疗1次，连续治疗4周。

（9）推拿疗法

①腹部推拿治疗：主穴取气海、关元、中脘、天枢、神阙。双掌按气海、关元穴，揉中脘穴，掌运神阙穴。每天1次，4周为1个疗程。

②推拿加耳穴贴压法：患者仰卧位，全身放松。医者两中指分别逆时针按揉风池穴，使患者感觉酸胀感沿头部外侧传导至头部前外侧；用中指指峰直接按压风府穴，使得气感传导至百会，再行一指禅推法按摩上星、太阳、丝竹空、率谷、曲池，然后按揉合谷、内关，每穴各1分钟。按压印堂穴，分别以顺时针和逆时针方向各按揉10次。再从印堂沿着督脉至百会穴一线施用一指禅推法治疗。实证用泻法，虚证用补法。用一指禅推法在头维穴治疗2分钟，继而以头维穴为中心，按逆时针方向，环旋施用一指禅推法的泻法治疗，范围逐渐放大，治疗时间约4分钟。医者在攒竹穴微微用力沿眉弓推抹至丝竹空穴，反复操作5次，再以两手大鱼际用力于前额中部，分别向外下方微微用力推抹前额，反复操作5次。医者在手三阳经筋循行的部位，按经筋循行路线寻找，以痛为腧，用一指禅推法，点法或揉法。每周治疗3次，每次20~30分钟，疗程为3周。耳穴贴压法：首先耳部视诊及电探测，寻找耳穴阳性反应点。用75%乙醇棉球消毒耳廓皮肤和探棒后，用探棒在患者的一侧耳上准确选定贴压穴位，取0.5cm×0.5cm方形胶布，中心粘一粒王不留行籽，对准耳穴阳性点轻轻贴压，并嘱患者每天轻轻按压3次，每次1~2分钟。隔2天更换1次，两耳交替。耳尖放血，5次为1个疗程。

③配合白脉软膏推拿：除常规给予针刺、按摩、止痛对症治疗外，使用白脉软膏对颅周肌筋膜压痛点按摩10分钟，1次/天，治疗3周。

④拔伸理筋法配合项部丛刺：先拔伸理筋再行颈项部丛刺。拔伸理筋法如下。患者仰卧，去枕放松，医者位于头顶端，以双手食、中、无名指并拢，指腹向上紧贴颈部，掌微屈，分别沿着棘突中线、横突旁线从颈7往头顶方向行揉法放松颈部肌肉各3分钟，棘突中线止于枕下，横突旁线止于胸锁乳突肌止点。然后双手重叠，置于3、4、5颈椎下，将颈部稍稍抬起，并向后拔伸，反复操作5分钟，术中在拔伸状态下将颈椎左右旋转45°左右；中立位时食、中、无名指指腹分别沿着上述三线向后平推3~5遍，最后一手托起颈部，一手位于枕部使颈椎前屈10°~15°，然后分别向左右缓慢旋转至最大幅度，并做一个5°左右的增幅旋转动作（不追求弹响声）。项部丛刺法如下。患者俯卧，选0.5~1寸长28~30号毫针，取双侧风池穴，并将双风池穴在项部连线等分，每隔0.5~1cm取穴，直刺得气

即可，留针 20 分钟。

（10）刮痧治疗　对额肌、枕肌、颞肌、头夹肌、头半棘肌、枕下肌、斜方肌等处行刮痧疗法。用砭石刮痧板，无须应用刮痧介质。首先患者取仰卧位，额部平分三等份，用砭石刮痧板 45° 沿三等分线由前向后刮痧。其次患者取俯卧位，将枕顶平分三等分，用砭石刮痧板 45° 沿三等分线由顶部向颈部刮痧，直到颈部。最后患者取左、右斜位，将颞肌平分三等份，用砭石刮痧板以 45° 沿三等分线由顶部向颞下颌关节方向刮痧。均以皮肤潮红为度，1 次 / 天，5 天为 1 个疗程，间隔 2 天，共治疗 8 个疗程。

（11）药棒叩击特色疗法　医者左手持外用药液，右手持棒，一边向患者项背部喷涂药液，一边用药棒叩击。叩击频率约为 120 次 / 分钟，叩击力度以患者局部肌肉放松状态下能耐受为度，叩击时间为 10~15 分钟，使局部皮肤潮红或患者感觉局部发热为度。药棒叩击后用场效应仪治疗 20 分钟。川乌、草乌、乳香、没药、细辛等 10 味中药经白酒浸泡 1 个月后，取汁外用。隔天治疗 1 次，共治疗 10 次。

3. 成药应用

（1）养血清脑颗粒　功能养血平肝，活血通络。用于血虚肝阳上亢所致的头痛，眩晕眼花，心烦易怒，失眠多梦。口服，1 次 1 袋，1 日 3 次。

（2）镇脑宁胶囊　功能息风通络。用于风邪上扰所致的头痛，恶心呕吐，视物不清，肢体麻木，耳鸣。口服，1 次 4~5 粒，1 日 3 次。

（3）正天丸　功能疏风活血，养血平肝，通络止痛。用于外感风邪、瘀血阻络、血虚失养、肝阳上亢引起的头痛、紧张型头痛、神经性头痛、颈椎病型头痛、经前头痛。饭后服用，1 次 6g，1 日 2~3 次，15 天为 1 个疗程。

（4）都梁软胶囊　功能祛风散寒，活血通络。用于头痛属风寒瘀血阻滞脉络证者，症见头胀痛或刺痛，痛有定处，反复发作，遇风寒诱发或加重。口服，1 次 3 粒，1 日 3 次。

（5）川芎清脑颗粒　功能祛风胜湿，活血止痛。用于风湿蒙蔽，瘀血阻滞引起的头痛。开水冲服，1 次 1 袋，1 日 3 次。

4. 单方验方

治疗紧张型头痛的单方验方很多，但大多未经过临床试验研究，此处选用一些，仅供大家辨证参考。

（1）土茯苓 30~120g，玄参 50g。水煎服，每日 1 剂，日服 2 次，1 周为 1 个疗程。

（2）川芎 5g，蔓荆子 10g。水煎服，每日 1 剂，日服 2 次。

（3）蔓荆子 30g，白酒 500ml。将蔓荆子研为细末，浸泡于白酒中，7 天后即可服用。每次服 10~20ml（温服为佳），日服 3 次。

（4）苍耳子 15g。将苍耳子捣碎，放入杯中，用沸水冲泡，代茶饮服。每日 1 剂。

（5）丹参 30g，葛根 30g，川芎 10g。水煎服，每日 1 剂，日服 2 次。

（四）新疗法选粹

A 型肉毒毒素注射治疗慢性紧张型头痛：用 0.9% 氯化钠注射液稀释至 25U/ml，用 1ml 皮试注射器、4 号针头注射。采用固定点注射法，共 31 个注射点（包括皱眉肌两侧各 1 个、降眉间肌 1 个、额肌两侧各 2 个、颞肌两侧各 4 个、枕肌两侧各 3 个、颈椎旁肌两侧各 2 个、斜方肌两侧各 3 个），每个注射点 5U，共计 155U。每位患者的总注射剂量相同。

（五）医家诊疗经验

1. 陶根鱼

陶教授根据其对该病病因病机的认

识以及长期临床的经验总结，认为紧张型头痛的核心是肝气郁结、气机失和，故遵循"从肝论治"为基本治疗原则，以治肝为先，疏肝理气，清肝泻火。同时在临床辨证论治时，重视痰与瘀。紧张型头痛者多因病生痰，不能见痰治痰，以疏肝理气、清肝泻火为先。当紧张型头痛久治难愈时，多为顽痰死血胶着脑络，必须痰瘀同治。自拟方用柴胡、川芎、当归、白芍、白术、石膏、合欢皮、细辛、葛根、白芷、僵蚕、全蝎；肝阳头痛加生龙骨、牡蛎；瘀血头痛加丹参；血虚头痛加何首乌、枸杞子；痰浊头痛加半夏。每日1剂，水煎取汁400ml，分2次服，早、晚各1次。临床观察发现，其具有缓解疼痛、调节情志等作用，从而可以明显地缓解临床症状，改善患者生活质量，值得临床应用。

2. 彭玉山

彭玉山认为紧张型头痛以郁为主因，肝为主要病变脏腑，肝气郁结为主要病因病机，治疗上首重畅通气机，以疏肝理气解郁为基本治法。同时此类患者多病程较久，常有虚有实，或虚实夹杂，因此临证时首当明其因，再审其久暂，辨其表里，做到标本兼顾，治病求本。临证用药方面，彭玉山主任常用白芷、防风等风药以增强疗效；适当应用石菖蒲、郁金等芳香开窍之品，达到开窍止痛、急则治标的目的；结合发病部位之差异，参照经络循行部位，适当加用引经药，如以川芎、白芷、柴胡、细辛、吴茱萸等作为佐使，引诸药上行头目，直达病所。

3. 过伟峰

过伟峰教授认为，头痛虽有内伤、外感之别，但均以"风"为主要致病邪气，风有内风、外风之异。慢性紧张型头痛起病缓慢，病程较长，反复发作，时轻时重，并无寒热表证，每因情绪、劳累等诱发，故属内伤头痛，病由"内风"所致。内风

之所生，与肝关系最为密切，是谓肝风。肝风之所以内生，是由多种致病因素作用于人体导致脏腑阴阳失调，令肝气亢逆，肝阳亢盛，引动内风而致。正是由于欲念不遂、紧张焦虑、熬夜劳神、少动久坐等不良生活方式导致机体阴阳失调，成为肝风内生的致病之因。过教授根据发病特点、头痛性质、诱发因素，认为慢性紧张型头痛以肝风上扰为基本病机，内外合邪为病机特征，清窍不利为突出表现，故宜内外合治，平肝息风治其本，祛风除湿通窍治其标。平肝息风治其本，方选天麻钩藤饮加减。"高巅之上，唯风药可到"，过教授常用川芎、白芷、细辛等通窍止痛，配伍当归、生地黄补血养阴和血，柔肝缓急止痛，所谓"治风先治血，血行风自灭"。若久病入络，头痛剧烈，部位固定，日轻夜重者，加全蝎、蜈蚣等虫类药，搜风祛邪止痛，佐以醋柴胡、香附、绿梅花等轻清升散之品，理气解郁，疏散肝气，顺应肝性。祛风除湿治其标，"其在表者，汗而发之"，过教授常选用羌活、葛根、片姜黄、秦艽、防风、细辛等祛风除湿药。

4. 李燕梅

李燕梅根据紧张型头痛的临床发病特点，将紧张型头痛归结为内伤头痛，认为其主要因肝、脾、肾三脏功能失调所致，而外因则是诱因，可以引发或加重本病。临床治疗方面，肝气郁结证，重在疏、畅，多以柴胡疏肝散为基础方临证加减，治以疏肝解郁，调畅气机，郁结则气行，气行则痛止，主要用药有柴胡、川芎、陈皮、香附、枳壳、芍药、甘草。急躁易怒者加合欢花、郁金；失眠者加珍珠母、酸枣仁。火热蕴结证，妙在清、宣，多以清空膏和芎芷石膏汤为基础方临证加减，治以清解里火，宣透外热，火清热透，头痛乃止，主要用药有柴胡、石膏、川芎、羌活、防风、白芷、黄芩、菊花、甘草。热甚烦

渴者加栀子、天花粉；大便不通者加少量大黄。瘀血阻络证，贵在行、通，多以通窍活血汤为基础方临证加减，治以补气行瘀，或行气散瘀，或散寒祛瘀，或清热开瘀，瘀去血行，络通痛止，主要用药有川芎、赤芍、桃仁、红花、白芷、细辛、甘草。头痛剧烈者可加全蝎、蜈蚣等。痰浊蒙窍证，主在化、散，多以温胆汤为基础方临证加减，治以化痰散浊，兼顾行气血、升清阳、清痰热，痰化浊散，清升浊降，气血调和，则头痛自止，主要用药有半夏、竹茹、川贝、枳壳、陈皮、白术、茯苓、川芎、白芷、甘草。头痛伴有眩晕者可加天麻、钩藤等。气血亏虚证，调在补、养，多以八珍汤为基础方临证加减，治以补养气血，气血充足，络道调和，则头痛自止，主要用药有党参、黄芪、白术、茯苓、当归、川芎、白芍、甘草。头痛伴有神疲者可加五味子、远志等。

5. 孔令彪

孔令彪主任认为，紧张型头痛以肝郁气滞为主要病机，夹以风、火、痰、瘀等致病因素上扰清窍而发病。临床可分为肝郁气滞型、肝火上扰型、胆郁痰扰型、瘀血阻络型、阴虚阳亢型5型，均以肝郁气滞为发病基础。治疗应从肝郁论治，以疏肝解郁法为主导，兼以息风、清火、温通、活血、补虚、安神诸法，善用柴胡疏肝散加减化裁。因风致病加天麻、钩藤、白芷息风解痉；因火致病加黄芩、栀子、牡丹皮、夏枯草清肝泻火；因痰致病加白术、茯苓、浙贝母、竹茹、瓜蒌、杏仁健脾肃肺化痰；因瘀致病加丹参、赤芍、白芍、三七粉活血化瘀；因虚致病加当归、玄参、麦冬柔肝缓急；心神不安加茯神、酸枣仁、柏子仁、夜交藤等养心安神定志。同时考虑"见肝之病，知肝传脾"之理论，临床治疗兼以调理中焦脾胃，效果颇佳。

6. 倪进军

倪进军主任医师根据紧张型头痛可发生在全头各个部位的临床特征，而头为诸阳之会，认为该病的发生没有特定的经络定位。在病因病机方面，倪主任根据紧张型头痛患者多因情绪紧张及肌肉紧张而发病，在总结其病因病机时认为气郁不能行血而致血瘀阻滞，且气郁尚可导致痰阻，气郁还可热化，病久伤阴耗气还可引起气血亏虚，故认为引起该病发生的主要病机为气郁。在治疗方面，倪主任提出了疏肝解郁，活血通络的治疗原则，创制了治疗紧张型头痛的专用方剂——行气活血汤，药物组成为柴胡、郁金、白芍、三棱、莪术、川芎、白芷、当归、全蝎、延胡索、羌活。临床可根据病情随证加减。

五、预后转归

随着社会节奏的增快，生活压力的增加，紧张型头痛的患病率在逐渐攀升，再者患者本人对该病的认识度较低，因此紧张型头痛就诊率较低，如何使患者更多地认识到本病，引起患者的重视，达到早期干预的目的是目前医务工作者的思考方向。早期可进行心理干预、非药物治疗手段控制该病不进一步加重，如此一来可以减少医疗资源的浪费，减轻患者痛苦。

目前多种研究表明多种疗法联合应用，1年内可使ETTH患者发作频率减少50%，头痛强度减少75%，CTTH患者则分别减少32%和30%。预后不良的影响因素有合并偏头痛、未婚、睡眠障碍、固定的生活方式。预后好的影响因素有高龄和非CTTH患者。如果患者依从性较好，家庭关系和睦，医生可采用适合患者的个性化的综合治疗方案，总体来讲紧张型头痛的预后较好。

六、预防调护

（一）预防

（1）调节情绪　保持情绪稳定，避免情绪起伏过大，经常微笑，保持愉悦心情。若工作压力过大或是工作时间过长要试着调剂放松，如小睡片刻、娱乐、休闲。多与家人沟通，多交朋友，多沟通交流。学会正确对待喜怒哀乐，多读书，加强涵养，养成冷静、沉着的习惯；少参加竞争胜负的活动，不过于张扬。

（2）在饮食上留意，多食山楂、醋、番木瓜、黄酒、葡萄酒等具有活血、散结、行气、疏肝解郁作用的食物，并少食肥肉等滋腻之品，不要食用刺激性食物、油炸类、坚果类食品。

（3）坚持运动　早睡早起，多锻炼，注意动静结合，不可贪图安逸，以免加重气血瘀滞。放松肩颈部肌肉的运动可帮助患者稳定自主神经系统，减缓焦虑，减轻肌肉紧绷等症状。适当合理的运动会使机体处在一个比较健康的生理状态，健康的身体状态有助于保持健康的心理状态。

（4）睡眠规律　作息时间有规律，保持足够的睡眠，避免熬夜。

（二）调护

（1）认识疾病　医护人员可定期对患者进行紧张型头痛及其相关知识讲座，使患者明白心理因素对紧张型头痛的影响，保持稳定的情绪对该病治疗的重要性，与患者共同剖析病情中负性情绪的成因及对疾病的消极影响，给予解释、鼓励等心理支持。

（2）心理护理　加强与患者的沟通，耐心倾听，取得患者的信任和合作，建立良好的医患、护患关系，邀请已治愈患者现身说法，增强患者对治疗的信心。还可根据每个患者的家庭、社会、心理等方面存在的具体问题采取有针对性的心理疏导。可定期开展患者联谊会，让患者相互交流。

（3）日常行为指导　指导患者建立科学的生活习惯，合理安排饮食、休息、工作、运动、娱乐等。让患者保持良好的情绪，学会基本的放松方法，不要一天到晚埋头于书本、工作，要多走出家门到户外进行锻炼，尽量缓解、放松情绪。此外，还可应用音乐疗法调节患者的情绪，增强免疫功能，缓解紧张，消除疼痛，改善临床症状，提高生活质量。

（4）体质调护　气郁体质是紧张型头痛中最常见的体质，主要是由于长期情志不畅，气机郁滞而形成的以性格内向不稳定、忧郁脆弱、敏感多疑为主要表现的体质状态。气郁体质者容易气郁而血瘀，从而诱发头痛的发生。在护理方面要注意以下内容。饮食宜服用有疏肝理气功效的食物如海带、山楂、玫瑰花等，日常生活宜动不宜静，宜多参加群体运动。在情志调摄上，可注意培养乐观情绪，保持精神愉悦。

（5）重视亲属、亲友的配合　家人及亲友们的作用在此时最为重要，他们的一言一行都会直接对患者产生深刻的影响，他们的情绪良好则患者的情绪能得到显著改善，特别能使患者得到安慰和关心。要对患者有耐心、细心，多关心、多理解、多支持患者，同时使他们认识到自己的责任和义务，增强患者的心理承受能力。

七、专方选要

1.疏肝解郁活血汤

柴胡10g，香橼10g，石菖蒲10g，白芍10g，当归10g，川芎10g，全蝎5g，酸枣仁20g，珍珠母30g，炒栀子15g，黄连5g，茯苓10g，大枣15g。日1剂，水煎2次，取汁400ml，分早、晚2次饭后温服。

2. 柔筋方

白芍 40g，炙甘草 10g，木瓜 15g，天麻 12g，卷柏 10g，羌活 10g，白芷 10g，细辛 3g，川芎 9g，桃仁 12g，红花 12g。日 1 剂，水煎 2 次，取汁 400ml，分早、晚 2 次饭后温服。

3. 升降散加味

大黄 3g，姜黄 6g，蝉蜕 12g，僵蚕 12g。加减：失眠者，加酸枣仁 30g，延胡索 30g，夜交藤 15g；心烦者，加栀子 12g，淡豆豉 12g；口渴、舌红少津者，加生石膏 30g，知母 12g；大便秘结、腑气不通者，加枳实 9g，厚朴 12g；胸胁胀满者，加半夏 9g，厚朴 20g，茯苓 15g，紫苏叶 9g。日 1 剂，水煎 2 次，取汁 300ml，分早、晚 2 次饭后温服。

4. 解郁头痛汤

香附 10g，川芎 15g，延胡索 10g，枳壳 10g，柴胡 10g，白芍 10g，厚朴 10g，党参 15g，茯苓 10g，白术 10g，甘草 5g，陈皮 6g，法半夏 10g。水煎服，1 周为 1 个疗程，治疗 2 个疗程。

5. 化瘀通络汤

赤芍、川芎、桃仁、红花、丹参、白芷、当归、黄芪、五灵脂、乳香、没药各 10g，羌活 15g，葛根 30g，甘草 6g。将上述药物制成免煎颗粒，2 次 / 天，连服 1 个月。

6. 清肝泻火止痛汤

柴胡、生地黄、牡丹皮、赤芍、白芍、玄参、龙胆草、决明子、菊花、枳壳、甘草。日 1 剂，水煎 2 次，取汁 400ml，分早、晚 2 次饭后温服。

7. 当归芍药散加味方

当归 18g，白芍 18g，茯苓 15g，白术 15g，泽泻 15g，川 12g，白芷 12g，柴胡 12g，甘草 9g。每日 1 剂，水煎取汁 200ml，分 2 次温服。

8. 芎芷全蝎汤

川芎 30g，白芷 10g，全蝎 6g，葛根 20g，细辛 3g，羌活 12g，威灵仙 12g，甘草 5g。肝郁者加白芍 15g，合欢皮 15g；血瘀者加鸡血藤 15g，乳香 10g。每日 1 剂，加水 800ml 煎至 200ml，分 3 次温服，15 天为 1 个疗程。

9. 疏肝益肾汤

柴胡 12g，栀子 12g，当归 15g，川芎 15g，白芍 24g，山茱萸 12g，山药 12g，生地黄 20g，熟地黄 20g，薄荷 6g，甘草 6g，牡丹皮 9g，茯苓 9g，泽泻 9g。有瘀血征象者加地龙 12g，红花 10g；痰热盛者加石菖蒲、郁金各 15g；大便秘结者加大黄 6g。每日 1 剂，水煎取汁，分早、晚温服，连续治疗 2~4 周。

主要参考文献

[1] 郭楠楠，沈红强. 头九针治疗紧张型头痛临床疗效观察 [J]. 针刺研究，2020，45（2）：148–151.

[2] 叶文雄. 拔伸理筋法配合项部丛刺治疗发作性紧张型头痛 37 例 [J]. 中国中医药科技，2016，23（6）：749–750.

[3] 翟跃芬，张茹，吴海琴，等. A 型肉毒毒素注射治疗慢性紧张型头痛的临床对照研究 [J]. 安徽医药，2017，21（5）：914–917.

[4] 张德全. 疏肝解郁活血法治疗慢性紧张型头痛 35 例临床观察 [J]. 河北中医，2015，37（6）：846–847.

[5] 杨月，李春红. 紧张型头痛病因病机初探 [J]. 国医论坛，2016，31（1）：13–14.

[6] 刘豆豆，雷琦，杨谦，等. 紧张型头痛发病机制的研究进展 [J]. 中国医刊，2019，54（1）：19–23.

[7] 杨舒颖，黄培初，高敏. 调肝论治紧张性头痛的思路探讨与应用 [J]. 广州中医药大学学报，2020，37（6）：1170–1173.

[8] 方蔓倩，蒋海平. 慢性紧张型头痛证治发

微［J］. 上海中医药杂志，2016，50（7）：68-69.

［9］李乃谦. 探讨白芍的药理作用及现代研究进展［J］. 中医临床研究，2017，9（20）：137-138.

［10］张圣宏，赵海音. 针灸疗法在国内紧张性头痛中运用现状与分析［J］. 辽宁中医药大学学报，2016，18（8）：164-167.

［11］韩济生. 针麻镇痛研究［J］. 针刺研究，2016，41（5）：377-381.

［12］IHs.The International Classification of Headache Disorders, 3rd edition［J］. Cephalalgia, 2018, 38（1）: 1-211.

［13］董致郅，谢春荣. 彭玉山从郁论治慢性紧张型头痛经验［J］. 北京中医药，2016，35（5）：467-468.

［14］柯娟，过伟峰，徐前. 过伟峰从"内外合邪"论治慢性紧张型头痛撷菁［J］. 中华中医药杂志，2019，34（1）：140-142.

［15］张燕平，李燕梅. 李燕梅教授治疗紧张型头痛经验总结. 中国民族民间医药，2017，26（13）：68-69.

第七章　丛集性头痛

丛集性头痛（CH）又称组织胺性头痛、睫状神经痛、蝶腭神经痛、丛集性头痛性神经病、Horton综合征，是一种多见于男性的伴有眼眶周围严重疼痛的周期性丛集性发作的头痛，具有典型的头痛表现（突然发作，无先兆，多在夜间入睡后出现，使患者从睡眠中痛醒），伴有自主神经症状，呈明显的周期发作特点，分为复发性和慢性两种表现形式。慢性丛集性头痛（CCH）更为少见，约20%的丛集性头痛患者都有复发经历，且没有显著缓解。丛集性头痛在20世纪20年代，曾被称为周期性丛集性头痛性神经病，30年代称为睫状神经痛，40年代称为周期性丛集性头痛，20世纪50年代后被命名为丛集性头痛。

慢性丛集性头痛从发病起就可能无缓解期或者由发作性丛集性头痛（ECH）演化而来。一旦形成慢性丛集性头痛，无论是新发生的还是由复发性进展而来的，其持续时间都长达数年，甚至持续到老年，尽管长期随访发现近50%的慢性丛集性头痛患者最终会好转或转变为复发型。

中医学中无丛集性头痛这一病名，但是根据丛集性头痛的临床表现，丛集性头痛可归于中医"头痛""首风""脑风"范畴。

一、病因病机

（一）西医学认识

1. 流行病学

丛集性头痛诊断标准是影响流行病学数据可信度的重要因素。1986年国际头痛学会（HIS）的丛集性头痛诊断标准出台之前，瑞典一项对9803名18岁以上男性人群的调查发现丛集性头痛的患病率为92/10万；在圣马力诺，在不分年龄段和性别的21792人群中丛集性头痛患病率为69/10万。15年后Tonon等在圣马力诺进行第2次年龄、性别相同的26628人群样本调查，丛集性头痛患病率为56/10万（但有2例已停止发作的CH患者未包括在内，因此患病率应为64/10万）。Vliet等按HIS的诊断标准在荷兰对全国5800名开业医师和560名神经科医师邮递问卷调查，填全调查项目者1163名，丛集性头痛患病率为9/10万，作者认为，尽管限定了诊断标准，诊断丛集性头痛仍有不易操作性而未能确诊，特别是伴有畏光、恐响、恶心者被排除诊断以及误诊，降低了患病率数据。在美国对一个6476人的调查中发现26例丛集性头痛患者，患病率为401/10万，该调查缺乏精确性，有的患者只发作过1次，发作持续时间不明，对病历记录未随访核实等，因此有些病例未达到HIS的诊断标准。Sjaasta等在挪威对1838人（限18~65岁）进行流行病学调查，发现丛集性头痛患病率为381/10万。意大利对18~65岁的6500人调查，由经验丰富的神经科专家直接询访，确诊13例CH，患病率为200/10万。Russelll将诸报道进行综合人口校正统计学处理，认为丛集性头痛的患病率可能是200/10万。我国1986年曾进行过调查，重新核实调查表，初步发现CH患病率为6.8/10万（中国疼痛医学杂志，1995），按HIS标准重新认定，因原始资料不足很难进行，但总体分析，丛集性头痛的患病率比较低。

2. 遗传学

传统观点认为丛集性头痛是非遗传性疾病，但寻找有关遗传证据的研究至今仍在进行。瑞典在孪生双胞胎注册登记和住院登记中查出 2 对单合子和 9 对双合子双胞胎丛集性头痛患者，丛集性头痛发病年龄和病程差异支持遗传和环境因素对致病的重要性。20 世纪 90 年代共报道了 5 对单合子双胞胎丛集性头痛患者，表明该病有重要遗传倾向。关于丛集性头痛家族报道较多，一个家庭中有 3 例丛集性头痛患者，1 例 60 岁妇女患高血清铁蛋白和转铁蛋白血症，系单合子 HFE 基因 CY 突变，合并慢性丛集性头痛（CCH），其 33 岁的弟弟也有高铁蛋白血症，但患发作型丛集性头痛，这是血色素沉着遗传合并丛集性头痛。1947~1985 年综述报道 1182 家庭成员中受影响的 1 级亲属 47 名。目前，家族遗传丛集性头痛流行病学中有 4 篇较大样本报道，丹麦在调查中对 57% 的家族中丛集性头痛患者进行直接询访受影响亲属，美国则基于先证者的报告，未直接询问受影响亲属（Headache，1994），意大利的调查是令先证者报告，进而直接访问可能受影响的亲属，法国的调查最准确，内科医师直接询访所有 I 级亲属。Russell 采用 $\frac{\text{受影响亲属／先证者数}}{\text{随机受影响人群}}$ 的年龄、性别和设定 CH 的患病率 200/10 万对上述 4 篇报道进行了标准化统计学处理，发现 I 级亲属患病率超过普通人群的 5~12 倍，II 级亲属是 1~3 倍。关 CH 异质遗传，不少报道在同一个家族中 CH 的发作类型不同，在丹麦报道 18 个家族内和家庭内的变异，如 CCH 先证者的 I 级亲属患 ECH，ECH 的儿子患 CCH，儿童发病年龄显著低于父母的发病年龄（P < 0.05）或一个家庭中 3 代不同的 CH 类型特点（Eur Neuro，1995）。在荷兰调查，发现 12 个家族中第 II 代和第 III 代都有 CH 患者，及 36 个家庭中第 I 代亲属患者。有些家族中是常染色体显性遗传，有的家族是常染色体隐性遗传。Torilli 等发现 CH 家族成员发展成 CH 的概率是普通人群的 39 倍，家族 CH

患者男女之比为 1.4：1，但遗传流行病学研究已发现女性患者不断增加，男女患病比率在缩小。总之，有些遗传模式可能是常染色体低外显率，而另一些可能是多因子或隐性遗传，异质性遗传很难寻找出丛集性头痛的遗传基因密码线索，因为丛集性头痛的突发临床特点和定时发作，今后应集中识别离子通道和时钟基因遗传证据。

3. 误诊和修订诊断

自 1988 年 HIS 制定出 CH 分类诊断标准以来，CH 的确诊时间明显缩短，Bahra 等对 230 例 CH 患者的确诊时间进行了直接询访核实，发现 20 世纪 60 年代从发病到最后确诊为 22 年，而 90 年代是 2.6 年，但仍有较高的漏诊和延误确诊。荷兰 Vliet 等按 HIS 诊断标准进行了邮递问卷调查，发现 34% 的患者确诊前就诊于牙科，33% 就诊于耳鼻喉科，认为这是重要延误诊断的原因，该调查还发现 CH 患者发作时伴有畏光、恐响和恶心，被 HIS 标准排除诊断是漏诊的因素之一。我们在 10 年中详细观察了 23 例女性 CH 患者的临床特点，发现 73.9% 的患者伴发恶心，34% 伴发呕吐，78.3% 有畏光，56.5% 伴发恐响症；40 例男性 CH 患者（对照组）中有 10%~52.5% 发作时伴发这 4 项症状。Rozen 等总结 CH 患者伴恶心、呕吐、畏光和恐响症状者分别为 53%、32.1%、28.1% 和 48.9%，Nancon 等（Laneet，1998）和 Nappi 等也有类似报道，偏头痛合并这 4 项症状者为 56%~87%。不难看出，可能有相当数量的 CH 患者被误诊成偏头痛或其他类型头痛。另外，有些典型 CH 患者发作时伴有自主神经症状或只有自主神经症状而无头痛，Salvese 报道过多例患者 CH 发作时只有自主神经症状而无头痛，Leone 等报道一个家族中 2 例 CH 等位痛（Ch-Sine），54 岁的女性患者在 15 年内只有自主神经症状性丛集发作，在 20~30 天的丛集期内每天发作 7~8 次，均无头痛发作，其父亲相反，只有 CH 发作而不伴自主神经症状，这名妇女的儿子先患典型的 ECH，以后 ECH 消失而保持着原发作规律的自主神经症状发作，但此类患者不符合 CH 诊断标准而被排除 CH 诊断。2004年 HIS 的头痛分类委员会（HCC）在原 CH 诊断标准基础上进行了慎重而细微的修订，部分要点如下。①以前的 CH 诊断标准 C 条规定"头痛侧必须合并下列症状至少 1 项"自主神经征象，现在增补了焦虑或烦躁，在头痛发作时不伴自主神经征象而合并焦虑或烦躁就可确诊。②ECH 的间歇期从 ≥ 14 天延长到 ≥ 1 个月。③CCH 间歇期从 < 14 天扩大到 < 1 个月。④CCH 不能划分成持续发作型和由 ECH 发展成演进型 CCH。修订后的 CH 诊断标准无疑对临床观察增强了易操作性，使 CH 与其他类型头痛的鉴别诊断更加明确。

4. 发病机制

一个统一的对丛集性头痛病理生理学机制的解释都必须能说明该综合征的三个主要特征：疼痛沿三叉神经支配区分布；同侧自主神经症状；带有明显的昼夜节律和年周节律的丛集性发作。这些都是丛集性头痛的显著特点。本病的病因及发病机制不明。

Kittrelle 等报道，在蝶腭凹区域内应用可卡因或利多卡因可持续阻止丛集性头痛发作，辣椒素也有同样作用；刺激蝶腭神经节可引起症状再发。Kunkle 通过大量的人体实验，得出疼痛产生于颈内动脉并上传至颞骨岩部的结论。丛集性头痛患者在进行动脉造影时头痛发作，其同侧颈内动脉狭窄，动脉壁膨胀刺激颈动脉外周交感神经丛，并引起 Horner 综合征。

丛集性头痛的自然发作周期可能与控制 24 小时节律的下丘脑机制有关，将组胺 0.1mg 静脉注射可引发丛集性头痛，说明与组胺的自发释放有关。

丛集性头痛的发病机制和病理生理学至今尚未阐明，目前有以下几种学说。

（1）血管学说 丛集性头痛发作有明显的血管变化，发作时温度描记显示病侧眶周散热增加，65%~85% 的病例眶上或眶周出现寒冷带或低温，酒精及硅酸甘油等血管扩张药可诱发头痛发作，提示丛集性头痛与血管扩张有关。而缩血管药物，如麦角胺、去甲肾上腺素等可使之缓解。有研究发现 CH 发作时痛侧海绵窦段大脑中动脉管径扩大，发作停止后变小。经颅多普勒检查显示 CH 发作时痛侧大脑中动脉平均血流速度明显高于对侧，也高于缓解期，而痛侧大脑前动脉流速低于对侧，也高于缓解期，而痛侧大脑前动脉流速低于对侧。热成像检查发现痛侧眶区散热增加。然而，多数学者在丛集性头痛发作期用现代脑血流测定技术检查，未获得脑血管扩张的证据，血管扩张主要在颅外。Aebelhoh Krabbe 等虽见到累及中央区、基底节和额颞区局部脑血流量增加，但被解释为与疼痛有关的活动而非病原性。有人发现 CH 丛集发作期眶上静脉及海绵窦有炎性改变，导致眼静脉回流障碍并激活疼痛神经纤维，引起眼痛、流泪、鼻塞、流涕等症状。

（2）神经学说 CH 发作性疼痛均发生在三叉神经第 1、2 支分布区，丛集性头痛的范围一般固定在三叉神经分布区，有明显的单侧性及自主神经症状，提示与三叉神经及三叉神经血管系统有关。Moskowitz 证实，三叉神经系统是丛集性头痛疼痛的通常径路，三叉神经逆行性刺激可诱发 P 物质（SP）、降钙素基因相关肽（CGRP）和其他血管活性多肽的释放，引起血管扩张及疼痛、血管周围区域肥大细胞和血小板改变以及蛋白外渗产生神经源性炎症，导致丛集性头痛发作。疼痛发作侧的自主神经症状，提示交感神经兴奋性降低，副交感神经兴奋性升高，说明自主神经功能障碍在 CH 发病中起一定的作用。实验发现眶上静脉及海绵窦炎症可能损害交感神经纤维，引起自主神经症状，因此可认为血管因素和神经因素在头痛发作中可能共同起作用。CH 发作有明显周期性，有时像定时钟一样，几乎每天在恒定的时间发作，因此有人提出 CH 可能存在中枢神经系统功能障碍，如源于下丘脑后部调节自主神经元功能障碍，下丘脑前部、视上核与生物钟节律有关的神经功能紊乱。生物钟受 5-HT 调节，某些治疗 CH 药物可加强 5-HT 能神经经传导，提示有 5-HT 能神经功能障碍。

（3）组胺学说　很早以前就有人提出丛集性头痛是组胺作用所致。组胺是一种很强的血管扩张剂，研究发现部分 CH 患者血中组胺明显高于正常人，皮下注射组胺可以诱发患者头痛发作，CH 的临床症状很像组胺反应，应用组织胺脱敏治疗对部分患者有效。Appenzeiter 等在丛集性头痛患者头痛侧颞部皮肤进行活检，电镜发现皮神经周围肥大细胞数量增加、沉积及脱颗粒现象，更加大人们对组胺学说的兴趣。然而，其他学者不能复制这些现象。应用 H1 和 H2 受体拮抗剂对丛集性头痛频率及强度无明显作用，所以此学说还未得到公认。

（4）单胺学说　丛集性头痛常于夜间发作，多在快速动眼睡眠期（REM），较少在非快速动眼睡眠期（NREM），从而认为丛集性头痛发作与睡眠时单胺变化有关。因为 REM 睡眠的出现，受脑桥被盖背外侧部蓝斑核内去甲肾上腺素（NA）能神经元的影响，NA 能系统有上行性和下行性疼痛控制系统；NREM 睡眠则受中脑至延髓中线部的缝线核群内 5-HT 能神经元的影响，均与丛集性头痛密切相关。

（5）肥大细胞学说　Prusinski 发现，丛集性头痛患者额部皮下肥大细胞数目增多。肥大细胞能合成和贮存多种血管活性物质，如组胺、5-HT 等，当肥大细胞膜功能不稳定时，这些血管活性物质就从肥大细胞中释放出来，产生相应的症状。Speld 用肥大细胞膜稳定剂治疗丛集性头痛，效果良好。丛集性头痛者可能存在多种细胞膜功能不全。Appenzeiter 等通过颈部皮肤超微结构检查，也发现丛集性头痛患者无论在头痛发作期或无症状的间歇期，均存在肥大细胞逐步增加和明显的肥大细胞脱颗粒现象，但他认为本病是一种脑神经病变，其病因可能是潜在病毒感染或免疫学异常，头痛发生可能是三叉神经轴索反射的结果，是由于肥大细胞颗粒内释出作用于血管并引起疼痛的物质（缓激肽）沿感觉轴索逆向活动所致。

（6）SP 能神经功能亢进　最近研究证明三叉神经内有 SP 能神经纤维存在，组胺等的刺激可引起三叉神经释放 SP。SP 是已知的非常强的扩血管物质，同时也能产生眼睑下垂、瞳孔缩小等症状。皮下注射 SP 能产生类似组胺的反应，它可使眼结膜、鼻黏膜的血管扩张而产生流泪、流涕症状，三叉神经眼支 SP 纤维丰富，可产生眼和眼周痛，这些都与丛集性头痛症状非常一致。

（7）生物钟学说　哺乳动物脑内存有调控每天周期性生理节律的起步点，这种生物钟作用的最重要的部位是视上核，它是丘脑下部前部背侧面到视交叉的两个小细胞群。起步点引导着生理性节律，与外环境同步，它可使内环境暂时性最大限度地适应外环境，在节律的位相和周期性上与白天和黑夜同步。从视网膜到视交叉上核的视觉通路对此过程的调节是重要的。在正常情况下，由起步点产生的节律传递到突触，受体节律使第二信号进行加工并控制神经介质。锂对此第二信号系统起一定作用。视上核的突起伸入中脑导水管周围灰质，这是疼痛调节的重要部位。而且从中脑背侧缝际核发出的含 5-HT 能末梢神经纤维分布到视上核神经元的致密丛，促进 5-HT 的摄取，说明 5-HT 机制涉及生理性节律的产生。视上核对中脑缝际核到视上核纤维的 5-HT 释放反应敏感，但目前尚不能确定固有起步频率受 5-HT 调节。锂盐对生理节律的影响是通过增强 5-HT 能神经介质而实现的。

丛集性头痛发病期间有周期性、定时性疼痛发作，研究患者激素分泌昼夜节律，说明其中枢生物调节机制起一定作用。在发病期间褪黑素、可的松、睾酮、催乳素等节律性分泌减少，缓解期恢复正常。

5. 疼痛和自主神经症状

有证据表明，在人类的丛集性头痛发作期，头颅静脉血流中降钙素基因相关肽和血管活性肽水平升高。此外，人类副交感神经系统激活的证据是，发作时明显的同侧自主神经症状伴随显著升高的血管活性多肽。这些发现支持丛集性头痛发作时由三叉神经血管系统和副交感神经系统共同参与，而且为丛集性头痛发作期间三叉神经眼支分布疼痛与同侧自主神经功能症状提供了解剖和生理基础。

6. 周期性

昼夜节律和年周期性是丛集性头痛的一个主要特点。这些特征高度提示丛集性头痛可能与位于人体下丘脑的视交叉上核的生物钟或起搏点紊乱相关。内分泌系统的下丘脑调节涉及垂体激素和褪黑素的节律和相位调节，以维持内环境稳定。男性患者在丛集性头痛发作期的血清睾酮水平明显降低，这一发现首次提供了下丘脑可能参与丛集性头痛发作的证据。继这一发现之后，又相继报道了多种激素的内分泌昼夜节律性广泛改变，如黄体生成素、皮质醇、催乳素、促卵泡激素、生长激素与促甲状腺激素等反应性发生变化，由此对丛集性头痛发病机制研究带来挑战。

（二）中医学认识

丛集性头痛可归属于中医"头痛""厥阴头痛""头风"等范畴，古代文献中并没有明确的丛集性头痛病名，但根据其临床表现，丛集性头痛部位以眶部或眶上为主的特点，就可发现与其相符合的名称有"眉头痛、眉眶痛、眉棱骨痛、眉骨痛、风眩头痛"等。如《针灸甲乙经》曰："风眩头痛，鼻不利，时嚏，清涕自出，风门主之……眉头痛，善嚏，目如欲脱，汗出，寒热，面赤，颊中痛"以及"手足清，烦热汗不出，手肢转筋，头痛如锥刺之，循然不可动"，描述了丛集性头痛发病时伴鼻塞、眼眶痛、头痛如锥刺等特点。

丛集性头痛病因病机复杂，历代医家对头痛的发生主要从外感、内伤两个方面立论，外感因素不外乎风、火、痰、瘀，上犯颠顶，气血运行受阻，阻遏清阳，脑脉瘀阻而致头痛。内伤主要涉及肝、肾、脾，头为"诸阳之会""清阳之府"，五脏六腑之精气皆上会于头以荣养清窍，髓海的充盈依赖于肝肾精血，脾胃运化水谷精微及心肺输布气血的濡养，故肝、脾、肾功能失调皆则可致头痛发生。

1. 感受外邪

在外感风、寒、暑、湿、燥、火六淫中，风为之长，其他邪气都依附于风而令人发病。同时风为阳邪，其性轻扬，《素问·太阴阳明论》谓："伤于风者，上先受之。"而头为诸阳之会，位居高颠，三阳六腑清阳之气皆会于此，三阴五脏精华之血亦皆注于此，因此风邪易侵袭而致丛集性头痛。

2. 情志内伤

丛集性头痛的发生与情志因素也密切相关。中医认为"脑为髓之海"，主要依赖肝肾精血濡养，若情志不畅，肝气郁滞，气郁化火，阳亢生风，风阳上扰颠顶，则易发本病。临床常可见到丛集性头痛患者因情志急愤而致病者，多与瘀血凝滞，阻滞脑窍有关。

3. 久病致瘀

瘀血的产生主要与气有关，血液运行全身的动力是气，气行则血行，气滞则血瘀。脑为精明之府，不论何种原因导致的血液运行不畅，瘀血阻于脑府，闭塞脑脉，都会出现神机失畅，络道不通而出现丛集性头痛等表现。

二、临床诊断

（一）辨病诊断

1. 临床诊断

丛集性头痛以单侧三叉神经眼支疼痛为特点，主要位于眶后和颞部，常伴有同侧自主神经激活、副交感神经减退症状。最常见的伴随症状有流泪（90%）、结膜充血（77%）、鼻塞（75%）、流涕（72%）、上睑下垂（74%）等。烦躁、坐立不安、激越等也是该病的显著诊断性特征。

（1）发病率　Friedma 报道此病是丛集性头痛型血管性头痛发病率的 4%，任何年龄均可发病，多发于 20~50 岁成年人，平均发病年龄为 30 岁，男性患者居多，4~5 倍于女性。头痛发作极其迅猛，20 分钟达到高峰。通常在一段时间（通常 3~16 周）内出现一次接一次成串的发作，常在每年春季和（或）秋季发作一两次。

（2）头痛部位　疼痛起源于一侧眼眶周围，向颞区、前额和下颌放射。每次发作绝大多数在同一侧，只极少数变化到另一侧（大约占 15%）。

（3）疼痛周期及发作时间　丛集性头痛发生较快，通常没有报警信号，2~15 分钟疼痛达最强程度。大约 75% 的患者一次发作持续 0.5~2 小时（平均 45 分钟），偶尔也有轻型病例发作在 10 分钟内结束，严重者

可长达数小时。发作频率为平均 1~3 次 / 日。疼痛呈阵发性时，预示着发作结束。疼痛高峰患者采取直立位或辗转不安。

85% 的患者发作呈周期性特征，每次丛集性发作几乎在相同的时间，持续时间基本相似。许多患者整天随时都可发作。大约 75% 在上午 10 时至 21 时发作。50% 的丛集性头痛患者因头痛从睡眠中醒来，通常发生在睡后 2 小时左右。约 10% 的患者在数年中反复发作，变为慢性发作性丛集性头痛。慢性丛集性头痛患者疼痛发作与 REM 有关。

（4）疼痛特点　每次逐渐增加，每次的痛是恒定而高强度的，为难以忍受的烧灼性、刀戳样、针刺样或钻凿样锐性疼痛，丛集期结束前达到暴风式剧痛。疼痛一定是偏侧的，一次发作期间，没有向对侧的蔓延。一般从偏侧眼的深部和周围开始疼痛，扩展到同侧额部和颞部，也可扩展到同侧枕部，有时到颈部而下行。约 10% 的病例主诉半侧颜面疼痛。Ekbom 把包含一侧眼而呈上述症状的头痛称为上部综合征，把眼和眼以下颜面的症状称为下部综合征。

（5）有关症状和体征

1）眼、鼻刺激症状：表现疼痛侧眼睛流泪、结膜充血、鼻塞及流鼻涕等。有些患者眼眶疼痛侧伴有轻度的眼睑下垂，也可在反复发作后变成永久性眼睑下垂。同侧颞动脉发作时明显粗大，有触痛，头面部皮肤觉过敏。常伴发结膜充血、流泪、流涕、鼻塞、面颊发红、面部出汗异常、眼睑水肿等症状，瞳孔缩小，但没有无汗症状，甚而泌汗增加。本病也称"红色丛集性头痛"。约 1/4 的病例局部交感神经损害，头痛侧可出现不完全 Horner 征。根据交感神经解剖学通路，区分为三级神经元。第一级神经元为丘脑下部后部发出交感神经至睫状脊髓中枢（C_5~T_2）；第二级为从睫状脊髓中枢至颈上神经节；第三级为颈上

神经节至眼瞳孔散大肌、睑板肌、米勒肌和面部汗腺。据研究，丛集性头痛所产生的 Horner 征属于第三级神经元不完全损害所致，因颈管内的颈动脉壁扩张，压迫相应部位的围绕颈动脉壁的交感神经丛。尚有人认为是丘脑下部病变而引起。

2）其他症状：极少数患者头痛发作时伴有闪光幻觉、闪光暗点、面部麻木、眩晕等等。

3）体征：丛集性头痛发作时血压升高、心率减慢、心律不齐，角膜齿形搏动明显增强，尤其在疼痛侧。

4）丛集性头痛与痛性抽搐：有关丛集性头痛与痛性抽搐有联系，已有 25 例报道。多数两种疾病同时发作，少数可先后发生。最常见的痛性抽搐位于三叉神经第二支分布区，而丛集性头痛受累超过一个分布区。治疗首先联合应用卡马西平与巴氯芬。

5）行为改变：患者不能安静躺下，坐在椅中前后摇晃或在房间中踱步。若躺下，患者就痛得翻滚不安。脾气变得狂暴粗野、丢东西、用头或拳撞击硬物件，有自杀的企图。

6）患病比例以男性居多，男女比为 4.5~6.7∶1。

7）体格和性格特征：肤色红润，毛细血管扩张、粗糙似橘皮样地布满皱纹和凹痕，下颌宽阔像狮子的面型，身材高挑，整洁，肌肉发达，眼睑狭小，面孔皱纹多而不对称，血红蛋白高。患者有男子气质，如粗壮而朴实，敢作敢为，雄心勃勃有干劲，有强迫他人的行为，而且认真仔细，喜烟嗜酒。用明尼苏达多项人格调查表（MMPI）测试，患者神经质的评分较高。

8）相关的疾病：该类患者常有男性的常见病，如消化性溃疡患者占 20%~30%，多有冠心病，特别是 60 岁以上者，头痛为心肌梗死的先兆症状，或只有头痛而无心前区痛症状，这类患者易发生心肌梗死。

癌症发生率为非头痛患者的 10 倍。

9）诱发因素：①乙醇，至少有半数患者在丛集性头痛发病期间对乙醇敏感，未犯病期转为正常，这种交替性是丛集性头痛具有诊断意义的特征。通常患者在摄取少量乙醇后 5~45 分钟促发疼痛。有些患者快速大量饮酒都可意外地使疼痛减轻。一种可能的解释是某些丛集性头痛患者乙醇消耗过多。②硝酸甘油，在丛集性头痛发病期间几乎全部患者舌下含服 1mg 硝酸甘油就可诱发疼痛发作，潜伏期 30~50 分钟。而硝酸甘油对周围和中枢血管扩张作用在 3~4 分钟内发生，30 分钟作用消失，这显然与硝酸甘油通常的作用无关。此点机制尚不清楚。③组胺，据 Horton 的观察，大约 66% 的丛集性头痛患者在犯病期间皮下注射 0.35mg 组胺可诱发发作。正常组胺注射后 5~10 分钟后产生头痛，此时潜伏期却需 15~50 分钟。上述 3 种诱发试验的共同特点是在丛集性头痛间期、发作初或结束时都不能促其发作。阴性结果又不能除外诊断。因此，不能做诊断性试验。④头外伤，有人证明，头外伤可诱发丛集性头痛。在 Manzoni 收集的 180 例患者中，41 例有头外伤史，其中 20 例曾有意识丧失。头外伤侧发生丛集性头痛，平均潜伏期为 9 年。15 例颅面手术患者中 11 例手术侧出现丛集性头痛，潜伏期平均为 5 年。但也有人提出，头外伤不能诱发此综合征。⑤其他诱因，少数患者应激、疲乏、过热、过冷、经耀眼的光照及进食某些特殊的食物（巧克力、鸡蛋、乳制品等）可诱发丛集性头痛。

10）丛集期和缓解期有规律地交替：丛集期为 1~11 个月，84% 的患者为 14~120 天。40%~54% 患者的丛集期为每年 1 次，31% 患者为每年 2 次。48% 患者的缓解期为 7~12 个月。

11）遗传性和体质：丛集性头痛几乎没有遗传性。Keist 报道了 2 例同胞兄弟同患了此类头痛，但这是例外，除此以外未发现有家族性。本病的患者多是细高的身材，血红蛋白高，多吸烟，饮酒量很大，溃疡病发病率高。

12）丛集性头痛的分型：国际头痛协会（HIS）将丛集性头痛列为独立的疾病单元，并根据头痛特点将丛集性头痛分为周期发作型、慢性型、转换型，即慢性发作性偏侧头痛。

丛集性头痛通常依据发病一次持续时间和间歇期的长短区分为发作性和慢性丛集性头痛两类。

①发作性丛集性头痛：大约90%的丛集性头痛犯病后头痛发作持续4~8周，接着是头痛间歇期。少数犯病短到几天，长到4个月。大多数患者每年犯病1~2次，80%患者1个月至2年犯1次，其中60%为6个月至2年犯1次，极少数达25年犯1次病。

②慢性丛集性头痛：大约10%的丛集性头痛每次犯病达11个月以上，称为慢性丛集性头痛。多数慢性型是由发作性转化而来的，称继发性慢性丛集性头痛；少数初次犯病即为慢性，称原发性慢性丛集性头痛。

除以上两型尚有周期不定性丛集性头痛。又有人将间歇期＞6个月为发作性；≤6个月称为亚慢性。

2. 实验检查

（1）脑结构异常　高级的成像技术显示，比较丛集性头痛患者与相匹配对照者的脑组织，结果发现丛集性头痛患者脑中灰质的密度明显增加。无论患者发作与否，这些差别均存在，这表示其改变是永久性的。研究人员使用以体素为基础的形态测定法研究了27例丛集性头痛患者的脑结构，并与25例匹配的对照者进行了比较。他们发现，头痛发生一侧的下丘脑灰质密度增加，这与丛集性头痛急性发作期的正电子发射型断层扫描术观察到的活动区域几乎完全一致，而下丘脑是与周期节律性有关的脑区部分。

（2）面部热图检查　Drummond用热图检查了33例丛集性头痛患者，发现受累眶区热的丧失增加。有些患者分布在眼上下、鼻下及颞侧。

（3）脑血流量　丛集性头痛常见颈外动脉扩张。丛集性头痛发作期间眼球内血管床的搏动增加，丛集性头痛发作无此现象。丛集性头痛患者尚未查出颈内动脉及其分支受累的证据。有人用鞘内注入盐水，脑脊液压力达70mmH$_2$O（6.86kPa）左右，可使某些患者疼痛缓解，说明部分颈内动脉干颅内分支扩张。

以往因乙醇、组胺、硝酸甘油等血管扩张物质在丛集性头痛发病期可诱发头痛发作，而强调血管扩张的重要性，但近代在头痛发作期局部脑血流量的研究发现其变化是不恒定的，从而不支持疼痛是因血管扩张所致。Drummond的研究表明，患者的颅外动脉血流量增加及颞动脉搏动增加，随后受累侧疼痛发作。他的结论是丛集性头痛的血管变化是继发的，原发的是神经元放电。有人注意到，某些丛集性头痛患者犯病期间心绞痛和肢体跛行减轻，提出除颈动脉循环以外小动脉张力亦发生变化。

（4）生化检查

①5-HT：研究发现，丛集性头痛发作期全血的5-HT呈中度增加，而丛集性头痛发作期血小板5-HT水平降低。Waldenlind发现，丛集性头痛在犯病期间的疼痛间期及缓解期全血5-HT水平降低，与丛集性头痛患者相似。

②红细胞胆碱：丛集性头痛患者红细胞胆碱浓度降低，经锂盐治疗后其含量增加，可持续数个月。胆碱降低不局限于急性发作，在缓解期亦存在。进一步证明丛集性头痛患者红细胞膜卵磷脂与胆固醇比

例增加，提示红细胞膜卵磷脂更新率下降。

3. 辨证诊断

丛集性头痛在临床上可分为急性发作期和缓解期，在中医范畴属"头痛"范畴，无论是急性发作期还是缓解期，其辨证分型均以病机为依据，故辨证诊断可统一而论。

（1）中医诊断标准

①主要症状：疼痛起源于一侧眼眶周围，向颞区、前额和下颌放射。每次发作绝大多数在同一侧，每次逐渐增加，为难以忍受的烧灼性、刀戳样、针刺样或钻凿样锐性疼痛，丛集期结束前达到暴风式的剧痛。一般从偏侧眼的深部和周围开始疼痛，扩展到同侧额部和颞部，也可扩展到同侧枕部，有时到颈部而下行，出现疼痛侧眼睛流泪、结膜充血，鼻塞及流鼻涕等。有些患者眼眶疼痛侧伴有轻度的眼睑下垂，也可在反复发作后变成永久性眼睑下垂。同侧颞动脉发作时明显粗大，有触痛，头面部皮肤痛觉过敏。常伴发结膜充血、流泪、流涕、鼻塞、面颊发红、面部出汗异常、眼睑水肿等症状，瞳孔缩小，但没有无汗症状，甚而泌汗增加。

②辅助检查：检查血常规，测血压，必要时进行颅脑 CT、MRI 检查、脑脊液、脑电图、经颅多普勒彩色超声（TCD）、血液流变学指标检查，以排除器质性疾病。

（2）丛集性头痛中医证候诊断标准　目前没有统一的标准，历代医家对丛集性头痛的证候分型仍没有统一，但头痛诊治无外乎外感与内伤两个方面，外感多感受外邪，内伤目前多数文献提出"从肝论治"。

①肝阳上亢证

临床证候：一侧眶痛，甚至伴发额颞部疼痛，疼痛难忍，多在同一时间内发作，伴结膜充血，流泪，流涕，鼻塞，面颊发红，面部出汗异常，眼睑水肿，面红耳赤，耳鸣如蝉，心烦易怒，口干口苦，或有胁痛，夜眠不宁，舌红，苔薄黄，脉沉弦有力。

辨证要点：一侧眶痛，疼痛难忍，心烦易怒，口干口苦，舌红，苔薄黄，脉沉弦。

②痰浊内阻证

临床证候：一侧眶痛，疼痛难忍，甚至伴发额颞部疼痛，结膜充血，流泪，面部出汗异常，眼睑水肿，胸脘满闷，呕恶痰涎，苔白腻，脉沉弦或沉滑。

辨证要点：一侧眶痛，疼痛难忍，结膜充血，流泪，眼睑水肿，苔白腻，脉沉滑。

③瘀血阻络证

临床证候：一侧眶痛，疼痛难忍，结膜充血，流泪，面部出汗异常，眼睑水肿，痛有定处，经久不愈，面色晦暗，舌紫或有瘀斑、瘀点，苔薄白，脉弦或涩。

辨证要点：一侧眶痛，疼痛难忍，结膜充血，流泪，痛有定处，舌紫有瘀斑，脉涩。

三、鉴别诊断

（一）西医学鉴别诊断

尽管丛集性头痛有其独特临床特征，且诊断的平均时间在过去的几十年间不断得到提高，但是确诊仍然平均需要大约 2.6 年，而且之前每位患者都已平均看过 3 位内科医生。不幸的是，延误诊断也常使相当多的患者（40%）延误治疗，并可能会接受一些不必要的有创性治疗。因此，将可疑的丛集性头痛患者尽早转入神经科治疗是十分重要的，这样可以让患者得到最佳治疗，并避免一些不必要的治疗和检查。

1. 偏头痛

疼痛性质为搏动性，伴有恶心和呕吐等自主神经症状，其疼痛的部位可超过头部的正中线，女性多见，父母可有头痛病史，而丛集性头痛不具备这些特点。

2. 继发性头痛

部分颅脑器质性损害表现可类似丛集性头痛，单凭症状往往不能将其区分开来，需要进行综合诊断评估。

3. 单纯眼型血管性头痛

此型血管性头痛仅有眼部疼痛，而丛集性头痛不仅有眼痛，而且放射至同侧颞部、额部、枕部，还伴有鼻塞、流涕、流泪、结膜充血等。

4. 痛性眼肌麻痹

本病也为眼眶周围剧烈的头痛，可伴有眼痛和眼肌瘫痪；而眼球后部、鼻部、上颌及颞部阵发性疼痛，伴鼻塞或流泪，可提示为丛集性头痛或其变异型。

5. 其他

丛集性头痛发作时大多数伴随三叉自主神经症状，因此需要根据头痛的相关特点与阵发性偏侧头痛、持续性偏侧头痛、SUNCT 综合征（持续时间短暂的单侧神经痛样头痛发作，伴有结膜充血和流泪）等进一步鉴别，如头痛的持续时间、频率以及对吲哚美辛的治疗反应等。不同类型头痛的持续时间可能重叠，因此临床需要结合其他特点进行综合分析。

（二）中医学鉴别诊断

1. 头痛与眩晕

头痛与眩晕可单独出现，也可同时出现，二者比较，头痛之病因有外感和内伤两方面，眩晕则以内伤为主。临床表现，头痛以头痛为主，实证较多；眩晕则以昏眩为主，虚证较多。

2. 头痛与真头痛

真头痛是头痛的一种特殊重症，常表现为起病急骤，头痛剧烈，持续不解，阵发加重，手足逆冷，甚至呕吐如喷，肢厥抽搐。本病急重，病情凶险。真头痛常见

于西医学中因颅内压升高而导致的以头痛为主要表现的各类危重病症，如高血压危象、脑出血等。临证当行脑脊液检查、头颅 CT 或核磁共振检查，辨识病情，明确诊断，多法积极救治，不可与一般头痛混同，以防失治误治。

四、临床治疗

（一）辨病治疗

治疗原则与丛集性头痛相同。发作时一方面要终止头痛，另一方面预防再发。发作时皮下注射舒马曲坦可在几分钟内终止发作。部分患者吸纯氧（每分钟 8~10L），连续吸氧 15 分钟也可使头痛缓解。上述药物治疗无效可选用泼尼松 40~80mg/d，连用 1 周，有效后在 1 周内逐渐减量至停药，可使部分患者的头痛戏剧性好转，无效 48 小时后换药。睡眠时预先应用麦角胺直肠栓剂或皮下注射二氢麦角碱对夜间发作性丛集性头痛特别有效，慢性丛集性头痛可用碳酸锂治疗，从 300mg/d 开始，逐渐加量，以维持血浆碳酸锂浓度在 0.7~1.2mmol/L 为度。严重心、肾、甲状腺疾病者禁用。

1. 急性期治疗

由于丛集性头痛起病突然，发作后迅速达到高峰，所以其对症治疗的快速有效就显得非常必要。氧疗和皮下注射舒马曲坦对缓解丛集性头痛最为快速、有效、可靠。

（1）氧疗　头痛发作时，吸入 100% 纯氧 10~15 分钟也可阻止发作。使用面罩吸氧，流量为每分钟 7L，吸入时间为 10~15 分钟，近 80% 患者头痛可缓解。

（2）舒马曲坦　舒马曲坦皮下注射是缓解丛集性头痛症状最有效的药物治疗方法。舒马曲坦 25~50mg 口服，或 6mg 皮下注射，亦可应用布托啡诺。有研究指出，在发作期，应用舒马曲坦 15 分钟内的有效

率为76%~100%，即使几个月内重复用药，也未发现患者出现抗药性或是反弹的相关证据。

（3）肾上腺皮质激素　在头痛发作时应用最有效，可能与其改善因血管扩张而引起的周围组织水肿有关。如泼尼松初始剂量75mg/d，服用3日，然后每3日减量一次，至维持头痛不再复发；或泼尼松20~40mg/d，与麦角胺合用。

（4）麦角胺制剂（5-羟色胺拮抗剂）：头痛发作时，一次皮下注射麦角胺0.5mg，可再次给药，24小时内不超过1mg；口服吸收慢，效果较差，连用5天。长期用药注意蓄积中毒，与咖啡因有协同作用，增加疗效并减少不良反应。

麦角胺2mg，睡前口服，或雾化吸入0.5~1mg，或肌内注射1mg，常用酒石酸麦角胺咖啡因片，每片含酒石酸麦角胺1mg、咖啡因100mg，头痛时服2片，30分钟后若不缓解可再服1~2片，24小时内不超过6片，1周内不超过10片。亦可静脉注射双氢麦角碱，在5分钟内可使疼痛缓解，因其收缩血管作用，禁用于心绞痛和未控制的高血压患者。然而仅口服酒石酸麦角胺，大部分患者无效，皮下注射才有效，雾化吸入也是有效的。

（5）利多卡因　利多卡因鼻腔滴入法，通过麻醉蝶腭神经节而达到治疗的目的，患者取平卧位，头稍后仰，并向痛侧偏转30°~40°，以2%利多卡因溶液1ml缓慢滴入痛侧鼻腔，并保持该姿势不动数分钟，若3分钟未见完全缓解，可重复给药1次。反复应用可使60%~70%患者疼痛缓解。

2. 预防性药物治疗

预防丛集性头痛发作的有效措施，特别是对CCH患者，不可过分强调或夸大。患者每日发作或近乎每日发作丛集性头痛，每日发作最多见，甚或每日发作高达8次。对每日发作单纯进行频繁的急性治疗可能

会导致用药过度或药物毒性，且不必要地延长了每日重复发作的痛苦。此外，急性治疗可能是禁忌、无效、不耐受或者可能仅仅延迟发作。

预防性治疗的主要目标是抑制发作与维持缓解，次要任务是降低头痛发作频率、疼痛程度与持续时间。为达到这些主要目标，出于过渡期和维持期预防方面的考虑，预防性治疗应被视为最佳选择。

（1）过渡期预防治疗

①麦角胺制剂：麦角胺片2mg，2~3次/天，可在预计发作时间前2小时口服2mg或直肠给药1mg，其对夜间发作的预防效果更好，长期应用应注意不良反应。二甲麦角新碱2mg，每日3~4次，可以合并赛庚啶8mg睡前服。

②皮质类固醇：皮质类固醇包括泼尼松和地塞米松，是预防性治疗中起效最快的药物。此类药物治疗的初始剂量为60mg/d，连续给药3天，然后每3天减10mg，18天为1个治疗周期。

③枕大神经阻断术：数项开放性试验研究表明，枕大神经阻断术——向枕大神经区注射皮质类固醇激素对丛集性头痛患者有短期治疗效果。

（2）维持期预防治疗　对CCH患者来说，预防治疗的疗程不确定，或者直至患者的头痛缓解达6个月以上。预防用药常与过渡期用药合并使用，特别对CCH患者来说，更是应该联合使用。值得注意的是，丛集性头痛患者的预防治疗是建立在临床经验的基础上，这一领域的随机对照研究不多。

①维拉帕米：初始剂量通常为80mg，每日3次，或240mg，每日1次，以后逐步增至每日720mg，分次服用。

②碳酸锂：初始剂量为300mg，每日3次，或450mg缓释片，每日1次。

③美西麦角：美西麦角是治疗丛集性

头痛较好的预防药物，但由于容易导致纤维变性等并发症，而不适合 CCH 患者长期用药（＞6 个月）。每日用药剂量常规为 2mg，每日 3 次，根据患者耐受程度可增至 12mg。

④丙戊酸：初始剂量为 250mg，每日 2 次，每次增加剂量为 250mg，直至最低有效剂量，以便最大限度地减少不良反应的发生。

⑤其他：在一些开放性研究或案例中曾有对其他药物治疗丛集性头痛疗效的报道。对丛集性头痛治疗被证实有效的药物包括盐酸哌甲酯（利他林）、抗痉挛药物、可乐定、地尔硫䓬、氟桂利嗪、组胺、生长抑素、辣椒辣素等。但缺乏有关这些药物足够的临床证据，由于资料的缺乏，还需要进一步的研究。

3.难治性慢性丛集性头痛治疗

（1）药物治疗　有 15%~20% 的丛集性头痛患者会发展为对单一治疗手段无效的难治性 CCH。此外，丛集性头痛频繁发作的 ECH 患者可能发展成对预防性药物和（或）急性药物治疗不耐受、抗药以及禁忌的难治性头痛，并且需要更准确的外科治疗来控制头痛。

在考虑实施手术治疗前，必须明白，许多患者经多种药物联合治疗的效果并不错，而非仅采用单一用药达极量。在 1999 年丹麦哥本哈根举行的第九届国际头痛研讨会上，专家们对丛集性头痛（包括 ECH 和 CCH）药物治疗的选择方面达成共识，对诸多难治性头痛类型可采用多种药物联合治疗。应当注意到治疗头痛的辅助类药物，如褪黑素、托吡酯、丙戊酸钠及加巴喷丁等，至少在一些开放性研究或小样本随机对照试验中得到了证实。这些药物都可以考虑作为联合治疗的辅助类药物，特别是因为这些药物的低毒性而有别于那些传统高毒性药物，如碳酸锂、美西麦角等。

（2）外科治疗　对于内科治疗效果不佳的病例可采取外科治疗。外科治疗主要是针对丛集性头痛的外周机制，切断三叉神经感觉根和中间神经，阻断痛觉和副交感神经的传导途径。对丛集性头痛的中枢机制的外科治疗未见肯定报道。

头面痛的外科治疗原则如下。

头面痛的外科治疗主要适用于慢性头面痛，可以分为 3 类手术：神经解剖性手术、神经破坏性手术和神经调制性手术。解剖性手术是针对解剖结构的异常来进行调整，例如颅神经根的微血管减压术（MVD），就是将压迫颅神经根的血管与神经根分离开，用特殊的减压材料将血管垫离神经根，解除血管对神经根的压迫，尤其适用于治疗有血管压迫的三叉神经痛和舌咽神经痛。破坏性手术则是应用机械、物理或者化学的方法对神经进行破坏，例如药物阻滞、射频毁损、球囊压榨、伽马刀照射、神经切断等术式都属于此类。至于调制性手术则是采用神经电刺激的方法对神经功能进行调制，从而达到控制疼痛的目的，常用的神经调制方法有神经电刺激、重复经颅磁刺激、程控药物泵脑室内或鞘内注药等。根据刺激的部位不同，神经电刺激又可以分为脑深部电刺激（DBS）、运动皮层电刺激（MCS）、脊髓电刺激（SCS）、周围神经电刺激（PNS）。

从对受累神经的影响程度来看，解剖性手术和调制性手术属于微创甚至是无创手术，而破坏性手术则是有创手术，理论上前者的优势似乎更明显，实际上前者的疗效也更为确切和持久。但是，临床上具体术式的选择还不得不考虑患者的病情轻重、身体状况、接受程度等因素，本着操作由简单到复杂、技术由容易到困难、费用由低廉到昂贵的原则，进行综合判断和取舍。

丛集性头痛是最为剧烈的一种头面痛，

药物治疗最多也就是部分减轻疼痛，常用的星状神经阻滞和眶上神经阻滞的治疗效果大多数也是差强人意。近年来，真正为丛集性头痛的外科治疗带来希望的是神经调制手术，包括眶上神经刺激、额颞眶周围的皮下区域刺激、迷走神经刺激等，都取得了令人兴奋的疗效。

①三叉神经根切断术：许多无缓解期或是对药物无任何反应的 CCH 患者均可考虑手术干预。CCH 被认为是所有原发性头痛中最主要的致残原因，所以专家们适当放宽了对该病实施手术治疗的限定条件，并充分考虑到了手术治疗的有效率和较高的潜在风险。

医学史上的手术治疗包括三叉神经节射频消融术、半月神经节或眶上眶下神经甘油酒精封闭阻滞术、伽马刀放射治疗、微循环解压术与三叉神经根阻断术等。这些手术都是针对三叉神经感觉支的。直接针对自主神经传导通路的外科治疗术式，包括阻断或是分离表浅岩大神经、蝶腭神经阻断术等。三叉神经阻断术是采用其他方法治疗无效的绝望患者的最后选择。

②深部脑刺激：基于对锥体外系疾病患者相关脑靶点进行深部脑刺激疗效的观察报道，有两个独立的研究小组分别对 CCH 患者实施深部脑刺激治疗。将刺激电极植入 19 例难治性 CCH 患者的发病中心区域，显示该治疗对大多数患者有效并且耐受性也较好。其中 1 例患者因治疗中出现脑出血而不幸死亡，提示该项治疗可能存在较严重甚至致死性的并发症，所以还需要进一步研究和长期随访，但该治疗让生活质量低下的 CCH 患者看到了希望。在考虑实施深部脑刺激治疗之前，必须充分考虑已达成共识的手术标准，应该始终坚持手术标准的规范化原则，以便于进行研究结果的交互比对分析。

③枕神经刺激：由于存在三叉神经和上颈部脊神经的复合支配，有些患者可能会出现枕部痛，而枕神经刺激可以缓解部分丛集性头痛患者的症状。有报道指出，2 例 CCH 患者通过接受枕神经刺激取得了良好效果。还有研究指出，枕神经刺激对部分慢性丛集性头痛患者和慢性每日头痛患者也被证实有效。枕神经刺激的作用机制目前还不清楚，不过，刺激可能改变了三叉神经上颈部脊神经复合体的疼痛信号处理和（或）启动了头痛的中枢网络调控结构。该方法对难治性 CCH 患者的治疗机制尚需探讨，特别因为这是侵袭程度性最低的外科治疗，较之三叉神经破坏术或深部脑刺激，具有极低的神经功能损伤和致死率。

4. 非药物治疗方法

（1）均衡膳食　均衡膳食非常有用，可以增强免疫系统，提高免疫力。尽量少摄入咖啡因；食入复合碳水化合物（全麦面包、面食和带皮土豆），对减少情绪波动尤其有帮助，少食精制饼干、蛋糕等；摄入足够新鲜水果和蔬菜；少食脂肪含量高的食物；慢吃，抽足够时间吃饭，狼吞虎咽只会更加紧张。避免陷入自我治疗陷阱，例如，多吸烟，用酒精麻痹痛苦，服药，或过量饮用咖啡，这样做只会更坏，毫无益处。

（2）保证放松时间　确保每天都有放松时间，如许多人以听音乐、阅读、洗澡、看搞笑片来放松。此外，每天保证睡眠充足。

（3）深呼吸，消除焦虑　面对纷杂环境，深呼吸最有帮助，它既可使你镇静，又可恢复精神，患者常感到疲乏、头痛、头晕，实际上是由于紧张而导致的。有意识地进行深度呼吸练习可有效解除上述症状，令人神清气爽、精神焕发。练习的方法很多，最简单的操作程序是尽可能深吸一口气，气沉腹底，然后屏气，感到有点憋闷时再缓缓呼出，呼气要尽可能彻底些。

（4）坚持锻炼　把锻炼当成生活中的一部分。开始不需要太高难度，轻松散步即可。进行室外活动但运动量不要太大，可以进行户外长距离散步，游泳，慢跑或外出旅游。注意自己心理调整之外，还可以从环境和生理的角度来调整人体，以减轻头痛及焦虑发作。

（5）消除不良姿势　注意预防和矫正各种不良姿势，避免引起头颈和肩背部肌肉的持续性收缩，比如长期低头伏案工作、电脑操作屏幕过近、女士织毛衣等。职场人士工作之余要进行放松锻炼。

（6）自我按摩与梳头　自我按摩也是一种有效的方法，用手指在太阳穴部位反复以顺时针和逆时针方向按摩5分钟。颈部和背部的热敷，对头皮、颈部肌肉进行轻柔按摩，用手指压迫穴位等，这些方法可以自行使用，可以减轻局部肌肉的痉挛、收缩，从而减轻头痛。常按揉太阳穴可加快局部血液循环，健脑提神，养目护耳，消除疲劳，对神经性头痛、丛集性头痛有一定疗效。当你感觉太阳穴有搏动痛时，压压它可以减轻疼痛。枕后部两侧凹陷处是风池穴，可用双手中、食指按揉5分钟。可以用大头巾绑起头或用指尖按摩，不过此时要特别小心，你的太阳穴可能相当敏感，而且一触即痛。还有一种可作为头痛预防保健的方法，即每天清晨醒来和晚上临睡前，用双手中指按太阳穴，转圈揉按，丛集性头痛可以减轻。将双手的十个指尖，放在头部最痛的地方，像梳头那样轻轻快速梳摩100下，每天早、中、晚饭前各一次，便可达到止痛目的。

（7）洗浴　有试验证明，通过洗浴可获得满意效果，但是洗浴时间不能超过20分钟，水温不宜超过35~36℃。有人适宜用淋浴的方法，如果头痛时感到脊背和脖子发紧发硬，可用细缓的温水水流冲洗这些部位5~10分钟。

（8）转移注意力　当头痛不能缓解，可采取转移注意力的方法，如室外散步、打球、做些娱乐活动等，试图把头痛的症状忘掉。

（9）学会闭目养神　闭目养神，对于终日劳心用脑或长期使用目力者大有裨益，当头痛困扰着你时可选一安静之处闭目自坐，无所思念，放松全身，烦恼顿消。也可意想广阔天空、人间万象、山水园林、乡村野趣，心往神驰，人身犹如沧海一粟，何必患得患失，庸人自扰？达此境界，就会精神振奋，如释重负。或者回忆以往的快乐之事，即可感到心平气和，信心倍增，对生活充满希望。

（10）坚持工作　有的患者遇到头痛时总是说我头痛难受不能工作了，有的患者一痛就是几年，老是没有信心工作，感到自己的能力特别是脑力不能胜任工作。其实这只是一种借口，你完全有能力胜任工作，你的脑力、记忆力不差，你要带着症状做事，坚持工作，任何时候都不要放弃工作，人的思想都有惰性，一旦放弃工作，就再也不想做，总感到自己能力不行，信心不足，一拖就是几年，要想重新工作很难很难。你要从工作中寻找乐趣，寻找成就感，要知道，工作着就是快乐着，失去工作比什么都烦。

（二）辨证治疗

1.辨证论治

（1）肝阳上亢证

治法：平肝潜阳。

方药：天麻钩藤饮。天麻，钩藤，生决明，山栀子，黄芩，川牛膝，杜仲，益母草，桑寄生，夜交藤，茯神。

（2）痰浊内阻证

治法：健脾化痰，降逆止痛。

方药：半夏白术天麻汤。半夏，茯苓，

白术，橘红，天麻，甘草，生姜，大枣。

（3）瘀血阻络证

治法：活血通窍止痛。

方药：通窍活血汤。赤芍，川芎，桃仁，红枣（去核），红花，老葱，鲜姜，麝香。

2. 外治疗法

（1）针刺治疗　赵京伟采用针刺治疗丛集性头痛20例。取四白、头维、风池、合谷、太冲。肝阳型加太溪、行间；痰湿型加中脘、丰隆、百会；瘀血型加血海、肝俞。按头痛分部取穴，前头痛选上星、印堂、阳白、内庭；偏头痛选太阳、率谷、外关；头顶痛选百会、前顶、至阴；后头痛选昆仑、后溪。结果20例患者临床治愈1~3个疗程，痊愈4例，显效13例，有效3例，总有效率为100%，同时赵氏认为饮酒可促发本病。邢贵方在德国慕尼黑的魁茨丁中医医院工作时，采用针刺拔罐疗法治愈2例丛集性头痛。方法为患者取坐位，先针双侧的风池，针刺得气后，用平补平泻手法轻轻捻转针柄，待疼痛缓解后出针，揉按针孔。然后令患者取仰卧位，再针患侧的太阳、率谷，双侧的内关、神门、丘墟、太冲，施平补平泻法。最后用B超用的导电糊涂抹太阳穴外侧的毛发，将罐口直径为2.5cm的玻璃罐，套在太阳穴针的周围，留针30分钟，留罐15~20分钟，起罐后用纸轻轻擦去B超导电糊，每日治疗1次。结果显示1个疗程后头痛未再发作，总有效率为100%。李凤萍采用针灸治疗头痛患者368例，收到较好的疗效。取主穴风府、哑门、大椎、神庭、百会、合谷、太冲、肩井；前头痛加太阳；后头痛加玉枕；头痛与月经有关者，加血海、地机、三阴交；四肢恒冷加气海。

（2）埋针法　将1寸毫针刺入头痛部位（斜刺或平刺），得气后将针柄折弯，用胶布固定于皮肤上，埋针时间1~3天，以局部无疼痛、活动不受影响为宜。李氏认为督脉为阳脉之海，循行于脊里，入络于脑。当督脉之气受阻时，常可导致清阳之气不能上升入脑，出现头部疼痛、目赤肿痛、流泪等症。因此，针刺选择了督脉中的五个经穴即神庭、百会、风府、哑门、大椎，而这5个穴又都位于头颈部。通过调理5个穴位的经气，达到通经活络、止痛、镇静安神的作用。合谷、太冲为四关穴，具有较强的镇痛、镇静作用，可提高止痛效果。肩井属于足少阳胆经之会穴，具有疏通肝胆之气的功效，也是头颈痛的有效穴位之一。再取毫针埋针法增强地气的作用时间。诸法相合，共奏止痛通络之效。

3. 成药应用

（1）肝阳头痛　肝阳上亢所致的头痛，表现为头胀痛或掣痛，心烦易怒，眩晕，面红目赤，口苦胁痛，失眠多梦，舌质红，苔薄黄或少苔，脉弦或弦细数等。治疗当平肝潜阳、息风止痛，适宜选用天麻钩藤颗粒、全天麻胶囊、天麻头风灵片、天舒胶囊、复方羊角颗粒、清空分散片、松龄血脉康胶囊、丹珍头痛胶囊等。

（2）痰浊头痛　指痰浊上蒙所致的头痛，以头痛昏蒙或重坠如裹，胸脘痞闷，纳差，呕恶痰涎，眩晕，倦怠乏力为特征，舌淡红，苔白腻，脉滑或弦滑。治疗以化痰祛湿、息风止痛为大法。适宜的中成药有半夏天麻丸、正天丸、头痛宁胶囊、清脑复神液等。

（3）瘀血头痛　以头痛反复，剧痛或刺痛，经久不愈，痛有定处为特征，伴有面色晦暗，或有头部外伤史，唇舌紫暗或见瘀斑瘀点，或舌下脉络充盈迂曲，脉弦细或细涩。治疗当活血化瘀，通络止痛，适宜的中成药有血府逐瘀胶囊（口服液）、头痛宁胶囊、复方芪红片（胶囊）、大川芎丸、丹珍头痛胶囊、天舒胶囊、天麻头痛片等。

（三）新疗法选粹

1.蝶腭神经节射频消融术

蝶腭神经节参与丛集性头痛的病理生理过程，经皮蝶腭神经节射频消融术已被证明不仅可改善发作性丛集性头痛，对慢性丛集性头痛也具有一定治疗效果。一项开放性研究表明慢性丛集性头痛患者经蝶腭神经节射频消融术治疗后，平均发作强度、平均发作频率以及术前和术后长达18个月的疼痛残疾指数均显著下降。目前尚未明确相关并发症，可作为CH治疗选择之一。

2.非侵入性迷走神经刺激

随机对照研究表明，非侵入性迷走神经刺激对于发作性丛集性头痛患者优于慢性丛集性头痛患者，可缓解急性期头痛发作，一项开放性研究结果表明，非侵入迷走神经刺激联合预防性药物，可显著降低头痛发作频率。常见不良反应包括刺激部位皮肤的疼痛感，接触部位皮肤敏感、红斑，口唇和面部下垂、抽搐，味觉异常。

3.枕神经刺激

部分开放性研究结果表明侵入枕神经刺激可降低半数难治性丛集性头痛患者的头痛发作频率，但多数患者需要同时联合预防性药物，Burns等对8例顽固性丛集性头痛患者双侧枕下区植入电极，平均治疗20个月（6~27个月），6例患者取得满意的治疗效果，发作频度及程度均明显减轻。目前尚缺乏随机对照研究。

4.下丘脑深部刺激

神经影像学研究发现下丘脑后部神经元激活在CH中起重要作用，慢性电刺激可使其神经元活动减少，但其作用机制还不清楚。连续下丘脑刺激治疗16例慢性药物难治性CH患者的长期结果显示，在平均随访23个月时，13例患者从未出现或几乎未再出现疼痛，其他3例患者有改善。有关脑深部刺激治疗的不良反应还未见报道。但是，在行此项治疗时，患者可能有头昏或者产生眩晕感，故在刺激时应注意调整刺激参数。另外，在进行电极植入时可能存在颅内出血的风险。

（四）医家诊疗经验

1.疏风止痛法

头部多风是丛集性头痛一个重要的病机，故治疗本病应以疏风为主。范成渝采用川芎茶调散加减治疗丛集性头痛，组方为川芎、荆芥、白芷、羌活、细辛、防风、薄荷、僵蚕、苍耳子、蜈蚣。范氏认为丛集性头痛多因风寒侵袭，日久气血凝滞，经脉不通，不通则痛，治当祛风止痛。方用川芎茶调散加减，方中川芎善治少阳、厥阴头痛，白芷善治阳明头痛，为主药，细辛、防风、荆芥、薄荷、羌活、蜈蚣等疏风止痛。结果显示患者服用5剂后诸症明显好转，续服5剂痊愈。张振东自拟枳麻五虫汤加减治疗24例丛集性头痛患者。组方为天麻、地龙、僵蚕、全蝎、枳实、蜈蚣。水煎服，每日1剂。肝火偏盛者加黄芩、栀子、菊花、龙胆草；痰湿明显者加胆南星、半夏、陈皮。张氏认为丛集性头痛，其痛暴发，痛前无先兆，痛势剧烈，为单侧性，痛止如常人，属中医"风"的性质，故应以平肝息风止痛。《外台秘要·头风及头痛方》提出脾虚生湿，痰湿上蒙而致头痛，故治疗除疏风止痛外，应配合祛湿补虚。结果显示16例显效，5例好转，3例无效，总有效率为87.5%。朱成全采用头痛新1号冲剂治疗丛集性头痛18例，组方为川芎、钩藤、鸡血藤、黄芪、泽泻、生龙骨、生牡蛎、当归、羌活、独活、防风、白芷、白芍、茯苓、生地黄、桃仁、红花、附子、细辛、麻黄。制成颗粒冲剂，每袋3g，每日2袋，水冲服，10日为1个疗程，连服3个疗程。服本方的同时，停服其他药物。

结果显示基本恢复6例，占33.33%；显效7例，占38.89%；有效4例，占22.22%；无效1例，占5.55%，总有效率为94.44%。朱氏认为丛集性头痛在中医学中仍属于"头风"范畴，严重发作称为"雷头风"。特点是起病迅速，定时而发，发病时间较短，以眼及眼周刀割样、撕裂或烧灼样疼痛为主，其病机仍与风、湿、瘀、虚四者相关，故治疗上宜疏风活血，祛湿补虚。谢炜等认为治疗丛集性头痛的有效机制在于（经药效实验表明）药物有一定的镇痛作用，可抑制血小板聚集，降低血液黏稠度，并可拮抗利血平引起的血小板内 5-HT 的耗竭，提高中枢神经系统 P 物质的含量。周海树采用吴茱萸汤加味治疗丛集性头痛20例。组方为吴茱萸、生姜、大枣、党参、半夏、白芷、川芎，每日1剂，水煎，分2次服，10剂为1个疗程，其中服1个疗程者15例，2个疗程者5例。结果显示20例患者，治愈9例，好转7例，无效4例，有效率为80%。周氏认为丛集性头痛患者疼痛部位与厥阴经脉循行一致，故与足厥阴肝经病变相关，用吴茱萸汤治疗。吴茱萸汤证出自《伤寒论》，主治厥阴受寒，肝木横逆，侮及胃土，胃失和降而干呕，同时，下焦浊阴之气，随经上逆，故为头痛。因寒主收引，寒滞足厥阴经，故头痛剧烈如炸，阳气暂时得以舒展则头痛缓解。方中吴茱萸温中散寒，降逆止呕；人参、大枣健胃和中；生姜、半夏化痰止呕；白芷、川芎加强止痛效力。此方切中病机，故临床应用有效。

2. 活血通络止痛法

头部多瘀是丛集性头痛又一个重要的病机。头为肝、胆二经所布，胆经行头之侧，肝经行头之巅，二经主疏泄，因此，治疗应以活血通络、消瘀止痛为大法。徐志刚采用降逆蠲饮消瘀汤治疗丛集性头痛7例。组方为法半夏、川牛膝、明天麻（先煎）、蜈蚣（粉，单包）、全蝎（粉，单包）、生姜、香附、白术、茯苓、泽泻。结果显示7例患者，痊愈1例，显效1例，有效4例，无效1例，有效率为85.7%。徐氏认为内伤、外感诸多因素导致肝失疏泄，气机失调，血、津、液输布失常，则痰饮、瘀血之邪成也。自拟半夏白术天麻汤与止痉散加减方，具有降逆蠲饮、消瘀止痛之功，诸药并用则饮通血行，头痛自止。林泉山采用通腑泻下法治疗丛集性头痛。林氏根据《丹溪心法·头痛》"头痛者多主于痰，痛甚者火多，有可吐者，可下者"以及《景岳全书·头痛》"有里邪者此三阳之邪炽于内也，治宜清降"的理论，在治疗上采用平肝潜阳、化痰降逆、活血化瘀法的同时加入苦寒沉降的大黄通腑泻下痰热，使上炎之火得以下泄，疗效较为满意。

五、预后转归

发作性丛集性头痛和慢性丛集性头痛患者的长期结局有所差异。发作性丛集性头痛和慢性丛集性头痛之间可相互转化，发作性丛集性头痛如控制不住，通常易转化为慢性丛集性头痛，而慢性丛集性头痛在规范管理下可转为预后较好的发作性丛集性头痛。研究表明，发病年龄晚、男性、病程超过20年可能为影响丛集性头痛预后的关键因素。

六、预防调护

（一）预防

预防丛集性头痛发作的有效措施，特别是对 CCH 患者，不可过分强调或夸大。头痛患者每日发作或近乎每日发作，甚或每日发作高达8次。对每日发作单纯进行频繁的急性治疗可能会导致用药过度或药物毒性，且不必要地延长了每日重复发作的痛苦。预防性治疗的主要目标是抑制发作与维持缓解，次要任务是降低头痛发作频率、疼痛程度与持续时间。为达到这些主要目标，出于过渡期和维持期预防方面的考虑，预防性治疗应被视为最佳选择。

（1）过渡期预防治疗

①麦角胺制剂：麦角胺片2mg，2~3次/天，可在预计发作时间前2小时口服2mg或直肠给药1mg，其对夜间发作的预防效果更好，长期应用应注意不良反应。二甲麦角新碱2mg，每日3~4次，可以合并用赛庚啶8mg睡前服。

②皮质类固醇：皮质类固醇包括泼尼松和地塞米松，是预防性治疗中起效最快的药物。此类药物治疗的初始剂量为60mg/d，连续给药3天，然后每3天减10mg，18天为1个治疗周期。

③枕大神经阻断术：数项开放性试验研究表明，枕大神经阻断术——向枕大神经区注射皮质类固醇激素对丛集性头痛患者有短期治疗效果。

（2）维持期预防治疗　维持性预防治疗是指贯穿整个预期的丛集发作期的药物预防。对CCH患者来说，预防治疗的疗程不确定，或者直至患者的头痛缓解达6个月以上。预防用药常与过渡期用药合并使用，特别对CCH患者来说，更是应该联合使用。值得注意的是，丛集性头痛患者的预防治疗是建立在临床经验的基础上，这一领域的随机对照研究不多。

①维拉帕米：初始剂量通常为80mg，每日3次，或240mg，每日1次，以后逐步增至每日720mg，分次服用。

②碳酸锂：治疗的初始剂量为300mg，每日3次，或450mg缓释片，每日1次。

③美西麦角：是治疗丛集性头痛较好的预防药物，但由于容易导致纤维变性等并发症，而不适合CCH患者长期用药（＞6个月）。每日用药剂量常规为2mg，每日3次，根据患者耐受程度可增至12mg。

④丙戊酸：初始剂量为250mg，每日2次，每次增加剂量为250mg，直至最低有效剂量，以便最大限度地减少不良反应发生。

（二）调护

（1）休息　患者可依据自身生活规律，合理安排作息时间，并尽可能地不要打乱自己的作息计划。起床时间不能早于6:30，午休小憩一会儿很有益，晚间休息前不宜饱食、吸烟、饮浓茶或做过量的运动，洗热水浴或用热水泡脚，熄灯，创造一个安静的休息环境，以降低大脑皮质兴奋性，使之尽快进入睡眠状态。

（2）饮食护理　头痛患者要注意饮食的合理性，应避免应用致敏的药物及某些辛辣刺激性食物，煎、炸食物以及酪胺含量高的易诱发偏头痛的食物，如巧克力、乳酪、柑橘、酒精类食物，多食富含维生素B_1的谷类、豆类食物以及新鲜水果、蔬菜等。戒烟酒。

（3）心理护理　头痛虽然在症状上表现为躯体疾病，但发病和演变均与心理因素密切相关。因此，偏头痛患者必须要善于调节自己的情绪，尽量保持稳定、乐观的心理状态，遇事要沉着冷静，学会客观、理智地对待事情，不要过喜、过悲、过怒、过忧，如果确实有自己不能"消化""解决"的问题，也要学会控制情绪，进行自我调节。例如爬爬山、跑跑步、打打球等，转移一下注意力，放松紧绷的神经，以减轻或消除不良的情绪对大脑神经的刺激，防止诱发头痛。家人应为患者创造温馨的家庭环境，使患者保持心情愉快，正确接受和认识疾病，并多给予心理安慰，避免不良情绪刺激。

主要参考文献

[1]胡华，张燕辉，刘杰. 从"肝"论治丛集性头痛[J]. 中国中医急症，2016，25

（12）：2388-2390.

[2] 裘辉，张丽萍，裘昌林. 裘昌林从风论治丛集性头痛经验[J]. 浙江中西医结合杂志，2014，24（12）：1040-1042.

[3] 李昀泽，李建军，顾锡镇. 顾锡镇教授清颅饮治疗丛集性头痛临床经验探析[J]. 世界中西医结合杂志，2017，12（1）：29-36.

[4] 俞丽华. 辨证使用中成药治疗头痛[J]. 中国民间疗法，2014，8：64-65.

[5] 杨瑞玲，邵勇. 从瘀血论治丛集性头痛[J]. 中西医结合心血管电子杂志，2020，8（6）：155-156.

[6] 位磊，李广，唐宋. 唐宋教授针药并用治疗丛集性头痛经验[J]. 中国中医药现代远程教育，2015，13（10）：26-27.

[7] 王萌萌，袁青宝，杨佃会，三部取穴治疗丛集性头痛27例分析[J]. 四川中医，2015，33（9）：162-163.

第八章　与脑血管疾病有关的头痛

第一节　脑梗死

脑梗死（CI）又称"缺血性脑卒中"（CIS），是指由于脑部血液供应障碍、缺血、缺氧引起的局限性脑组织缺血性坏死或脑软化。据统计，脑梗死患者头痛的发生率为25%~29%，基底动脉系统梗死较颈内动脉系统梗死出现头痛者多见。其中，颈内、大脑中动脉范围内梗死16%有头痛，大脑后动脉为50%，椎－基底动脉为29%，皮层下梗死中40%有头痛，基底节及侧脑室体部半卵圆中心区梗死时头痛较少见。大脑后动脉区梗死的头痛发生率较大脑中动脉区常见，有人报道椎－基底动脉区25例梗死中15例有头痛。有人报道60例大脑后动脉供血区梗死，起病时有头痛者29例，占48%，多位于阻塞动脉同侧的枕部和顶部，可伴有偏盲、失读和失认等。

一、病因病机

（一）西医学认识

1.病因

关于脑卒中与头痛的因果关系尚未完全定论。业已证实，偏头痛患者脑卒中风险升高，但偏头痛与脑卒中之间的病理生理学关系仍不明了，考虑可能与以下因素有关：卒中后颅内外血管闭塞后继发血管扩张，侧支循环开放以及新生小血管开放，颅内痛觉敏感机构，如颈内动脉或硬脑膜受到牵拉或变形等。另外，亦与神经介质的释放、年龄、内分泌、代谢等因素有关。

2.发病机制

（1）脑血流改变和扩散性　研究发现，偏头痛和缺血性脑卒中均有皮质扩散性抑制（CSD）的发生，局灶性脑梗死后，梗死中心区及周边区均可见到CSD的反复发作。偏头痛患者的脑血流量减少可能是CSD的结果。

（2）血管壁损伤　偏头痛患者可有脑血管壁的损伤。有人对偏头痛患者颞浅动脉、枕动脉、耳后动脉等进行病理学研究，发现有动脉内膜表面凹凸不平，纤维增生，部分血管血栓形成，内弹力板广泛断裂、变性，中膜纤维肌性结构不良等，因此提出偏头痛患者有动脉的器质性病变。动脉壁的这些改变，可以激活血小板，触发血管活性物质异常代谢等，从而导致血栓形成。此外偏头痛自由基增多，容易引起血管内皮受损，诱发血栓形成。

（3）血小板功能异常　偏头痛患者血小板聚集率升高，以及血小板释放反应亢进，血浆β－血小板球蛋白（P-TG）和血小板因子（PF）水平升高，使血液处于高凝状态，血栓形成的倾向增加。

（4）卵圆孔未闭　卵圆孔未闭导致偏头痛可能是由于血液自然分流，静脉系统的栓子和代谢产物可以避开肺从而直接进入体循环，刺激三叉神经和大脑附近的血管，从而诱发偏头痛。偏头痛可能会导致短暂性大脑缺氧，从而出现亚临床脑梗死，而这种刺激亦会导致偏头痛。Wolf ME等人研究报道，约64.7%的偏头痛性梗死患者有持续性的卵圆孔未闭。

（5）抗磷脂抗体　近年来，许多学者发现偏头痛患者血浆抗磷脂抗体（APA）阳性率较高，并认为APA可能是偏头痛相关性卒中的重要标志。

（6）其他　如偏头痛患者血液流变学

改变、口服避孕药、血管痉挛等可能与偏头痛相关性卒中的发生有关。

(二) 中医学认识

本病归属于中医学"中风"范畴，多是在内伤积损的基础上，复因劳逸失度，情志不遂，饮酒饱食或外邪侵袭等触发，引起脏腑阴阳失调，血随气逆，肝阳暴涨，内风旋动，夹痰夹火，横窜经脉，蒙蔽神窍，从而发生猝然昏仆、半身不遂等诸症。

1. 病因

《内经》中无中风病名，但有关中风的论述较详。在病名方面，依据症状表现和发病阶段不同而有不同的名称。如在卒中昏迷期间称为仆击、大厥、薄厥；半身不遂者则有偏枯、偏风、身偏不用之名。在病因方面，认识到感受外邪、烦劳暴怒可以诱发本病。如《灵枢·刺节真邪》篇云："虚邪偏客于身半，其入深，内居营卫，营卫稍衰则真气去，邪气独留，发为偏枯。"《素问生·气通天论》云："阳气者，大怒则形气绝而血菀于上，使人薄厥。"《素问·调经论》云："血之与气，并走于上，则为大厥，厥则暴死，气复返则生，不返则死。"此外，还认识到本病发生与体质、饮食有密切的关系。如《素问·通评虚实论》曾经明确指出："仆击，偏枯……肥贵人，则膏粱之疾也。"

（1）内伤积损　素体阴亏血虚，阳盛火旺，风火易炽，或年老体衰，肝肾阴虚，肝阳偏亢，复因将息失宜，致使阴虚阳亢，气血上逆，上蒙神窍，突发本病。

（2）劳欲过度　《素问·生气通天论》说："阳气者，烦劳则张。"烦劳过度，耗气伤阴，易使阳气暴涨，引动风阳上旋，气血上逆，壅阻清窍；纵欲过度，房事不节，亦能引动心火，耗伤肾水，水不制火，则阳亢风动。

（3）饮食不节　嗜食肥甘厚味、辛香炙煿之物，或饮酒过度，致使脾失健运，聚湿生痰，热极生风，终致风火痰热内盛，窜犯脉络，上阻清窍。

（4）情志所伤　五志过极，心火暴甚，可引动内风而发卒中，其中以郁怒伤肝为多。平素忧郁恼怒，情志不畅，肝气不舒，气郁化火，则肝阳暴亢，引动心火，气血上冲于脑，神窍闭阻，遂致卒倒无知。或长期劳烦过度，精神紧张，虚火内燔，阴精暗耗，日久导致肝肾阴虚，阳亢风动。此外，素体阳盛，心肝火旺之青壮年，亦有遇郁而阳亢化风，以致突然发病者。

（5）气虚邪中　气血不足，脉络空虚，尤其在气候突变之际，风邪乘虚入中，气血痹阻，或痰湿素盛，形盛气衰，外风引动内风，痰湿闭阻经络，而致歪僻不遂。

2. 病机

中风的形成虽有上述各种原因，但其基本病机总属阴阳失调，气血逆乱。病位在心、脑，与肝、肾密切相关。病理基础则为肝肾阴虚。因肝肾之阴下虚，则肝阳易于上亢，复加饮食、起居不当，情志刺激或感受外邪，气血上冲于脑，神窍闭阻，故猝然昏仆，不省人事。病理因素主要为风、火、痰、气、瘀。由于病位浅、深，病情轻、重的不同，中风又有中经络和中脏腑之别。轻者中经络，重者中脏腑。

二、临床诊断

(一) 辨病诊断

1. 症状

明确患者脑梗死，且伴有头痛症状，其中各个动脉血管病变可能出现的症状不同，如大脑中动脉区和椎－基底动脉区梗死以枕部头痛多见，大脑后动脉区梗死则以额部痛较多，后部循环病变可导致弥散性或前额部头痛。颈内动脉闭塞和大脑中动脉栓塞者常引起单侧眼眶和额部卒中发作时疼痛，而大脑中动脉血栓形成时大多数患者于发作期出现双侧头痛。

头痛呈刀割样剧痛、跳痛、紧箍痛、胀痛、头重、神经痛样头痛等，剧痛不只限于颅内出血，也见于皮质下梗死灶，神经痛样头痛对椎－基底动脉区梗死具有特异性。有人统计缺血性脑卒中头痛中，胀痛占64.7%，刺痛占32.4%，跳痛占29%，头痛持续时间最短为12小时，最长为35天，平均为11.9天。大脑后动脉区和椎－基底动脉区梗死时头痛持续时间最长；迟发性头痛平均持续6.8天，较发作时头痛时间短暂。

2 相关检查

血常规、尿常规、血沉、血糖、血脂、肝肾功能及心电图应列为常规检查项目。经颅多普勒超声（TCD）、脑脊液、脑血管造影、脑CT、脑MRI亦应常规检查。其中脑CT检查应作为常规、最重要的诊断性检查手段，可立即除外脑出血。脑CT扫描，在24~48小时为等密度，其后病灶处可见到低密度区。MRI检查则可在早期发现梗死部位。

（二）辨证诊断

1. 中经络

（1）风痰瘀阻证　突然发生口眼歪斜，肌肤不仁，手足麻木，语言不利，口角流涎，舌强语謇，甚则半身不遂，或兼见手足拘挛，关节酸痛等症，舌质暗，苔薄白或白腻，脉弦滑或涩。

（2）风阳上扰证　半身不遂，口眼歪斜，舌强言謇，手足重滞，头晕头痛，耳鸣目眩，舌质苔黄，脉弦。

（3）阴虚风动证　半身不遂，口舌歪斜，舌强言謇或不语，偏身麻木，烦躁失眠，眩晕耳鸣，手足心热，舌质红绛或暗红，少苔或无苔，脉细弦或细弦数。

（4）气虚血瘀证　半身不遂，口舌歪斜，舌强言謇或不语，偏身麻木，面色㿠白，气短乏力，口角流涎，自汗出，心悸便溏，手足肿胀，舌质暗淡，舌苔薄白或白腻，脉沉细、细缓或细弦。

2. 中脏腑

（1）痰热腑实证　素有头痛眩晕，心烦易怒，突然发病，半身不遂，口舌歪斜，舌强语謇或不语，神识欠清或昏迷，肢体强急，痰多而黏，伴腹胀，便秘，舌质暗红，或有瘀点、瘀斑，苔黄腻，脉弦滑或弦涩。

（2）痰湿蒙神证　突然昏仆，不省人事，牙关紧闭，口噤不开，两手握固，肢体强痉，大小便闭，面白唇暗，静卧不烦，四肢不温，痰涎壅盛，苔白腻，脉沉滑缓。

（3）痰热内闭清窍证　突然昏仆，不省人事，牙关紧闭，口噤不开，两手握固，大小便闭，肢体强痉，面赤身热，气粗口臭，躁扰不宁，苔黄腻，脉弦滑而数。

（4）元神败脱证　突然昏仆，不省人事，目合口张，鼻鼾息微，手撒肢冷，汗多，大小便自遗，肢体软瘫，舌痿，脉细弱或脉微欲绝。

三、鉴别诊断

（一）西医学鉴别诊断

1. 脑出血

多于活动中或情绪激动时起病，多有高血压病史，病情进展快，头痛、恶心、呕吐多见，常出现意识障碍、偏瘫和其他神经系统局灶性症状，头颅CT或MRI有助于明确诊断。

2. 蛛网膜下腔出血

各年龄组均可见，以青壮年多见，多在动态时起病，病情进展急骤，头痛剧烈，多伴有恶心、呕吐，多无局灶性神经功能缺损的症状和体征，头颅CT、头颅MRI及脑脊液检查有助于明确诊断。

3. 硬脑膜下血肿或硬脑膜外血肿

多有头部外伤史，病情进行性加重，出现急性脑部受压症状，如意识障碍、头痛、恶心、呕吐等颅内高压症状，瞳孔改变及偏瘫等。某些硬脑膜下血肿，外伤史不明确，发病较慢，老年人头痛不重，应注意鉴别。头部 CT 检查在颅骨内板的下方，可发现局限性梭形或新月形高密度区，骨窗可见颅骨骨折线。

4. 颅内占位性病变

颅内肿瘤（特别是瘤卒中时）或脑脓肿也可急性发作，引起局灶性神经功能缺损，类似于脑梗死。脑脓肿可有身体其他部位感染或全身性感染的病史。头部 CT 及 MRI 检查有助于明确诊断。

（二）中医学鉴别诊断

1. 厥证

中风与厥证相鉴别，厥证也有突然昏仆，不省人事，但是伴有四肢厥冷，遗尿，无半身不遂的后遗症。

2. 痉证和痫证

中风与痉证相鉴别，痉证以四肢抽搐，项背强直，甚至角弓反张为主要表现；中风与痫证相鉴别，痫证以突然昏倒，口中如作猪羊叫声，四肢抽搐，口吐白沫，移时苏醒为主要表现。

四、临床治疗

（一）辨病治疗

1. 一般治疗

（1）保持呼吸道通畅　通过血氧饱和度和氧分压测定发现低氧血症患者，要给予吸氧治疗，如果仍不能纠正，辅以机械通气。

（2）合理使用降压药物。

（3）抗感染　出现下列两种情况要使用抗生素。①出现感染的证据，如肺部和泌尿系感染。②有明显的意识障碍。

（4）调控血糖范围。

2. 超早期（6 小时内）治疗

适合溶栓者应进行溶栓治疗。

（1）溶栓治疗方案　①发病 4.5 小时内适合静脉阿替普酶（rt-PA）溶栓治疗，当不适合溶栓或静脉溶栓无效，可行机械取栓治疗。当不适合溶栓或静脉溶栓无效且无法实现机械取栓时，可实施动脉溶栓。②发病 4.5~6 小时内可行尿激酶 100~150 万 U 加生理盐水 100ml，30 分钟内滴完。

（2）药物治疗

①双联抗血小板治疗，阿司匹林、氯吡格雷联合应用。②抗凝治疗：对于大多数急性缺血性脑卒中患者，不推荐无选择地早期进行抗凝治疗，若有抗凝需要，则溶栓 24 小时后使用，采用低分子肝素 0.4ml，每 12 小时皮下注射，连用 5~7 天。③扩容治疗：对于大多数缺血性脑卒中患者，不推荐扩容治疗，若有需要则溶栓治疗后给予低分子右旋糖酐 500ml 静脉滴注，连用 10~15 天。④控制血糖：血糖应控制在 < 6.9mmol/l。⑤高血压的调节：既往有高血压的患者应维持血压在 160~180/100~105mmHg 水平；既往无高血压的患者，血压维持在 160~180/90~100mmHg；当血压高于上述水平，可以考虑谨慎降压治疗。⑥抗高血压药物：如培哚普利 2~4mg/d，氢氯噻嗪 25mg，每日 1 次，吲达帕胺 2.5mg，每日 1 次，氨氯地平 5mg，每日 1 次，贝那普利 10mg，每日 1 次。

（二）辨证治疗

1. 辨证论治

中经络

（1）风痰瘀阻证

治法：活血化瘀，化痰通络。

方药：化痰通络汤加减。天麻，半夏，茯苓，白术，胆南星，天竺黄，香附，丹参，大黄。

（2）风阳上扰证

治法：平肝潜阳，活血通络。

方药：天麻钩藤饮加减。天麻，钩藤，石决明，牛膝，桑寄生，杜仲，栀子，黄芩，益母草，茯神，夜交藤。

（3）阴虚风动证

治法：滋养肝肾，潜阳息风。

方药：镇肝熄风汤加减。牛膝，生赭石，生龙骨，生牡蛎，生龟甲，杭芍，玄参，天冬，川楝子，生麦芽，茵陈，甘草。

（4）气虚血瘀证

治法：益气活血，扶正祛邪。

方药：补阳还五汤加减。当归尾，川芎，黄芪，桃仁，地龙，赤芍，红花。

中脏腑

（1）痰热腑实证

治法：化痰通腑。

方药：桃仁承气汤加减。桃仁，大黄，芒硝，桂枝，甘草。

（2）痰湿蒙神证

治法：温阳化痰，醒神开窍。

方药：涤痰汤加减。制半夏，制南星，陈皮，枳实，茯苓，人参，石菖蒲，竹茹，甘草，生姜。

（3）痰热内闭清窍证

治法：清热化痰，醒神开窍。

汤药：羚角钩藤汤加减。羚羊角，桑叶，川贝，生地黄，钩藤，菊花，白芍，生甘草，竹茹，茯神。

（4）元神败脱证

治法：益气回阳固脱。

汤药：参附汤合生脉散加减。人参，附子，麦冬，五味子，山茱萸，生姜，大枣。

2. 外治疗法

（1）中药熏洗法 对于中风偏瘫兼头痛的患者主要以熏洗患侧局部为主，分上肢熏洗和下肢熏洗。在药液温度较高时，先以蒸气熏患肢，或以药液浸湿毛巾敷于患肢，主要是肩、肘、腕、手及髋、膝、踝关节等处。当药液温度下降到能浸浴时，（一般为37~44℃），再将患侧，主要是手足浸浴。浸浴的时间为20~30分钟。1剂药液可反复加热使用5~6次。

（2）拔罐法 一般常在偏瘫肢体的穴位上先点刺出血，再拔罐，留罐5~10分钟，可使瘀血得以排出，达到活血化瘀、疏通经络的目的。也可在偏瘫肢体的经络线上进行拔罐，或在背部膀胱经上有关的腧穴上拔罐，以疏通经络，促进偏瘫肢体的恢复。

（3）中药贴敷法 辨证选取中药，将药物研成粉末，用药油调和成膏状涂在辅料上冷却后制成硬膏。使用时贴敷在体表局部或特定的穴位上（如患肢足三里、患处等）并加热，借助热力的作用使药效通过皮毛腠理，循经运行以达到疏风散寒、调气活血、化痰通络、消肿止痛作用的一种操作方法。

（4）中药塌渍 辨证选取中药方剂，煎汤去渣，趁热将6~8层纱布或毛巾浸透药液，湿敷患处。

（5）超声波治疗 超声波治疗仪通过机械、理化及温热对人体各种组织、器官进行辅助治疗。主要以头部双侧太阳穴为主。

（6）针刺治疗 取风池、太阳、头维、合谷、太冲，隔日治疗1次，2周为1个疗程。

（7）耳针疗法 取额、太阳、枕、神门、皮质下、脑干等为主穴，颈、心、肝、交感、耳尖、肾为配穴。每次取穴5~6个，中强刺激，两耳交替用，5次为1个疗程。

（8）火针疗法 取阿是穴（痛点），局部酒精常规消毒，选用细火针，烧红烧透后，对准阿是穴，透刺疾出，不留针，出针后用消毒干棉球重按针孔片刻，每周治疗 2 次，5 次为 1 个疗程。点刺头部痛点注意速度宜快，避免烧燃头发。

3. 成药应用

（1）通心络胶囊 4 粒 / 次，3 次 / 日，适用于风痰入络、气虚血瘀证。

（2）杞菊地黄丸 8 粒，3 次 / 天，适用于阴虚风动证。

（3）安宫牛黄丸 1~2 丸，2 次 / 天，急灌服（或鼻饲），适用于痰热内闭清窍证。

（4）大川芎口服液 口服，1 次 10ml，1 日 3 次，适用于瘀血头痛证。

（5）天舒胶囊 口服，1 次 4 粒，1 日 3 次，适用于瘀血头痛证。

（6）血府逐瘀胶囊 口服，1 次 6 粒，1 日 2 次，适用于瘀血头痛证。

五、预后转归

脑梗死无神志障碍，而以半身不遂为主，病情轻者，3~5 日即可稳定并进入恢复期，半个月左右可望恢复至不影响工作生活，甚至痊愈；病情重者，如调治得当，约于 2 周后进入恢复期，预后较好；脑梗死伴头痛者，根据患者病情轻重而变化，轻症者，头痛症状大多数预后较好。

六、预防调护

中风患者病室要清洁、安静，空气流通，保持一定的温度和湿度，使患者有一个舒适的环境。急性期绝对卧床休息，避免搬动，床边加床栏，以防坠床，协助患者翻身，床铺要平坦、整洁，以防发生褥疮。中经络者神志无改变，病情较轻，除一般护理外还要注意偏瘫肢体及语言功能的康复训练。昏迷患者不能从口进食，宜给予鼻饲，急性期，给清热化痰、温散瘀血治疗，食清淡饮食。恢复期以清热养阴健脾和胃为主，忌食肥甘厚腻、内温助火之品。中风伴头痛患者宜注意休息，保持环境安静，光线不宜过强。患者应禁烟戒酒。此外，尚可选择合适的头部保健按摩法，以疏通经脉，调畅气血，防止头痛发生。

七、专方选要

1. 全蝎合逍遥散

柴胡 15g，当归 12g，白芍 12g，白术 15g，茯苓 10g，白芷 12g，甘草 6g，煨姜 6g，薄荷（后下）6g。水煎 2 次，混匀，1 日 2 次，全蝎粉 1g 冲服。症状轻者亦可用成药逍遥丸（蜜丸）碾碎煎开，1 次 2 丸，全蝎 2 只研粉冲服。

2. 地鳖芎芍汤

地鳖虫 12g，川芎 12g，白芍 30g，当归 15g，法半夏 10g，制胆南星 10g，防风 6g，白芷 10g，黄连 3g，蔓荆子 15g。偏寒者去黄连加麻黄、细辛，寒甚者再加附片；偏热者加生石膏、菊花；阴虚阳亢者去制胆南星，加生石决明、代赭石；气血亏虚者加黄芪、党参。

3. 血府逐瘀汤

川芎、桃仁、当归、生地黄、赤芍、牛膝各 15g，红花、桔梗各 10g，柴胡、枳壳各 6g，甘草 3g。肝阳证加天麻 10g，钩藤、石决明、白蒺藜、栀子各 15g；肾虚证加熟地黄、枸杞子各 30g，太子参、杜仲各 20g，山茱萸 15g；气血亏虚证加熟地黄、当归、白芍各 20g，党参、黄芪各 30g，陈皮 10g；痰浊证加制半夏、白术、陈皮各 15g，天麻、黄芩各 10g；瘀血证加郁金、延胡索各 10g，蜈蚣 2 条，全蝎 6g；伴恶心呕吐者加旋覆花、代赭石、竹茹各 10g。日 1 剂，水煎，分早、晚 2 次服，连服 8 天，停服 2 天，之后继续服用。

4. 理气活血通络汤

醋柴胡 10g，川芎 10g，赤芍 10g，延胡索 10g，蜈蚣 2 条，全蝎 5g，僵蚕 15g，丹参 30g，蔓荆子 10g，细辛 3g，适用于瘀血阻络证。肝阳上亢者加珍珠母、石决明各 30g；眉棱骨痛加白芷 10g；眼涩、面赤者加杭菊 10g，钩藤 30g；兼心烦、失眠者加炒山栀子 10g，连翘 10g，夜交藤 30g。上方加水煎至 400ml，分 2 次早、晚口服。

第二节　脑出血

脑出血（CH）是指脑实质内出血。绝大多数脑出血由高血压病伴发脑小动脉病变在血压骤升时破裂，称为高血压性脑出血。脑出血 80% 发生在大脑半球，20% 发生于脑干和小脑。

据统计，脑出血通常由于意识障碍发生早且重，常不诉说头痛，故其头痛发生率统计是不准确的。一般认为，脑出血的头痛发生率是 50%~60%，约 30% 的脑出血病例以头痛为前驱症状或首发症状。

一、病因病机

（一）西医学认识

1.病因

脑出血的发病高峰年龄为 50~70 岁，多有高血压和动脉硬化病史。约 50% 患者可有头痛、眩晕等前驱症状。用力活动是出血的常见诱因，如情绪激动、过度疲劳、排便用力等。起病急骤，因大量血液突然破入脑实质，故常出现急性颅内压升高的症状，如剧烈头痛、恶心、呕吐等。

（1）高血压　脑出血的发病是在原有高血压病和脑血管病变基础上，血压骤然升高所致。其发病可能与下列因素有关：高血压使脑小动脉形成微动脉瘤，在血压骤升时微动脉瘤可能破裂而引起出血；高血压引起的脑小动脉痉挛可造成其远端组织缺氧、坏死而发生出血；高血压可促使脑小动脉玻璃样变或纤维素性坏死，形成夹层动脉瘤，继而破裂出血。

（2）其他原因　①脑血管畸形，包括动静脉畸形、海绵状血管瘤、毛细血管扩张症等。②颅内动脉瘤。③脑动脉淀粉样血管病。④结节性多动脉炎。⑤凝血异常的血液病、长期应用抗凝药物等。

2.病机

脑出血引起头痛的机制直接与血液溢出有关。脑内血肿及伴随的水肿对颅内疼痛敏感结构的机械压迫移位、牵拉和扭转是产生疼痛的主要原因。另外红细胞及其破坏产物胆红素等直接刺激三叉神经和颈 2~7 神经根（后根和前根），从而导致枕大、枕小和耳大神经痛及颈部肌肉收缩紧张性痛。血液和其他破坏产物（如 5-HT、激肽）还可直接刺激蛛网膜，引起无菌性炎性反应而致头痛。脑出血患者血压多较高，头痛也可能与此有关。

（二）中医学认识

本病多是由脏腑阴阳失调，血随气逆，肝阳暴涨，内风旋动，夹痰夹火，横窜经脉，蒙蔽神窍，从而发生猝然昏仆、半身不遂诸症。此病归属于中医"中风"范畴。

1.病因

中风是以猝然昏仆、不省人事、半身不遂、口眼㖞斜、语言不利为主症的病证，病轻者可无昏仆而仅见半身不遂及口眼㖞斜等症状。如在卒中昏迷期间称为仆击、大厥、薄厥；半身不遂者则有偏枯、偏风、身偏不用之称。在病因方面，认识到感受外邪、烦劳暴怒可以诱发本病。如《灵枢·刺节真邪》篇云："虚邪偏客于身半，其入深，内居营卫，营卫稍衰则真气去，邪气独留，发为偏枯。"

（1）内伤积损　素体阴亏血虚，阳盛火旺，风火易炽，或年老体衰，肝肾阴虚，肝阳偏亢，复因将息失宜，致使阴虚阳亢，气血上逆，上蒙神窍，突发本病。

（2）劳欲过度　烦劳过度，耗气伤阴，易使阳气暴涨，引动风阳上旋，气血上逆，壅阻清窍；纵欲过度，房事不节，亦能引动心火、耗伤肾水，水不制火，则阳亢风动。

（3）情志所伤　五志过极，心火暴甚，可引动内风而发卒中，其中以郁怒伤肝为多。平素忧郁恼怒，情志不畅，肝气不舒，气郁化火，则肝阳暴亢，引动心火，气血上冲于脑，神窍闭阻，遂致卒倒无知。

2. 病机

中风的形成虽有上述各种原因，但其基本病机总属阴阳失调，气血逆乱。病位在心、脑，与肝、肾密切相关。病理基础则为肝肾阴虚。因肝肾之阴下虚，则肝阳易于上亢，复加饮食、起居不当，情志刺激或感受外邪，气血上冲于脑，神窍闭阻，故猝然昏仆，不省人事。病理因素主要为风、火、痰、气、瘀。由于病位浅、深、病情轻、重的不同，中风又有中经络和中脏腑之别。轻者中经络，重者中脏腑。若风阳痰火蒙蔽神窍，气血逆乱，上冲于脑，则见中脏腑重症，络损血溢，瘀阻脑络，而至猝然昏倒，不省人事。

二、临床诊断

（一）辨病诊断

1. 临床表现

头痛常常为首发症状，大脑半球出血时，头痛首先出现在病灶侧，以后扩展至两侧，小脑出血首先出现枕部头痛，以后波及全头。全头痛是颅内压升高的表现，多剧烈。意识障碍程度不等，轻者嗜睡，重则昏迷。内侧型出血的患者意识障碍较重，患者常突然意识丧失，面部潮红，呼吸急促，脉搏慢而有力，体温可轻度升高，局灶症状则视出血部位而定。

2. 诊断要点

（1）常于用力活动或情绪激动时发病。

（2）发作时常有头痛、反复呕吐和血压升高。

（3）病情进展迅速，常出现意识障碍、偏瘫和其他神经系统局灶症状。

（4）多有高血压病史。

（5）腰穿脑脊液多含血和压力升高（其中20%可不含血）。

（6）脑CT检查可发现高密度灶。

（二）辨证诊断

1. 痰热内闭证

神昏，半身不遂，鼻鼾痰鸣，项强身热，气粗口臭，躁扰不宁，甚则手足厥冷，频繁抽搐，偶见呕血，舌质红绛，舌苔黄腻或干腻，脉弦滑数。

2. 元气败脱证

神昏，肢体瘫软，目合口张，呼吸微弱，手撒肢冷，汗多，重则周身湿冷，二便失禁，舌痿不伸，舌质紫暗，苔白腻，脉沉缓、沉微。

3. 肝阳暴亢，风火上扰证

半身不遂，口舌歪斜，言语謇涩或不语，偏身麻木，头晕头痛，面红目赤，口苦咽干，心烦易怒，尿赤便干，舌质红或红绛，舌苔薄黄，脉弦有力。

4. 痰热腑实，风痰上扰证

半身不遂，口舌歪斜，言语謇涩或不语，偏身麻木，腹胀，便干便秘，头痛，头晕目眩，咯痰或痰多，舌质暗红或暗淡，苔黄或黄腻，脉弦滑或偏瘫侧脉弦滑而大。

5. 阴虚风动证

半身不遂，口舌歪斜，言语謇涩或不语，偏身麻木，烦躁失眠，头晕耳鸣，手足心热，咽干口燥，舌质红绛或暗红，或舌红瘦，少苔或无苔，脉弦细或弦细数。

6. 气虚血瘀证

半身不遂，口舌歪斜，言语謇涩或不语，偏身麻木，面色㿠白，气短乏力，口角流涎，自汗出，心悸便溏，手足肿胀，舌质暗淡，舌苔薄白或白腻，或舌边有齿痕，脉沉细、细缓或细弦。

三、鉴别诊断

（一）西医学鉴别诊断

1. 脑血栓形成

常为安静状态下起病，数日达高峰，无明显头痛、呕吐，无脑膜刺激征，无血性脑脊液，脑CT可见受累部位的低密度病灶。

2. 颅内肿瘤出血

可突然发病，出现头痛、呕吐、意识障碍和脑膜刺激征，可有血性脑脊液，易与脑出血混淆，但肿瘤出血前就有头痛、呕吐、神经系统定位体征和视乳头水肿等。脑血管造影可见血管受压移位现象。CT可发现肿瘤的部位和大小，即可鉴别。

3. 脑栓塞

发病急骤，多无前驱症状即可发生偏瘫。但多数患者有风湿性心脏病或严重的动脉粥样硬化、冠心病。脑脊液正常，CT可见受累区的低密度病灶。

（二）中医学鉴别诊断

1. 类中风

类中风病多见于45岁以上患者，眩晕反复发作，头痛突然加重时，常兼半身肢体活动不灵，或舌謇语涩。

2. 痉证

痉证以四肢抽搐，像被强制，甚至角弓反张为主症。病发亦可伴神昏，但无半身不遂、口角歪斜、言语不利等。颅脑CT可明确诊断。

四、临床治疗

临床上根据脑出血的病程长短，大致可分为3个时期：急性期，指发病后2周以内；恢复期，指发病后2~8周；后遗症期，发病后3~6个月。急性期的治疗原则是抢救生命，调整血压，降低颅内压，预防各种并发症的发生。恢复期要充分利用各种因素，包括早期的康复介入，促进运动功能、语言功能和认知功能的改善与恢复。

（一）辨病治疗

1. 内科治疗

（1）保持呼吸道通畅，床头抬高15°，侧卧位较好，注意保持肢体功能位摆放，并及时吸痰，必要时吸氧，使动脉血氧饱和度维持在90%以上。

（2）保持安静，绝对卧床休息，尽量减少不必要的搬动，定时测量体温、呼吸、血压、脉搏，观察瞳孔和意识变化。

（3）保持大便通畅。

（4）降低颅内压　可选用①脱水剂，常用20%甘露醇125~250ml，每6~8小时1次，或联合应用呋塞米或地塞米松，可产生协同作用。也可选用10%人血白蛋白，50~100ml，每日1次，静脉滴注。对低蛋白血症患者更适用，可提高胶体渗透压，作用较持久。②头部冰枕，有利于降低颅内新陈代谢，减轻脑水肿。

（5）控制血压　通常不使用降压药物。应根据患者年龄、病前血压水平、病后血压情况等确定最适血压水平。收缩压180~230mmHg或舒张压105~140mmHg时宜口服卡托普利、酒石酸美托洛尔（倍他乐克）等降压药；收缩压180mmHg以内或舒张压105mmHg以内可观察而不用降压药。但恢复期患者应尽量将血压控制在正常范围。

（6）给氧。

（7）保持营养、水电解质及酸碱平衡。

（8）预防并发症　如感染、应激性溃疡、中枢性高热、下肢深静脉血栓形成等。

2. 外科治疗

脑出血的外科治疗对挽救重症患者的生命及促进神经功能恢复有益。手术治疗的目的是清除血肿，降低颅内压和止血。

一般来说，下述情况多考虑手术清除血肿：①发病初期病情较轻，但逐步恶化，并有显著的颅内压升高症状。②血肿大，内科保守治疗病情仍进行性加重。③对开始就有瞳孔不等大、大脑皮层下出血、外侧型外囊出血者应争取尽早手术。

（二）辨证治疗

1. 辨证论治

（1）痰热内闭证

治法：清热化痰，醒神开窍。

方药：羚羊角汤或清心宣窍汤加减。羚羊角，龟甲，生地黄，牡丹皮，白芍，夏枯草，生石决明。

（2）元气败脱证

治法：益气回阳，扶正固脱。

方药：参附汤合生脉散加减。人参、附子等。

（3）肝阳暴亢，风火上扰证

治法：平肝潜阳，息风清热。

方药：天麻钩藤饮加减。天麻，钩藤（后下），石决明（先煎），川牛膝，杜仲，桑寄生，黄芩，山栀子，益母草，夜交藤，茯神等。

（4）痰热腑实，风痰上扰证

治法：清热化痰，息风通腑。

方药：星蒌承气汤加减。全瓜蒌，胆南星，生大黄，芒硝，丹参等。

（5）阴虚风动证

治法：滋养肝肾，潜阳息风。

方药：镇肝息风汤或育阴息风汤加减。怀牛膝，生赭石，生龙骨，生牡蛎，生龟甲，生杭芍，玄参，天冬，川楝子，生麦芽，茵陈，甘草等。

（6）气虚血瘀证

治法：补益元气，活血通络。

方药：补阳还五汤加减。生黄芪，当归尾，赤芍，地龙，川芎，红花，桃仁等。

2. 外治疗法

（1）针刺治疗　病情平稳后可进行。取肩髃、极泉、曲池、手三里、外关、合谷、环跳、阳陵泉、足三里、丰隆、解溪、昆仑、太冲、太溪；闭证加十二井穴、合谷、太冲；脱证加关元、气海、神阙。毫针刺，平补平泻。1日1次，10次为1个疗程。

（2）推拿疗法　根据肢体功能缺损程度和状态进行中医按摩，循经治疗，可使用不同手法以增加全关节活动度、缓解疼痛、抑制痉挛和被动运动等。避免对痉挛组肌肉群的强刺激，是偏瘫按摩中应注意的问题。按摩手法常用揉法、捏法，亦可配合其他手法如弹拨法、叩击法、擦法等。

（3）中药熏洗法　主要针对常见并发症如肩-手综合征或偏瘫痉挛状态，予活血通络类中药熏洗患肢，每日1~2次或隔日1次。每次15~30分钟，水温宜在37~40℃，浸泡数分钟后，再逐渐加水至踝关节以上，水温不宜过高，以免烫伤皮肤。

3. 单方验方

（1）制大黄6g，枳实10g，玄明粉20g，陈胆南星12g，郁金12g。水煎服，日2次。

（2）水蛭9g，制大黄6g，川牛膝20g，陈胆南星12g，郁金12g。水煎服，日2次。

（3）李斯炽方　生地黄12g，牡丹皮12g，泽泻12g，茯苓12g，枣皮12g，牡蛎12g，龙骨12g，山茱萸12g，竹茹12g，白芍12g，山药15g，石菖蒲9g，远志6g。

五、预后转归

脑出血总体预后较差。脑水肿、颅内压升高、脑疝形成是致死的主要原因。预后取决于出血量、出血部位及有无并发症。但脑出血并发的头痛，随着血肿的吸收会逐渐好转，但随着脑出血整体预后而变化。

六、预防调护

脑出血头痛患者应低盐低脂饮食，宜食富含营养及粗纤维食物，忌食辛辣刺激食品，忌肥甘厚腻之品。戒烟忌酒，限制茶、咖啡等饮品。病室要清洁、安静，空气流通，保持一定的温度和湿度，使患者有一个舒适的环境。急性期绝对卧床休息，避免搬动，床边加床栏，以防坠床，协助患者翻身，床铺要平坦、整洁，以防发生褥疮，并重视情志调护，避免情志刺激。注意观察患者大便性状，注意保持大便通畅，避免用力排便。注意观察患者"神"的变化，包括瞳神、神态、神智、情绪等。各类头痛患者均应禁烟戒酒。

七、专方选要

活血通络汤：川芎10g，桂枝10g，鸡血藤30g，葛根12g，羌活10g，当归身10g，北黄芪60g，地龙10g，三棱10g（炒），炒莪术10g，石菖蒲10g，乌梢蛇10g，赤芍10g，甘草6g。适用于瘀血阻络证。

第三节　蛛网膜下腔出血

蛛网膜下腔出血（SAH）是指脑血管破裂，血液流入蛛网膜下腔并引起相应症状的一种临床综合征。SAH包括外伤性SAH和自发性SAH两种。外伤性SAH是指各种外伤所致的SAH；自发性SAH又分原发性和自发性两种。原发性SAH是指脑底部或脑表面血管破裂后，血液流入蛛网膜下腔，并引起相应临床症状的一种脑卒中。继发性SAH是指脑实质内出血、脑室出血、硬脑膜外或硬脑膜下血管破裂引起的血液流入蛛网膜下腔者。临床上一般所指的SAH即是原发性SAH。其主要临床表现为剧烈头痛、恶心、呕吐、抽搐、多汗、腹胀、尿潴留等自主神经系统障碍及脑膜刺激征、肢体瘫痪等。本病主要病因为颅内动脉瘤或脑动静脉畸形，其他如夹层动脉瘤、血管炎、颅内静脉系统血栓形成、血液病、颅内肿瘤、凝血障碍性疾病及抗凝治疗并发症等。头颅CT检查可确诊，脑脊液检查多呈均匀血性脑脊液。本病预后与病因、出血部位及出血量有关。

SAH是临床神经内科常见病、多发病。占所有脑卒中的5%~10%，年发病率为6~20/10万人口，女性多于男性，青壮年更常见。SAH与其他急性脑血管病相比，其特点是病死率最高，致残率最低，因此有较高的临床治疗价值，而及时的明确诊断和积极的治疗是决定预后的关键所在。

SAH多归属于中医学中的"真头痛"范畴。

一、病因病机

（一）西医学认识

1. 病因

（1）动脉瘤　动脉瘤是SAH最常见的病因。动脉瘤包括先天性、后天动脉硬化性、细菌性、肿瘤性和外伤性。先天性动脉瘤最为常见，多在40岁以后发病，占所有病因的50%~80%。后天动脉硬化性动脉瘤在老年人中最为常见，占所有病因的13%~15%。动脉瘤主要位于Willis环及其主要分支血管，尤其是动脉的分叉处，80%~90%位于脑底动脉环前部，特别是后交通动脉和颈内动脉的连接处（约40%），前交通动脉与大脑前动脉分叉处（约30%），大脑中动脉在外侧裂第一个分支处（约20%）。后循环动脉瘤最常见于基底动脉尖端或椎动脉和小脑后下动脉的连接处。动脉瘤多为单发，约20%为多发，多位于两侧相同动脉（又称为"镜像动脉瘤"）。动脉瘤破裂的高峰年龄为35~65岁。

动脉瘤的破裂与大小有关，直径大于10mm的动脉瘤极易破裂；不规则或多囊性的动脉瘤易破裂。

（2）脑血管畸形　脑血管畸形约占SAH病因的10%，其中动静脉畸形占血管畸形的80%，青少年多见，90%以上位于小脑幕上，多见于大脑外侧裂和大脑中动脉分布区。动静脉畸形是一种先天性血管发育异常，动脉血管不经微血管而直接连接静脉血管，动脉血直接流入静脉。由于后者阻力低，动脉和静脉血管逐渐扩张迂曲，形成动静脉短路血管网。因动静脉血管畸形多位于大脑中动脉和大脑前动脉供血区的脑表面，故血管破裂时出血很容易进入蛛网膜下腔。

（3）脑底异常血管网病　脑底异常血管网病又称Moyamoya病、烟雾病，约占1%左右。目前认为Moyamoya引起SAH的机制有两种可能，一种是由于侧支血管及其附近的动脉破裂所致，另一种是由于Moyamoya血管破裂所致。

（4）其他原因　包括夹层动脉瘤、血管炎、颅内静脉系统血栓形成、血液病、颅内肿瘤、凝血障碍性疾病及抗凝治疗并发症等。

2.发病机制

（1）动脉瘤可能由于动脉壁先天性肌层缺陷或后天获得性内弹力层变性或二者的联合作用所致。动脉瘤的发生存在一定程度的遗传倾向和家族聚集性，如在有动脉硬化、动脉瘤家族史及多囊肾患者中，动脉瘤患病率升高；在SAH一级亲属中，约4%有动脉瘤。但目前认为颅内动脉瘤不完全是先天性异常，相当一部分是在后天长期生活中发展起来的。随着年龄的增长，动脉壁弹性逐渐减弱，薄弱的管壁在血流冲击等因素的影响下向外突出形成囊状动脉瘤，其好发于脑的Willis环的分支部位。梭形动脉瘤好发于脑底部较大的动脉主干，

当脑动脉硬化时，动脉壁肌层由纤维组织代替，内弹力层变性、断裂，胆固醇沉积于内膜，管壁受损，在血流冲击下，逐渐扩张形成与血管纵轴平行的梭状动脉瘤。炎性动脉瘤是由动脉炎或颅内炎症引起的血管壁病变。

（2）脑动静脉畸形是发育异常形成的畸形血管团，血管壁薄弱，处于破裂临界状态，激动时或不明显诱因可能导致破裂。

（3）其他如肿瘤或转移癌直接侵蚀血管，引起血管壁病变，最终导致破裂出血。

（二）中医学认识

蛛网膜下腔出血归属于中风病范畴，在中医学中没有蛛网膜下腔出血一病，历代医家对蛛网膜下腔出血多未设专篇论述，散见于中风的相关内容。本病发生突然，起病急骤，"如矢石之中的，若暴风之疾速"。在病因方面，认识到感受外邪，烦劳暴怒可以诱发本病。如《素问·调经论》云："血之与气，并走于上，则为大厥，厥则暴死，气复反则生，不反则死。"

（1）内伤积损　素体阴亏血虚，阳盛火旺，风火易炽，或年老体衰，肝肾阴虚，肝阳偏亢，复因将息失宜，致使阴虚阳亢，气血上逆，上蒙神窍，突发本病。

（2）劳欲过度　《素问·生气通天论》说："阳气者，烦劳则张。"烦劳过度，耗气伤阴，易使阳气暴涨，引动风阳上旋，气血上逆，壅阻清窍；纵欲过度，房事不节，亦能引动心火，耗伤肾水，水不制火，则阳亢风动。

（3）情志所伤　五志过极，心火暴甚，可引动内风而发卒中，其中以郁怒伤肝为多。平素忧郁恼怒，情志不畅，肝气不舒，气郁化火，则肝阳暴亢，引动心火，气血上冲于脑，神窍闭阻，遂致卒倒无知。或长期劳烦过度，精神紧张，虚火内燔，阴精暗耗，日久导致肝肾阴虚，阳亢风动。

此外，素体阳盛、心肝火旺之青壮年，亦有遇郁而阳亢化风，以致突然发病者。

中风的形成虽有上述各种原因，但其基本病机总属阴阳失调，气血逆乱。病位在心、脑，与肝、肾密切相关。病理基础则为肝肾阴虚。因肝肾之阴下虚，则肝阳易于上亢，复加饮食、起居不当，情志刺激或感受外邪，气血上冲于脑，神窍闭阻，故猝然昏仆，不省人事。病理因素主要为风、火、痰、气、瘀。由于病位浅、深，病情轻、重的不同，中风又有中经络和中脏腑之别。轻者中经络，重者中脏腑。若风阳痰火蒙蔽神窍，气血逆乱，上冲于脑，则见中脏腑重症，络损血溢，瘀阻脑络，而至猝然昏倒，不省人事。

二、临床诊断

（一）辨病诊断

突然起病，以数秒或数分钟速度发生的头痛是常见的起病方式。患者常能清楚地描述发病时间和情景。情绪激动，剧烈运动，如用力、咳嗽、排便、性生活等是常见的发病诱因。

1. 临床表现

（1）头痛　头痛为常见的首发症状，20%的患者描述为"像裂开样头痛""平生最剧烈的头痛"。大多数患者（70%）诉说为前头痛和颈后痛，少数患者（30%）自诉为局部头痛或偏头痛，有定位意义。老年人因反应迟钝、疼痛阈值高及脑沟、脑裂较宽，头痛可不明显。

（2）脑膜刺激征　患者出现颈强直、Kerning征和Brudzinski征等脑膜刺激征，以颈强直最多见，而年老、衰弱患者或出血量小的患者，可无明显的脑膜刺激征。脑膜刺激征常于发病后数小时出现，3~4周后消失。

（3）意识障碍　约半数的SAH患者在出血时有意识障碍，一般不超过1小时，表现为暂时性昏厥、嗜睡、意识模糊甚至昏迷，严重者可持续昏迷直至死亡。意识障碍程度与颅内压升高水平有关。发病一周后意识障碍持续加重者，多提示脑血管痉挛等并发症的发生。

（4）神经功能障碍　因病变性质和部位的不同可出现各种神经功能障碍。就动脉瘤性SAH而言，后交通动脉瘤破裂常引起同侧动眼神经麻痹。大脑中动脉瘤破裂可引起偏瘫和偏身感觉障碍，位于主侧半球者可致失语。大脑前动脉瘤破裂可引起暂时性双下肢软弱。眼动脉瘤破裂可致单侧眼视力丧失或视野缺损。基底动脉瘤破裂可出现脑干受损症状，昏迷较深和多个脑神经症状，有的SAH患者可出现抽搐。

（5）眼部症状　部分患者可出现眼底改变，主要变化为视网膜出血或视乳头水肿。20%的患者可见玻璃体下片状出血，发病1小时后即可出现，由急性颅内压升高和眼静脉回流受阻所致。

（6）精神症状　约25%的患者可出现精神症状，如欣快、谵妄、木僵、癔症发作、定向力障碍、遗忘、痴呆、幻觉等，一般经过数周可恢复。

（7）自主神经症状　由于出血后血液的直接刺激引起血管痉挛而致丘脑下部缺血，或出血侵犯了丘脑下部，可出现自主神经功能失调的症状，如面色苍白或充血、多汗、寒战、高热、腹胀、便秘、脉搏及血压不稳等。

（8）不典型症状　不典型头痛、血压升高、眩晕、偏瘫、癫痫等。

2. 常见并发症

SAH可引起一系列的并发症，如果对并发症认识不足或处理不当，会导致病情加重甚至死亡。常见的并发症如下。

（1）再出血　再出血是一种严重的并发症，颅内动脉瘤破裂出血的死亡率为

40%，从初次出血存活下来的患者立即面临着再次出血的威胁，而再次出血的死亡率更高（为40%~70%）。发病24小时内再出血的风险最大，以后4周内再出血的风险均较高。

（2）脑血管痉挛　20%~30%的SAH患者出现脑血管痉挛，引起迟发性缺血性损伤，可继发脑梗死。血管痉挛一般于蛛网膜下腔出血后3~5天开始，5~14天为高峰，2~4周后逐渐减少。

（3）脑积水　脑积水按病理性质可分为梗阻性脑积水和交通性脑积水，按照起病缓急可分为急性脑积水和慢性脑积水。梗阻性脑积水是因为凝血块堵塞室间孔、导水管和第四脑室出口所致。交通性脑积水是指血液分解产物阻塞脑脊液吸收所致。SAH后2周内发生的脑积水为急性脑积水，2周后发生的脑积水为慢性脑积水。SAH后急性梗阻性脑积水的发病率为20%，2/3的急性梗阻性脑积水患者可出现嗜睡、精神运动迟缓和记忆损害等症状，重者可出现头痛、呕吐、意识障碍等症状。

（4）痫性发作　动脉瘤性SAH后痫性发作的发生率为25%，可发生在SAH后的任何时间。SAH后12~24小时内发作的称为急性发作，其发病率为11%~14%，24小时后发作的为迟发性痫性发作，迟发性痫性发作的发病率为3%。痫性发作的相关因素有SAH发病前即有癫痫发作病史、有需行脑室引流或分流术的脑积水和是否应用抗癫痫药物。

3. 辅助检查

（1）CT　头颅CT是诊断SAH的首选方法，CT平扫最常见为基底池弥散性高密度影。CT对蛛网膜下腔出血诊断的敏感性在24小时内为90%~95%，3天为80%，1周为50%。

（2）脑脊液检查　如果CT检查已经确诊SAH，则脑脊液检查不作为常规检查。

但如果出血量少或距起病时间较长，CT检查无阳性发现时，如果临床怀疑为SAH，且病情允许时，则需行腰穿检查脑脊液。

（3）头颅MRI　当病后数天CT的敏感性降低时，MRI可发挥较大作用。

（4）脑血管影像学检查　有助于发现颅内动脉瘤和发育异常的血管，是确诊SAH病因，特别是颅内动脉瘤的最有价值的方法。

（5）CT血管成像（CTA）和MR血管成像（MRA）　是无创性的脑血管显影方法，但是敏感性不及数字减影血管造影（DSA）。

（二）辨证诊断

1. 肝阳暴亢证

临床证候：头痛剧烈，头晕且胀，颈项强直，肢体抽搐，耳鸣面赤，口干口苦，失眠多梦，舌质红，苔薄，脉弦滑数。

辨证要点：头痛剧烈，颈项强直，脉弦滑数。

2. 气滞血瘀证

临床证候：头痛如劈，痛处不移，或头痛如刺，胸闷，两胁胀痛，口唇紫暗，面色晦暗，舌质暗，脉弦或弦细。

辨证要点：头痛如劈，痛处不移，脉弦或弦细。

3. 风痰瘀阻证

临床证候：颈项强直，头痛而重，胸脘痞满，喉中痰鸣，恶心，呕吐痰涎，纳呆，舌淡暗，苔腻，脉弦滑。

辨证要点：颈项强直，头痛而重，脉弦滑。

4. 痰火扰神证

临床证候：突然昏仆，不省人事，两手握固，肢体拘急，面红气粗，躁动不安，喉中痰鸣，大便不通，小便短赤，舌红，苔黄，脉弦细。

辨证要点：突然昏仆，不省人事，脉弦细。

三、鉴别诊断

（一）西医学鉴别诊断

1. 结核性、真菌性、细菌性或病毒性脑膜炎

均可出现头痛、呕吐和脑膜刺激征。尤其是 SAH 发病后 1~2 周内，脑脊液黄变，白细胞增多，因吸收热体温可达 37~38℃，更应与脑膜炎，特别是结核性脑膜炎相鉴别。但脑膜炎发病一般不如 SAH 急骤，病初先有发热，脑脊液有相应的感染表现，头颅 CT 无 SAH 特征。

2. 脑肿瘤

大约 1.5% 的脑肿瘤可发生瘤卒中，形成瘤内或瘤旁血肿合并 SAH；癌瘤颅内转移、脑膜癌病或中枢神经系统（CNS）白血病也可见血性脑脊液，但根据详细的病史、脑脊液检出癌细胞及头部 CT 可以鉴别。

（二）中医学鉴别诊断

1. 痉证

痉证以四肢抽搐，像被强制，甚至角弓反张为主症。病发亦可伴神昏，但无半身不遂、口角歪斜、言语不利等。颅脑 CT 可明确诊断。

2. 痿证

痿证以手足软弱无力、筋脉迟缓不收、肌肉萎缩为主症，起病缓慢，起病时无突然昏倒、不省人事、口角歪斜、言语不利，以双下肢或四肢为多见，或见患肢肌肉萎缩，颅脑 CT 无高密度病灶。

四、临床治疗

（一）辨病治疗

SAH 治疗的目的是防止再出血、血管痉挛和脑积水等并发症，降低死亡率和致残率。治疗方案如下。

1. 一般处理及对症治疗

（1）保持生命体征稳定　SAH 确诊后有条件者应争取监护治疗，密切监测生命体征和神经系统体征的变化；保持气道通畅，维持稳定的呼吸、循环系统功能。

（2）降低颅内压　适当限制液体入量，防治低钠血症、过度换气等都有助于降低颅内压。临床上主要是用脱水剂，常用的有甘露醇、呋塞米、甘油果糖或甘油氯化钠，也可以酌情选用白蛋白。若伴发的脑内血肿体积较大时，应尽早手术清除血肿，降低颅内压以抢救生命。

（3）纠正水、电解质平衡紊乱　注意液体出入量平衡。适当补液补钠、调整饮食和静脉补液中晶体胶体的比例可以有效预防低钠血症。低钾血症也较常见，及时纠正可以避免引起或加重心律失常。

（4）对症治疗　烦躁者予镇静药，头痛予镇痛药，注意慎用阿司匹林等可能影响凝血功能的非甾体抗炎镇痛药物或吗啡、哌替啶等可能影响呼吸功能的药物。痫性发作时可以短期采用抗癫痫药物如地西泮、卡马西平或者丙戊酸钠。

（5）加强护理　就地诊治，卧床休息，减少探视，避免声光刺激。给予高纤维、高能量饮食，保持二便通畅。意识障碍者可予鼻胃管，小心鼻饲，慎防窒息和吸入性肺炎。尿潴留者留置导尿，注意预防尿路感染。采取勤翻身、肢体被动活动、气垫床等措施预防褥疮、肺不张和深静脉血栓形成等并发症。如果 DSA 检查证实不是颅内动脉瘤引起的，或者颅内动脉瘤已行手术夹闭或介入栓塞术，没有再出血风险时可以适当缩短卧床时间。

2. 防治再出血

（1）安静休息　绝对卧床 4~6 周，镇静、镇痛，避免用力和情绪刺激。

（2）调控血压　去除疼痛等诱因后，如果平均动脉压 > 125mmHg 或收缩压 >

180mmHg，可在血压监测下使用短效降压药物使血压下降，保持血压稳定在正常或者起病前水平。可选用钙离子通道阻滞剂、β 受体阻滞剂或 ACEI 类等。

（3）抗纤溶药物　为了防止动脉瘤周围的血块溶解引起再度出血，可用抗纤维蛋白溶解剂，以抑制纤维蛋白溶解原的形成。常用 6- 氨基己酸（EACA），初次剂量 4~6g 溶于 100ml 生理盐水或者 5% 葡萄糖中静脉滴注（15~30 分钟），后一般维持静脉滴注为每小时 1g，12~24g/d，使用 2~3 周或到手术前，也可用氨甲苯酸（止血芳酸）或止血环酸（氨甲环酸）。抗纤溶治疗可以降低再出血的发生率，但同时也增加脑血管痉挛（CVS）和脑梗死的发生率，建议与钙离子通道阻滞剂同时使用。

（4）外科手术　动脉瘤性 SAH，Hunt 和 Hess 分级 ≤ Ⅲ级时，多早期行手术夹闭动脉瘤或者介入栓塞。

3. 防治脑动脉痉挛及脑缺血

（1）维持正常血压和血容量　血压偏高者给予降压治疗；在动脉瘤处理后，血压偏低者，首先应去除诱因如减或停脱水和降压药物，予胶体溶液（白蛋白、血浆等）扩容升压，必要时使用升压药物如多巴胺静脉滴注。

（2）早期使用尼莫地平　常用剂量 10~20mg/d，静脉滴注，1mg/h，共 10~14 天，注意其低血压的不良反应。

（3）腰穿放脑脊液或脑脊液置换术　多年来即有人应用此等方法，但缺乏多中心、随机、对照研究。在早期（起病后 1~3 天）行脑脊液置换可能利于预防脑血管痉挛，减轻后遗症状。剧烈头痛、烦躁等严重脑膜刺激征的患者，可考虑酌情选用，适当放脑脊液或行脑脊液置换治疗。注意有诱发颅内感染、再出血及脑疝的风险。

4. 防治脑积水

（1）药物治疗　轻度的急、慢性脑积水都应先行药物治疗，给予乙酰唑胺等药物减少脑脊液分泌，酌情选用甘露醇、呋塞米等。

（2）脑室穿刺脑脊液外引流术　脑脊液外引流术适用于 SAH 后脑室积血扩张或形成铸型，出现急性脑积水经内科治疗后症状仍进行性加剧，有意识障碍者；或患者年老，心、肺、肾等内脏严重功能障碍，不能耐受开颅手术者。紧急脑室穿刺外引流术可以降低颅内压，改善脑脊液循环，减少梗阻性脑积水和脑血管痉挛的发生，可使 50%~80% 的患者临床症状改善，引流术后尽快夹闭动脉瘤。脑脊液外引流术可与脑脊液置换术联合应用。

（3）脑脊液分流术　慢性脑积水多数经内科治疗可逆转，如内科治疗无效或脑室脑脊液外引流效果不佳，CT 或 MRI 见脑室明显扩大者，要及时行脑室 - 心房或脑室 - 腹腔分流术，以防加重脑损害。

5. 病变血管的处理

（1）血管内介入治疗　介入治疗无须开颅和全身麻醉，对循环影响小，近年来已经广泛应用于颅内动脉瘤治疗。术前须控制血压，使用尼莫地平预防血管痉挛，行 DSA 检查确定动脉瘤部位及大小形态，选择栓塞材料行瘤体栓塞或者载瘤动脉的闭塞术。颅内动静脉畸形（AVM）有适应证者也可以采用介入治疗闭塞病变动脉。

（2）外科手术　需要综合考虑动脉瘤的复杂性、手术难易程度、患者临床情况的分级等以决定手术时机。动脉瘤性 SAH 倾向于早期手术（3 天内）夹闭动脉瘤；一般 Hunt 和 Hess 分级 ≤ Ⅲ级时多主张早期手术。Ⅳ、Ⅴ级患者经药物保守治疗情况好转后可行延迟性手术（10~14 天）。对 AVM 反复出血者，年轻患者、病变范围局限和曾有出血史的患者首选显微手术切除。

（3）立体定向放射治疗（γ- 刀治疗）　主

要用于小型 AVM 以及栓塞或手术治疗后残余病灶的治疗。

（二）辨证治疗

辨证论治

（1）肝阳暴亢证

治法：镇肝息风，育阴潜阳。

方药：镇肝息风汤加减。龙骨，牡蛎，代赭石，龟甲，牛膝，白芍，天冬，麦芽，玄参，川楝子，僵蚕，郁金。

（2）气滞血瘀证

治法：疏肝理气，活血化瘀。

方药：柴胡疏肝散合桃红四物汤。柴胡，当归，川芎，赤芍，枳实，香附，桃仁，红花，三七（冲）。

（3）风痰瘀阻证

治法：息风化痰通络。

方药：导痰汤加减。清半夏，橘红，茯苓，枳实，胆南星，丝瓜络，石菖蒲，郁金，川牛膝，泽兰，泽泻。

（4）痰火扰神证

治法：清热息风，豁痰开窍。

方药：羚角钩藤汤加减或口服安宫牛黄丸。羚羊角，钩藤，生地黄，牡丹皮，石决明，白芍，蝉蜕，僵蚕，竹茹，枳实，全蝎，石菖蒲。

（三）医家诊疗经验

（1）张文学清通三七汤治疗蛛网膜下腔出血急性期。

组方：水牛角（先煎），栀子，三七，牡丹皮，生地黄，川牛膝，大黄（后下），丹参，地龙，水蛭。

功效：清肝凉血，化瘀止血，止痛。

（2）刘春圃治疗蛛网膜下腔出血肝郁气滞，热迫血出，蒙蔽清窍者。

组方：生地黄，苦丁茶，白茅根，元明粉（冲服），三七粉（冲服），大蓟，知母，白芍，黄芩，犀角粉（冲服），木香，黄柏，藕节，决明子。

功效：平肝清热，滋阴凉血。

五、预后转归

SAH 预后与病因、出血部位、出血量、有无并发症及是否得到适当的治疗有关。动脉瘤性 SAH 死亡率高，约 12% 的患者在到达医院前死亡，20% 的患者死于入院后，2/3 的患者可存活，但其中一般患者会遗留永久性的残疾，主要是认知功能障碍。未经外科治疗者约 20% 的患者死于再出血，死亡多在出血后最初数日。90% 的患者颅内动脉瘤破裂患者可以恢复，再出血风险较小。

第九章　与颈部血管有关的头痛

颈部血管病变较多，病因复杂，因与头部邻近，易侵入头部，诱发头痛，其中巨细胞动脉炎 90% 的患者首发症状为头痛。

第一节　巨细胞动脉炎

巨细胞动脉炎（GCA）也被称为颞动脉炎或肉芽肿性动脉炎，是一种全身性血管炎，影响中型及大型动脉，主要侵犯颞浅动脉和眼动脉。主要表现为头痛，常为首发症状，见于约 90% 的患者。典型表现为一侧或双侧颞部或枕部，亦可见颜面、耳后烧灼样剧痛，局部红斑，部分患者头皮触痛，患侧颞浅动脉增粗、迂曲变硬，呈结节状，搏动减弱或消失，甚至出现头皮坏死。GCA 病因尚不清楚，遗传因素可能与 GCA 发病有关。

一、病因病机

（一）西医学认识

1. 流行病学

据国外研究资料显示，在 50 岁以上人群中本病的年发病率由过去的（15~30）/10 万上升至（18.8~22）/10 万，其中女性发病率明显高于男性，随年龄的增加，发病率亦增加。国内尚缺乏该病的流行病学资料，既往认为是少见病，但随着对该疾病的认识不断深入、提高，临床发现该病患者数目众多。近年来随着我国对本病认识的增加，病例报道的数量明显增加。国内胡治平等报道在我国发病年龄 50 岁之前男性相对多见。50 岁后发病增多且以女性多见，提示本病与年龄的增长或激素变化有一定关系。与同龄人群比较，GCA 患者的病死率、脑卒中或心肌梗死的发病率差异无统计学意义。Harrison 和 Bevan 研究认为，以头痛等症状为主时，平均诊断时间为 4.5 个月，而首先以全身症状为突出表现者，诊断的平均时间为 10.3 个月。总体上看，从症状发生到临床诊断的平均时间为 3.5 个月。

2. 发病机制

GCA 的发病机制复杂，已知主要与遗传、免疫及炎症反应有关。

（1）遗传因素　部分 GCA 患者有家族史，提示 GCA 可能是一种遗传病。已发现与 GCA 有关联的基因包括人类白细胞相关抗原（HLA）基因的 HLA-DR1、HLA-DR3、HLA-DR4 及 HLA-DR5 等，但是这些基因是如何控制发病的尚不清楚。

（2）免疫及炎症反应　已取得共识的是，GCA 是由抗原介导的，多种细胞因子及黏附分子参与的，巨噬细胞、T 淋巴细胞及多核巨细胞等炎症细胞在血管壁浸润所致的炎症性疾病。在感染等因素作用下，CD4+T 淋巴细胞与病毒、细菌抗原或自身抗原结合，浸润血管外膜，合成、分泌包括干扰素 -α（IFN-α）在内的多种细胞因子，促使局部血管内皮黏附分子上调并募集巨噬细胞等炎症细胞浸润血管壁各层，始动炎症反应。活化的巨噬细胞进一步释放大量炎症因子，损伤血管壁。具体机制如下。①释放转化生长因子 -β（TGF-β）、血小板衍生生长因子（PDGF）及血管内皮生长因子（VEGF），导致内膜增生，管腔闭塞。②生成活性氧、一氧化氮和基质金属蛋白酶（MMPs）等毒性物质造成血管成分分解。③释放白细胞介素 -6（IL-6），扩大局部炎症反应。最后造成血管内皮破坏、血栓形成、血管狭窄和闭塞，导致发病。

3. 病理

活检常取颞浅动脉。病理提示 GCA 是一种增生性肉芽肿性炎症，病变分布常呈节段性，累及动脉各层，以内膜和中膜损伤最为严重。常见的病理改变包括：①内膜弹力层破坏，内膜增生变厚，管腔狭窄、闭塞及血栓形成。②中膜平滑肌纤维变性坏死，胶原纤维增生。③动脉各层有 CD4+T 淋巴细胞、巨噬细胞、多核巨细胞、单核细胞等多种炎症细胞浸润，其中以巨细胞浸润为主要特征。虽然颞动脉活检作为 GCA 诊断的"金标准"，但有文献报道，约 15% 的 GCA 患者病理活检为阴性结果。为增强活检敏感性，避免假阴性结果，最好在激素治疗开始前进行，如果在激素治疗后，勿超过 2 周。

（二）中医学认识

古文献中无巨细胞动脉炎的中医归属，考虑此病 90% 的首发症状为头痛，可归属为"头痛"范畴，头痛病因无外乎外感与内伤，但此病为血管病变，考虑与外感无关，故为内伤头痛。发病病机多为先天禀赋不足或年老体衰、肝肾亏虚、心气不足、脾虚湿阻、气血亏虚、气滞血瘀、痰瘀互结皆可致病。痰瘀热毒痹于脑络、目窍、耳窍等，失于濡养，则目不明，耳不聪，不荣则痛。痹于脑络，不通则痛，头痛频频，久则结节生，肿块起。肝开窍于目，肾开窍于耳，心主血脉，与心、肝、肾相关。

病理因素主要为痰、瘀、热、毒，采用清热解毒活血化瘀、化痰散结方法，中医治疗注重整体治疗，以平为期，既要从根本上调脏腑，补气血，又要清热解毒，理气活血，化痰散结，活血通脉，攻补兼施，虚实同调。

二、临床诊断

（一）辨病诊断

1. 临床表现

GCA 多见于 50 岁以上中老年人，女性居多，急性或亚急性起病，临床表现多样。常见如下。

（1）头痛　最多见，常为首发症状，见于约 90% 的患者。典型表现为一侧或双侧颞部或枕部，亦可见颜面、耳后烧灼样剧痛，局部红斑，部分患者头皮触痛，患侧颞浅动脉增粗、迂曲变硬，呈结节状，搏动减弱或消失，甚至出现头皮坏死。

（2）视力障碍　视力障碍是 GCA 的首发症状之一，文献报道其发生率为 14%~70%。表现为一过性黑蒙、视物闪光、复视、视幻觉、失明等；约 20% 的患者可出现单侧或双侧永久性失明。视力丧失由睫状后动脉、视网膜中央动脉及眼动脉等受累造成视觉通路缺血所致。视力丧失是非常严重的特征，突然发生，为无痛性，且通常不可逆。出现视觉症状是医学急症，疾病的早期确诊和治疗可以预防失明。

（3）咀嚼暂停　咀嚼肌由于供血动脉缺血出现间歇性运动停顿，见于近一半患者，是 GCA 特征性症状。患者常在咀嚼时出现咀嚼暂停、张口和吞咽困难、言语停顿等，休息可缓解。

（4）神经系统损害表现　包括中枢神经系统和周围神经缺血症状。据 Wiszniewska 等统计，GCA 患者的卒中发生率为 1.1%~3%，且多发生在有动脉粥样硬化基础的患者，这说明 GCA 可能在动脉粥样硬化的基础上升高发生卒中的风险。GCA 患者发生卒中通常累及椎 – 基底动脉，超声多普勒提示约 13% 的 GCA 患者有椎 – 基底动脉狭窄或闭塞等改变。其他常见的神经损害表现还有耳鸣，听力下降及眩晕，四肢血管缺血引起周围神经病变，如单神经病、多发神经病等，尚可能发生脊髓梗死。

（5）心脏受损 GCA累及冠状动脉及其分支可引发心肌梗死，虽然罕见，但可致命。

（6）系统性损害 GCA有很多非特异性症状，不可忽视，常见的包括发热，通常为中度到高热，体温38~40℃，见于约15%的患者，厌食，体重下降，倦怠，盗汗等。部分患者可合并风湿性多肌痛（PMR），并可作为首发症状，表现为四肢近端肌肉酸痛，近端关节如肩关节、髋关节僵直和固定，累及锁骨下动脉、腋动脉、肱动脉等可出现两臂血压不对称。

2.相关检查

（1）实验室检查 ①红细胞沉降率（ESR），是个非特异性指标，很多疾病引起升高，如恶性肿瘤、感染、创伤等。在GCA患者中红细胞沉降率可明显升高，但有17%的患者可能正常，可用红细胞沉降率来监测疾病的活动。②C-反应蛋白（CRP），97.5%的GCA患者有C-反应蛋白升高，红细胞沉降率正常仍可能升高。③全血计数，GCA患者发现有血小板增多及正常红细胞性贫血。④其他实验室检查，可发现升高的血液黏度、纤维蛋白原、补体和白细胞介素-6、α2及β球蛋白。在监测疾病活动上，白细胞介素-6比红细胞沉降率更敏感。碱性磷酸酶及抗磷脂抗体也升高。

（2）颞动脉活检 颞动脉活检是诊断GCA的金标准，对所有怀疑GCA的患者，都要进行活检。为避免因为跳跃性病变造成的阴性结果，应至少获得20mm的长度。颞动脉活检的敏感度是87%，如果颞动脉活检是阴性，而又高度怀疑GCA，应行对侧颞动脉活检。

（3）眼底血管造影检查 对有视觉障碍的GCA患者可行荧光素眼底血管造影术。用多普勒超声检查受影响的血管，磁共振

及电子计算机断层扫描也被成功地用来诊断大血管的血管炎和主动脉炎。

（4）影像学检查

①高场强磁共振成像：高场强磁共振成像能清楚显示血管内膜，已开始用于GCA的诊断。相关研究提示高场强MRI已成为诊断GCA的重要手段。

②双功能多普勒超声：双功能多普勒超声具有二维超声功能，能提供病变血管的解剖信息和血流动力学信息，是血管疾病诊断的最主要检查方法之一，广泛应用于临床。GCA病变血管的超声表现如下。血管迂曲，壁增厚，呈向心性改变，回声明显减低，血管壁三层结构消失，血管腔明显变窄或消失；病变血管内血流信号呈血管周边充盈缺损或消失，血管腔周围有一低回声"晕"，具有特征性。目前广泛认为，双功能多普勒超声完全可以作为一项快速、高效的检查方法应用于GCA的诊断。双功能多普勒超声可检测更广的血管范围，弥补活检时血管取材长度有限的不足，另外，它安全、无创，能比较快速地做出诊断，临床上值得容易推广。

③正电子断层扫描（PET）：血管发生炎症改变时局部内皮细胞代谢增强，氟F-18脱氧葡萄糖（FDG）的摄取率升高。FDG-PET可帮助诊断GCA，尤其适于不能进行活检的患者，但是昂贵的检查费用可能限制其在临床上的应用。

3.临床诊断

根据中老年患者急性或亚急性起病，有发热、纳差、乏力等前驱症状，出现一侧或双侧颞枕部疼痛，视力障碍，卒中等，沿颞浅动脉触痛，颞动脉迂曲、硬结形成、搏动减弱甚至消失，两臂血压不对称，实验室检查ESR及CRP增高，颞动脉双功能多普勒超声探查异常，高场强MRI显示大中动脉血管壁炎症改变，FDG-PET显示主动脉及其分支血管壁FDG摄取率升高，颞

动脉活检发现巨细胞，诊断 GCA 不难，可参考 1990 年美国风湿病学会制定的 GCA 诊断标准进行：①发病年龄＞ 50 岁。②新近出现的头痛或出现新类型的局限性头痛。③颞动脉病变，颞动脉压痛或触痛，搏动减弱，应除外颈动脉硬化所致。④血沉增快，魏氏法测定＞ 50 mm/h。⑤动脉活检异常，活检标准示血管炎，其特点为单核细胞为主的炎性浸润或肉芽肿性炎症，常有多核巨细胞。符合上述标准至少 3 条，可诊断为巨细胞动脉炎。

（二）辨证诊断

1. 风湿痹阻证

临床证候：一侧或双侧颞部或枕部剧痛，局部红斑，部分患者头皮触痛，患侧颞浅动脉增粗、迂曲变硬，舌淡，苔白腻，脉浮缓。

辨证要点："伤于风者，上先受之"，湿性重浊，易遏气机，风夹湿邪，上犯头颈，脉络受阻，经气不畅，故本证见双上肢酸软无力，畏风，胸闷，纳呆，口干不欲饮，舌淡，苔白腻，脉浮缓。

2. 阴寒凝滞，络脉拘急

临床证候：一侧或双侧颞部或枕部剧痛，亦可见颜面、耳后剧痛，部分患者头皮触痛，患侧颞浅动脉增粗、迂曲变硬，呈结节状，搏动减弱或消失，舌淡，苔薄白，脉沉细。

辨证要点：本例由阴寒凝结于头颈部经络而成。寒性收引凝滞，如《素问·举痛论》所云："寒气客于脉外则脉寒，脉寒则缩蜷，缩蜷则脉绌急，绌急则外引小络，故卒然而痛。得炅则痛立止。"故凡一侧或双侧颞部或枕部剧痛，痛处得热则舒者辨为本证。

3. 瘀血阻滞证

临床证候：一侧或双侧颞部或枕部剧痛，亦可见颜面、耳后剧痛，痛剧时如针刺，夜不能寐，天亮前身热，面色晦暗，部分患者头皮触痛，患侧颞浅动脉增粗、迂曲变硬，呈结节状，搏动减弱或消失，甚至出现头皮坏死，舌质紫暗，舌下静脉怒张而有瘀斑，脉沉细涩。

辨证要点：头颈咽部不移，且痛时如锥如刺，显系瘀血为患，结合面色晦暗，舌质紫暗，舌下静脉怒张而有瘀斑，脉沉细涩，辨证本证。

4. 痰阻经络证

临床证候：一侧或双侧颞部或枕部剧痛，亦可见颜面、耳后闷痛，部分患者头皮触痛，患侧颞浅动脉增粗、迂曲变硬，呈结节状，伴胸闷纳呆，大便黏，小便黄，夜醒后口中干苦，舌暗红体胖，苔白腻，脉滑，略有弦意。

辨证要点：怪病多痰，痰浊胶固于头颈四肢经络，则见头眩昏痛，咽中不利，颈肩腿膝酸痛无力；痰阻上脘中焦，则见胸闷咳痰，纳呆便黏。

5. 湿热蕴结，痹阻经络

临床证候：一侧或双侧颞部或枕部剧痛，亦可见颜面、耳后闷痛，部分患者头皮触痛，患侧颞浅动脉增粗、迂曲变硬，呈结节状，头部、颈侧、肩臂、腿膝酸重麻痛，局部灼热红肿，得冷稍舒，痛不可触，多兼有发热、恶风、口渴、烦闷不安等症状，苔黄燥，脉滑数。

辨证要点：邪热壅于经络，气血瘀滞不通，以致局部红肿灼热，热盛津伤，故致发热、恶风、口渴、烦闷不安等症状。

6. 肝郁气滞，经脉痹阻

临床证候：一侧或双侧颞部或枕部剧痛，亦可见颜面、耳后闷痛，伴有胁肋部疼痛，嗳气叹息，脘腹胀痛，舌红，脉弦。

辨证要点：肝喜条达，主疏泄而藏血，其经脉布胁肋，因情志不遂，木失条达，肝失疏泄，而致肝气郁结，气为血帅，气行则血行，气郁则血行不畅，发为本病。

三、鉴别诊断

（一）西医学鉴别诊断

1. 颈动脉痛

颈动脉痛以颈部血管疼痛为主，兼有耳、鼻、咽、喉、头、面、额、枕等处疼痛的综合征。主要表现为咽痛、空咽痛、偏头痛、牙龈痛、颈痛、耳痛、颜面痛、眼痛与胸痛等多发放射性痛。除病侧的颈动脉有明显触痛外，均找不到阳性体征。激素治疗有效。

2. 紧张型头痛

紧张性头痛与精神紧张或特殊职业强迫体位有关，多表现为双侧枕部或全头部紧缩性或者压迫性疼痛，疼痛多为持续性，且很少伴有恶心呕吐，偶有患者表现为阵发性搏动性头痛，颈部按摩后症状改善。紧张性头痛多为青、中年女性患者，情绪激动或者心理因素多可加重头痛程度，精神放松或改变环境则头痛好转。

3. 丛集性头痛

丛集性头痛是比较少见的一侧眼眶周围发作性剧烈疼痛，持续 15 分钟～3 小时，发作从隔天 1 次到 1 天数次，多伴有同侧结膜充血、流泪、流涕、前额和面部出汗和 Horner 综合征等症状。丛集性头痛多为青年男性患者，发作频繁，疼痛难以忍受。

（二）中医学鉴别诊断

项痹

二者均可出现后枕部疼痛不适，但本病以一侧或双侧颞部或枕部，亦可见颜面、耳后烧灼样剧痛为主，项痹多伴有颈肩部不适，二者疼痛部位及相关伴随症不同。

四、临床治疗

（一）提高临床疗效的要素

为防止失明，一旦疑有巨细胞动脉炎，即应给予足量糖皮质激素并联合免疫抑制剂（环磷酰胺）治疗，并尽可能弄清受累血管的部位、范围及程度等，依据病情轻重和治疗反应的个体差异，个体化调整药物种类、剂型、剂量和疗程。

（二）辨病治疗

1. 糖皮质激素

糖皮质激素是目前治疗 GCA 最为有效的药物，其主要通过抑制免疫及炎症反应起作用，是治疗的首选。对高度提示 GCA 的患者，可不必等待活检结果，立即开始激素治疗，能迅速缓解视力障碍及预防心脑血管事件的发生；对病情严重甚至进展的患者可行冲击治疗。一般治疗剂量为泼尼松每天 40~60mg，冲击治疗则为甲泼尼龙每天 1000mg，连用 3~5 天后改为泼尼松口服。病情缓解，ESR 及 CRP 降至正常或降至稳定状态（一般 2 周）时可缓慢减量，但应注意疾病复发。目前尚无统一规范，多数学者认为应根据患者临床表现、病情严重程度、对激素耐受性等决定治疗方案。

2. 免疫抑制剂

首选环磷酰胺。可采用 800~1000mg 静脉滴注，3~4 周 1 次；或 200mg 静脉注射，隔日 1 次；或 100~150mg 口服，1 次 / 天。疗程及剂量根据临床效果决定。甲氨蝶呤 7.5~25mg，每周 1 次，口服或深部肌内注射或静脉用药。使用免疫抑制剂应定期复查血常规、尿常规和肝肾功能，避免不良反应。临床试验证实泼尼松与甲氨蝶呤联合应用，疾病复发率降低，激素累积用量减少，而药物不良反应方面没有明显差异。由此认为，激素合用甲氨蝶呤有更好疗效。

3. 抗血小板或抗凝治疗

鉴于 GCA 可能出现视力丧失及卒中，研究也发现部分患者有血小板增多现象，因此有学者提出抗血小板治疗的可能性。

Lee 等在一项回顾性研究中发现，长期口服阿司匹林或华法林预防卒中的 GCA 患者的卒中发生率远低于其他患者，这提示抗血小板或抗凝治疗可预防 GCA 患者发生卒中。但也有研究得出了不同结论。其疗效需要进一步研究证实。

4. 其他

诸如单克隆抗体、抗细胞因子等治疗尚在起步阶段，有待更多临床研究支持。

（二）辨证治疗

从通络入手，结合局部与全身表现辨证论治，风则疏之，寒则散之，湿则化之，热则清之，气滞则行之，痰瘀则消之化之，令气血流畅，经气舒通而诸症自平。

1. 辨证论治

（1）风湿痹阻证

治法：祛风除湿，行气通络。

方药：蠲痹汤加减。羌活，姜黄，防风，赤芍，川芎，薏苡仁，路路通，陈皮，厚朴，炙甘草。

（2）阴寒凝滞，络脉拘急

治法：温经散寒，缓急止痛。

方药：当归四逆汤加味。当归，桂枝，白芍，细辛，木通，川芎，姜黄，葛根，香附，熟附片，干姜，炙甘草。

（3）瘀血阻滞证

治法：活血化瘀，通络止痛。

方药：桃红四物汤加减。桃仁，红花，当归，赤芍，炙黄芪，党参，地鳖虫，蜈蚣，生蒲黄，柴胡，牡丹皮。

（4）痰阻经络证

治法：化痰散瘀，通经活络。

方药：指迷茯苓丸加减。法半夏，茯苓，枳壳，陈皮，泽泻，炙甘草，桂枝，白芥子，当归尾，川芎，赤芍。

（5）湿热蕴结，痹阻经络

治法：清热通络，祛风除湿。

方药：宣痹汤加减。防己，杏仁，连翘，滑石，薏苡仁，半夏，蚕沙，赤小豆，栀子。

（6）肝郁气滞，经脉痹阻

治法：疏肝解郁，行气止痛。

方药：柴胡疏肝散加减。柴胡，陈皮，川芎，香附，枳壳，白芍，炙甘草。

2. 外治疗法

（1）中药湿敷疗法　桂枝 10g，花椒 20g，红花 20g，赤芍 20g，白芷 15g，制草乌 15g，麻黄 15g，芥子 15g，细辛 10g，艾叶 30g。熏洗饮片加水浸泡 30 分钟后煎煮，加水量以超过药面 3~5cm 为宜。武火煮沸后转文火煮 20~30 分钟，收集药液，备用。可选择日常所用面盆进行湿敷。将药液（50~70℃）加入已消毒的盆中，药量以全部浸泡双手为宜。用浴巾蘸取药液覆盖痛处，反复数次，20~30 分钟，擦干并注意保暖避风。

（2）针刺　选百会、四神聪、头维、太阳、率谷、风池、完骨、天柱、列缺、合谷、太冲、太溪、三阴交。除百会、四神聪外余穴均取双侧，风池、完骨、天柱、三阴交、太溪行捻转补法，合谷、太冲行捻转泻法，余穴平补平泻，进针得气后，留针 30 分钟，每日 1 次，14 天为 1 个疗程。

3. 单方验方

（1）银花藤 45g，元参 20g，当归 20g，丹参 30g，川芎 10g，赤芍 15g，桃仁 12g，红花 9g，桂枝 9g，海风藤（或用络石藤）15g，薏苡仁 30g，甘草 12g，大枣 30g。水煎服，每天 1 付，早、中、晚饭后各饮服 150ml。功能活血化瘀，宣痹通络，养阴清热。对巨细胞性动脉炎，症见胸部憋闷、气短、眩晕、肢麻以及桡动脉摸不见有效。

（2）桑椹汤　桑椹子 60g，加清水 3 碗，煎至 1 碗半。用白砂糖或红糖适量调味，去渣饮用。适用于巨细胞性动脉炎见腰酸头晕者。

（3）赤豆桃仁莲藕汤　桃仁 15g，赤小豆 60g，莲藕 100g，洗净，切成小块，加清水适量煮汤，以食盐少许调味，饮汤食赤小豆及莲藕。适用于巨细胞性动脉炎见肢冷血脉不通者。

（4）黄豆冬瓜皮汤　冬瓜皮 60g，黄豆 60g，清水 3 碗，煎至 1 碗，去渣饮用。适用于巨细胞性动脉炎见贫血者。

（5）赤豆薏米仁　赤小豆 100g，生、熟薏苡仁各 30g，红枣 7 枚，红糖适量，煮熟后服食。适用于巨细胞性动脉炎见肢体浮肿者。

（6）阳和汤加减　肉桂、炒白芥子、川芎各 9g，熟地黄 25g，鹿角胶、鸡血藤各 20g，麻黄 6g，当归 15g，姜炭 5g。每日 1 剂，水煎服。适用于巨细胞性动脉炎见手足发冷，神疲乏力，畏寒，面浮肿，头晕，气短，膝腰酸软，劳动后其症加重者。

五、预后转归

如果得不到治疗，20%~30% 患者将出现永久性视力丧失。为尽可能减少或避免发生颞动脉炎相关的严重并发症，凡临床疑诊颞动脉炎者，均应立即开始激素治疗。长期、规律糖皮质激素治疗，逐渐缓慢减量可避免病情复发。颞动脉炎的头痛对于大剂量泼尼松反应迅速且效果显著。相反，其他原因所致的头痛，不可能对激素这样反应显著。皮质激素治疗应该维持数月，有时需要 1 年或更长时间，直至痊愈。有些研究发现，甲氨蝶呤、环磷酰胺及其他免疫抑制剂结合激素治疗可以减少激素使用量及使用时间，并可以减少复发次数。而免疫抑制剂或者生物制剂目前疗效尚不清楚。在激素减量的数月过程中，应进行临床及实验室随访。长期使用激素对老年人可以导致胃部并发症、高血糖及骨质疏松。所有这些均需要进行监测，必要时应给予对症处理。补充钙、维生素 D 是必要的措施。颞动脉炎累及颅内血管的发生率尚无

确切数据，并发脑卒中的发生率为 1%~3%，因而主张在激素治疗的同时加用抗血小板聚集药物。引起死亡的主要原因是心血管并发症，早期及时的治疗可以防止并发症，降低病死率。

六、预防调护

（1）日常生活劳逸结合，注意饮食和环境卫生，尽量避免感染。

（2）有家族史的人群，如出现本病相关的症状时及时就诊，尽早干预；50 岁以上人群若出现可疑本病症状应及时就医，早期诊治。

（3）服药期间少去公共场所，预防感冒；定期复查相关指标，遵医嘱按时服药，切忌自行停药。

第二节　原发性中枢神经系统血管炎

原发性中枢神经系统血管炎（PACNS）是累及脑和脊髓血管的非特异性炎症。这是一种病因未明、非感染性、非自身免疫性且不伴有其他系统性疾病，主要侵犯脑的中小血管和软脑膜微血管管壁的炎症。临床表现多样，头痛常最先出现，占 60%~70%，可急性或慢性发病，程度可轻可重，伴单个或多发、单侧或双侧局灶性神经功能缺失体征、认知障碍、意识障碍、精神行为异常等，主要累及年轻人，病死率和致残率较高，由于本病临床症状变异较大且缺乏特异性，初期常被误诊。影像学检查虽然高度敏感，但所见也为非特异性。中枢神经系统血管炎是 1959 年由 Cravioto 和 Feigin 首先作为一个独立的疾病提出的，命名为肉芽肿性血管炎，随后发现肉芽肿是可变的非特异性表现，后来一些学者使用了原发性中枢神经系统血管炎（PACNS）的诊断，排除了颅外血管具有不

同程度炎症的病例，PACNS临床特征多样，起病形式不同，神经定位不明确，脑脊液和影像学检查无特征性，给临床诊断、治疗带来困难。

一、病因病机

（一）西医学认识

1. 发病机制

（1）直接感染　即由特异性微生物直接感染所致，占少数。如由结核、霉菌、细菌、支原体、病毒、梅毒等引起的感染性中枢神经系统血管炎，导致血管狭窄、闭塞或血管壁破坏，引发缺血或出血。结核感染可引起40%的深穿支动脉发生炎症，导致基底节、脑白质、小脑梗死。

（2）免疫反应　即由微生物感染或非微生物源性物质所诱发的自身免疫异常导致，占多数，如伴发于颞动脉炎、大动脉炎、结节性多动脉炎等系统性血管炎者；或继发于结缔组织病、肿瘤、药物等其他系统性疾病，实验室检查发现类风湿因子、副肿瘤抗体、抗核抗体、抗中性粒细胞胞浆抗体（ANCA）等异常者引起的中枢神经系统血管炎。机体发病可能与遗传易感性、机体对抗原刺激反应性异常增加、免疫复合物沉积导致血管损伤、CD4阳性T细胞－内皮细胞反应性的血管损伤等有关。

2. 病理

本病组织学表现是多样的，软脑膜和血管实质可分别或同时被累及。急性期血管壁被淋巴细胞、浆细胞、大单核细胞和巨细胞浸润、纤维坏死，并出现分叶核白细胞。常累及小动脉和小静脉，若渗出到血管周围间隙，则可累及软脑膜。15%的病例表现为非肉芽肿性病变，且跳跃性损害很常见。

（二）中医学认识

历代医家认为该病为中医"痹证"范畴，根据中医典籍《内经》"风寒湿三气杂至，合而为痹也""痹在于脉则血凝而不流"，《诸病源候论》"脉痹，则血凝不流"，"凡风、寒、湿、热、毒等邪侵入血脉，气血滞涩甚至瘀闭不通，或外邪久羁，耗气伤血，脉道空虚，出现脉搏减弱甚或消失，患肢麻木、酸胀、疼痛者谓之脉痹证"等相关论述，按病位为脉痹；该病病因有内因、外因之别，病机有正虚、邪实之异，由脏腑功能失调，正气不足，热毒侵入，客于经脉，气血、津液运行凝滞，血涩则瘀，为本虚标实、虚实夹杂之证。热、毒、瘀、虚为主要病理因素，其中血瘀是贯穿本病始终的重要病理因素，热毒瘀血互结是病程缠绵难愈的主要原因。

二、临床诊断

（一）辨病诊断

1. 临床表现

（1）有或无全身非特异性症状，如低热、体质量减轻、倦怠、红细胞沉降率增快、C－反应蛋白升高等。

（2）多呈急性或亚急性起病，部分患者隐袭起病，病程较长，以亚急性或慢性波动性进展病程为特征，呈缓解与复发交替过程，一般从出现症状到确诊多需数月（平均为5个月）。

（3）头痛　常最先出现，占60%~70%，可急性或慢性发病，程度可轻可重。

（4）单个或多发、单侧或双侧局灶性神经功能缺失体征。

（5）弥漫性脑损害症状　认知障碍、意识障碍、精神行为异常等。

（6）慢性脑膜炎综合征、颅压高、视盘水肿等。

（7）有或无多器官损害症状及体征。

2. 相关检查

（1）实验室检查 患者血常规、尿常规、血沉、血电解质、肝功能、肾功能、血脂均在正常范围；脑脊液检查蛋白正常或轻度升高；抗酸染色、墨汁染色、弓形体以及梅毒螺旋体等抗体检查均阴性。血清结核分枝杆菌特异性抗体（PPD–IgG）检测、类风湿因子抗核抗体、抗磷脂抗体、钩端螺旋体病凝集溶解试验以及红斑狼疮相关抗体检查均阴性。

（2）MRI 表现 MRI 检查 90%~100%有异常，其敏感性高于 CT，主要表现如下。①病灶分布，广泛，幕上为主，幕下小脑、脑干也受累；病灶多为两侧、散在、多发、非对称性。②病灶部位，通常累及皮层和皮质下白质，也可累及胼胝体及基底节区灰质。③病灶大小，多较小，呈多发点状、斑片状、脑回状病灶，边界多不清；因受累血管不同，偶呈类肿瘤、多发性硬化、急性播散性脑脊髓炎、脑炎、线粒体脑病样及大片脑梗死等改变；T1 多呈低信号，T2、FLAIR 呈高信号，DWI 呈等或稍高信号，ADC 高信号；但也可因受病变时期不同而表现多样及不典型。④病灶形态，虽为梗死，但多不呈典型楔形改变，因多为小血管堵塞。⑤病灶可新老不一，呈不同时期病变的叠加，在随访中可能有新病灶出现，与病变反复有关。⑥增强扫描病灶不强化，或表现为片状、不规则、脑回状强化；硬脑膜、软脑膜强化或不强化。⑦SWI 可显示病变区以及周围有代偿增粗的血管影。⑧增强扫描可能显示病变区及其周围区有血管强化影，病变周围区血管间隙扩大并可能有强化。⑨病灶性质，多为缺血性，部分可呈出血性。

（3）血管造影 本病脑血管造影征象可为动脉狭窄、扩张和阻塞，受累血管区的循环时间改变；也有的表现为动脉串珠样改变和动脉瘤形成。与 CT 及 MRI 检查一样，血管造影对本病也没有特异性。相似的变化不但可见于继发性中枢神经血管炎，也可以见于非炎症性血管病。

（4）病理检查 血管炎主要累及软脑膜及皮质的中小动脉血管壁，静脉较少累及。血管壁及其周围见以淋巴细胞为主及浆细胞、多核巨细胞浸润的肉芽肿改变。急性期主要为炎性细胞浸润，慢性期血管壁出现纤维素样坏死、炎性细胞浸润，从而导致管腔狭窄、管腔内血栓形成、管壁破坏，脑组织出现脱髓鞘、梗死或出血。

3. 原发性中枢神经系统血管炎的临床诊断

（1）经过全面的临床和实验室检查仍不能解释的神经系统损害。

（2）必须有脑血管造影发现多个区域节段性血管狭窄和扩张，或呈串珠样改变，也可以有小血管断流。

（3）脑活检发现中枢神经系统皮质、软脑膜的小血管炎，累及小动脉和小静脉，可表现为淋巴细胞、浆细胞、多核巨细胞浸润以及肉芽肿改变。

（4）必须除外系统性血管炎或血管造影及脑活检没有继发性血管炎的证据，如感染、肿瘤、药物及其他血管病。由于脑组织活检受到一定的限制，而假阴性的脑组织活检依然存在，因此，根据其临床表现，辅以实验室免疫学检测及影像学检查，特别是脑血管造影，而做出初步的排除性诊断。

（二）辨证诊断

1. 毒热炽盛证

临床证候：头痛剧烈，恶心呕吐，发热，或见抽搐，或见皮肤瘀斑，可能有认知障碍、意识障碍、精神行为异常，舌暗红，苔黄腻，脉弦数。

辨证要点：头痛剧烈，恶心呕吐，脉弦数。

2.气血两虚证

临床证候：头部隐隐作痛，时作时止，低热，乏力倦怠，气短，消瘦，可能有认知障碍、意识障碍、精神行为异常，纳差，舌淡红，苔薄白，脉弦细。

辨证要点：头部隐隐作痛，时作时止，脉弦细。

三、鉴别诊断

（一）西医学鉴别诊断

1.脑梗死

脑梗死好发于年龄较大者，常有高血压、动脉硬化、心脏病或糖尿病等脑血管病危险因素。临床表现可以有头痛，有局灶性神经系统定位体征，病变常累及基底节区及较表浅脑实质，病变几乎均涉及灰白质，典型呈楔形，核磁可以表现相应供血动脉狭窄或闭塞。

2.多发性硬化

多发性硬化好发于中青年女性，出现缓解及复发，伴有视神经、脊髓、脑干、小脑等表现，但惊厥及头痛少见，MRI病灶有一定特点，常见为双侧脑室旁多发T2WI高信号，但每一病灶内由于病理成分不同，表现为片状高信号内圆形或卵圆形更高信号影，而圆形或卵圆形更高信号影在T1WI呈极低信号，临床确诊需要有2次发作及2个部位侵犯的症状或体征。

3.中枢神经系统肿瘤

中枢神经系统血管炎可以表现为假瘤样改变，出现局灶性神经系统症状和类似肿瘤的影像学改变，虽然应用激素，病灶明显缩小，但不能除外淋巴瘤。淋巴瘤可以多发，但一般病灶数量不会很多，少见仅发生于白质，另外淋巴瘤强化非常明显。

4.线粒体脑肌病

线粒体脑肌病多在40岁前发病，临床表现为卒中，反复癫痫发作，肢体瘫痪，神经性头痛，智力低下，身材矮小，病情逐渐加重，影像学显示枕叶脑软化，白质病变，脑萎缩和脑室扩大，病灶范围与主要脑血管分布不一致。

（二）中医学鉴别诊断

与中风相鉴别

二者均可出现肢体偏瘫、痴呆等症状，中风以猝然昏仆、不省人事，伴口眼歪斜、半身不遂、言语不利或不经昏仆而仅以歪僻不遂为主症的一种疾病，其病理性质多属本虚标实，肝肾阴虚、气血衰少为致病之本，风、火、痰、气、瘀为发病之标；病因有内因、外因之别，病机有正虚、邪实之异，脏腑功能失调，正气不足，热毒侵入，客于经脉，气血、津液运行凝滞，血涩则瘀，为本虚标实、虚实夹杂之证。热、毒、瘀、虚为主要病理因素，其中血瘀是贯穿本病始终的重要病理因素，热毒瘀血互结是病程缠绵难愈的主要原因。

四、临床治疗

（一）提高临床疗效的要素

对PACNS的治疗缺乏统一认识。有学者建议治疗首选联合应用激素和免疫抑制剂，持续治疗6~12个月，直到患者处于缓解期。而二者长期联合应用往往会出现严重的不良反应；目前对单独应用激素的剂量及疗程没有统一的标准。临床治疗中经糖皮质激素以及抗血小板聚集、清除自由基、降低颅内压、改善微循环等综合治疗，病情一般明显改善。应综合治疗，提高疗效，提高患者生活质量。

（二）辨病治疗

推荐的标准治疗方案是糖皮质激素和环磷酰胺的联合应用。

1. 糖皮质激素

最常用的治疗方案是静脉注射甲泼尼龙，每日 1g，连用 3~7 天，随后口服泼尼松（60mg/d）和环磷酰胺 2~25mg/（kg·d）。

2. 免疫抑制剂

首选环磷酰胺是强有力的免疫抑制剂，但不良反应也更大。有研究将硫唑嘌呤（AZA）和氨甲蝶呤（MTX）用于 PACNS 的一线治疗。

3. 营养剂

为改善神经损害功能可用神经营养剂、自由基清除剂及脑循环改善剂等，对伴微动脉瘤者要慎用抗凝集。

4. 其他

还可酌情加用中药及康复治疗。

（三）辨证治疗

1. 辨证论治

（1）毒热炽盛证

治法：清热解毒，凉血活血。

方药：凉血五根汤加减。白茅根 30g，瓜蒌根 15g，茜草根 15g，紫菜根 15g，板蓝根 30g，连翘 15g，赤芍 15g，丹参 15g，生甘草 6g。

（2）气血两虚证

治法：补益气血。

方药：八珍汤加减。当归 10g，川芎 5g，白芍 6g，熟地黄 15g，人参 3g，白术 10g，茯苓 8g，炙甘草 5g。

2. 外治疗法

（1）中药软膏　软膏是将药物研成细末，以凡士林、猪脂或者蜂蜜、蜂蜡等为基质，调成均匀、细腻的半固体状剂型。主要运用活血膏（接骨草、红藤、川牛膝、伸筋草、土鳖虫等），功能活血化瘀，消肿止痛。

（2）中药封包热敷　方药组成主要有姜黄、寻骨风、羌活、威灵仙、海桐皮、艾叶、豨莶草、桑枝、路路通等。将以上药物分类研成细末，入布袋封口，冷水浸泡 20 分钟，大火烧开，小火煎 20 分钟后关火，取出布袋，待温度适宜敷于患处。

（3）针灸　具有疏通经络、调理气血及止痛作用，可促进闭塞血管血栓机化、吸收、再通，从而可以建立代偿性侧支循环，改善局部血运。多配合电针以及穴位注射法、艾灸达到辅助功效。头颈部多取百会、风池、大椎透身柱。上肢穴取颈 6~胸 2 夹脊，曲池透少海，外关透内关，合谷、八邪；头针取感觉区中 2/5。头针取感觉区上 1/5。胸腹部多用气海、关元。常规手法刺入后，适当补泻，通以疏密波，治疗 20~30 分钟，1 次 / 天，10 次为 1 个疗程。同时可配合相应的耳针进行治疗。依症取耳区的神门、交感、心、内分泌等。再加上艾叶隔姜灸法回阳祛寒通经，适于体虚羸弱患者。

3. 成药应用

（1）脉络宁口服液　牛膝、玄参、石斛、金银花。1 次 20ml，1 日 3 次。

（2）毛冬青片　毛冬青提取物。1 次 4~5 片，1 日 3 次。

五、预后转归

PACNS 总体预后较差，有 1/4~1/3 患者复发，死亡率为 6%~15%，多死于脑梗死。PACNS 预后与具体类型有关，中、大血管受累型中的快速进展型预后最差，脊髓受累型亦预后不良；小血管受累型中肉芽肿型对一线或二线药物治疗反应好，但容易复发，频繁复发者（至少 1 年复发 1~2 次）可能需要三线治疗，淋巴细胞型、坏死型预后相对较好。早期诊断并开始激素、免疫抑制治疗可明显改善预后。可通过 MRI 监测疾病活动性，初始治疗后每 4~6 周复查 MRI，药物减量期应每 3~4 个月复查 MRI 以了解有无症状的疾病进展，新病灶或新症状的出现往往提示疾病仍在活动。

六、预防调护

（1）戒烟酒，清淡饮食。

（2）避风寒，慎起居，适当运动，改善体质，增强抵抗力。

（3）调畅情志，保持乐观心态。

第三节　颈动脉痛

颈动脉痛即颈动脉痛综合征，又称颈动脉炎或血管性颈痛，由 Temple Fay 提出，是特殊的颈面痛，压迫出现非典型面神经痛或下面部头痛患者的颈总动脉可以诱发。这是一种不明原因，以颈部血管疼痛为主，兼有耳、鼻、咽、喉、头、面、额、枕等处疼痛的综合征。主要表现为咽痛、空咽痛、偏头痛、牙龈痛、颈痛、耳痛、颜面痛、眼痛与胸痛等多发放射性痛。除病侧的颈动脉有明显触痛外，均找不到阳性体征。压迫这些患者的颈动脉或温和的感应电刺激动脉分支及附近区域，可引起同侧面部、耳、颌部、牙齿或颈部以下模糊疼痛。由于缺乏检查颈动脉触痛的习惯，常易造成漏诊与误诊。此种形式的颈动脉敏感性很少出现于脑动脉炎、偏头痛或丛集样头痛患者，伴有颈动脉触痛和周围软组织肿胀，可放射至同侧面部、耳部、有时达头部。本病以31~50岁的中壮年多见。病程不等，短者数小时，长者达55年。根据病程长短，分急性（1个月以内，占32.3%~38.2%），亚急性（1~3个月，占13.5%~13.8%），慢性（3个月以上，占36.6%~49.5%）3类。

一、病因病机

（一）西医学认识

1. 病因

迄今尚未肯定，现将各种学说分述如下。

（1）神经学说　根据生理学概念，疼痛都来自神经病变。对找不出致痛原因者称神经痛。如遇无咽部病变的咽痛，伴有耳痛者，则称舌咽神经痛。Fay 认为伴发颌面痛的颈动脉痛，是由神经病变所引起，主张用颈动脉松解术与截除交感神经以解除疼痛。据 Camp-bell 与 Evans 报道，颈动脉鞘病变可产生半颅阻塞性头颈痛，经切除颈动脉鞘，可获得解除。

（2）自主神经功能紊乱　Hilger、Martorell 及 Lovoshin 发现颈动脉及其分支有扩大和局部渗出性水肿，提出疼痛来自自主神经功能失调。自主神经功能紊乱可引起远端小动脉痉挛与近端大动脉缺血性扩大，导致体液渗出与局部水肿。不仅引起疼痛，且可出现局部搏动增强，Saunders 和 Antinorli 分别报道过颈动脉触痛伴发持久性动脉节段性扩大的病例，易误诊为颈动脉体瘤。我们也遇到过少数节段性扩大伴搏动增强的病例，用血管造影或手术探查证实血管扩大，都曾被诊断为颈动脉血管瘤，但经肾上腺皮质激素颈局部注射后均获缩小，疼痛消失。

（3）非特异性炎变　Martorell 根据颈动脉管壁的组织切片，提出颈动脉痛是由不典型的非特异性炎症变化所引起。

（4）病毒学说　Saunders 与 Roseman 温习文献与观察病例后发现，因冬季发病较多，少发热等全身症状，局部又无明显炎症变化，仅有轻微咽充血、鼻塞等症状，多能自愈，发作前常有感冒等前驱病史，故认为颈动脉炎与病毒感染有关。

（5）胶原性病变颈动脉炎　与一般炎症不同，以血管性疼痛为主，除个别病例有局部肿胀外，极少出现充血、浮肿、发热、全身性反应和血象变化，表现为无菌性炎症。免疫抑制剂、激素与阿司匹林有显效，部分病例伴有关节酸痛、低热等，似与类风湿有关，故接近胶原性变态反应性炎症。

（6）外界刺激　有人提出，化学品、血管收缩药物、冷、热、日光、手术、外伤等，可刺激颈动脉壁，使发生特殊的敏感反应，甚至精神紧张、焦虑不安、忧郁及疲乏等亦能激发，通过感受器作用于中枢神经系统。如刺激较强、历时过久，常致细胞衰竭，逐渐失去对周围血管的调节与控制，引起管壁痉挛而致痛。

我们认为颈动脉炎的病因不是单一的，可分为原发性与继发性两类。前者的病因与激发因素暂时尚未明确，可能是血管的免疫失常与变态反应性病变。后者可因病毒感染、外伤、手术、放射治疗、气体刺激及邻近器官的肿瘤或炎症等引起。

2.病理及致痛机制

颈动脉炎可分3型：①一般的非特殊性炎症。②颈动脉血管扩张。③血管壁增厚（胶原纤维变性）。绝大多数为第一型，仅在血管壁上出现少量炎性细胞浸润，除外膜、内膜及血管纤维轻度水肿外，无其他特殊变化。其次为第二型，即使显示血管扩张，被拟诊为颈动脉瘤者，病理标本仍属非特殊性炎症。血管增厚的第三型极少见，血管鞘变为硬橡皮样条索状，管腔狭窄，甚至闭塞不通。

颈动脉炎的病理机制尚在推断阶段。本病的主要表现为头、颈部多发性痛与自主神经功能紊乱，显然是与神经遭受刺激有关。

多数研究者认为颈动脉炎与血管变态反应性病变有关。先出现末梢血管床障碍，小动脉平滑肌收缩、缺氧和血管壁血液凝滞，近端大血管舒张，受损的血管壁释出组胺，导致无炎性渗出与局部水肿，继而刺激近旁的感觉神经而致痛，或引起自主神经紊乱。近来有人引用这种血管刺激神经的解说，称之为"神经血管床"，认为这是血管性痛的基本机制。Chapman等曾指出，动脉管壁及其周围可释放多肽及神经激肽等物质，可以增加局部组织的敏感性，降低神经、血管的痛阈，在普通血压冲力下，便可致痛。特别是在受血流冲击较强的动脉分叉处和扭曲的节段，疼痛易于发生，亦较明显。

（二）中医学认识

古代中医文献对本病无明确论述。但中医学认为，血管为经脉，"痛则不通"。其病因病机多属风寒湿热之邪痹阻，甚或痰瘀阻滞经脉，以致"不通则痛"。治疗上当从通络入手，结合局部与全身表现，风则疏之，寒则散之，湿则化之，热则清之，气滞则行之，痰瘀则消之、化之，令气血流畅，则经气舒通而诸症自平。

二、临床诊断

（一）辨病诊断

1.临床表现

颈动脉炎的主要表现为多发性放射痛，涉及面广，可遍及颈总动脉及其分支的各分布区，并可延伸到胸、臂等邻近部位。同区之间常感有线牵连。单一与二三个症状者绝少，只限于急性病例。具有6~10个症状者居多，散布于头、颈、胸、面各处，但多数以一两个症状最突出，以咽痛最常见，其次为空咽痛、头痛、头晕、颈痛、肩酸痛、耳痛、干咳、声嘶、头皮痛、食管痛等。这些症状都发生在同一侧，双侧性者多见于慢性病例，但常觉一侧偏重。偶有移走性的左右交替发生。亦可出现此起彼伏的症状变化。在疼痛部位均找不到相应的体征。诉咽痛者咽部充血，头晕剧烈、行走偏歪、倾跌者无眼震。除感身体疲惫外，很少出现全身性反应与血象变化。现将多发性症状分述如下。

（1）咽痛　急性病例多为单侧剧痛，

呈胀痛或刺痛。讲话、吞咽、颈转动或上仰时可激发或加重疼痛，有些患者不敢说话。另一特点为空咽痛，即吞咽唾液时更痛。空咽时，无食团在梨状隐窝，系上抬的舌骨大角触及敏感的颈动脉壁所致。压迫锁骨上窝颈动脉后，可使咽痛缓解或消失。咽喉部常无明显炎症。用大量抗生素无效，服镇痛药亦无效。慢性病例多为长期反复咽痛与咽干，一般药物不能控制，而误诊为慢性咽炎。

（2）头痛　以单侧偏头痛居多，如有双侧头痛，也觉一侧偏重，多局限于颞侧、枕或额部，以表浅胀痛与压紧痛居多，重者诉如"戴铁帽"。多为持续性胀痛，也会出现阵发性锐痛或跳痛。枕部痛多为牵紧痛，亦常向颜面、颈、肩或背等处放射。

（3）头晕　多感头昏眼花、头重脑胀、漂浮乘船感或摇晃不稳感。极少旋转感、耳鸣及重听。少数患者于起床、卧下、头突然转动或在一定头位时，才出现短暂的旋转感。眩晕发作时无眼震，但常伴恶心、呕吐、出汗等症状。有时伴头痛、耳痛、步履不稳、走路偏歪，甚至倾跌晕厥等，症状极似脑供血不足与颈性眩晕。

（4）颈痛　呈阵发性刺痛或持续性隐痛，隐痛以酸胀感和牵拉感为多，多发于一侧，并向颜面、枕或肩臂放射。有"牵在一根筋上"的感觉。头颈活动、咀嚼、吞咽、讲话、呵欠与咳嗽都可加重。重者颈项僵直，活动受限，很像颈椎病，但无颈椎神经根刺激症状。少数患者觉痛侧颈动脉区肿胀，搏动明显。

（5）耳痛　绝大多数为单侧耳痛，常为阵发性耳深部刺痛，是岩部颈动脉管束压敏感的颈动脉壁所引起，剧痛难忍，用药无效。日轻夜重，头低时加重。轻者为间歇性，可有阵发加剧。疼痛范围多在耳内，可涉及耳外及其邻近区域，有的有耳后、耳前、耳下触痛及拉耳廓痛。在痛区找不到相应的炎症或其他病变。

（6）干咳、声嘶　是次要的少见伴发症。干咳易发生于跑步、乏力、激动之后。阵咳不止，胸肋作痛，透不过气来。甚者有面红耳赤，小便失禁，不能平卧。咽喉、气管、心脏、肺部、气管均无相应病变。各种止咳药无效。声嘶轻重不一，重者几已失声，除声门闭合不紧外，查不出其他病变。

（7）面痛　不常见，疼痛区域不大，常局限于鼻内、鼻翼、鼻根、眼球、眶上、眼下、面颊等处，2~3痛区连成一片者亦有之。以阵发性刺痛为多，相应部位可出现明显触痛，其界限分明，剧烈者不能触压、抚摸，局部及其邻近皮肤、皮下组织有轻度浮肿。痛区与三叉神经的分布区不全相符，故两者不难区别。常易误诊为眶上神经痛、鼻睫神经痛、眶下神经痛等。

（8）头皮痛　如不询问，常被忽视。常伴发于耳痛、头晕与颈痛。绝大多数为单侧头皮异常敏感，有触痛，即使牵动一根头发也能感到，用力压之则不痛，但也有麻木迟钝感者。触痛的界线左右分明，从不超越中线。病程较短，仅数日至1~2星期，常可自愈，也有间歇性反复发作者。

（9）食管痛、胸痛　颈动脉炎伴发胸闷者较常见，胸骨深部有胀痛者罕见，少数病例伴有胸内上部痛。剧烈者夜间因而痛醒，打喷嚏时加重，与呼吸无关。左胸痛者易拟诊为心绞痛。食管痛者于咽下食物时，出现食管上段梗痛或锐利刺痛。严重者不能进食，但胸腔与胸骨无触痛或叩痛。食管X线片及内腔镜检查均无异常。用激素治疗有显效。

（10）耳鸣、耳聋　单侧性耳鸣与耳聋较多，耳鸣为响度较高、持续不停地扰人之耳鸣，耳聋以感音性聋居多。两者的医治都相当困难，采用大量维生素与中西药剂，甚至高压氧医治均无效。

（11）肌肉震颤　面肌抽搐，口唇抖动，常妨碍说话与进食。摇头与点头以及躯体和四肢震颤，不停抖动，四肢僵直，双手无力，连拿手帕的力气也没有，不能拿筷吃饭、刷牙、揩面、握笔写字。也有腿肌肉抽动，行走艰难，提不起脚，跨不开步，腰伸不直，上身前倾，走路前冲，不能转弯与停步。睡觉不能翻身，坐起、卧下、站立要人扶。不能正常活动，生活不能自理，也可成为瘫痪。

（12）颈项强直　颈动不便，易落枕，甚至头向一侧歪斜，或为斜颈。

（13）心脏神经症　胸闷，心悸，呼吸不畅，大叹气，甚至心口阵痛，但心电图检查正常。

（14）心脏病变　胸闷、胸痛、心绞痛、心脏颤动等，心电图显示期前收缩二联律、三联律、房颤甚至房扑，以及心律不齐与窦性过速或过缓等心脏病变。

（15）失嗅　不是由鼻内堵塞病变阻碍吸入气流接触嗅区黏膜所致的呼吸性失嗅，而是由嗅觉感受器失调所致的非呼吸性失嗅。

综上所述，凡诉有头、面、颈、胸各处的疼痛与病症，检查未见相应病变体征，又缺乏全身反应者，应怀疑为此类疼痛，如触诊检查颈动脉示有触痛者，即可提示为颈动脉炎所致。

2. 临床诊断

（1）颈动脉触诊　颈动脉触诊检查是诊断颈动脉炎的重要方法，过去绝少提及。正常颈动脉一般都无触痛，患者的触痛与症状均在同一侧，故两者密切相关，病侧、健侧的触痛有显著差别。触痛的轻重亦常与病情相符，触痛显著者，疼痛亦剧烈。经治疗后，触痛常随着病情的缓解而减轻或消失，治疗前后的触痛程度也显然不同。

曾观察颈动脉触痛患者的脑血流图结果，发现一些患者有血管阻力增加，血管弹性减低及血流量减少等，经过治疗后，可有所改善。

检查方法：患者端坐，头略前倾，颈项放松。触诊时先用拇指钩开胸锁乳突肌，将其推向外侧后，即可触及条索状血管。用拇指拨动按压，轻者（+）诉痛，重者（++）皱眉，剧者（+++）患者退避或拒按；亦有诉发酸感或酸痛者。触痛度分为4级，根据患者对触诊的反应给以评级。整条动脉都有触痛，并不限于某一节段，但其程度并不相同。

可将测痛点分为上（舌骨平面动脉分叉处）、中段、下（锁骨上缘）3点。3点触痛相等者（平式）约占1/3，多数触痛度不相等（峰式）。触痛点中以中段的出现率最高，触痛度最显著，可作为主测点。触痛率左比右高，约为3：2。急性与亚急性病例的单侧触痛率较高，慢性与复发病例以双侧触痛居多。触痛峰点的位置常与病状有关：头、面、耳痛的峰点位偏上，胸、食管痛的峰点位偏下。触酸感较少见，但其临床价值与触痛一样。与病情的轻重有关，并随病情的缓解而消失。

颈动脉触痛需与颈淋巴结炎、颈动脉血管瘤、颈动脉体瘤、颈椎病、前斜角肌痛、甲状腺炎、茎突过长症与鳃裂瘘管等相鉴别。颈动脉痛除局部无明显体征外，常有整条动脉触痛，故不难与上述病变鉴别。

（2）疼痛　颈动脉炎的临床表现很复杂，涉及范围较广，症状的变异很大，容易误诊。但归纳起来，也有规律可循，如能注意以下5个特征，不难确诊。

①主观症状与客观体征不符：在剧烈的疼痛区查不出有关体征与病变，有空咽痛，进食不痛。

②多发性放射性痛：单一症状绝少，常同时或先后在头、面、颈等处出现多发性症状，并都在同一侧，虽有重有轻，有

显有隐，其中有 1~2 个症状比较突出。

③疼痛区域：触痛区与有关的感觉神经分布的范围不符，却与动脉分布区域相同。

④颈动脉触痛：动脉本身很少自发性痛，即使剧痛拒按者，只有按压到动脉时才出现疼痛。如不直接触及颈动脉，只触及胸锁乳突肌，一般也无触痛。

⑤激素治疗有显效：常有经过各种治疗长期不愈的顽固病例，经拟诊为颈动脉炎后，采用肾上腺皮质激素治疗后，立即有效果。

（二）辨证诊断

1. 瘀血证

颈痛严重，偏侧头痛，如针刺，或刀割样，痛点固定，夜间疼痛明显，局部颜色青紫，活动受限，脉沉涩或弦细。

2. 筋脉失养证

颈部、头部、面部拘急疼痛，活动或劳累后加重，休息时减轻，舌质淡白，脉细弱。

3. 风寒证

头颈部拘急疼痛，痛点较固定，压痛明显，得热痛减，夜间加重，关节屈伸不利，舌质淡白，脉沉紧或弦紧。

4. 湿热证

头颈肩部酸痛，局部灼热，遇寒加重，关节活动受限，舌苔黄腻。

5. 痰湿证

头颈部间断酸痛，伴肿胀，肌肤麻木，关节活动不利，遇寒加重，舌质淡白，脉濡缓。

三、鉴别诊断

（一）西医学鉴别诊断

1. 颞动脉炎

颞动脉炎多发于老年人，头痛多表现为局限性颞部疼痛，卧位时疼痛加剧，仰头或压迫颈动脉时减轻，多数患者伴有低烧，触诊颞部血管可发现条索粗大动脉，并有压痛，活检可确定诊断，激素诊断有效。

2. 紧张型头痛

紧张性头痛与精神紧张或特殊职业强迫体位有关，多表现为双侧枕部或全头部紧缩性或者压迫性疼痛，疼痛多为持续性，且很少伴有恶心呕吐，偶有患者表现为阵发性搏动性头痛，颈部按摩后症状改善。紧张性头痛多为青、中年女性患者，情绪激动或者心理因素多可加重头痛程度，精神放松或改变环境则头痛好转。

3. 丛集性头痛

丛集性头痛是比较少见的一侧眼眶周围发作性剧烈疼痛，持续 15 分钟~3 小时，发作从隔天 1 次到 1 天数次，多伴有同侧结膜充血、流泪、流涕、前额和面部出汗和 Horner 综合征等症状。丛集性头痛多为青年男性患者，发作频繁，疼痛难以忍受。

4. 三叉神经痛

三叉神经痛一般特指原发性三叉神经痛，主要表现为三叉神经分布区内短暂反复发作性的剧痛。表现为面部、口腔及下颌部位的某一点，突然发生剧烈性的闪电式短暂抽痛，犹如刀割样、火烧样、针刺样或电击撕裂样痛，多在谈话、进餐、刷牙或洗脸时发生，每次历经数秒或数十秒至 1~2 分钟。

5. 颈源性头痛（颈性头痛）

颈源性头痛是一种非遗传性、单侧性头痛，是由颈椎退行性变引起。这些颈椎病变多见于下位颈椎，40 岁以后发病，患者的年龄多在 20~60 岁，但年幼者也不少见，有报道最小的仅 7 岁。本病以女性多见。早期多为枕部、耳后部、耳下部不适感，以后转为闷胀或酸痛感，逐渐出现疼痛。疼痛部位可扩展到前额、颞部、顶部、颈部。有的可同时出现同侧肩背、上肢疼痛，疼痛可有缓解期。随病程进展，疼痛逐渐加重，持续性存在，缓解期缩短，发作性加重。寒冷、劳累、饮酒、情绪激动可诱发疼痛加重，X线检查呈颈椎退行性变。

6. 急、慢性下颌淋巴结炎

该病有红、肿、痛等局部症状，淋巴结早期肿大，能移动，有触痛，较硬，成脓后有波动感，但无波动，伴有寒战、发热、头痛、胃纳不佳等全身症状。

7. 脓性颌下腺炎

颌下腺疼痛、压痛，导管口发红，有脓性分泌物排出，颌下腺肿大，质稍硬，压痛，挤压颌下腺时，导管口有碱味或脓性分泌物排出，伴有发热、脉搏、呼吸增快等全身症状。边界不清楚，无波动，白细胞增多。

（二）中医学鉴别诊断

与项痹相鉴别

二者均可出现颈部及后枕部不适，二者均多与风、寒、湿、瘀等相关，但本病以疼痛为主，项痹可不见疼痛，仅以酸楚不适为主症。

四、临床治疗

（一）辨病治疗

考虑颈动脉炎多属于变态反应，可从3方面着手治疗：①控制免疫异常。②解除血管痉挛。③减少与控制外界的刺激因素。

1. 控制免疫异常

肾上腺皮质激素具有抗炎、抗过敏、免疫抑制和减痛4方面的作用，可采用泼尼松和地塞米松为主要药物，以阿司匹林、吲哚美辛、硫唑嘌呤、氯喹、保泰松、雷公藤总苷片等免疫抑制剂为辅助药物，可减少肾上腺皮质激素的用量。具体方案应

按照病程长短与病情轻重而略有不同。急性病例只需口服少量泼尼松即有显效。对久治不愈的顽固病例或病情剧烈者除口服药物外，需加用醋酸氢化可的松、地塞米松、辅酶A或复方丹参液等行颈动脉鞘内局部注射（颈注），有较明显效果，并很少有不良反应。

2. 解除血管痉挛

采用交感神经阻滞剂和血管扩张剂。常用药物为肾上腺皮质激素、维生素B_3、烟酸肌醇、血管舒缓素、芦丁、妥拉唑啉等，也可采用活血化瘀、理气开窍的丹参片口服或制剂局部注射，解除血管痉挛。

颈动脉鞘内局部注射：适用于长期不愈的顽症或剧痛的严重病例，常有显效。可在颈动脉触痛明显的上或中段注射，需推开胸锁乳突肌，注入疏松的颈动脉鞘内。每次的注射量，氢化可的松25mg或地塞米松5mg或（及）辅酶A100U与丹参液2ml。也可以ATP加用适量普鲁卡因一起注射，以减轻注射时疼痛，医治头晕、耳鸣与耳聋。部分患者于注射后有酸胀感约数小时。在多次注射中，曾遇并发暂时性声带瘫痪2例（加利多卡因），出现头晕、恶心、呕吐者10例，其中1例有晕厥几分钟与小便失禁，可能由注射过深，刺激星状神经节所引起，经过短时休息而愈。

颈动脉外鞘膜剥离术：50多年前已有颈动脉鞘神经松解术治疗颈痛与面痛的报道。临床上曾有数例拟诊血管瘤伴发剧烈颈痛病例，经颈动脉探查术后疼痛缓解。对支气管哮喘伴发颈动脉痛的个别患者施行颈动脉外鞘膜剥离及切除颈动脉体，术后解除了哮喘与颈痛。因此，对少数治疗无效的顽固病例，可以试行颈动脉外鞘膜剥离术。在局麻或针麻下，以舌骨为中点，沿胸锁乳突肌前缘，行长约8cm切口，分离出肌肉前缘，牵引向后，暴露出颈动脉鞘，切开鞘膜，游离出颈总动脉及其分叉。

从分叉处起沿颈动脉向下分离鞘膜6~8cm，切除鞘膜，注入曲安奈德1ml后缝合。

舌骨大角截短术：适用于顽固性空咽痛病例。局麻下切开痛侧颈部皮肤，分离肌肉，切开二腹肌附着点，暴露舌骨大角，将大角切除，吞咽时不能触碰到敏感的颈动脉，即叫消除空咽痛。

（二）辨证治疗

1. 辨证论治

（1）瘀血证

治法：活血化瘀，通络止痛。

方药：桃红四物汤加减。熟地黄10g，当归10g，白芍10g，川芎10g，桃仁10g，红花10g，丹参20g，蔓荆子15g。

（2）筋脉失养证

治法：温经散寒，缓急止痛。

方药：当归四逆汤加味。当归10g，桂枝10g，白芍10g，细辛5g，木通5g，川芎10g，葛根12g，香附10g，熟附片10g，干姜5g，炙甘草5g。

（3）风寒证

治法：祛风散寒，通痹止痛。

方药：羌活胜湿汤加减。羌活10g，独活10g，藁本10g，防风15g，炙甘草6g，川芎10g，蔓荆子10g，葛根12g，桂枝10g，白芷10g，赤芍12g，天麻10g。

（4）湿热证

治法：清热通络，祛风除湿。

方药：宣痹汤加减。防己15g，杏仁15g，连翘9g，滑石15g，薏苡仁15g，半夏9g，蚕沙9g，赤小豆9g，栀子9g。

（5）痰湿证

治法：燥湿化痰，通经活络。

方药：半夏白术天麻汤加减。白术12g，天麻30g，茯苓30g，橘红10g，姜半夏30g，藁本10g，川芎10g，羌活10g，丹参20g，桃仁10g。

2. 外治疗法

（1）穴位按摩法　风寒痹阻者取风池、肩井、天宗、肩髃、臂臑等穴，血瘀气滞者取百劳、风池、天柱、肩井、巨骨等穴，气血亏虚者取百劳、百会、夹脊、中府、曲池等穴，每穴1分钟，每日1次，每次10~15分钟，10次为1个疗程。

（2）艾灸　主穴取天柱、大椎、阿是穴、合谷、外关等，配穴取夹脊、天宗穴，风寒痹阻者加风门穴，血瘀气滞者加血海穴，上肢麻木疼痛者加曲池、腕骨、肩髃等穴，着肤灸，每次取3~5穴，每穴10~15分钟，每日1次，7~10次为1个疗程。

（3）刮痧治疗　风寒痹阻者取风池、肩井、天柱、大椎、昆仑等穴；血瘀气滞者取昆仑、血海、膈俞、三阴交等穴，肝肾不足者取合谷、外关、三阴交、血海等穴；痰湿阻络者取曲池、肩井、太冲、阳陵泉等穴，每个部位重刮30次或每次15~20分钟，以出痧为度。

（4）中药药熨法　取吴茱萸60g，菟丝子60g，白芥子60g，莱菔子60g，苏子60g，粗盐1000g，共炒热，敷于颈部，每日2次。

五、预后转归

据随访分析，以激素为主的综合治疗病例中，一般有效率为91.7%~95.9%，但震颤的有效率为72%，显效率为66.9%~84.4%，急性病例的显效率为87.6%，远比慢性病例（58.7%~81.7%）高。从各种病例的疗效来看，急性的疗效比慢性、亚急性好，单侧性比双侧性好，颈动脉触痛的峰点偏高者比偏低者好，单一痛比多发痛好，颈动脉鞘注射比口服好，综合治疗比单一治疗好。

反复发作者约占1/5，复发时病情都比原有症状轻。本病的预后较好，40多年来未观察到不良后果。

六、预防调护

（1）饮食要以低盐、低糖、低脂、低热量为主，忌食辛辣、刺激性食物。

（2）生活环境要舒适，避免室温过高或过低。

（3）患者精神状态要放松，睡眠要足，适当做体育锻炼，比如慢跑、游泳等。

（4）注意颈部保暖，避免外感风寒。

主要参考文献

[1] 中华医学会风湿病学分会. 巨细胞动脉炎诊治指南（草案）[J]. 中华风湿病学杂志, 2004（9）: 566-567.

[2] 严斌, 周国庆. 颞动脉炎的诊治特点 [J]. 山西医药杂志, 2012, 5: 454-455.

[3] 张世新, 杨白燕. 针刺治疗颞动脉炎所致偏头痛 [J]. 河南中医, 2013, 33（11）: 1995.

[4] 严斌, 周国庆. 颞动脉炎的诊治特点 [J]. 山西医药杂志, 2012, 41（5）: 454-455.

[5] 贺菊丽. 天麻钩藤饮对巨细胞动脉炎的疗效分析 [J]. 吉林医学, 2014, 35（11）: 2324-2325.

[6] 李建章. 中枢神经系统血管炎的共性及诊断标准商讨 [J]. 中国实用神经疾病杂志, 2017, 20（5）: 1-2.

[7] 中国免疫学会神经免疫学分会. 原发性中枢神经系统血管炎诊断和治疗中国专家共识 [J]. 中国神经免疫学和神经病学杂志, 2017, 24（4）: 229-239.

[8] 丁曼, 肖哲曼. 中枢神经系统血管炎与头痛 [J]. 中国卒中杂志, 2022, 5: 466-471.

[9] 乔清, 邢永红, 周官恩, 等. 原发性中枢神经系统血管炎研究进展 [J]. 中风与神经疾病杂志, 2022, 8: 754-757.

[10] SalvaraniC, Brown RD Jr, Christiansont, et al. An update of the Mayo clinic cohort of patients with adult primary central nervous system vasculitis: description of 163 patients [J]. Medicine（Baltimore）, 2015, 94（21）: 738.

第十章　与头颈部外伤有关的头痛

继发性头痛中最常见的类型是头颈部创伤的头痛，从发作开始的 3 个月之内的头痛被认为是急性的；如果头痛持续超过 3 个月，则被认为是持续性的。当一种新的头痛首次发生时与头部和（或）颈部创伤或损伤在时间上密切相关，这种头痛被称为源于创伤的继发性头痛。当具有某一原发性头痛特点的已存在头痛变为慢性，或明显加重（通常指头痛频率或程度增加两倍以上），而且此变化与创伤或损伤在时间上密切相关，最初的头痛诊断和缘于头颈部创伤的头痛（或其中的某一类型或亚型）都应被诊断，只要有明显的证据显示这种疾病可以导致头痛。

与头颈部外伤有关的头痛包括缘于头部创伤的急性头痛、缘于头部创伤的持续性头痛、缘于挥鞭伤的急性头痛、缘于挥鞭伤的持续性头痛、缘于开颅术的急性头痛和缘于开颅术的持续性头痛。

缘于头部创伤的急性头痛包括缘于头部中、重度创伤的急性头痛和缘于头部轻度创伤的急性头痛；缘于头部创伤的持续性头痛包括缘于头部中、重度创伤的持续性头痛和缘于头部轻度创伤的持续性头痛。

一、病因病机

（一）西医学认识

头部外伤所致头痛，在急性期与慢性期的发病机制不同。大多数病例的头痛原因是复合性的，其所以十分复杂是因为作用于头部的外力不仅作用于颅内各组织，而且作用于颈部，从而构成了引起头痛的复合病因。

头部外伤所致头痛与以下几种原因有关：脑膜刺激、颅内压变动、浅部感觉神经源性头痛及精神心理因素。下面就这 4 种病因病机逐一介绍。

1. 脑膜刺激

脑膜受刺激引起的头痛多发生在颅脑外伤急性期。刺激脑膜的因素有血液、压力、进入颅内的空气及细菌感染。

外伤性蛛网膜下腔出血所致头痛是由于红细胞及其分解产物以及进入脑脊液中的激肽和 5- 羟色胺所致。

（1）红细胞及其分解产物　红细胞分解释出氧合血红蛋白，进而变成胆红素，其中红细胞及胆红素是刺激脑膜的原因。红细胞的吸收和胆红素的出现过程与头痛的发生及持续时间直接相关。红细胞和胆红素刺激颅内三叉神经根及构成枕大、枕小和耳大神经的第 2~7 颈神经后根，引起上述各神经支配区的疼痛。

（2）游离于脑脊液中的激肽及 5- 羟色胺　蛛网膜下腔出血时，在脑脊液中随血浆扩散而来的有相当数量的游离肽，其作用时间较长，成为血管性头痛的原因。此外，因血小板的破坏，5- 羟色胺进入脑脊液，可能会使有害受体对激肽的感受性进一步增加。

2. 外伤性气脑

在颅底骨折累及鼻旁窦及中耳骨壁时，颅腔内外相通，由于空气进入颅内，刺激脑膜以及脑脊液外流使颅内压降低，引起头痛。

3. 脑膜感染

开放性颅脑外伤时，如有细菌进入颅内，引起脑膜炎，则可成为头痛的原因之一。

4.外伤时的刺激以及以后对当时情景的回忆

可产生愤怒、恐惧等不良情绪，久而形成心理状态的不平衡和紊乱，加之医疗赔偿、法律诉讼、人际关系等对正常恢复及治疗的干扰，致使出现头痛、失眠等症状。此类患者在受伤时多数清醒或仅有意识丧失，但发病率及症状的轻重程度通常与伤势呈负相关，恰好说明其发病机制中精神心理因素的作用。

（二）中医学认识

在中医学中并无外伤头痛这一病名，且本病中，头痛仅属颅脑外伤后过程中所出现的兼证，历代医家对此并未设专篇论述。但根据此病临床症状、体征及中医病名命名的特点，可根据症状的不同，归属于不同的病种，如患者头痛明显，可归属于中医"头痛"范畴，如患者出现明显神经功能障碍，可归属于中医"中风"范畴，在中医学认识中，脑为髓海，五脏六腑之精气皆上注于脑而为用。脑又为诸阳之会，诸阳脉皆上循于脑。颅脑受到外力冲击，必然导致督脉和诸阳脉损伤，引发气血运行失职，导致气血逆乱，重者血溢脉外，经络阻塞，不通则痛。

二、临床诊断

（一）辨病诊断

1.缘于头部创伤的急性头痛

头部创伤后的头痛持续时间少于3个月。诊断标准如下。

A.头痛发作符合标准C和D。

B.存在已经发生的头部创伤。

C.头痛发生于下列任意情况的7天之内：①头部创伤后。②头部创伤后意识恢复。③头部创伤后停用对感知或描述头痛能力有损害的药物。

D.至少符合下列2项中的任意1项：①头痛在其发生后3个月内缓解。②头痛虽未缓解，但距其发生不超过3个月，不能用第3版国际头痛疾病分类（ICHD-3）中的其他诊断更好地解释。

2.缘于头部中、重度创伤的急性头痛

诊断标准：A.头痛符合标准源于头部创伤的急性头痛。

B.头部创伤至少与下列1项有关。①意识丧失超过30分钟。②格拉斯哥昏迷（GCS）评分<13分。③创伤后失忆持续时间>24小时。④意识状态改变>24小时。⑤有创伤性脑损伤的影像学证据，如颅骨骨折、颅内出血和（或）脑挫裂伤。

3.缘于头部轻度创伤的急性头痛

诊断标准：A.头痛符合标准源于头部创伤的急性头痛。

B.头部创伤同时符合以下条件。①不伴有以下任何1项。a.意识丧失超过30分钟。b.格拉斯哥昏迷（GCS）评分<13分。c.创伤后失忆持续时间>24小时。d.意识状态改变>24小时。e.创伤性脑损伤的影像学证据，如颅骨骨折、颅内出血和（或）脑挫裂伤。②伴有以下一种或更多的症状和（或）体征。a.一过性意识模糊、失去定向力或意识障碍。b.头部损伤前后的即刻记忆丧失。c.2个或更多的症状提示轻度创伤性脑损伤：Ⅰ.恶心；Ⅱ.呕吐；Ⅲ.视觉障碍；Ⅳ.头晕和（或）眩晕；Ⅴ.步态和（或）姿势不稳；Ⅵ.记忆和（或）注意力损伤。

4.缘于头部创伤的持续性头痛

头部创伤所致的头痛持续时间超过3个月。诊断标准如下。

A.头痛发作符合标准C和D。

B.头部创伤已经发生。

C.头痛发生于下列任意情况的7天之内：①头部创伤。②头部创伤后意识恢复。③头部创伤后停用对感知或描述头痛能力有损害的药物。

D.头痛开始后持续时间超过 3 个月。

E.不能用 ICHD-3 的其他诊断更好地解释

5.缘于头部中、重度创伤的持续性头痛

诊断标准：A.头痛符合源于头部创伤的持续性头痛的标准。

B.头部创伤至少与下列 1 项有关：①意识丧失＞ 30 分钟。②格拉斯哥昏迷（GCS）评分＜ 13 分。③创伤后失忆 1 持续时间＞ 24 小时。④意识状态改变＞ 24 小时。⑤创伤性脑损伤的影像学证据，如颅骨骨折、颅内出血和（或）脑挫裂伤。

6.缘于头部轻度创伤的持续性头痛

诊断标准：A.头痛符合源于头部创伤的持续性头痛的标准。

B.头部创伤符合以下 2 项：①与下列均不相关。a.意识丧失＞ 30 分钟。b.格拉斯哥昏迷（GCS）评分＜ 13 分。c.创伤后失忆持续时间＞ 24 小时。d.意识状态改变＞ 24 小时。e.创伤性脑损伤的影像学证据，如颅骨骨折，颅内出血和（或）脑挫裂伤。②与以下 1 个或多个症状和 / 或体征相关。a.一过性意识模糊、失去定向力或意识障碍。b.头部创伤前后的即刻记忆丧失。c.2 个或更多的以下症状提示轻度创伤性脑损伤：恶心；呕吐；视觉障碍；头晕和（或）眩晕；步态和（或）姿势不稳；记忆和（或）注意力损伤。

7.缘于挥鞭伤的急性头痛

挥鞭伤所致的头痛不超过 3 个月。

诊断标准：A.头痛发作符合 C 和 D。

B.颈部疼痛和（或）头痛与挥鞭伤发生在时间上相关。

C.头痛发生在挥鞭伤后 7 天之内。

D.符合以下任意一条：①在起始后 3 个月内头痛缓解。②头痛虽未缓解，但距起始不超过 3 个月。

E.不能用 ICHD-3 的其他诊断更好地解释。

8.缘于挥鞭伤的持续性头痛

挥鞭伤所致的头痛超过 3 个月。

诊断标准：A.头痛发作符合标准 C 和 D。

B.颈部疼痛和（或）头痛与挥鞭伤发生在时间上相关。

C.挥鞭伤后 7 天内出现头痛。

D.头痛从起始后持续大于 3 个月。

E.无法用 ICHD-3 的其他诊断更好地解释。

9.源于开颅术的急性头痛

外科开颅术所致的头痛不超过 3 个月病程。诊断标准如下。A.头痛发作符合 C 和 D。

B.已实施外科开颅手术。

C.头痛发生于下列任意情况的 7 天之内：①开颅术。②开颅术后意识恢复。③开颅术后停用对感知或描述头痛能力有损害的药物。

D.符合以下任意 1 条：①头痛在开颅术后 3 个月内缓解。②头痛持续，但距起始不超过 3 个月。

E.不能用 ICHD-3 的其他诊断更好地解释。

10.源于开颅术的持续性头痛

外科开颅术所致头痛大于 3 个月病程。

诊断标准：A.头痛发作符合标准 C 和 D。

B.已实施外科开颅术。

C.头痛发生于下列任意情况的 7 天之内：①开颅术。②开颅术后意识恢复。③开颅术后停用对感知或描述头痛能力有损害的药物。

D.头痛在开始后持续 3 个月以上。

E.不能用 ICHD-3 的其他诊断更好地解释。

（二）辨证诊断

外伤后头痛的初期多实，病久则虚实夹杂居多。外伤头颅，内损脑髓，瘀阻脑络，不通则痛，病证属实；久则留瘀不去，新血不生，血虚络阻，则为虚实夹杂；气血两虚则髓海空虚而痛；脑为髓之海，脑伤则髓海不足，以致肾经亏虚，不荣而痛；瘀滞化火，肝阴暗耗，导致肝阳上亢而头痛。

1. 瘀血阻络证

临床证候：头痛经久不愈，痛处固定不移，痛如锥刺，或有头部外伤史，舌紫暗，或有瘀点、瘀斑，苔薄白，脉细或细涩。

辨证要点：头痛经久不愈，痛处固定不移，头部外伤史，脉细或细涩。

2. 痰浊上蒙证

临床证候：有头部外伤史，头痛昏蒙，胸脘满闷，纳呆呕恶，舌质暗，苔白腻，脉弦滑。

辨证要点：头部外伤史，头痛昏蒙，脉弦滑。

3. 肝阳头痛证

临床证候：头部外伤后出现头胀痛，或抽掣而痛，两侧为重，头晕目眩，心烦易怒，睡眠不宁，面红目赤，口苦胁痛，舌质红，苔黄，脉弦数。

辨证要点：头部外伤后出现头胀痛，或抽掣而痛，脉弦数。

4. 肾虚证

临床证候：有头部外伤史，头痛且空，腰膝酸软，眩晕耳鸣，遗精，带下，神疲乏力，舌红，少苔，脉细数无力。

辨证要点：有头部外伤史，头痛且空，脉细数无力。

5. 气虚证

临床证候：头部外伤史，伴头痛隐隐，时发时止，遇劳加重，头晕，神疲乏力，气短懒言，自汗，面色㿠白，舌质淡红或淡

胖，舌边有齿痕，苔薄白，脉细弱或脉大无力。

辨证要点：头部外伤史，伴头痛隐隐，时发时止，遇劳加重，脉细弱或脉大无力。

6. 血虚证

临床证候：头部外伤后出现头痛隐隐，缠绵不休，面色少华，头晕，心悸怔忡，失眠多梦，舌质淡，苔薄白，脉细或细弱无力。

辨证要点：头部外伤后出现头痛隐隐，缠绵不休，面色少华，脉细或细弱无力。

三、鉴别诊断

（一）西医学鉴别诊断

缘于头颈部创伤的头痛无已知的特异性的头痛特点以区别于其他类型头痛；其中大部分与紧张性头痛或偏头痛类似。因此，它们的诊断主要取决于头痛发作与头颈部创伤的时间关系是否密切。ICHD-3的诊断标准中提出源于头颈部创伤的头痛发生必须在创伤或损伤后7天内，或在意识恢复的7天内，和（或）恢复感知和描述疼痛能力的7天内，这些要求与第2版国际头痛疾病分类保持一致。尽管7天的时间标准有些强制，而且一些专家提出有一少部分人的头痛在较长一段时间后发生，但目前没有足够的证据来改变这一标准。

当外伤后头痛变成持续性，则需要考虑药物过量性头痛的可能。当挥鞭伤后头痛成为持续性，要考虑到药物过量性头痛的可能。

诊断源于开颅术的急性头痛之前有必要排除开颅术后可能发生的其他类型继发性头痛。尽管开颅术后的头痛有许多潜在病因，需要重点考虑的有颈源性头痛（作为术中体位摆放的结果），和源于脑脊液漏、感染、脑积水、颅内出血所致的头痛。

诊断源于开颅术后持续性头痛，要考

虑到药物过量性头痛的可能。约 1/4 的患者由缘于开颅术的急性头痛发展为缘于开颅术的持续性头痛。

（二）中医学鉴别诊断

1. 眩晕

头痛与头晕可单独出现，也可同时出现。头痛之病因有外感与内伤，眩晕则以内伤为主。临床表现，头痛以疼痛为主，眩晕则以昏眩为主。

2. 真头痛

真头痛呈突发性剧烈头痛，常表现为持续痛而阵发加重，甚至呕吐如喷不已，甚至肢厥、抽搐。

四、临床治疗

（一）辨病治疗

临床上重点在于对症处理。

1. 头皮外伤

治疗主要是清洁伤面，无须包扎，忌局部热敷。头皮血肿可根据头皮解剖部位的深浅分为皮下血肿、帽状腱膜下血肿和骨膜下血肿。在对血肿进行抽吸治疗时，一定剃去头发并在严格无菌条件下进行，以防发生感染。还要检查患者有无凝血机制障碍或出血因素，一并予以治疗。头皮裂伤为开放性，伤情轻重不同而伤口深浅、长短不一，重者深达颅骨。因头皮血循环丰富，故较小的伤口出血亦很多。在婴幼儿尤其注意失血情况。治疗上应注意彻底清创，后行帽状腱膜及皮肤二层缝合。有头皮缺损的裂伤，可行头皮转移皮瓣缝合。头皮撕脱伤多因长发或辫子卷入转动的机器中，致使头皮大片地从帽状腱膜下撕脱，有时整个头皮甚至帽状腱膜相连的额肌、颈肌和枕肌筋膜一并撕脱，亦有连同骨膜撕脱者。临床处理较为复杂。在受伤现场应用无菌巾包扎头部，撕脱的头皮亦应用无菌的敷料包好随伤员送医院处理。若撕脱的头皮挫伤及污染不重，可将其头发剃除，行清洁及消毒处理。在有条件的医院，可行头皮血管显微吻合术，后全层缝合头皮；若不具备此条件，则需将头皮用取皮机制成中厚皮瓣，植于骨膜上；若撕脱的头皮挫伤污染严重不能使用，且伤员骨膜尚完整，则可从伤员大腿取中厚皮片行游离植皮，如果伤员骨膜亦撕脱，则情况较复杂，需先将带蒂或游离的大网膜移植于颅骨上，然后再在移植的大网膜上植皮。或者在裸露的颅骨上每隔 1cm 钻一骨孔直达板障层，待肉芽从板障长出并融合成片布满颅骨后，再在肉芽上植皮。

2. 颅骨骨折

（1）穹窿部骨折　临床意义在于硬脑膜或脑皮层血管的破裂所致的颅内血肿及脑组织盲管性损伤。无血肿并发症者亦需彻底清创。

（2）颅底骨折　所有颅底骨折均可合并相应的颅神经损伤。其治疗主要着眼于脑损伤（脑脊液漏及颅内血管损伤所致的颅内血肿）。在有脑脊液鼻、耳漏的颅底骨折千万不能堵塞或冲洗鼻腔和外耳道，以免引起颅内感染，亦禁腰穿、擤鼻，应给予抗生素治疗。脑脊液漏一般在 1 周左右自止，若超过 1 个月不愈，需行开颅修补术。

（3）脑震荡　本病主要对症治疗，给予镇静及镇痛药物，卧床休息 1 周。生活规律、体育活动均有助于恢复。有些患者伤后很长一段时间内，仍存在自主神经功能紊乱症状，旧称脑震荡后遗症，今称脑震荡后综合征或脑震荡后自主神经功能紊乱。

（4）脑挫裂伤　对脑挫裂伤本身的治疗应包括如下。①脱水疗法，应用脱水药物如甘露醇等。②激素疗法，一般与脱水药并用，对减轻脑水肿有效。③巴比妥疗法，可保护脑细胞功能，降低需氧量，减轻脑水肿，此法需配合应用颅内压监护装置。④颅内压监护，在有条件的地方应用颅内压监护，能指导治疗，对提高治疗率，降低死亡率有很大的作用。⑤手术，疑有颅内血肿或有严重脑水肿颅压高不能缓解者，应手术探查。有血肿则清除之。若系严重脑挫裂伤伴脑水肿，可吸除液化坏死的脑组织，并行去骨瓣减压术。

（5）脑干损伤　一旦发现颅内血肿应立即手术。原发性脑干损伤的治疗同脑挫裂伤，但对长久昏迷者应行气管切开，注意昏迷的护理。在急性期应用脱水药物和激素以减轻脑水肿。继发性脑干损伤的治疗在于去除引起脑干损伤的病因，如颅内血肿、脑水肿等。若不及时处理，脑干会出血、坏死、软化，造成不可逆的损害。故治疗的关键在于及时去除病因。若系严重脑挫裂伤、脑水肿所致的继发性脑干损伤，单纯药物脱水很难奏效，可及时手术清除坏死脑组织并行去骨瓣减压术来缓解脑干受压。

（6）外伤性颅内血肿　①硬脑膜外血肿，若患者已发生脑疝则应立即手术。术前已确诊的病例可行骨瓣开颅清除血肿。术前来不及行特殊检查者，可先行钻孔探查术，确定血肿部位后行开颅手术。②硬脑膜下血肿：对急性硬脑膜下血肿应立即手术，钻孔引流或开颅清除血肿。对出现脑疝的病例，争取尽早减压，钻孔时先放出积血再行开颅。对于亚急性或慢性者亦可据情形用甘露醇脱水疗法。③外伤性脑内血肿。颅高压不明显的病例可用脱水疗法，但需及时复查CT，一旦有病情恶化应立即手术。在凹陷骨折清创时应注意有无脑内血肿的可能性，若发现血肿则应清除。④外伤性硬脑膜下积液。治疗亦同硬脑膜下血肿。但多用钻孔引流的方法。慢性硬脑膜下积液如有较厚的包膜，需开颅切除。

（7）开放性颅脑外伤　出现开放性颅脑损伤后，应注意仔细检查伤口，但不能用器械探查伤口，以免加重脑损伤并引起致命的大出血。除检查头部外，尚须注意身体其他部位有无损伤。做神经系统检查了解脑受伤的程度及有无颅内并发症。应拍摄颅骨X射线平片了解有无骨折及金属异物、骨片。CT扫描能了解脑受伤的程度及是否有血肿等，晚期尚可诊断脑脓肿。脑血管造影亦有助于诊断颅内血肿及脑脓肿。有癫痫的患者需行脑电图检查。现场处理至关重要，患者昏迷则必须注意呼吸道的通畅，必要时行气管切开。休克患者应纠正休克。伤口的包扎不可太用力，这样对减压不利。在不了解颅内情况下不能简单地缝合头皮，以免造成脑疝。对开放伤本身要彻底清创、彻底止血，将开放伤变成闭合伤。注意处理脑水肿等并发症。晚期并发症如下。①主要因颅内存在异物引起感染。可在伤后数月乃至数年发生。晚期出现颅内压升高者或出现局灶症状者，应考虑此并发症。治疗为手术摘除脓肿及异物。②外伤性癫痫，为伤后脑及脑膜产生的瘢痕所致。可先行抗癫痫药物保守治疗，若无效可手术切除癫痫病灶。③脑脊液漏，超过1个月者需手术修补。④颅骨骨髓炎。与受伤后伤口处理不及时及伤口感染、窦道形成有关。X射线示不规则破坏及死骨区。需手术清创及咬除死骨。⑤外伤性颅骨缺损，需行颅骨修补术。

（二）辨证治疗

1. 辨证论治

（1）瘀血阻络证

治法：活血化瘀，通络止痛。

方药：桃红四物汤加减。桃仁，红花，当归，赤芍，炙黄芪，党参，地鳖虫，蜈蚣，生蒲黄，柴胡，牡丹皮。

（2）痰浊上蒙证

治法：健脾祛痰，化浊止痛。

方药：指迷茯苓丸加减。法半夏，茯

苓，枳壳，陈皮，泽泻，炙甘草，桂枝，白芥子，当归尾，川芎，赤芍。

（3）肝阳头痛证

治法：平肝潜阳。

方药：天麻钩藤饮。天麻，钩藤，石决明，合欢花，夜交藤，栀子，黄芩，桑寄生，川牛膝，杜仲，益母草，甘草。

（4）肾虚证

治法：补肾填精。

方药：大补元煎。人参，炒山药，熟地黄用，杜仲，当归，山茱萸，枸杞子，炙甘草。

（5）气虚证

治法：益气升清。

方药：顺气和中汤。陈皮，姜半夏，白茯苓，炒白术，炒枳实，香附，砂仁，黄连，炒栀子，炒神曲，炙甘草。

（6）血虚证

治法：滋阴养血，和络止痛。

方药：加味四物汤加减。熟地黄，当归，川芎，白芍，炒白术，牡丹皮，延胡索，甘草，柴胡。

2.外治疗法

（1）针刺治疗 头部新伤者，以循经远端穴为主，酌配近部穴。如头侧受伤，以外关、阳陵泉为主，风池为辅；如枕部受伤，以风池、昆仑为主；若系脑震荡后遗症，宜取风池、太阳、四神聪。均采用平补平泻法，每日1次，7次为1个疗程。不论何种外伤后头痛，均配以双侧合谷、三阴交。

（2）中药贴敷法 取印堂、神庭、太阳、颞三针、百会、脑户、脑空、风池、风府等。方药组成有白芷、天麻、救必应、威灵仙、细辛、花椒、川芎等。连续用药2周。

（3）耳穴压豆 用酒精棉球轻擦消毒，在两耳耳廓神门、颞、额、枕穴处准确粘贴王不留行籽，同时以轻柔的动作进行2分钟揉按，每天5次，每周换药2次。

3.成药应用

（1）养血清脑颗粒 口服，1次1袋，1日3次，适用于血虚头痛。

（2）正天丸 口服，1次6g，1日2~3次，适用于瘀血阻络、血虚头痛。

（3）头痛宁胶囊 口服，1次3粒，1日3次，适用于瘀血阻络。

（4）川芎清脑颗粒 开水冲服，1次1袋，1日3次，适用于风湿蒙蔽、瘀血阻络引起的头痛。

（5）丹珍头痛胶囊 口服，1次3~4粒，1日3次，适用于肝阳上亢、瘀血阻络证。

五、预后转归

外伤头痛一般起病较急，预后取决于患者本身颅脑外伤的严重程度及患者术前、术中、术后情况。病情较轻者，经治疗后，短时间内可邪去痛除，预后较好；病情较重者，恢复时间较长，预后较差。

第十一章　与颅内肿瘤和其他颅内占位有关的头痛

颅内肿瘤是指发生于颅腔内的神经系统肿瘤。按照世界卫生组织（WHO）2007年的神经系统肿瘤分类，包括起源于神经上皮组织、外周神经、脑膜、生殖细胞的肿瘤以及淋巴和造血组织肿瘤、蝶鞍区的颅咽管瘤与颗粒细胞瘤以及转移性肿瘤。颅内还存在一些需同神经系统肿瘤进行鉴别的囊肿和类肿瘤病变、归属于内分泌系统肿瘤的垂体腺瘤、在颅内延伸生长的脊索瘤等占位病变，传统上也归于颅内肿瘤。

颅内肿瘤按照其原发部位可分为两类：起源于颅内组织的肿瘤称为原发性颅内肿瘤；从身体远隔部位转移或由邻近部位延伸至颅内的肿瘤称为继发性肿瘤。颅内肿瘤依其生物学行为也分为良性颅内肿瘤和恶性颅内肿瘤。颅内肿瘤与身体其他部位的肿瘤相比较有以下不同的特点：①由于颅腔容积有限，颅内肿瘤不论其良恶性，肿瘤自身的占位效应即可导致脑功能损害，严重时威胁生命；恶性颅内肿瘤导致死亡的原因是恶性肿瘤细胞增殖的结果，良性肿瘤是因为部位深或者生长在重要的脑功能区，以至于手术难以治愈而死亡。②某些原发性颅内肿瘤的生物学行为随复发而变化，如神经母细胞瘤随着复发次数增加而逐渐分化成熟。③除脊索瘤外，原发性颅内肿瘤很少向颅外转移，但某些恶性肿瘤可以在颅内播散。

一、病因病机

（一）西医学认识

在肿瘤早期见到的头痛，通常是在早晨起床时隐隐约约、慢慢增强的亚急性头痛。一般考虑是由于颅内局部痛觉感受部位的不同程度的机械性刺激所致（局部牵引性头痛）。Sicuteri 认为在脑瘤附近，动静脉压差减少，血流速度延迟，血管壁游离出致痛物质。

颅内疼痛敏感结构如前所述，主要为脑底动脉环及其所属大分支，硬脑膜中动脉、前动脉及后动脉，大的静脉窦及其导入静脉的近窦部，脑底硬脑膜，小脑幕及Ⅴ、Ⅶ、Ⅸ、Ⅹ脑神经等，因此当肿瘤本身或因肿瘤引起的颅内高压，直接或间接牵扯、刺激、压迫这些痛敏结构或血管扩张时，均可发生头痛，所以脑瘤引起的头痛属于牵引性头痛。如大脑、小脑表浅性或实质内肿瘤主要是通过牵引、压迫颅底大动脉、流入静脉窦部分的静脉或小脑幕引起头痛；蝶鞍肿瘤压迫、牵引鞍膈，中、后颅凹，特点是颅底肿瘤可直接刺激、牵引三叉、舌咽、迷走、副、舌下神经等。脑瘤时也可引起颈部、头部肌肉痉挛，引起肌紧张头痛，这是通过感觉性脑神经传导来的刺激，扩展到脑干和上颈部，造成头颈部骨骼肌持续收缩。

近年来有人认为脑瘤头痛是由于脑瘤附近的细小血管血液循环异常导致，如 Northfield 认为颅内压力迅速发生变化与头痛有关，即动脉管内压力与动脉管外压间的平衡失常，引起血管异常。

颅内压升高的病例诉头痛者达85%，无颅内压升高的脑瘤诉头痛达61%，这说明颅内压升高本身或由其牵引颅内痛敏结构可引起头痛，但是否是头痛的根本原因尚不能确定。从临床上看，颅内压升高者的头痛，经脱水治疗后，症状在短期内可明显好转，气脑造影升高颅内压，可使患者产生剧烈头痛，这些事实说明颅内压与头痛是有关系的。脑瘤时无颅内压升高的头痛，一般认为是由于脑瘤本身刺激、压迫邻近痛敏结构或肿瘤压迫引起脑移位、扭曲，从而影响痛敏结构，而产生远隔部位的头痛。

（二）中医学认识

中医并无颅内肿瘤的记载，出现颅内肿瘤时按照症状进行归类辨证治疗，如"头痛""呕吐""复视"等。但对于其他部位肿瘤却早有记载，殷墟甲骨文中已有"瘤"字，2000多年前的《周礼》中记载周代已有专治肿疡的医生，称为"疡医"。《灵枢》中有关于瘤的分类有筋瘤、昔瘤、肠瘤、骨疽、肉疽，并认为瘤的起因是由于"营卫不通"，"寒气客于肠外与卫气相搏"，"邪气居其间"，"邪之所凑，其气必虚"。以后历代医学典籍中都有关于肿瘤的记载。《诸病源候论》分门分类记述了许多肿瘤疾病及其症状，如"积聚""食噎""反胃""瘿瘤""缓疽"。宋元时期将肿瘤称作"岩"，直到明代才明确用"癌"字。

中医认为，肿瘤的产生主要与人体免疫功能低下、正气不足有关。其发病有内、外二因。外因有六淫、化学、物理、生物学致癌因素的侵害和空气、饮食、水源、环境的污染，是癌症发生的重要因素和基本条件。内因主要有七情过极、劳逸过度、脏腑功能和机体内分泌失调、遗传因素等，是发病的根本和关键，在癌症发病中起着决定性作用。机体在正气亏虚的情况下，遭受外邪和毒的侵袭，出现脏腑功能失调，气血津液代谢障碍，发生气虚血瘀、痰凝毒聚、邪毒蕴结等病理变化，痰、瘀、毒三者相互搏结，阻塞经络，壅塞脏腑，阻滞气血，聚为肿块，发为癌症，因此正气亏虚、痰瘀毒邪蕴结是癌症的基本病机。

1. 气滞血瘀

由于气与血在生理上关系十分密切，故当一者发生病变时，往往影响另一者也出现病变，气病常可及血，血病多伤及气。如气滞或气虚者，常致血瘀；而血瘀者，多兼气滞。当各种因素致使气血运行受到影响时，则可导致机体发生各种病变。《素问·调经论》曰："气血不和，百病乃变化而生。"造成气滞的因素是多种多样的，如外邪、情志、饮食、脏腑功能失常等。瘀血形成，积留于体内，日久不散，形成瘤块，即为肿瘤。

2. 痰凝湿聚

痰饮和瘀血是人体脏腑功能失调、气血津液运行障碍所形成的病理性产物。有形之实邪、六淫和生物、化学、物理等毒邪入侵导致脏腑功能失调，气血津液运行障碍形成痰饮和瘀血，停滞于脏腑、组织、经络之中，阻滞气机和气血的运行，并与毒邪相互搏结形成癥块，发为癌症。

3. 热毒内蕴

热之所生，既可由外邪如风热、暑热入侵人体所致，亦可由脏腑功能失常、阴阳气血失调所内生，如肝火亢盛、肝经郁热等。此外，过食辛热厚味亦可致火热内生，或嗜酒、长期吸烟，烟酒之热燥内蕴于体内，遂成癌瘤。

4. 气血亏虚

肿瘤患者多见气血亏虚，一方面本身存在虚损，另一方面各种治疗损伤正气，加之肿瘤的消耗，因此造成肿瘤患者气血两亏。

因颅内肿瘤是由综合性致病因素所致，且颅内肿瘤的诊断是建立在近期现代影像学发展基础之上，颅内肿瘤的根本治疗以现代西医手术、放射、介入治疗为主，颅内肿瘤能够明确诊断时大多数已经处于肿瘤晚期阶段，因此中医对于颅内肿瘤的研究起步较晚，且多数是借鉴体内其他部位肿瘤治疗经验，在此基础上形成的综合组方及辨证综合治疗。

二、临床诊断

（一）辨病诊断

西医对颅脑肿瘤的诊断根据病理类型及部位分别有神经上皮性肿瘤、脑膜瘤、垂体腺瘤、生殖细胞瘤、胚胎残余性肿瘤、颅内神经鞘瘤、颅内其他肿瘤及颅内其他占位性疾病。

颅内肿瘤的西医诊断：具有长期头痛症状，头痛部位多数固定，症状反复发作，随着病情的发展头痛次数与强度增加等临床特点，结合颅脑 CT、核磁共振成像（MRI）、数字减影成像（DSA）多数可以明确诊断；部分垂体腺瘤、生殖细胞瘤需要相关激素水平检测辅助诊断，结合病理活检，进行病理组织分型。

1. 神经上皮性肿瘤

按照 WHO 中枢神经系统肿瘤分类包括星形细胞瘤、少突胶质细胞瘤、少突星形细胞瘤、室管膜瘤、脉络丛肿瘤、神经元及混合性神经元 – 神经胶质细胞瘤、松果体实质肿瘤和胚胎性肿瘤。

（1）星形细胞瘤 弥漫性星形细胞瘤患者所出现的临床症状和体征是由肿瘤对神经元和神经联系纤维的直接浸润和破坏、肿瘤压迫邻近结构以及颅内压升高引起。患者从具有首发症状到确诊可以经历数月或数年，平均间隔时间为 3.5 年。肿瘤症状的演变以渐进性发展为主，部分呈跨越式发展或者突然恶化。约一半患者以癫痫为首发症状，其中约 50% 为癫痫大发作。有 3/4 的患者在病情进展过程中逐渐出现头痛，后期 1/3 的患者存在呕吐。患者神经缺陷的症状和体征决定于肿瘤侵犯的部位。诊断如下。青壮年起病，癫痫往往为首发症状，病情呈渐进性发展，出现头痛等颅内压升高表现及相应的神经缺陷体征，结合影像学检查一般即可以做出初步诊断。确诊要

靠肿瘤内多部位取材后的系列活检，或者手术后标本的病理证实。影像学检查如下。①CT 扫描的典型表现为均一的等密度或低密度病灶，边界不清；15%~20% 的病例中出现钙化，个别肿瘤显示囊性病变，偶有肿瘤内出血；肿瘤周围无或者有轻微水肿；肿瘤没有或者仅有轻度增强对比。②MRI 成像表现为病变在 T1WI 为等信号或低信号区，在 T2WI 和 FAIR 成像为均匀的高信号区，范围超过 T1WI 所见的低信号区，病变集中在脑白质，受累半球表现为轻度肿胀，出血和对比度增强较少见。

（2）少突胶质细胞瘤 少突胶质细胞瘤的症状和体征主要取决于肿瘤的部位和进展速度。少突胶质细胞瘤可以是无症状性肿瘤，生长缓慢，病程甚至可以长达数十年，多数肿瘤位于额叶和颞叶。少突胶质细胞瘤最常出现癫痫症状，且往往是首发症状，可以表现为部分性癫痫，也可以是复杂性癫痫。间变性少突胶质细胞瘤倾向表现出颅内压升高症状，如头痛和视盘水肿，归因于肿瘤的占位效应和脑脊液通路梗阻。根据肿瘤累及的不同部位可以出现相应的局限性神经功能障碍的症状与体征。少突胶质细胞瘤较少种植转移。在中枢神经系统的其他部位，也很少出现颅外转移。诊断如下。中老年发病，癫痫常为首发症状，病史依肿瘤的组织级别而不同，可以出现颅压高和局限神经缺陷症状，或有先前确诊的少突胶质细胞瘤病史，病情再度出现进展。结合影像学检查一般可以做出初步诊断。确诊靠肿瘤内多部位取材的系列活检或手术标本的病理证实。CT 扫描上少突胶质细胞瘤为低密度病灶，伴有条索状钙化和周围水肿，无对比增强。头颅平片上有时可以见到钙化，但 CT 发现肿瘤钙化比头颅平片更敏感。MRI 成像中，少突胶质细胞瘤在 T1WI 为低或等信号，T2WI 为高信号，肿瘤边界在 T2WI 好辨别，

注射造影剂无对比增强。而多数变性少突胶质细胞瘤在 CT 及 MRI 上出现不均匀强化，但影像学不表现强化并不能除外间变性少突胶质细胞瘤。

（3）少突星形细胞瘤　少突星形细胞瘤（OA）为少突与星形细胞混合的肿瘤，可能起自于胶质前体细胞或多潜能细胞，是最常见的混合性胶质瘤（其他混合性胶质瘤包括室管膜细胞成分），占所有胶质瘤的 5%~10%。但本病的诊断争议较大，缺乏分子诊断测试时应归类为非其他分类型。病理学上大体形态与其他弥漫性肿瘤类似，镜下肿瘤细胞包括星形细胞与少突胶质细胞分化两种形态，且比例近似或其中含量较少类型的细胞占 25% 以上。肿瘤内两种肿瘤细胞呈区域性或弥漫性混合分布。本病包括低级别与间变两种类型，低级别 OA 很少间变，为 WHO Ⅱ级；而间变性者具有恶性特征，属于 WHO Ⅲ级。若肿瘤内出现坏死，应考虑多形性胶质母细胞瘤，而不诊断为本病。OA 常见于年轻成人，高峰年龄为 35~45 岁。临床表现主要是抽搐及局部神经功能障碍。低级别 OA 预后较好，平均生存期为 6.3 年，而间变性者仅为 2.8 年。

（4）室管膜瘤　患者可能存在各种各样的症状，这是因为这种肿瘤可在中枢神经系统的各部位出现，而无论是原发还是肿瘤种植的结果。脑室内的室管膜瘤常引起脑积水和颅内压升高，患者的症状及体征包括头痛、呕吐、视盘水肿。第四脑室的肿瘤还会出现脑干的症状，如呕吐、共济失调、复视及强迫头位。幕上发生的室管膜瘤常出现癫痫、偏瘫和视野缺损等。室管膜瘤患者出现背痛或根性刺激症状，应当想到是否有椎管内种植。室管膜瘤可以通过脑脊液在中枢神经系统播散，5%~15% 的病例发生播散。播散发生率取决于室管膜瘤的病理级别和发生部位，间变性或发生于颅后窝的室管膜瘤播散发生率

较高，幕下变性室管膜瘤播散发生率最高。诊断如下。以儿童或青年发病为主，患者颅内高压及脑积水症状突出，幕下病变出现小脑及脑干受累的体征，幕上病变因累及脑室旁结构而出现偏瘫、视野缺损或癫痫等。结合影像学检查一般可以做出初步诊断，确诊靠肿瘤的病理诊断。影像学检查如下。室管膜瘤发生在脑室内或脑室周围。典型的 CT 扫描表现为肿瘤的软组织部分呈等或低密度，有不同程度的钙化和囊变，有时因瘤内出血而表现出液平面，软组织部分具有增强效应。典型的 MRI 成像在 T1WI 为等低信号，在 T2WI 为高信号，肿瘤的不均一性反映了肿瘤内存在钙化、出血和囊变，肿瘤可不同程度地对比增强。

（5）脉络丛肿瘤　同脑室内发生的其他肿瘤一样，典型的症状和体征常与脑积水引起的颅内压升高有关，包括头痛、恶心、呕吐、共济失调和反应迟钝。根据肿瘤的大小、部位和颅内压的高低，还可出现癫痫发作和神经功能缺陷的症状和体征，如脑神经瘫、偏瘫、昏迷等。此外，也有报道因自发性肿瘤出血而就诊时被发现。这种肿瘤引起脑积水的病因，可能包括脑室出口阻塞、肿瘤产生过量脑脊液、自发性肿瘤出血或肿瘤向脑脊液中分泌蛋白样物质并沉积在蛛网膜下腔、蛛网膜绒毛和蛛网膜粒。诊断如下。儿童发病为主，成人亦可发病，脑积水和颅内压升高症状突出，根据肿瘤发生部位可出现癫痫、偏瘫、脑神经瘫或小脑及脑干受累体征等局灶神经缺陷体征。结合影像学检查一般可以做出初步诊断。确诊靠肿瘤的病理学检测。CT 扫描中，脉络丛肿瘤一般为等密度至高密度的脑室内占位，可以对比增强，脑积水常见。脑室三角区的脉络丛肿瘤常把脉络丛球吞没而不是侵蚀，此点可供同此部位的其他脑室内肿瘤鉴别。24% 的病例在 CT 扫描上表现钙化，而平片发现率仅

为 4%~10%。钙化的程度可以是分散的点灶钙化，也可以遍布整个病灶。病变可以从一个脑室延伸到另一个脑室，或延伸至脑桥小脑角是脉络丛肿瘤的一个特点。发生于脑桥小脑角区的脉络丛乳头状瘤可以侵蚀岩骨。MRI 成像脉络丛乳头状瘤在 T1WI 为等至低信号，T2WI 信号不定。血管流空现象常见。对于不能排除脊髓种植的病例，可以进行脊髓的 MRI 对比增强扫描。

（6）神经元及混合性神经元－神经胶质细胞瘤　中枢神经细胞瘤是一种少见的分化较好的神经源性肿瘤，典型的发病部位为侧脑室靠近室间孔。中枢神经细胞瘤的临床过程相对较短，平均近 3 个月。主要表现为同脑积水与颅内压升高相关的症状和体征，包括头痛、精神状态改变、继发于视盘水肿的视野缺损；激素分泌的改变尤其见于累及第三脑室的肿瘤。个别患者因急性脑室阻塞发生猝死。有中枢神经细胞瘤发生巨人症的报道，一是肿瘤本身分泌生长激素释放激素，另外肿瘤可施压于下丘脑。侵犯半球的肿瘤其症状以癫痫为主，少有局灶定位体征。少数病例表现为脑室内出血、肿瘤自发性出血或脑实质出血。诊断如下。中青年为主要发病群体，病程短，有脑积水和颅内压升高症状，侵犯额叶病变可有癫痫发作，局灶神经缺陷体征不突出。影像学检查发现侧脑室室间孔附近的肿瘤。确诊需要病理证实。影像检查典型表现为边界清楚、分叶状的脑室内肿物，瘤内存在多处囊样区域，最常见于侧脑室尤其是前部靠近室间孔部位。绝大多数病例有脑积水和单侧脑室大。CT 扫描上肿瘤为高密度，2/3 的病例可见囊样区域，钙化通常表现为点灶性，存在于 50% 的病例。MRI 扫描在 T1WI 同脑白质相比为稍高信号，而囊样区域为低信号；T2WI 为等至高信号影，同脑室壁或透明隔有广泛的附着。钙化、囊样区域和流空效应造成肿瘤 MRI 影像上不均一性表现。CT 及 MRI 上肿瘤中等程度增强。

（7）松果体实质肿瘤　松果体区肿瘤的症状和体征取决于肿瘤影像和侵犯的毗邻结构。中脑水管常受压或阻塞引起梗阻性脑积水，患者表现出颅内压升高的症状，如头痛、恶心、呕吐、视盘水肿；上丘受压引起上视障碍、瞳孔收缩不同步、退缩型眼球震颤、辐辏异常等 Parinaud 综合征表现；下丘受压引起耳鸣、听力丧失；向后延伸的肿瘤引起小脑的症状，如辨距不良、肌张力减低、意向性震颤；中脑网状结构受累还会引起不同程度的意识障碍。由于肿瘤起源于松果体腺的神经内分泌细胞，患者可出现性征发育停滞或不发育等内分泌症状。肿瘤发生播散时，出现中枢神经系统弥漫受累的表现。诊断如下。主要为成人发病，儿童发病往往为高级别肿瘤，有颅压高与脑积水症状以及松果体区毗邻结构受累的症状体征。松果体区肿瘤的影像学表现类似，如出现性征不发育倾向松果体实质肿瘤的诊断，确诊要靠立体定向活检或手术标本的病理证实。松果体实质肿瘤的影像学表现依肿瘤的大小及组织学级别不同而不同。CT 扫描上典型的松果体细胞瘤为低或等密度占位，常有瘤内钙化和囊变，大多数呈均匀强化；松果体母细胞瘤为高密度，钙化不常见，可以见到出血，实体部分强化常较均匀或轻度不均匀。MRI 成像上松果体细胞瘤显示较小的圆形病灶，边界较清楚，T2WI 上因肿瘤细胞胞质多，所以信号强度相对高；松果体母细胞瘤常较大，分叶状，侵犯周围实质，T1 加权成像为低至等信号，如同其他的原始神经外胚层肿瘤或髓母细胞瘤，在 T2WI 为等至略高信号，还可以包括囊变、坏死和出血。影像学上可以发现不同程度的脑积水。

（8）胚胎性肿瘤　归属神经上皮组织

肿瘤中的胚胎细胞肿瘤，为 WHO Ⅳ 级肿瘤，发生于小脑。临床病程短，75% 的患者病程不足 3 个月。患者就诊时的主要症状是颅内压升高，泛化或仅局限于枕部的头痛及持续呕吐是最常见的症状。癫痫不常见，如果出现，常提示有皮层的播散。躯干共济失调是最常见的客观体征，常伴有肌张力升高，反映小脑蚓部受到肿瘤的破坏。其他常见的体征包括视盘水肿、眼球震颤、肢体共济失调、轮替运动障碍，其中后两个表现反映肿瘤位于小脑半球。1/3 患者 Babinski 征和 Hoffmann 征阳性。肿瘤压迫第四脑室底，可以出现展神经麻痹，背痛或神经根症状常提示脊髓受累。患者出现病情的急性恶化，常由于出现肿瘤自发出血或随脑脊液循环出现广泛播散。大约 5% 的髓母细胞瘤可自发性出血，引发急性临床表现。髓母细胞瘤易于发生中枢神经系统内播散，尸检发现约 1/2 的病例有脑脊液播散。2%~7% 的髓母细胞瘤可能转移到颅外。髓母细胞瘤是易发生颅外转移的中枢神经系统肿瘤之一，特别是在儿童。最常见的转移部位是骨和骨髓。骨痛是颅外转移患者的常见症状，其他颅外转移部位还有淋巴组织、腹膜、肺和肝。诊断如下。儿童是主要发病群体，或青壮年起病，病史短、进展快、颅压高症状突出，表现出小脑受累的局灶体征，结合影像学检查一般可以做出初步诊断。确诊需要手术后病理标本证实。CT 扫描可见颅后窝的高密度占位，周围有血管源性水肿，儿童患者常比成人表现出更均匀的强化，常见囊变及坏死区，钙化（22%）不常见。MRI 成像与 CT 扫描相比，肿瘤具有更明显的不均一性影像表现，T1WI 为低或等信号影，T2WI 为高或等信号影，可见不同程度的对比增强。MRI 还有助于发现蛛网膜下腔的播散。

2. 脑膜瘤

除具有脑瘤共同表现头痛外，脑膜瘤还具有下列特点。①通常生长缓慢、病程长，一般为 2~4 年。②肿瘤长得相当大，症状却很轻微，如眼底视盘水肿，但头痛却剧烈。当神经系统失代偿，才出现病情迅速恶化。③多先有刺激症状，如癫痫等，继有麻痹症状，如偏瘫、视野缺失、失语或其他局灶症状，提示肿瘤向外生长。④可见于颅内任何部位，但有好发部位及相应症状。

影像学检查：头部 X 线平片除高颅压表现外，可有①肿瘤钙化，见于砂粒型。钙化较密集，可显示整个肿瘤块影。②局部颅骨增生或破坏。③板障静脉增粗和增多，脑膜动脉沟增粗，棘孔可扩大。头部 MRI 在诊断脑膜瘤方面有取代 CT 之势，但 CT 仍是诊断本病的主要方法，特别可显示脑膜瘤与邻近骨性结构的关系、钙化等。MRI 检查为本病的主要诊断方法，可三维成像，多种成像系列，不受骨伪迹影响等是其优点。特别有利于显示颅底、颅后窝和眶内的肿瘤。T1 加权增强配合脂肪抑制技术，能准确显示肿瘤生长的范围，与大动脉和静脉窦的关系。血管造影并非每例患者均需做血管造影，但它可显示肿瘤血供，利于设计手术方案、术前瘤供血动脉栓塞等，以及了解静脉窦受累情况等。血管造影不作为诊断的常规方法，特别是判断静脉窦的受累情况，采用磁共振静脉造影（MRV）结合肿瘤增强扫描能清楚显示肿瘤对静脉窦的侵犯情况，仅在需要术前栓塞肿瘤供应动脉时才选择常规血管造影。

3. 垂体腺瘤

垂体腺瘤是常见的良性肿瘤，脑垂体中的各种内分泌细胞异常增生可产生相应的内分泌细胞腺瘤，引起内分泌功能紊乱，在早期微腺瘤阶段即可出现内分泌功能亢进征象。随着腺瘤的长大和发展，可压迫、侵蚀垂体组织及垂体、蝶鞍周围结构，产生内分泌功能减低，出现视功能障碍及其他脑神经和脑症状。①头痛,早期约2/3患者有头痛,主要位于眶后、前额和双颞部,程度轻,间歇性发作,多系肿瘤直接刺激,或鞍内压升高,引起垂体硬脑膜囊及鞍膈受压所致。当肿瘤突破鞍膈,鞍内压降低,疼痛则可减轻或消失。晚期头痛可因肿瘤向鞍旁发展侵及颅底硬脑膜及血管和压迫三叉神经而引起。少数巨大腺瘤向鞍上发展突入第三脑室,造成室间孔或导水管梗阻,出现脑积水,导致颅内压升高,此时头痛较剧。肿瘤坏死、出血,瘤内压力急剧升高时,亦会引起剧烈头痛。瘤壁破裂致垂体卒中性蛛网膜下腔出血者表现为突发剧烈头痛,并伴其他神经系统症状。②视力、视野障碍,在垂体腺瘤尚未压迫视神经视交叉前,多无视力、视野障碍,但个别微腺瘤病例可出现视力减退,双颞侧视野缺损或偏盲,这可能与高灌注状态的微腺瘤通过它与视交叉共同的供应血管"盗取"或干扰了视交叉的正常血供。随着肿瘤长大,60%~80%的肿瘤向上压迫视通路的不同部位,而致不同视功能障碍,典型者多为双颞侧偏盲。根据视通路纤维排列特点,典型的视野缺损为颞上象限先受累,初呈束状缺损,后连成片,先影响红视野,后影响白视野。随着肿瘤增大,典型者依次出现颞下、鼻下、鼻上象限受累,以致全盲。如肿瘤偏向一侧,出现单眼偏盲或全盲。少数视交叉前置者,肿瘤向鞍后上方发展累及第三脑室,亦可无视力、视野障碍。视力障碍多系晚期视神经萎缩所致。③其他,如肿瘤向后上发展压迫垂体柄和下丘脑可出现下丘脑功能障碍,表现为低血压、体温调节紊乱、水电解质紊乱、心脏及呼吸节律紊乱和意识障碍等晚期肿瘤表现,因垂体腺瘤导致尿崩症者较为罕见;肿瘤累及第三脑室、室间孔、导水管,可致颅内压升高;肿瘤向前方伸展至额叶,可引起精神症状、癫痫及嗅觉

障碍;肿瘤向侧方侵袭海绵窦,可发生Ⅲ、Ⅳ、Ⅴ、Ⅵ脑神经麻痹;侵入鞍旁,突向颅中窝可引起颞叶癫痫;肿瘤向后长入脚间池、斜坡,压迫脑干,脑干受压可以引起瞳孔、肌张力和呼吸的改变,可出现肢体偏瘫和交叉性麻痹,甚至昏迷等;向下突入蝶窦、鼻腔和鼻咽部,可出现鼻出血、脑脊液漏,并发颅内感染。

影像学检查:①颅骨X线平片对诊断垂体腺瘤十分重要。很小的微腺瘤蝶鞍可正常,大腺瘤大多呈球形扩大,鞍底下移,变薄,有的倾斜呈双底。后床突、鞍背骨质吸收变薄、竖起、后移或破坏,甚至后床突片状游离,晚期可累及鞍结节,前床突上抬。生长激素腺瘤有的鞍底骨质增厚,蝶鞍呈方"凹"形。蝶窦气化呈全鞍型者(86%)、鞍前型者(11%)和甲介型(3%),后者经蝶手术难度大。②蝶鞍区CT扫描是目前诊断垂体腺瘤重要的方法。采用高分辨力CT直接增强,薄层(1.5mm)断面,行蝶鞍区冠状位扫描和矢状位重建及轴位检查,如应用32层或64层螺旋CT扫描获得的三维图像可提高垂体微腺瘤的发现率。③MRI是目前最有价值的垂体腺瘤影像学诊断方法,对垂体腺瘤的早期诊断有很大帮助,对微腺瘤的发现率高于CT扫描,对大腺瘤可以全面了解其向鞍上和鞍外发展方向,对垂体腺瘤的鉴别诊断和手术方式的选择及指导手术治疗都有重要意义。采用增强动态MRI对提高微腺瘤的发现率具有更重要的意义。但要了解蝶鞍区骨质的改变,不如CT和X线片。④脑血管造影对诊断微腺瘤和大腺瘤有一定帮助,并借以排除动脉瘤及了解肿瘤与周围血管的关系。⑤其他部位影像学检查如胸、腹部X线片、肠道片、CT、MRI和PET以及有关部位B超,以排除异位生长激素和生长激素释放激素、促肾上腺皮质激素和促肾上腺皮质激素释放激素分泌性肿瘤。奥曲

肽核素显像可用于垂体腺瘤及异位激素分泌肿瘤的诊断，如分泌促肾上腺皮质激素、生长激素、促甲状腺激素的肿瘤。

内分泌检查：垂体激素的测定对垂体腺瘤的早期诊断、治疗前后的变化、疗效评价、随诊观察和预后判断均有重要意义。①催乳素（PRL），正常最大值女性为 30ug/L，男性为 20ug/L，催乳素大于 100ug/L 多为垂体腺瘤所致，如催乳素大于 300ug/L 则催乳素腺瘤较肯定。血清催乳素水平易受药物性、病理性、生理性、特发性等多种因素影响，故 PRL 的单次测定往往不可靠，应多次检查，并应当加以鉴别。②生长激素（GH），正常值为 0~2ug/L。疑诊垂体生长激素腺瘤时，应检测 GH 基础值和葡萄糖抑制试验。血 GH 易受情绪、睡眠、体力活动、低血糖和应激状态等因素的影响，在禁食 12 小时后，休息情况下 GH 正常值 0~21ug/L。约 90% 的生长激素腺瘤患者 GH 基础值高于 10ug/L，GH 水平在 5~10ug/L 可见于生长激素腺瘤患者，亦可见于少数正常人，葡萄糖抑制试验可资鉴别：正常人口服 100g 葡萄糖后 2 小时 GH 低于正常值，3~4 小时后回升，生长激素腺瘤患者呈不能抑制表现。血浆胰岛素样生长因子（IGF-I）浓度测定可反映 24 小时 GH 的分泌情况和 GH 腺瘤的活动性。如促甲状腺激素释放激素（TRH）兴奋试验、胰岛素低血糖兴奋试验结果 GH 不升高，表明 GH 储备能力不足。生长激素的测定对于生长激素腺瘤的诊断和治疗后随诊有一定的帮助。③促肾上腺皮质激素（ACTH），血浆 ACTH 正常值为 < 46pg/ml，上午 8~10 点 ACTH 平均值为 22pg/ml，晚 10~11 时为 9.6pg/ml。ACTH 很不稳定，进入血浆后很快分解，含量甚微，故可测血浆皮质醇（正常值为 20~30ug/dl）和尿游离皮质醇（UFC）（正常值为 20~80ug/24 小时），24 小时尿游离皮质醇检查结果最为可靠，如 24

小时 UFC 高于 100ug 有诊断意义。小剂量、大剂量地塞米松抑制试验是最重要的鉴别方法，此外美替拉酮试验、CRH 试验对库欣病的诊断有一定的帮助。④促甲状腺激素（TSH），垂体 TSH 腺瘤的内分泌检查特征为血浆甲状腺素水平升高，而 TSH 不被抑制，血浆 TSH 水平可升高或在正常范围；TRH 试验对鉴别肿瘤性和非肿瘤性 TSH 分泌不当非常重要，10%~20% TSH 腺瘤患者 TRH 试验有反应，因此，TRH 试验无反应强烈提示 TSH 腺瘤，而 TRH 试验有反应不能除外 TSH 腺瘤。⑤促性腺激素（GnRH），腺垂体 FSH 和 LH 细胞分泌 FSH 和 LH。FSH 正常值为 120ug/L，LH 为 40ug/L。垂体腺瘤时，FSH/LH 水平升高。垂体功能低下时，FSH 和 LH 低，需同时测定睾酮和雌激素及其他激素协助诊断，另外可行阴道黏膜涂片或精子数目检查以帮助诊断。⑥人黑色素细胞刺激素（MSH），正常人血浆 MSH 水平为 20~110pg/ml，MSH 升高可见于垂体功能减低患者、增生型皮质醇增多症。肾上腺皮质腺瘤所致皮质醇增多症中 MSH 降低。⑦靶腺细胞分泌功能，如果垂体腺瘤长期压迫垂体组织或垂体卒中、手术创伤，致垂体功能不足，甲状腺、肾上腺、性腺等靶腺均可发生功能减低。甲状腺蛋白结合碘、甲状腺素、17- 酮、17- 羟、尿游离皮质醇（UFC）均低下，睾酮、雌激素低下，精子数目减少。

4. 生殖细胞瘤（主要为松果体瘤）

特点：①松果体区生殖细胞瘤多见于青少年男性，生长较快，病程多在 1 年以内。②松果体区生殖细胞瘤生长于大脑大静脉池，上方为胼胝体压部，下方为中脑四叠体和四叠体池，后下方为小脑幕和小脑上蚓部。松果体区生殖细胞瘤的症状与体征包括颅内压升高、局部神经定位体征和内分泌症状等。其发展顺序是先出现颅内压升高，继之出现四叠体受压症状和下丘脑症状。也有少部分患者以四叠体受压为首发症状。

影像学检查：①颅骨平片，可显示颅内压升高的征象，表现为脑回指状压迹增宽，鞍区骨质吸收和颅缝分离等，约半数患者出现松果体异常钙化。正常人的松果体钙化斑在 10 岁以下儿童极为少见，如钙化发生在 10~15 岁以下的小儿时，且直径超过 1cm，应高度警惕生殖细胞瘤的可能。②颅脑 CT，可显示肿瘤的大小、部位及其与周围的关系、脑积水的程度等。平扫可见松果体区混杂密度或高密度区，常有钙化，表现为圆形或分叶状，双侧侧脑室扩大。强化扫描生殖细胞瘤多表现为均匀一致的增强。因生殖细胞瘤对放射治疗极为敏感，甚至个别患者在接受 CT 检查后，肿瘤可完全消失，应予注意。③MRI，与 CT 相比，MRI 能更好地显示肿瘤的大小、部位。肿瘤呈长或等 T1、长 T2 信号，注入钆喷酸葡胺（Gd–DTPA）后增强扫描，可见肿瘤明显强化。由于肿瘤可沿脑脊液种植播散，检查时应包括矢状位和冠状位。④脑室及脑血管造影脑室造影，是 CT 出现前的主要诊断方法，可见第三脑室以上对称性扩大，第三脑室后部充盈缺损，松果体隐窝消失，第三脑室后部向前移位，导水管狭窄、梗阻、下移或病理性弯曲。脑血管造影除显示脑积水征象外，可见大脑内静脉和大脑大静脉移位。

血液及脑脊液检查：对疑为生殖细胞瘤的患者，应行血液或脑脊液肿瘤标记物检查，如碱性磷酸酶（ALP）、绒毛膜促性腺激素（HCG）或甲胎蛋白（AFP）等，对肿瘤的性质判断和评价治疗效果有一定参考意义。

5. 胚胎残余性肿瘤

根据颅内位置及胚胎残余组织类型的不同，主要有颅咽管瘤、表皮样瘤、脊索瘤 3 种类型。

（1）颅咽管瘤 是颅内最常见的先天性良性肿瘤，起源于拉特克囊的残余上皮细胞，可发生在颅咽管的任何部位。

临床表现：颅咽管瘤一般为良性，虽然好发于儿童和青少年，但由于生长缓慢，病史一般较长，出现临床症状才就诊。临床表现因肿瘤部位以及发展方向、患者年龄等而不同。由于颅咽管瘤多位于鞍部，因而其临床表现多与垂体腺瘤类似。①颅内高压症状，病程早期可无颅内压升高。当肿瘤生长，瘤体巨大，压迫第三脑室前半部或室内肿瘤，闭塞室间孔，影响脑脊液循环通道，可引起脑积水，从而使颅内压升高。这在成人很少见。主要表现有头痛、恶心呕吐、视盘水肿等。晚期患者可出现嗜睡，甚至昏迷。②局灶压迫症状，因肿瘤生长的部位而有所差异。位于鞍上的肿瘤，常因直接压迫视神经、视交叉、视束等而引起视力、视野障碍。鞍内型则易压迫腺垂体而导致生长激素以及促性腺激素分泌不足，从而使生长发育障碍，骨骼生长迟缓甚至停止，引起垂体性侏儒或者内分泌异常，性器官发育障碍。而当瘤体向鞍上发展增大至第三脑室底部，压迫下丘脑，可出现体温调节障碍、嗜睡、尿崩症以及肥胖性生殖无能综合征等。当肿瘤损害下丘脑或垂体柄阻断泌乳激素分泌抑制因子，有时可发生无月经和泌乳过多。在成年患者，颅内高压症状相对少见，但视神经受压、精神症状则出现较多。一般预后不良。

辅助检查：①颅骨 X 线，平片可显示颅骨鞍区钙化。颅咽管瘤发生钙化较多。患者年龄越大发生钙化的机会也越多。肿瘤的钙化有一定特点，囊性部分多出现蛋壳样钙化，实质性肿瘤或实性部分多表现斑块状或小斑点状钙化。此外还可出现云絮状、点片状或团块状的钙化。常是诊断颅咽管瘤的重要线索。随着肿瘤增大，蝶鞍可呈浅蝶形扩大或破坏；出现颅内高压者，可有相应的征象，如骨板变薄等。②CT，由于MRI对小的钙化不敏感，CT仍是目前诊断颅咽管瘤的首选检查方法。典型CT表现是鞍上圆形或卵圆形的低密度灶，但也可为等密度或略低密度，胆固醇和蛋白含量均可影响肿瘤在CT上的密度。囊壁可呈连续或不连续的蛋壳样钙化，或斑块状钙化；增强时可见整个或部分囊壁环状或壳状强化，少数有间隔的囊性病灶还可显示分房状增强。第三脑室受压时，可见脑室移位或其前部消失，并伴有梗阻性脑积水。③MRI，在显示肿瘤大小、形态和侵及范围和邻近组织解剖细节方面优于CT。信号强度多种多样，特别是在T1加权像上，可呈低到高不等。这取决于肿瘤的内容物。囊性颅咽管瘤含蛋白、胆固醇或正铁血红蛋白的浓度高者，在T1、T2加权像上均呈高信号。而含角蛋白、钙质或散在骨小梁者则相反。实质性颅咽管瘤在T1加权像上为等信号，T2加权像为高信号。囊实质病灶则可有上述两种以上信号特征。含坏死结构者则可出现长T1长T2信号。注射Gd-DTPA后，实质部分可均匀或不均匀增强，囊性部分呈壳状强化。④内分泌功能检查，肿瘤影响垂体功能和结构者，可出现内分泌检查的异常。如影响腺垂体者，生长激素和促性腺激素可分泌不足，基础代谢率亦可偏低。而下丘脑或垂体柄受累时，泌乳素分泌可增多。另在术前测定垂体功能有助于病情的评估，如术前表现为肾上腺皮质功能减退和甲状腺功能减退，则提示术中、术后有可能出现激素分泌功能衰竭，需及时补充激素，术后行激素替代。

（2）表皮样瘤　是一种少见的先天性良性肿瘤，是神经管闭合期间，外胚层细胞移行异常所致的，又称为表皮样囊肿和珍珠瘤。没有明显的性别差异，可发生于任何年龄，以中年人多见，其高峰年龄在40岁左右。

临床表现：一般无特征性临床表现，具体因肿瘤生长部位不同而异。常出现脑积水，系因反复无菌性脑炎、脑膜炎或脑室肿瘤所致。一半左右的患者有癫痫发作的症状，囊肿位于颞叶者，发病率更高。表皮样瘤的恶性病变是极少见的。当表皮样瘤患者神经功能进展性恶化或影像学检查出现新的强化，则需要考虑恶性病变可能。

辅助检查：①头颅X线，颅骨表皮样瘤可造成局部颅骨骨质破坏，周围可见硬化圈或蜂窝状压迹。而少数的小脑脑桥角或颅中窝肿瘤可见岩骨尖或岩骨嵴破坏，有时可出现钙化。②CT是首选的检查手段，典型表现是均匀的低密度病灶，增强后无强化。当肿瘤内含有较多角蛋白或有钙化及出血时，可表现为高密度或等密度。周围有肉芽肿形成时，病灶可有环状强化。板障内表皮样瘤可呈膨胀性破坏，边缘锐利的混杂密度影像。③MRI显示肿瘤形态和累及范围强于CT。T1加权像上为略高于脑脊液的低信号，T2加权像上为高信号，信号多不均匀，且随扫描参数TR、TE的延长而增强。边界一般清楚，但是也有少数肿瘤在常规MRI序列上，病变范围、边缘显示欠理想，特别是当肿瘤信号与脑脊液信号一致时，很难明确病变范围，而用FLAIR序列，抑制脑脊液信号，则可清楚显示表皮样瘤信号，也有助于其与蛛网膜囊肿的鉴别诊断。

（3）脊索瘤　起源于胚胎脊索结构的残余组织，是颅内较少见的一种破坏性的肿瘤，是在中枢神经系统轴上起源于胚胎脊索残余组织的液泡或由空泡细胞所组成的肿瘤。

临床表现：肿瘤生长缓慢，因而病程多数较长，隐匿起病。大多有头痛、视力障碍主诉。有的患者在就医前就已经头痛数年了。常为全头痛，也可向后枕部或颈部扩展。头痛性质为持续性钝痛，一天中无显著变化。如有颅内高压则头痛加重。脊索瘤也可累及脑神经而产生相应功能障碍，其中以展神经受累最常见。具体临床表现与肿瘤生长部位及发展方向有关。

辅助检查：①头颅 X 线，平片突出表现为广泛的骨质破坏，病变区呈毛玻璃样，其间可见肿瘤钙化灶和软组织影。脊索瘤的钙化率可达 34%~86%，形态多样，可呈网状、结节状、斑状，甚至钙化轮廓的囊肿或者混合形。向鼻咽部发展者可见鼻咽部的软组织影。②头颅 CT，高分辨率 CT 可以检出颅底的病变，薄层轴位和冠状 CT 也有助于诊断。典型 CT 征象是境界清楚的软组织影，伴广泛的骨质破坏。肿瘤可见不规则钙化影，一般认为其更多的是代表骨组织破坏后的死骨，而不是肿瘤本身的退行性钙化。在软骨样脊索瘤中则考虑是肿瘤内的真性钙化。增强扫描一般只在肿瘤外缘有强化效果。③MRI，在检测颅内脊索瘤方面与 CT 具有同样的价值，但在显示肿瘤范围方面要优于后者。其中 MRI 矢状位对确定肿瘤后缘、显示肿瘤和脑干关系、描述肿瘤侵入鼻咽部方面最有价值，同时也有助于显示肿瘤侵犯硬脑膜情况，帮助手术入路设计。而在显示肿瘤侵犯海绵窦以及视交叉、视束受累情况则以冠状位为佳。④脑血管造影（DSA），79% 的脊索瘤可见颅内血管的移位或肿瘤包埋。斜坡肿瘤椎动脉造影可见基底动脉向背侧移动，或并有侧方移位，颈内动脉造影显示其虹吸段拉直抬高，颅中窝肿瘤可见大脑中动脉向上移位。

6. 颅内神经鞘瘤

最多见于第Ⅷ脑神经（前庭蜗神经）的前庭支，也见于三叉神经，偶见于面神经、舌咽神经、副神经、舌下神经、动眼神经及其他脑神经上。该瘤多为单发，其引起头痛症状时多为肿瘤晚期颅内压升高所致，常见有听神经鞘瘤、三叉神经鞘瘤、舌下神经鞘瘤。

（1）听神经鞘瘤　是颅内最常见肿瘤之一，发生于内听道内前庭神经上支的中枢部分与周围部分移行处髓鞘的施旺细胞。最常见的症状为肿瘤压迫前庭神经的耳蜗部，造成缓慢进展的单侧感觉性听力丧失。典型的临床表现特点和发生次序如下。①耳鸣或发作性眩晕，耳鸣（高频）大多为首发症状，继而出现一侧听力隐匿性进行性减退，失聪。由耳鸣或眩晕到耳聋一般历时 1 年以上。②同侧角膜反射减退或消失，继听力减退之后，常伴一侧面部麻木和角膜反射减退或消失。有时对侧角膜反射也减退，属假定位体征，系脑干受压推移，对侧三叉神经在小脑幕处受压所致。③小脑受压症状，眼球水平震颤，向病侧注视更为明显，肢体肌张力减低，共济失调。④后组脑神经麻痹：进食呛咳、咽反射消失、声音嘶哑等。⑤锥体束征，常为病变同侧肢体无力，反射亢进和病理征。后期可出现双侧锥体束征。⑥高颅内压症状，头痛，呕吐和视盘水肿。长期的高颅内压可引起视盘继发性萎缩，导致双侧视力下降甚至失明。⑦面瘫，虽然肿瘤同面神经关系紧密但患者很少表现为面瘫，仅在病程后期出现。

听神经鞘瘤的诊断首选 MRI 或 CT 等影像学检查，如患侧残留有效听力时，可行听力测定及耳科学检查，用于对疾病进程的对比或手术治疗时术中监护及手术前后的对比。

（2）三叉神经鞘瘤　三叉神经鞘瘤为良性肿瘤，生长缓慢，常以一侧面部感觉异常或疼痛、麻木起病，渐出现咀嚼肌无力和萎缩。肿瘤生长部位不同，可有其他不同的临床表现，如肿瘤位于颅后窝，还可引起Ⅵ、Ⅶ和Ⅷ脑神经症状，如复视、面瘫和听力障碍，后期可出现颅内压升高症状、小脑受压症状和后组脑神经症状、锥体束征等。如肿瘤位于颅中窝，还可引起Ⅱ、Ⅲ、Ⅳ和Ⅵ脑神经症状，如视力减退，复视，眼球活动障碍等以及突眼，颞叶内侧受压症状，如钩回发作，大脑脚和颈内动脉受压引起对侧偏瘫等。应注意相当部分的三叉神经鞘瘤即使长得很大，引起相应症状却很轻微，或仅有头痛、头晕。至后期，无论肿瘤位于颅中窝还是颅后窝，均可出现颅内压升高症状或脑积水等，因此，本病诊断主要靠神经影像检查。

影像学检查：CT显示肿瘤为圆形或椭圆形、低密度或等密度肿块，增强后肿瘤均匀或不均匀强化。CT骨窗位可显示颅中窝或岩骨骨质的破坏吸收。MRI检查可显示边界光滑清楚的肿块。注射造影剂后肿瘤呈均匀强化。MRI还可显示肿瘤与邻近结构如脑干、海绵窦内颈内动脉等的关系。为了准确诊断和利于手术方案的设计，应同时做CT和MRI检查。部分三叉神经鞘瘤可囊变，其在T1加权显示为低信号，T2加权显示为高信号，增强后呈环形强化。

（3）舌下神经鞘瘤　此类很少见，主要发源于舌下神经的施万细胞，为各脑神经中发生率最低的神经鞘瘤。本病好发于女性，年龄在40岁左右，舌下神经的全程均可发生肿瘤。

根据其发生部位和临床表现可将其分为3类：颅外型，主要以颌下、颈部肿块及舌下神经核下性麻痹为主；颅内型，较多见，主要表现为颅内压升高，Ⅸ～Ⅻ脑神经麻痹，小脑和脑干受累表现；混合型，肿瘤呈哑铃状生长，兼有颅内、外型的表现。常见的症状为单侧舌肌萎缩、伸舌偏斜和舌肌震颤，也可伴有其他相邻的神经功能损害症状，在肿瘤较大时，多伴有脑干受压症状，也可伴发颅内高压、传导束

征、共济失调和其他后组脑神经功能异常。一侧舌下神经麻痹和舌肌萎缩，伸舌偏向患侧为本病特征性表现，常缓慢出现而被患者忽视。有的患者肿瘤长得相当大，引起颅内压升高、Ⅸ～Ⅺ脑神经受累和颈部、颌下肿块时才就诊。舌下神经鞘瘤通常完全限于颅内，偶尔可见位于颅内和颅外的哑铃型肿瘤，也可见单纯的颅外肿瘤。

影像学检查：舌下神经鞘瘤的CT和MRI影像学表现同其他脑神经鞘瘤，但同时有同侧舌肌萎缩、脂肪变性，在MRI的T1和T2加权像上舌肌均呈高信号，且见大的舌下神经孔。

7. 颅内其他肿瘤及颅内其他占位性疾病

颅内其他肿瘤常见的有淋巴瘤、血管网状细胞瘤、颅内转移瘤、黑色素瘤、软骨瘤、脂肪瘤6种类型，颅内其他占位性疾病常见有神经系统结节病、空蝶鞍综合征两种类型。

（1）淋巴瘤　淋巴瘤占颅内肿瘤的1%~3%，半数患者伴有全身淋巴瘤。有原发性和继发性之分。继发性者为全身性淋巴瘤侵入中枢神经系统所致。原发性中枢神经系统淋巴瘤是少见的原发于颅内、眼、脊髓及脑脊膜等多个部位的淋巴结外非霍奇金淋巴瘤。胼胝体、基底核、脑室旁为其特征性好发部位。免疫力受抑的患者，常呈颅内多发性结节。

临床特征：颅内淋巴瘤无特异性临床表现，可出现颅高压症、精神状态改变、癫痫及局灶性症状，有癌性脑膜炎时，可有多发性脑神经麻痹。瘤患者病程较短，进展迅速，脑水肿明显，可很快发展为恶性高颅压，自然病程多在半年以内。

辅助检查：①患者末梢血白细胞、中淋巴细胞可升高。②脑脊液检查有一定的诊断学意义，但无特异性。细胞计数可正常或淋巴细胞增多，部分患者可找到肿瘤细胞。可通过免疫荧光技术来确定有无病

理性淋巴细胞及其类型，阳性率为30%，即淋巴细胞计数升高。③CT检查早期可为阴性。瘤结节形成后显示为高密度（60%）或等密度（10%）占位，圆形或不规则形，与胶质瘤相似，但边界多数比较清楚。肿瘤可均匀明显强化（90%以上），与正常脑组织之间有明显的水肿带，可多发于一个或多个脑叶及深部中线结构（透明隔、胼胝体、基底核），也可沿室管膜下播散。继发者常位于软脑膜。本病钙化、坏死或囊变罕见，出现者应多考虑其他疾病。使用激素治疗后，CT上肿瘤块影可部分或全部消失。④MRI检查病灶在T1和T2像上为较均匀的等信号或稍低信号改变，增强后呈均匀一致强化。部分肿瘤相邻脑室的室管膜强化，提示肿瘤已沿室管膜浸润扩散。多发性肿瘤结节的影像特征多变，但增强后可呈环状强化。⑤立体定向活检是明确诊断最简单有效的方法。活检以前应避免使用皮质激素等淋巴细胞毒性药物，以免肿瘤在活检前发生"坏死"或瘤体暂时性皱缩，改变病理检查所见，导致误诊。⑥所有患者均应行眼科检查，如伴发葡萄膜炎，基本可诊断本病。

（2）血管网状细胞瘤　通常又称为血管母细胞瘤或Lindaus瘤，该病常与视网膜血管瘤、内脏先天性多发性囊肿或肿瘤等同时存在，组成特殊的综合征，称为Von Hippel-Lindau综合征，其发生率占血管网状细胞瘤的25%以上。

临床表现：血管网状细胞瘤实质性者，生长缓慢，病程较长。囊性者，病程较短，囊肿形成较快或囊内出血，可呈急性发病。大多数患者以慢性颅内压升高症状为主要表现，头痛最为常见，呕吐约见于80%的病例。小脑肿瘤大多有眼球震颤、共济失调和步态不稳等表现，个别出现强迫头位。脑干肿瘤常表现为脑神经麻痹，呛咳、吞咽困难和肢体感觉或运动障碍等。幕上肿瘤根据部位不同可有偏瘫、偏身感觉障碍、癫痫样发作等。位于小脑蚓部或小脑半球内侧的肿瘤常常压迫第四脑室，如囊肿增大或瘤内出血可使脑脊液通路完全受阻，阻塞性脑积水可致急性严重的颅内压升高。此外，若发现内脏的先天性疾病，如多囊肾、胰腺囊肿、肝囊肿、肾细胞癌、肾上腺嗜铬细胞瘤等，应考虑伴发本病的可能。

影像学检查：①CT平扫时实质性肿瘤表现为边界清楚的圆形或类圆形不均匀较高密度病灶，肿瘤多位于脑内，瘤周水肿带常不明显，增强扫描肿瘤呈明显均匀强化。囊性肿瘤平扫时为低密度类圆形病灶，边界尚清，有时可见等或稍低密度的瘤结节突入囊腔，增强扫描时瘤结节明显强化。瘤周可见一根或数根较粗大的血管伸入肿瘤。肿瘤较大时，第四脑室受压移位，幕上侧脑室及第三脑室扩大、积水，在CT与MRI上都可显示。②MRI上实质性肿瘤T1呈等信号，T2为高信号。囊性肿瘤T1呈低信号，T2为高信号。增强后，实质性病灶和囊性病灶的瘤结节均可明显强化。肿瘤内或其周围可见条状迂曲行走的血管流空影。③数字减影脑血管造影（DSA）病灶可显示为一团细小规则的血管网及肿瘤染色，有时可见较大的动脉参与供血。当肿瘤太小，CT和MRI上无法显示时，可行椎动脉血管造影。

（3）颅内转移瘤　是指身体其他部位的恶性肿瘤通过血液转运或其他途径侵犯至脑所形成的占位性病变。肿瘤常呈多灶性脑内播散，或脑内大结节状病灶，一般为灰红色，结节状，质脆，中心有坏死及液化，瘤周脑组织有水肿。脑转移瘤大多是原发病灶的肿瘤细胞通过血液途径转移而来，通常是通过动脉循环，常见的来源是肺。少数通过椎静脉系统进颅；经淋巴系统转移的较少见；小部分由邻近部位的恶性肿瘤直接或经颅底的孔隙侵入颅内。

转移瘤最常被发现的部位是脑灰白质交界处，因为瘤栓易在这些部位的血管"转折点处"停留。

可出现颅内压升高、局灶性症状、精神症状及脑膜刺激征，类似于其他原发脑肿瘤。但脑转移瘤一般病程较短，部分患者呈卒中样发病，急性进展。头痛是脑转移瘤常见的症状，但不具有特征性，与脑水肿及颅高压有关，多发性脑转移或颅后窝病变的患者头痛尤为常见。约10%的患者发生局灶性或全身性的癫痫发作，多发转移者更常见。5%~10%的患者因瘤内出血或是脑血管闭塞、狭窄引起脑梗死，可出现急性发病。肿瘤卒中以肺癌和黑色素瘤常见。根据肿瘤发生的部位不同可产生相应的偏瘫、失语、偏身感觉障碍等局灶体征，位于小脑者可有共济失调、后组脑神经症状等。

影像学检查：单个脑转移瘤必须与原发脑肿瘤、脑脓肿、脑梗死、脑出血等相鉴别。脑转移瘤CT上多为圆形、边界清楚的等或低密度肿块，增强后肿瘤内密度不均匀强化，如瘤内有坏死或囊变，可表现为不均匀的环状增强。"小病灶、大水肿"是脑转移瘤较特征性的表现，但小于5mm的病灶，水肿不明显。MRI在肿瘤位于颅后窝以及对多发小病灶的发现上优于CT。

（4）黑色素瘤 颅内黑色素瘤是中枢神经系统少见的肿瘤，可分为原发性和转移性两大类，以转移性多见。原发性者源于软脑膜的黑色素细胞，转移瘤多为皮肤黑色素瘤血运转移至颅内。该肿瘤恶性程度高，生长速度快，病程短，颅高压症状出现早，肿瘤细胞易脱落，沿蛛网膜下腔播散。

黑色素瘤的临床表现依其生长部位不同，症状多样化，但病情发展快，常以颅高压、颅内出血、肢体感觉或运动障碍起病，病程短，一般为1个月，超过6个月者少见。原发性黑色素瘤多位于颅底，病灶压迫邻近脑神经，可引起相应的临床症状，常见视神经受压引起视物模糊。当肿瘤侵及脑组织时，可引起局灶性症状。肿瘤位于颅底、第四脑室或弥漫播散于蛛网膜下腔时，可造成脑脊液循环通路受阻，引起脑积水。少数情况下，瘤细胞侵蚀颅内小血管，引起反复的蛛网膜下腔出血或脑内血肿。肿瘤代谢产物的刺激可引起剧烈的蛛网膜反应，使脑脊液中细胞和蛋白的含量明显升高。当肿瘤坏死时，胞质中的黑色素经脑脊液循环进入血液循环，最后经肾脏排出，患者可出现黑色素尿。

影像学检查：转移性黑色素瘤常为单发，体积较大，位于大脑半球的表面或灰白质交界处；而原发性者多沿软脑膜生长，好发于颅底、脑干、脑桥小脑角、颈髓等。①CT平扫多表现为圆形或类圆形的均匀高密度灶，也可表现为混杂或低密度灶，增强扫描见程度不等强化。瘤周常有不规则水肿，出血者表现为高密度。瘤内钙化及周围颅骨变化者较少见。②MRI上黑色素瘤的信号随黑色素含量的不同而不同，且易因瘤内出血，而改变影像特征。MRI影像学上可分为：黑色素型，T1为高或等信号，T2为低或等信号，质子像为等或高信号；非黑色素型，T1呈低或等信号，T2呈高或等信号；混合型；血肿型，只表现出血肿的MRI特征。第1型和第4型常见，约占70%。MRI增强后表现为环状或不均匀弥漫强化，少有结节性强化。

（5）软骨瘤 颅内软骨瘤的瘤组织多由软骨组织构成，质地较硬，可继发囊性变，也可为多房性。生长缓慢，病程长为颅内软骨瘤的显著特征。

临床表现：早期可无症状，随着肿瘤体积增大，逐渐出现相应的临床症状和体征。主要表现为肿瘤局部压迫造成神经功能障碍，如视力障碍、眼肌麻痹、三叉神经痛等，也可产生癫痫发作及颅高压。

影像学检查：①X线，可见边缘不整的骨性肿物，颅底骨质破坏广泛而明显，常有致密钙化，软骨部分密度较低。肿瘤内散在的钙化或骨化是诊断的主要依据。②CT，可见颅底骨板表面不规则高密度肿块影，呈分叶状，边界清楚，基底较宽，与颅底相连，囊性变区为低密度，非钙化部分可有强化。约50%以上的病例有骨质破坏，60%的软骨瘤有钙化，多为斑片状或砂粒状，部分表现为线状、点状或不规则形。局部骨板呈慢性压迫性改变，发生在颈静脉孔附近的肿瘤可伴颈静脉孔扩大。肿瘤以向颅内生长为主。③MRI，T1可表现为不均匀的低或等信号，T2为高低混杂信号，或T1、T2均呈混杂信号。有时可见瘤内出血，而钙化和骨化部分在T2表现为肿瘤内虫蚀状或斑点状低信号。增强扫描肿瘤可无强化或呈环状增强。肿瘤周围的脑膜无明显增厚，脑实质呈压迫性改变，通常不伴有周围脑实质的水肿。肿瘤压迫周围组织和血管，而不包绕血管。

（6）脂肪瘤　是由脂肪组织发生的良性肿瘤，生长缓慢，常不引起临床症状，极少发生恶性转变。脂肪瘤由成熟脂肪细胞组成，颅内脂肪瘤的生长模式更像是错构瘤，即由多余脂肪组织形成的瘤状结节，而不是新生物。

临床表现：主要表现有头痛、癫痫、精神障碍、智力障碍，少数有偏瘫、脑积水和脑神经麻痹等。病灶引起的临床表现也与所在部位密切相关。胼胝体脂肪瘤主要表现为癫痫发作，其严重程度与肿瘤大小无关，由正常脑组织与肿瘤之间的胶质增生所致。胼胝体前部脂肪瘤通常体积较大，压迫双侧室间孔，引起脑积水。胼胝体后部脂肪瘤一般体积较小，少有临床表现。位于灰结节的脂肪瘤可引起丘脑功能紊乱症状；脑室周围的病灶易引起梗阻性

脑积水、智力障碍等。脑桥小脑角脂肪瘤则包裹及压迫面神经、听神经、后组脑神经及脑干，引起脑干受压和脑神经麻痹症状。很多颅内脂肪瘤患者无临床表现，仅在头外伤或体检时偶然发现，尽管肿瘤可有所生长，但也不会必然引起症状。

影像学检查：CT扫描肿瘤表现为均匀低密度影，形态多变，CT值同脂肪组织，低于脑脊液很多，比空气高，无强化，周围脑组织可有钙化，无水肿。MRI扫描，病灶在T1、T2像上均呈高信号，但T2像上相对较低，采用脂肪抑制技术后呈低信号影。MRI上脂肪瘤的影像学特征有确诊价值。CT对较小的脂肪瘤、瘤体的整体观、合并的颅内畸形、肿瘤周围解剖结构等的显示不如MRI，但对钙化的显示优于MRI。

（7）神经系统结节病　又称肉样瘤病，是一种原因未明的慢性肉芽肿病，可侵犯全身多个器官，以肺和淋巴结发病率最高。约5%的结节病患者侵犯神经系统，出现神经系统损害的表现，称为神经系统结节病。

临床表现：神经系统结节病主要累及脑膜、脑膜旁、脑实质、下丘脑及垂体等。脑膜损害者，以慢性脑膜炎表现为主，患者表现有头痛、呕吐、颈项强直或伴癫痫发作，颅底蛛网膜受累者，可有多数脑神经损害，脑膜受累者常伴有下丘脑、垂体的损害，可有尿崩症、自主神经功能紊乱及血催乳素水平异常等表现。脑实质的损害也比较常见，以脑室周围及室管膜受累为主，表现为单个或多个结节性肉芽肿，患者常有头痛、呕吐、视盘水肿、偏瘫、偏盲、失语，多发性肉芽肿损害可引起痴呆，室管膜受累常出现脑积水。以颅内肿瘤的形式发病者较少，可表现类似于脑膜瘤和胶质瘤。也可有脑干、小脑的损害。神经系统结节病患者出现卒中样表现十分罕见，少数报道有短暂性脑缺血发作、完全性缺血性卒中及血管炎性颅内出血的表

现。许多尸解后发现本病患者存在脑血管的肉芽肿性血管炎，临床却没有卒中的表现，相反表现为缓慢进行性的弥漫性脑病，如头痛、意识障碍、癫痫、痴呆等。

实验室检查：①腰穿脑脊液（CSF）检查常显示异常，白细胞数明显增多，以淋巴细胞为主，蛋白含量增多，约 20% 患者有 CSF 糖含量降低。CSF 中 IgG 指数有时可升高，可以有或无寡克隆带。多数 CSF 中血管紧张素 I 转换酶升高。②血清血管紧张素 I 转换酶升高明显，对神经系统结节病的诊断、判断其活动性均有较高的价值，但它并不是本病所特有的，其他疾病如多发性硬化、吉兰 - 巴雷综合征、贝赫切特综合征、神经系统变性病等也可升高，但不如神经系统结节病明显。

其他辅助检查：①肌电图，可发现周围神经损害的改变，大多数显示有轻至中度的感觉、运动传导速度降低，混合肌肉动作电位和感觉神经动作电位的波幅可正常或轻至中度降低。②脑血管造影，大多正常，仅偶尔有血管炎的表现。脑 CT 常表现有病变区密度的轻度升高，经造影剂强化后，病变呈均一强化，周围可出现水肿带。MRI 对神经系统结节病的诊断具有较高敏感性，可显示脑室周围白质有 T2 加权的高信号变化，T1 加权像呈多种信号混杂。有脑膜病变时，强化扫描可发现脑膜强化。③脑膜和脑组织或周围神经的活检可明确诊断。

（8）空蝶鞍综合征　是指蛛网膜下腔疝入垂体窝内，使垂体受压变形及蝶鞍扩大引起的一组综合征。按病因可分为两类，发生在鞍内或鞍旁手术或放射治疗，垂体瘤自发坏死，垂体梗死者称继发性空泡蝶鞍综合征；无因可查者称原发性空泡蝶鞍综合征。

临床表现：女性患者多见，占 80%~90%。经产妇常见，平均有 4 个子女。肥胖者居多。①头痛最常见，见于 50% 患者。1/3 患者因头痛前来求治，故其发生率高于垂体腺瘤患者。头痛大多位于额眶部，无定时，往往单独出现，可能是由于硬脑膜被牵扯所致。不伴有恶心呕吐。②肥胖常见，尤其是女性，占 40%~78%，于男性，仅见于 10% 患者。通常伴糖耐量下降。肥胖可能与经产、饮食因素以及更年期有关。③视力障碍见于 38% 的患者，其中视力减退者占 30%、视野缺损者占 12%、视盘水肿者占 10%、视神经萎缩者占 10%。视野缺损的原因有别于垂体腺瘤鞍上扩展压迫视交叉所致，而是由于视交叉被压迫向下而推入鞍内，有时第三脑室前部疝入鞍内，以致引起视神经扭曲、视交叉嵌塞在鞍背嵴上导致不规则视野缺损。主要累及鼻侧或双鼻侧，或单鼻侧缺角等，亦可出现双额侧偏盲。总之，不对称且多变。④其他症状发生率，高血压为 15%~30%，脑脊液鼻漏为 10%，良性颅高压为 11%。其他少见症状有癫痫、意识障碍等。⑤垂体被蛛网膜囊肿挤向后紧贴在鞍背壁上，但临床上大多数患者无垂体功能障碍的表现，仅少数患者有垂体功能亢进如闭经 - 泌乳、高催乳素血症、肢端肥大症或腺垂体功能减退的症状。

实验室检查：原发性空蝶鞍患者垂体激素的血浓度大多正常，即使做垂体激素的兴奋试验，多数患者也基本正常。空蝶鞍综合征仍宜定期随访内分泌功能。继发于垂体瘤引起的空蝶鞍，不仅部分患者常测得血催乳素水平升高，而且可测得功能性腺瘤相关激素的血浓度升高。然而脑脊液中的垂体激素却很低或测不出，提示蝶鞍中存在垂体 - 脑脊液屏障，垂体瘤向鞍上扩展，破坏血脑屏障，则垂体激素可直接释放进入蛛网膜下腔；此外，孕妇的垂体显著增大，其催乳素细胞明显增生，催乳素分泌量也显著增多，可能使催乳素直接透过血脑屏障。

影像学检查：①X线检查，蝶鞍平片和体层摄片，典型形态者改变占75%，如变形，侧位片示蝶鞍扩大，蝶窦发育不良时，鞍深径增大呈卵圆形，蝶窦发育良好时，鞍扩大呈矩形，正位片示鞍底呈均匀对称下陷呈凹形。鞍底骨质变化，侧位片上，空蝶鞍时鞍底骨质均匀性增厚，而垂体腺瘤时则鞍底骨质变薄。②气脑造影（PEG），显示鞍内有气体充盈，偶见垂体呈新月形影被推挤在蝶鞍后下部。③颈动脉造影，未能显现有鞍内肿瘤向鞍上扩展的情况，有助于否定垂体腺瘤的存在。④同位素脑池造影，唯有发生脑脊液鼻漏者才有需要进行此检查。⑤CT扫描及磁共振成像，高分辨力的CT冠状位扫描或磁共振成像能迅速而又无创伤地做出诊断。典型图像示鞍窝扩大，垂体萎缩变形，被充满，与鞍上池同样低密度的脑脊液取代。若做造影剂强化直接冠状位CT扫描，则未见增强。重症患者垂体严重受压，被推移至后下方呈薄片状，垂体柄可深达鞍底，形成特征性的"漏斗征"。

（二）辨证诊断

头痛是颅内肿瘤的最常见症状，传统中医文献并无颅内肿瘤的记载，按照其症状、体征进行归类，如"头痛""呕吐""复视"等；根据症状归类，结合正气亏虚、痰瘀毒邪蕴结等肿瘤的基本病机，进行辨证诊断。

1. 综合治疗前的辨证

（1）痰浊中阻证

临床证候：头痛头晕，视物不清，语言不利，恶心呕吐，身重倦怠，肢体麻木，半身不遂，痰多，舌体淡胖，舌质淡红，苔白腻，脉弦滑。

辨证要点：恶心呕吐，身重倦怠，舌体淡胖，舌淡红，苔白腻，脉弦滑。

（2）肝胆湿热证

临床证候：头胀痛，如裂如锥，呕吐如喷射，急躁易怒，面红耳赤，舌质绛红或暗红，苔黄，脉弦数。

辨证要点：头胀痛，急躁易怒，面红耳赤，舌绛红或暗红，苔黄，脉弦数。

（3）肝阳上亢证

临床证候：头晕头痛，面赤，口干苦，视物模糊，目眩耳鸣，舌强失语，烦躁易怒，癫痫或偏瘫，舌质红，脉弦细而数。

辨证要点：头晕目眩，面赤口苦，烦躁易怒，舌红，脉弦细数。

（4）肝肾阴虚证

临床证候：头痛头晕，恶心呕吐，视蒙耳鸣，肢体麻木，四肢抽搐或震颤，口眼歪斜，颧红潮热，五心烦热，小便短赤，大便干结，舌质红，苔少，脉弦细而数。

辨证要点：视蒙耳鸣，四肢抽搐或震颤，颧红潮热，五心烦热，舌红苔少，脉弦细而数。

（5）脾肾阳虚证

临床证候：头痛头晕，精神萎靡，面色苍白，形寒肢冷，声低懒言，气短乏力，或阳痿不举，或月经不调，小便清长，大便溏薄，舌质淡胖，苔白，脉沉细无力。

辨证要点：面色苍白，形寒肢冷，气短乏力，舌质淡胖，脉沉细无力。

（6）气滞血瘀证

临床证候：头痛如刺，痛有定处，视物不清，面色晦暗，口唇青紫，舌质紫暗或有瘀斑，脉细涩或弦。

辨证要点：头痛如刺，痛有定处，舌质紫暗或有瘀斑，脉细涩或弦。

2. 综合治疗后的辨证

（1）脾胃虚弱证

临床证候：头晕乏力，纳差，胃脘胀，大便溏，舌质淡，苔白腻，脉弦细。

（2）气血亏虚证

临床证候：头晕，神疲乏力，声低气

短，面色苍白，舌质淡，苔白，脉沉细。

三、鉴别诊断

（一）西医学鉴别诊断

头痛是正常人群中常见的主诉，有不少早期颅内肿瘤患者并不诉头痛，加之颅内肿瘤的头痛性质有时与偏头痛、肌紧张型头痛有一定的重叠，因此，单纯的头痛还不能与颅内肿瘤建立直接的联系。应特别注意是否出现呕吐和视盘水肿等颅内压升高症状和定位体征。应与以下头痛性疾病相鉴别。

1. 偏头痛

偏头痛是反复或周期性发作的一侧或两侧搏动性头痛，常伴有恶心、呕吐，为临床常见的特发性头痛。可有或者无先兆，有先兆的偏头痛患者有前驱症状，首先是神经紊乱，有光点在视野中移动，或者由指尖上升到肩的麻木感，此后伴有畏光、恶心、呕吐、对高声恐惧等，同时伴有头痛，0.5~3 小时达到高峰，或者神经症状消失后 1 小时内典型的头痛发作，伴有自主神经紊乱；无先兆症状的偏头痛或直接表现为周围性单侧性头皮紧张感、震颤性或搏动性头痛，无前驱症状。偏头痛的诊断主要依据典型的病史发作，条纹嫌恶试验多为阳性，脑电图检查偶有轻度或中度异常，影像学及其他辅助检查均无异常。

2. 紧张型头痛

紧张型头痛是慢性头痛中最常见的一种，多由长期焦虑、忧郁、紧张或疲劳等因素，使头面部或颈部肌肉持续痉挛和（或）血管收缩缺血所致，少数则由不良姿势或头颈部其他疾病引起。青年女性多见，呈非搏动性、长期性和经常性的头部压迫感、沉重感。

3. 丛集性头痛

丛集性头痛的发作有明显的血管变化，

眶上或眶周出现寒冷带或低温，酒精及硝酸甘油等血管扩张药可诱发头痛发作，范围一般固定在三叉神经分布区，有明显的单侧性及自主神经症状。根据发作病史特点、诱发因素可以诊断。

4. 与脑血管疾病有关的头痛

主要有脑梗死、脑出血、蛛网膜下腔出血、颅内血管畸形、颅内静脉窦及脑静脉血栓形成、脑动脉炎、烟雾病等所引起的头痛，可通过脑部影像学检查（CT、MRI、DSA 等）相鉴别。

（二）中医学鉴别诊断

中医并无颅内肿瘤的记载，更无颅内肿瘤相关性头痛的分证鉴别记载，出现头痛时，按照其症状、体征进行归类，结合正气亏虚、痰瘀毒邪蕴结等肿瘤的基本病机，进行辨证分类。

四、临床治疗

（一）提高临床疗效的要素

颅内肿瘤早期多数无明显临床症状，能够明确诊断时大多数已经处于肿瘤晚期阶段。颅内肿瘤的根本治疗以手术、放射、介入治疗等综合治疗为主。

手术切除，联合放射和化学治疗仍是不同版本脑肿瘤治疗指南所坚持的总原则，而手术方案是个体化治疗中决定预后的主要因素之一。功能磁共振成像提示，脑解剖功能区的传统定位常常与临床患者的个体状况不符，相同脑功能不仅局限于一个脑区，还可能分散于不同脑叶；肿瘤的发生会造成脑功能区移位或代偿，神经传导束的推移及或破坏；脑肿瘤切除术后，脑组织可发生结构和功能重塑。在多种定位和监测技术引导下，功能区的脑肿瘤手术已由单纯解剖模式向个体化的解剖－功能模式转化。化疗和放射治疗个体化方案的核心是预知患者对治疗的敏感性。以往经验型化疗及放射治疗方式可能延误恶性脑肿瘤患者的最佳治疗时机，并造成患者的经济损失。化疗方案的个体化是恶性脑肿瘤药理治疗的必然方向。

（二）辨病治疗

颅内肿瘤的西医治疗包括手术治疗、放射治疗、化疗及三者相结合的治疗，具体的术式及治疗方法，可参考神经外科有关颅内肿瘤手术治疗相关内容。

1. 神经上皮性肿瘤

治疗措施包括定期进行神经系统检查和影像学检查、单纯放射治疗、单纯手术治疗或者手术合并术后放射治疗、术后或者术前化疗等。

2. 脑膜瘤

手术切除可治愈。但由于手术存在一定的手术死亡率和病残率，所以应谨慎选择手术指征。①外科手术为本病首选方法，能做到全切除者应争取做根治性手术，以减少复发。②立体定向放射治疗，包括伽马刀、X 刀和粒子刀。适用于术后肿瘤残留或复发、颅底和海绵窦内肿瘤。本法安全，无手术风险是其优点，但是长期疗效还有待观察。③栓塞疗法，包括物理性栓塞和化学性栓塞两种。④药物化疗用于复发、不能手术的脑膜瘤。

3. 垂体腺瘤

西医治疗以手术治疗为主，辅以放射治疗和药物治疗，在制定治疗方案时要综合考虑肿瘤的大小、性质、生长方位、侵袭性与否、与周围重要结构的关系、具备的手术条件以及术者的经验，并要强调个体化的综合治疗。

（1）手术治疗　垂体腺瘤的目的是切除肿瘤，视通路减压，恢复和保持垂体功能及其他神经功能。

（2）放射治疗　适用于不宜手术或手术后可能复发的垂体腺瘤，尤其是复发率高的侵袭性垂体腺癌，以及原发腺癌或转移瘤病例。

（3）药物治疗　多为抑制相关垂体激素的分泌或靶腺激素的分泌，对缓解症状有一定疗效，但是不能消除肿瘤。

4. 生殖细胞瘤

西医常采用手术、放射治疗、化疗相结合的综合治疗方案。

（1）肿瘤切除术　因生殖细胞瘤多位于中线部位，尤其是松果体区和鞍上，手术切除风险高，危险性大。

（2）脑脊液分流术　目的是解除梗阻性脑积水，为术后放化疗创造条件，多采用侧脑室 - 腹腔分流术。

（3）放射治疗与化学治疗　生殖细胞瘤对放射治疗与化学治疗敏感，部分病例甚至放射治疗可使肿瘤完全消失，对高度怀疑生殖细胞瘤的患者可进行"诊断性放疗"。因单纯大剂量放射治疗可能引起生物学损伤如神经元变性坏死等，而放射治疗后短期内复发的患者也难以耐受重复放射治疗，因此，放疗和化疗多联合应用。

5. 胚胎残余性肿瘤

（1）颅咽管瘤　①手术治疗，到目前为止仍是神经外科医师面临的难题。一般认为，颅咽管瘤应早期诊断，采用显微技术治疗，尽可能在首次手术时完成全切。②放射治疗，主要在姑息性手术后联合辅助放射治疗。对于复发的肿瘤，手术加放射治疗仍是首选方法。③囊内放、化疗，对于完全呈囊性的颅咽管瘤效果较好，囊内化疗也主要局限于单囊或以囊性为主的颅咽管瘤。均属姑息性治疗，效果不及手术。④立体定向放射治疗，参考有关章节。

（2）表皮样瘤　本病宜手术治疗。借助现代影像学，特别是日益完善的 MRI 技术，可以准确显示病灶大小、部位以及与周围神经、血管和脑组织之间的关系，从而选择最佳的手术方式和手术入路。恶性变者可考虑行放射治疗。

（3）脊索瘤　①手术治疗，对于颅内脊索瘤而言，手术切除是比较有效的方法。②放射治疗，对手术残余的肿瘤组织术后应加以放射治疗。当肿瘤再发时，重复放射治疗往往无效，反而有放射损害的危险。

6. 颅内神经鞘瘤

（1）听神经鞘瘤　处理方案包括随访观察、显微外科手术切除和放射治疗。方案的选择要综合考虑到患者的年龄和一般状况、患者的意愿、肿瘤大小、术者的经验等各方面因素，其他需权衡的因素包括有用听力的保留、面神经和三叉神经功能的保留、影像学定期检查所提示的肿瘤的生长速度等。①随访观察，对年龄较大（超过 70 岁）或寿命有限，有同侧听力丧失但没有脑干压迫或脑积水证据的患者，可定期行 CT 或 MRI 检查（2 年内每 6 个月进行 1 次 CT 或 MRI 检查，如果稳定则每年一次），并密切观察症状，反复行神经系统查体。②手术治疗，听神经瘤是良性肿瘤，对于大多数患者而言，手术彻底切除肿瘤是首选的治疗方式。③放射治疗，可单独治疗或作为外科手术的辅助性治疗。

（2）三叉神经鞘瘤　完全切除肿瘤常常可以治愈，根据肿瘤生长部位不同可以采用不同的手术入路。

（3）舌下神经鞘瘤　治疗以手术切除为主，立体定向放射治疗用于术后残留、复发或肿瘤直径＜ 3cm 者。

7. 颅内其他肿瘤及颅内其他占位性疾病

（1）颅内淋巴瘤　①手术治疗，目前认为手术治疗不能改变患者的预后，主要作用是肿瘤活检，立体定向活检术最为适宜。②皮质类固醇等治疗，可用于临时缓解症状或试验性治疗，但在活检前应避免使用。停用激素治疗后病变可复发。③化

学治疗，能显著延长生存期，多数报道超过 40 个月。目前为大剂量氨甲蝶呤为主的化疗辅以放射治疗。④放射治疗，淋巴瘤对放射治疗高度敏感。通常采用全脑放射治疗，但易复发，γ 刀或 X 刀治疗，效果优于普通放射治疗。

（2）血管网状细胞瘤　系良性肿瘤，手术切除是主要的治疗手段，肿瘤切除完全则预后良好。

（3）脑转移瘤　是肿瘤患者致残和死亡的重要原因，预后较差。①手术治疗，目的在于解除肿瘤对脑组织的压迫，缓解颅内高压，增强放射治疗、化疗的疗效。②放射治疗，全脑放射治疗为较好的一种治疗手段，能迅速缓解症状，有效延长患者生存期，还可杀死病灶周围浸润的癌细胞及影像学上尚未发现的亚临床灶，对预防复发有一定效果；X 刀和 γ 刀等立体定向放射外科技术具有无须开颅、侵袭性小、定位准确、放射剂量小、一次治疗多个病灶等优点。③化疗，联合放射治疗、化疗比单纯手术或手术加化疗、手术加放射治疗效果好。尤其在全脑照射 30Gy 左右时，血脑屏障通透性明显提高，有利于化疗药物进入颅内病灶，发挥杀灭作用。放射治疗和化疗的结合可增加脑转移瘤的治疗效果。④激素治疗，作用在于减轻病灶周围水肿，改善症状及体征。

（4）黑色素瘤　目前尚无好的治疗方法，临床上主张切除病灶（包括原发灶），再辅以放射治疗、化疗、免疫治疗等综合措施。但因肿瘤浸润性生长，与重要结构粘连紧密，且血供丰富，往往全切除困难，对放射治疗、化疗也不敏感，Y- 刀立体定向放射治疗有一定疗效。

（5）软骨瘤　手术治疗是颅内软骨瘤的首选方法，但全切除十分困难，多数只能做到部分切除，以解除对神经、血管及脑干等重要结构的压迫。死亡原因主要为

肿瘤生长无法控制。颅内软骨瘤对放射治疗不敏感，而且放射治疗有诱发恶性病变的可能，一般不主张应用。

（6）脂肪瘤　总体来说倾向于保守治疗；对病灶较大、症状明显的患者考虑手术治疗。

（7）神经系统结节病　绝大多数患者可经较长时间的肾上腺皮质激素治疗而获缓解。对病变呈慢性进行性加重或反复发作者，可加用环磷酰胺，或全脑低剂量放射治疗。

（8）空蝶鞍综合征　轻症患者无须治疗。内科治疗包括对症处理及激素替代治疗。严重的视力障碍及视野改变，疑有鞍区肿瘤并引起垂体功能低下，难以忍受及不能解释的头痛，大量蛛网膜充填伴鞍底骨吸收，脑脊液鼻漏，严重颅高压伴脑回压迹象及颅缝分离，以上均应行手术治疗。

（三）辨证治疗

在颅内肿瘤的辨证论治过程中，多数是在西医手术、放疗、化疗的基础上，采用辨证与辨病相结合，再随症加减的方法。

1. 综合治疗前的辨证

（1）痰浊中阻证

治法：化痰散结，通络开窍。

方药：涤痰汤加减。胆南星，制半夏，枳实，竹茹，陈皮，白术，茯苓，石菖蒲，钩藤，僵蚕，全蝎，蜈蚣，青礞石，半枝莲。

（2）肝胆湿热证

治法：清肝利胆，散结止痛。

方药：龙胆泻肝汤加减。龙胆草，柴胡，泽泻，车前子，木通，延胡索，生地黄，当归，黄芩，山栀子，白芷，全蝎，蜈蚣。

（3）肝阳上亢证

治法：平肝潜阳，息风止痛。

方药：天麻钩藤饮加减。天麻，钩藤，全蝎，川芎，白芍，石决明，山栀子，黄芩，牛膝，杜仲，益母草，甘草。

（4）肝肾阴虚证

治法：滋阴补肾，养肝止痛。

方药：六味地黄丸加味。熟地黄，山药，山茱萸，茯苓，泽泻，牡丹皮，杜仲，枸杞子。

（5）脾肾阳虚证

治法：健脾补肾，祛寒止痛。

方药：地黄饮子加减。熟地黄，山药，山茱萸，茯苓，泽泻，黄芪，肉苁蓉，淫羊藿，肉桂，桑寄生，杜仲，枸杞子。

（6）气滞血瘀证

治法：行气活血，祛瘀止痛。

方药：通窍活血汤加减。赤芍，川芎，桃仁，红花，大枣，麝香，穿山甲，莪术，水蛭。

2. 综合治疗后的辨证

颅内肿瘤的综合治疗包括手术、放疗、化疗等，除可见到上述证型外，还可见其他证型，如术后、化疗后可见脾胃虚弱证、气血亏虚证等。

（1）脾胃虚弱证

治法：健脾和胃。

方药：陈夏六君子汤加味。党参，茯苓，白术，陈皮，法半夏，山药，神曲，鸡内金，谷芽，麦芽，甘草。

（2）气血亏虚证

治法：补气养血。

方药：八珍汤加味。党参，茯苓，白术，当归，川芎，白芍，熟地黄，黄芪，甘草。

3. 随证加减

（1）头痛剧烈者，选加川芎、白芷、蔓荆子、全蝎、蜈蚣、路路通等。

（2）头痛、呕吐和视力障碍甚者，选加猪苓、白茅根、车前草、木通、赤小豆、防己、椒目等。

（3）抽搐者，选加天麻、钩藤、僵蚕等。

（4）呕吐甚者，选加竹茹、旋覆花、吴茱萸、代赭石、姜半夏等。

（5）胁肋胀痛者，选加柴胡、郁金、延胡索等。

（6）痰多者，选加天竺黄、僵蚕、胆南星等。

（7）颈项强直，昏迷者，加服安宫牛黄丸。

（8）心悸者，选加茯神、五味子等。

（9）心中烦热者，选加淡竹叶、灯心草等。

（10）视物模糊者，选加密蒙花、决明子等。

（11）大便干结者，选加肉苁蓉、火麻仁、大黄等。

4.外治疗法

（1）针灸治疗 ①取风池、百会、悬颅、侠溪、行间，毫针刺，用泻法，留针20分钟左右，每日1次，适用于神经胶质瘤头痛证属肝阳上亢型。②取百会、气海、肝俞、脾俞、合谷、足三里，毫针刺，用补法，并灸，适用于神经胶质瘤头痛证属肝肾阴虚型。③取肾俞、命门、三阴交、关元，毫针用补法，或针灸并用，留针30分钟左右，每日1次，适用于脑垂体瘤阳痿者。④取中极、合谷、血海、三阴交、行间，毫针刺，用泻法，适用于脑垂体瘤闭经者。⑤取风池、百会、悬颅、侠溪、行间，毫针刺，用泻法，留针20分钟左右，每日1次，适用于脑垂体瘤证属肝阳上亢型。

（2）中药贴敷法 ①药取金剪刀，洗净，加盐少许捣烂，敷相应肿瘤部位，24小时左右换药1次，适用于脑胶质瘤。②药取田螺、明矾，田螺去壳和明矾捣烂如泥状，敷于肿瘤处，可1日多次，适用于颅内肿瘤合并脑积水的患者。

5.成药应用

（1）安宫牛黄丸和醒脑静注射液 清热解毒，凉血退热，醒神开窍。每次1~2丸，凉开水送服，每日2~3次。小儿每次1.5g。若昏迷不能服用者，可将安宫牛黄丸化开，经胃管注入。醒脑静注射液20ml加入5%葡萄糖溶液500ml中静脉滴注，每日1~2次。用于颅内肿瘤高热、神昏、舌红或绛、脉数者。

（2）小金丹 解毒散结。每次2~5丸，每日3次，1个月为1个疗程。用于颅内肿瘤属实证、阴虚者。

（3）平消丹 每次4~8片，每日3次。用于脑垂体瘤。

（四）新疗法选粹

西医学对脑肿瘤研究的进步主要在于分子病因及病理学研究、诊治技术和治疗理念3个方面。脑肿瘤的影像学诊断从明确肿瘤病种深入到尝试对肿瘤亚型的拟诊和生物学特性的描述；功能影像技术直观展示了肿瘤同脑白质传导束的关系、皮层功能区的定位和肿瘤的分子及代谢信息。在微创理念和医学技术的支持下，恶性脑肿瘤全切率提高而手术后致残、致死率下降，各种改良的综合治疗措施和新疗法为恶性脑肿瘤的治疗带来了新的希望。

1.分子靶向治疗

恶性胶质瘤增殖活跃、血管形成丰富和高度侵袭特性是其难以治愈的重要原因。恶性胶质瘤的分子靶向治疗策略也主要针对上述生物学行为中关键的介导分子和信号传导通路。

恶性胶质瘤的分子靶向治疗是一种全新的治疗理念，近年针对不同靶分子开发出许多靶向药物。比较明确的疗效是针对抗肿瘤血管形成的靶向治疗。贝伐单抗在恶性胶质瘤中显示了抗肿瘤生长作用，而且还具有改善血脑屏障、抗水肿和节约类固醇作用；促进了恶性胶质瘤对细胞毒性药物和放射治疗的敏感性。新型脑功能成像方法可能利于更可靠地判定抗肿瘤血管形成治疗效果；循环和组织生物标志物的确认有助于评估抗肿瘤血管形成治疗效果与及时发现治疗抵抗和治疗过程中出现的肿瘤进展。

2. 基因治疗

在过去十余年间，脑肿瘤基础研究的进步主要体现在对肿瘤发生发展机制认识的深入，而生物技术的发展已使我们可以在分子水平对肿瘤发生发展进行控制。主要策略包括：①恢复细胞周期调控，应用反义 RNA 和 RNA 干扰技术对高表达的癌基因进行抑制和通过基因传导引入抑癌基因的方法。治疗的策略是向肿瘤细胞引入野生型的抑癌基因，如 p53 基因。②杀灭肿瘤细胞，主要通过 3 方面实现，即以单纯疱疹病毒胸苷激酶/丙氧鸟苷为代表的酶/前药物激活酶治疗系统、经基因修饰的单纯疱疹病毒和腺病毒为代表的溶肿瘤病毒、引入或提高死亡受体（TNF）的配体表达来诱导肿瘤细胞凋亡。③抗肿瘤血管形成疗，可以通过抑制内源性促血管形成因子基因的表达和引入内源性血管形成抑制因子基因来实现。④其他，降低胶质瘤的微创性，增加放射治疗敏感性和化疗的耐受性及联合基因治疗。

3. 免疫治疗

包括被动免疫和主动免疫治疗。被动免疫治疗使用抗体、T 细胞、淋巴因子激活杀伤细胞，激活肿瘤浸润性淋巴细胞进行肿瘤免疫治疗；抗体可以和放射性同位素、细胞毒性药物或免疫毒素结合，进行肿瘤的靶向治疗。主动免疫治疗是扩大宿主已存在或产生新的抗肿瘤免疫反应。树突细胞、小胶质细胞、郎格罕细胞均是抗原递呈细胞，他们可以捕捉、处理肿瘤抗原，并通过主要组织相容性复合物递呈给 T 细胞受体，另外抗原递呈细胞表面的共刺激分子 B7 可以和 T 细胞表面的 CD28 结合，

提供给 T 细胞另外一个刺激信号。T 细胞一旦激活，就可以引起肿瘤特异性的免疫反应。这种策略尤其可以应对中枢神经系统肿瘤的免疫逃避倾向。

4. 加热治疗

多采用局部微波或射频加热。加热治疗可抑制细胞呼吸，抑制细胞 DNA、RNA 及蛋白质合成，并使细胞膜通透性改变，影响细胞渗透压平衡及内环境稳定，从而抑制肿瘤细胞生长及增殖。

5. 光动力学疗法

利用光敏剂卟啉衍生物可选择性地被肿瘤摄入并潴留的特点，于术前 4~24 小时静脉注射，患者保持避光，在开颅切除肿瘤后用激光照射瘤腔。由于激光照射后发生光动力学反应，从而产生单线态氧，它有强烈氧化作用，可与细胞膜、细胞器、蛋白、核酸等反应，杀伤肿瘤细胞。

目前通过检测恶性脑胶质瘤中化疗相关的分子和染色体 1p/19q 杂合性缺失，来指导化疗方案的制定。O6-甲基鸟嘌呤-DNA-甲基转移酶（MGMT）高活性或在肿瘤中的高表达、MGMT 启动子呈非甲基化状态，预示着肿瘤对烷化剂如替莫唑胺耐药；肿瘤细胞内拓扑异构酶 II 低表达预示对鬼臼碱类如替尼泊苷耐药；P-糖蛋白、谷胱甘肽 S 转移酶表达升高可能会发生肿瘤交叉耐药现象。肿瘤细胞原代培养和体外药敏试验也对临床用药起到筛选作用。个体化预测恶性脑肿瘤放射治疗的敏感性目前缺乏可靠的预测指标。放射治疗和化疗要达到辅助"根治"胶质瘤的目的，进一步阐明治疗抵抗的分子机制是关键。

恶性胶质瘤发生和进展相关的细胞信号传导通路的研究和 Bench to Bedside 的转化医学模式，为肿瘤个体化治疗提供了契机和工具。根据患者自身的肿瘤基因遗传学信息和分子标志物辅助诊断指导下的个体化治疗，将成为脑肿瘤治疗中新的主题；

个体化设计的靶向治疗方案，也将从单靶点抑制进展到多靶点治疗。

精确评估患者的治疗反应是个体化医疗的重要内容。对临床医师来说，根据对肿瘤治疗反应的判断，可以继续进行有益的治疗，终止无作用的治疗，避免不必要的毒性和医疗费用。患者的生存状态、生存期和影像学反映出的肿瘤消长仍是目前判断疗效的主要指标。

脑肿瘤的标准化和个体化治疗间互相补充、相辅相成，将进一步提高脑肿瘤的治疗效果。但还必须强调经济及心理状态做出综合评价，这样，才能让脑肿瘤的标准化和个体化治疗措施，成为真正符合"患者需要"的医疗方案。

（五）医家诊疗经验

吴良村

吴良村认为正气亏虚、痰瘀毒邪蕴结为颅内肿瘤的基本病机，扶正祛邪、调整阴阳、以和为贵、以平为期为治则。扶正重在补益肝肾、滋补肾精、益气健脾；祛邪在于祛痰、化瘀、散结、解毒、息风。根据患者病史、主症、舌脉进行辨证，深究本虚标实之病机，遵急则治标、缓则治本之法分型论治，功效明了。肝肾不足，治以补肝益肾，滋阴潜阳，方选六味地黄汤。肝阳上亢，治宜清肝泻火，平肝潜阳，方选天麻钩藤饮。气滞血瘀，治宜行气活血，化瘀通络，方选通窍活血汤。痰湿内阻，治宜燥湿化痰，消肿软坚，方选半夏白术天麻汤。

五、预后转归

颅内肿瘤是一种严重危害患者生命的疾病，根据其生长部位、肿瘤性质、恶性程度的不同，其预后差异较大。胶质细胞瘤的5年存活率一般在50%~64%，成人的髓母细胞瘤中位生存期为26个月，而75%

的儿童患者在2年内复发。室管膜瘤患者的5年存活率为37%~69%，而脉络丛癌5年生存率仅为26%~0%。颅咽管瘤经综合治疗，10年生存率可达85%以上。

六、预防调护

（一）预防

（1）加强自我保护　①加强身体锻炼，增强体质，尽量避免头部感受湿邪。②尽量避免头部外伤，尤其是颅骨凹陷性骨折时，瘢痕组织所致的慢性炎症可以诱发肿瘤。③重视职业环境的保护，改善劳动环境，避免直接接触有毒有害的化学致癌因子，如多环芳烃类、霉菌毒素、亚硝胺等，避免直接照射物理致癌因子如γ射线、X射线、紫外线等。

（2）中草药预防　①生半夏、天南星、苍耳草、白蒺藜、生姜适量，水煎服，日1剂，连服3~5日。②白头翁12g，黄酒12ml，将白头翁在黄酒中浸泡4小时后加水800ml，煎40分钟，药液至600ml左右，每次服200ml，每日2~3次。③枸杞子15g，何首乌15g，杭菊花9g，黑芝麻15g，水煎服，每日1剂，连服5~7天。

（二）调护

（1）在病情危重期间注意调整体位，勿使颈部扭曲或胸部受压，做好心理护理，防止患者悲观失望甚至有自杀倾向。

（2）注意补充高维生素、高营养、清淡、易消化的食物。可自制麦冬乌梅饮、雪花薄荷饮、五汁饮及竹叶米粥食用。

（3）避免受凉感冒，避免咳嗽、喷嚏、干呕，预防及治疗大便干结，保持大便通畅。

（4）保持呼吸道通畅，及时清除分泌物，定时给氧，预防缺氧。

主要参考文献

［1］王翠兰，丁伟，孙丽．临床头面痛学［M］．山东：山东大学出版社，2007．

［2］赵继宗．神经外科学［M］．第2版．北京：人民卫生出版社，2014．

［3］李佩文，崔慧娟．实用中西医结合肿瘤内科学［M］．北京：中国中医药出版社，2007．

［4］王永炎，严世芸．实用中医内科学［M］．上海：上海科学技术出版社，2009．

［5］潘金波．吴良村治疗颅内肿瘤经验［J］．江西中医药，2009，3：20-22．

第十二章 中枢神经系统感染性头痛

中枢神经系统感染是由病毒、细菌、真菌、螺旋体、立克次体、寄生虫等多种感染源引起的中枢神经系统疾病，也是临床中常见的、多发的神经系统疾病。神经系统感染在临床中以头痛为主要且首发的症状，几乎所有的脑炎、脑膜炎都有较明显的头痛，但常因病情危重，出现意识障碍，有些病例缺乏头痛的主诉。据统计，头痛的发生率为47%~80%，头痛的性质、程度取决于感染的性质、病程及个体反应。头痛一般为剧烈性、持续性，可伴喷射性呕吐。头痛部位常为全头部，呈搏动样痛、跳痛或撕裂样痛，转头和咳嗽均可使头痛加重。

第一节 病毒性脑炎

病毒性脑炎是由各种不同病毒引起的脑实质的炎症。

一、病因病机

（一）西医学认识

据报道，由病毒感染引起的急性脑炎见于世界各地，其发病率为3.5~7.4/10万，儿童常超过16/10万。

造成急性病毒性脑炎的病毒主要是虫媒病毒、疱疹病毒和肠道病毒。

病毒性脑炎的发病机制迄今尚未最后确定，但是分子病毒学的发展，为揭示其机制提供了许多新观点。一般认为，正常情况下，中枢神经系统的血脑屏障能阻止外源性抗原的入侵。同时，因中枢神经系统不含淋巴组织（B或T淋巴细胞）、巨噬细胞或潜在的免疫活性细胞，所以即使有外源性抗原入侵，其免疫应答能力亦低下。实际上，包括病毒在内的许多病原体都可以入侵中枢神经系统而发病。

（二）中医学认识

1.病因

（1）温热毒邪 温热类毒邪包括风热、暑热、燥热等毒邪，是本病的主要致病要素，一年四季皆可致病。

（2）湿热毒邪 湿热类毒邪包括暑湿、湿热、伏热等毒邪，湿热毒邪易犯脾胃，且在气分逗留。

2.病机

（1）病性病位 温热毒邪致病，多起病急骤，变化迅速；湿热毒邪致病，多起病较缓，热势不高。但二者均为实热证，亦可见虚实夹杂证。急性期以标实为主；恢复期以正虚为主。病位在脑髓，心、肝、心包常同时受累，并可涉及脾、肾。

（2）病机转化 若感受温热毒邪，一旦发病，即表现为一派里热炽盛之象，热极化火生风，可转化为内风动越之象；火热煎液成痰，可成风痰或痰热之证。若感受湿热毒邪，缠绵难解，易化湿生痰。故本病的病机转化过程主要为热、风、痰的相互转化。疾病后期则转化为邪恋、正虚、耗津伤阴，病及肝、肾。

二、临床诊断

（一）辨病诊断

病毒性脑炎临床表现由于致病病毒不同，其病情表现严重程度相差悬殊。柯萨奇病毒、人疱疹病毒6型、腺病毒、EB病毒、巨细胞病毒、腮腺炎病毒和淋巴细胞脉络丛脑膜炎病毒等引起的脑炎，一般病情较轻，临床治疗效果良好，除新生儿、婴儿外，病死率极低。由虫媒病毒引起的脑炎，在我国属于此类者主要为流行性乙型脑炎。而单纯疱疹病毒性脑炎（HSE）是最常见的中枢神经系统感染性疾病，占所有脑炎的 5%~20%，占病毒性脑炎的 20%~80%，该病病情严重，若不及早给予有效的抗病毒制剂，其病死率多超过 70%。本节特以单纯疱疹病毒脑炎为例进行阐述。

1. 临床诊断

（1）临床症状　符合脑炎表现。

（2）脑电图异常　HSE 患者脑电图的异常率为 81%，多于中枢神经受累后 2~15 天出现异常改变。表现为弥散性周期性高波幅慢活动。以颞叶为主，单、双侧皆可出现。

（3）脑脊液检查　查不到细菌、霉菌，常规及生化检查符合病毒性感染特点。如有大量红细胞则支持本病。

（4）影像学诊断　HSE 患者具有特征性的 CT 改变，阳性率为 50%~59%。多于病后 5~10 天出现，但特异性低。

2. 病原学诊断

（1）病毒分离　咽拭子、口唇疱疹液中分离出病毒对 HSE 有间接意义，如能从脑脊液中直接分离出单纯疱疹病毒（HSV），对 HSE 的诊断具有很高的价值。

（2）免疫学检查　采用酶联免疫吸附试验动态检测双份血清、脑脊液标本中特异性抗体（IgG、IgM），符合下述 3 种情况之一均提示中枢神经系统近期感染 HSV：脑脊液 HSV–IgM 抗体阳性者，或血与脑脊液 HSV–IgG 抗体滴度比值 < 40，或者双份脑脊液 HSV–IgG 抗体滴度比值大于 4 倍。

（3）基因诊断　聚合酶链反应（PCR）技术能准确地检测出 HSE 患者脑脊液中的单纯疱疹（HSV），此法具有高度特异性与敏感性。

（二）辨证诊断

1. 邪袭卫表证

临床证候：发热，微恶风寒，无汗，头痛，项强，嗜睡，舌苔白或黄，脉浮数。

辨证要点：发热恶寒，无汗，脉浮数。

2. 卫气同病

临床证候：发热或伴微恶寒，面红，头痛，项强，嗜睡，烦躁恍惚，恶心呕吐，口渴汗出，舌红，苔薄黄或黄厚腻，脉浮数或滑数。

辨证要点：发热，面红，头痛，口渴汗出，苔黄。

3. 气营两燔证

临床证候：高热，头痛，项强直，呕吐，口渴，多汗，烦躁惊厥，神志昏蒙，舌质红绛而干，苔黄或无苔、少津，脉滑数或洪大。

辨证要点：高热，头痛，项强直，烦躁惊厥，舌红绛而干，脉洪大。

4. 痰火上扰证

临床证候：狂躁不安，似哭似笑，语无伦次，行走不稳或瘫痪，舌胖，苔白腻，脉滑数。

辨证要点：狂躁不安，神志异常，苔腻，脉滑数。

5. 风痰闭阻证

临床证候：低热或无热，时有发作性猝然昏仆，两目上视，抽搐口噤，磨牙流涎，发作后但见嗜睡或神情呆滞，舌淡胖，苔白腻，脉滑。

辨证要点：发作性猝然昏仆，抽搐，神志痴呆，舌淡胖，苔白腻，脉滑。

6. 瘀血阻滞证

临床证候：低热缠绵或无热，头痛如刺而痛有定处，恶心呕吐，视物不清，或见肢体瘫痪，舌质紫暗或有瘀点，苔白，脉涩。

辨证要点：低热，头痛如刺，痛有定

处，舌质紫暗或有瘀点，脉涩。

7. 余热未清

临床证候：低热汗出，纳呆乏力，神情呆滞，舌红，少苔，脉细数。

辨证要点：低热，纳呆乏力，舌红，少苔，脉细数。

8. 肝肾阴亏证

临床证候：四肢僵硬，手足拘挛，肌痿震颤或瘫痪，耳鸣，雀盲或眼干而视物昏花，低热或五心烦热，舌红，少苔，脉细数。

辨证要点：手足拘挛，肌痿震颤，耳鸣，视物昏花，舌红，少苔，脉细数。

9. 痰浊闭窍证

临床证候：神情呆滞，言语謇涩，吞咽困难，喉有痰鸣而流涎，舌红，苔腻，脉滑。

辨证要点：神情呆滞，言语謇涩，喉有痰鸣，舌红，苔腻，脉滑。

三、鉴别诊断

（一）西医学鉴别诊断

1. 化脓性脑膜炎

化脓性脑膜炎起病缓慢，常于呼吸道感染后1~2周出现发热。本病脑脊液多数混浊，细胞数显著升高，分类以多核细胞为主，糖和氯化物降低，细菌学检查70%~80%可以检测到细菌，且50%细胞培养阳性。

2. 结核性脑膜炎

本病发病缓慢，血沉增快，脑脊液中细胞数中度升高，分类以单核细胞为主，糖及氯化物降低。用抗酸染色和聚合酶链反应（PCR）方法可以检测到结核分枝杆菌。

3. 脑脓肿

本病主要有颅内感染、颅压高及局灶性脑损害3大症状。急性期脑脊液改变与化

脑相似；脓肿形成期细胞数轻度升高，以单核为主，蛋白明显增多，糖及氯化物无特殊改变，颅脑磁共振（MRI）检查对脑脓肿可提供可靠证据。

4. 隐球菌脑膜炎

本病多发生于长期应用抗生素及免疫制剂的患儿。其起病缓慢，开始为阵发性轻度头痛，以后逐渐加重，但可缓解，时轻时重，脑脊液改变与结核性脑膜炎相似，经墨汁染色可检出隐球菌，经霉菌培养可以培养出霉菌。

（二）中医学鉴别诊断

病毒性脑炎为湿热、温热毒邪为患，发热抽搐为本病主要症状，可从此入手辨认病机之不同阶段。

四、临床治疗

（一）提高临床疗效的要素

（1）卧床休息，避免精神刺激。

（2）注意饮食，给予充分营养，对昏迷者应及时鼻饲流质饮食。

（3）保持水、电解质平衡，应用脱水剂者应记出入量。定时查血清电解质成分，防止液体过多或不足导致电解质紊乱。

（4）昏迷患者保持侧卧位，每2小时翻身、拍背、吸痰1次。有尿潴留者，可行手法排尿，即用手指揉压关元穴，多能成功。

（5）必要时少量输注血、白蛋白及复方氨基酸，以提高机体抵抗力。

（6）注意口腔卫生及皮肤护理，防止发生肺炎、泌尿系感染、褥疮等。

（二）辨病治疗

1. 抗病毒治疗

目前尚无治疗病毒性脑炎的特效抗病毒药物，常用以下几种。

（1）阿昔洛韦　是治疗HSE的首选药

物，用量 15~30mg（kg.d），稀释后分 3 次静脉滴注，连用 14~21 天，可根据病情延长治疗时间。阿昔洛韦不良反应主要有恶心、呕吐、血清转氨酶升高、皮疹、谵妄、震颤等。

（2）更昔洛韦 对阿昔洛韦耐药的 HSV 突变株敏感，对巨细胞病毒有强烈的抑制作用。临床上主要用于阿昔洛韦治疗无效的 HSE 及巨细胞病毒感染，用量是 5~10mg/（kg·d），每 12 小时 1 次，静脉滴注，疗程 14~21 天。主要不良反应是肾功能损害和骨髓抑制，并与剂量相关，停药后可恢复。

2.对症治疗

（1）高热 宜将室温降至 27~30℃，可用吲哚美辛、阿司匹林等退热药，亦可用冷敷降温。

（2）惊厥 针对病因治疗。抗惊厥药物常用地西泮注射液 10~20mg，静脉推注，也可用水合氯醛、苯巴比妥等。

3.高压氧治疗

急性期及恢复期均可采用高压氧治疗。

（三）辨证治疗

1.辨证论治

（1）邪袭卫表证

治法：清热解毒透邪。

方药：银翘散加减。金银花，连翘壳，淡竹叶，薄荷，淡豆豉，牛蒡子，粉葛根，石菖蒲。

若腹痛便秘者，加大黄、玄明粉；头重胃脘痛、纳呆呕恶等湿邪重者，去牛蒡子、豆豉，加藿香、薏苡仁、茯苓、车前子等。

（2）卫气同病

治法：清气泄热解毒。

方药：银翘散合白虎汤加减。金银花，连翘壳，淡竹叶，芦根，知母，生石膏，生甘草，苦桔梗，牛蒡子，石菖蒲，薄荷。

若腹痛拒按者，加大黄、芒硝；腹胀

呕恶者加藿香、佩兰、蔻仁、竹茹以祛湿浊；神昏惊厥者，加羚羊角、钩藤。

（3）气营两燔证

治法：清气凉营解毒。

方药：白虎汤合清营汤加减。生石膏，知母，水牛角，生地黄，紫丹参，金银花，紫草，竹叶心，玄参，石菖蒲，板蓝根，甘草。

若神昏抽搐者，加钩藤、僵蚕或安宫牛黄丸、紫雪丹、至宝丹之类；舌绛苔光剥者或干裂者，加麦冬、石斛或梨汁、蔗浆之属；喉有痰鸣，昏谵息促者，加鲜竹沥、天竺黄、礞石或六神丸等。

（4）痰火上扰证

治法：清热涤痰开窍。

方药：涤痰汤加减。橘红，制半夏，茯苓，胆南星，枳实，淡竹茹，石菖蒲，广郁金，天麻，钩藤，板蓝根，白僵蚕。

若神志恍惚，无故悲伤，时作呵欠者，加甘草、浮小麦、大枣；肢体瘫痪者，加天麻、地龙、鸡血藤。

（5）风痰闭阻证

治法：息风化痰止痉。

方药：礞石滚痰丸加减。礞石，淡黄芩，生大黄，广郁金，全蝎，白僵蚕，天麻，钩藤。

若肢体瘫痪者，加地龙、鸡血藤、白花蛇舌草、马钱子；头痛如刺者，加川芎、丹参、牛膝、防风、蜈蚣。

（6）瘀血阻滞证

治法：活血化瘀开窍。

方药：通窍活血汤加减。人工麝香，赤芍，川芎，净桃仁，红花，延胡索，全蝎，蜈蚣，天麻，钩藤，丝瓜络，石菖蒲。

若肢体瘫痪者，加黄芪、地龙、鸡血藤、乌梢蛇；精神错乱，语无伦次者，加郁金、远志、浮小麦、珍珠母；指（趾）或肌肤抽动者，加龟甲、鳖甲、生龙骨、生牡蛎、丹参。

（7）余热未清

治法：益气养阴清热。

方药：竹叶石膏汤加减。生石膏，竹叶，西洋参，寸麦冬，生甘草，生地黄，牡丹皮，青蒿草，粳米。

若肌肉瞤动者，加钩藤、僵蚕；言语謇涩、吞咽困难者，加石菖蒲、郁金；肢体瘫痪者，加天麻、地龙、鸡血藤、丝瓜络；小腿抽筋者，加木瓜、芍药、牛膝。

（8）肝肾阴亏证

治法：滋补肝肾息风。

方药：大定风珠加减。白芍，生龟甲，生牡蛎，生鳖甲，阿胶，火麻仁，广地龙，炙甘草，五味子，生地黄，麦冬，防风，钩藤，天麻。

若五心烦热者，加青蒿、牡丹皮、栀子；目昏耳鸣者，加菊花、密蒙花、夜明砂、蝉蜕；语謇肢瘫者，加郁金、石菖蒲、鸡血藤、乌梢蛇、马钱子。

（9）痰浊闭窍证

治法：清心开窍化痰。

方药：导痰汤加减。法半夏，茯苓，橘红，炙甘草，广郁金，天南星，枳实，淡竹叶，炙远志，莲子心，石菖蒲。

若无故哭笑、语无伦次者，加小麦、炒酸枣仁、大枣；肢体瘫痪者，加天麻、丝瓜络、桑枝、乌梢蛇。

2.外治疗法

穴位按摩法　可用于本病康复阶段。失语者选哑门、廉泉、涌泉；智力障碍者选内关、心俞、百会、风府；口眼歪斜者选合谷、颊车、太阳、人中；肢瘫者加曲池、肩髃、外关透内关、合谷透劳宫以及环跳、风市、委中、足三里、昆仑、太溪；吞咽困难者选天突、内庭、合谷。

3.成药应用

（1）板蓝根冲剂　清热解毒，凉血，用于温热发热、发斑、风热感冒、咽喉肿烂以及流行性乙型脑炎、肝炎、腮腺炎。

每次1包，每日3次，冲服。

（2）抗病毒口服液　清热祛湿，凉血解毒。用于风热感冒，流感。每次20ml，每日3次，口服。

（3）清热解毒口服液　用于热毒壅盛所致发热面赤、烦躁口渴、咽喉肿痛等症以及流感、上呼吸道感染。每次20~60ml，每日3次，口服。

（4）穿琥宁注射液　清热解毒，镇惊。每次6支，加入5%葡萄糖注射液500ml，静脉滴注，1日1次，10次为1个疗程。

（5）清开灵注射液　用于外感风热时毒，火毒内盛所致的高热不退，烦躁不安，咽喉肿痛，舌质红绛，苔黄，脉数者。每次20~40ml，加入适量液体静脉滴注，1日1次，10天为1个疗程。

（6）清开灵胶囊　具有清热解毒、镇静安神作用。用于热病、颅内感染等。口服，每次3~6g，每日3次。

4.单方验方

（1）大青叶或板蓝根，加水500ml，煎至200ml，分2次服，连用5~7天。

（2）鲜荷叶，冬瓜皮，菊花。加水煎至200ml，冲服六一散，每次1剂，连用3~5天，预防病毒性脑炎。

（3）伸筋草、透骨草适量，干姜5片，水煎熏蒸及浸泡肢体，治疗病毒性脑炎后遗肢体瘫痪、挛缩者。

（五）医家诊疗经验

郭纪生

郭纪生总结出治疗脑炎清热解毒养阴三大原则，其经验如下：清热法、解毒法、养阴法、醒脑开窍法、清营养阴透热转气法、息风止痉法。如病之初起，恶寒发热，表热无汗，舌苔薄白，脉象浮数，可酌情加入薄荷、蝉蜕、连翘、金银花、牛蒡子等药；咽痛红肿加牛蒡子、玄参；剧烈头痛可酌情加入菊花、桑叶，须重用生石膏；舌质深红，舌苔白黄微干，有入营之势者，可酌加生地黄、玄参、牡丹皮；热势甚高欲神昏者，可加黄连、水牛角、石菖蒲、郁金等；暑热内陷，热极生风，发现抽搐者，可加入羚羊角、水牛角、钩藤、蜈蚣、全蝎、生石决明等镇肝息风之品；热传心包，蒙蔽心窍，昏迷谵语者，可加入莲子心、鲜生地黄、黄连、犀角、石菖蒲、郁金等，并可送服局方至宝丹、安宫牛黄散、紫雪丹等芳香开窍之品；痰盛者可加用天竺黄、竹沥汁、胆南星等药；口舌干枯无津，可加入阿胶、鸡子黄、生地黄、熟地黄、天冬、天花粉等；大渴引饮，舌光如镜，加服西瓜汁、鲜生地黄汁、甘蔗汁等；已转入轻症及恢复期可加入鲜生地黄、鲜石斛、玄参、天冬、麦冬、玉竹等滋阴养液之品；在正气已受损伤的情况下，脉弦芤或散大无力或结代，大渴引饮，皆宜人参白虎汤。

五、预后转归

病毒性脑炎为自限性疾病，确诊后若能严密观察，精心护理及对症治疗，多数患者能康复。但若持久高热不退，昏迷及并发呼吸衰竭者，预后不佳，病死率高。病程超过1年者，常留后遗症。

六、预防调护

（一）预防

（1）消毒灭蚊，房屋设置纱窗、纱门，床上设置蚊帐；室内定期喷洒药水或醋熏消毒，消灭蚊子可用中草药，如除虫菊、艾叶、黄花蒿、百部、曼陀罗、野棉花等。

（2）预防接种，开展疫苗注射。

（二）调护

（1）严密观察体温、脉搏、血压、大小便、意识、瞳孔等变化。控制高热，预防压疮。

（2）隔离治疗　患者室内通风，用醋或苍术熏蒸，消毒室内空气。

（3）嘱慎饮食　不可食肥甘厚腻、生冷干硬食物，以免碍脾胃消化。

七、专方选要

（1）白虎汤加味　生石膏20g，黄连6g，黄芩9g，郁金9g，知母9g，金银花、连翘各9g，石菖蒲5g，甘草3g，板蓝根15g，水牛角6g，薄荷（后下）6g。适用于气分热盛证。

（2）宣清解郁汤　藿香12g，佩兰12g，法半夏12g，瓜蒌壳18g，黄连9g，黄芩12g，栀子12g，天竺黄10g，郁金12g，石菖蒲9g，竹茹12g，六一散30g。适用于湿热内蕴，痰热互结，蒙蔽心窍证。

（3）息风清热醒脑汤　羚羊角1.5~4.5g，水牛角3~6g，钩藤3~6g，石膏9~12g，知母3~6g，黄芩、石菖蒲各3~6g，郁金3~6g，天竺黄3~6g，全蝎1~3g，竹茹3~4.5g，人工牛黄1.5~3g，栀子3~6g。

主要参考文献

［1］李莉. 加味清瘟败毒饮治疗病毒性脑炎（痰热壅盛型）的临床疗效观察［D］. 河南：河南中医药大学，2016.

［2］冯绵烨，娄燕. 病毒性脑炎的诊治研究进展［J］. 中华诊断学电子杂志，2019，7（1）：66-70.

［3］羊田. 白虎汤加味治疗病毒性脑炎气分证临床疗效观察［D］. 河南：河南中医药大学，2018.

［4］高世超，曹敬荣，王培昌. 中枢神经系统病毒性感染的实验室诊断研究进展［J］. 中华实验和临床感染病杂志（电子版），2017，11（3）：218-221.

［5］章雅文. 经方及相关文献防治病毒性疾病的Meta分析［D］. 山东：山东中医药大学，2016.

第二节 结核性脑膜炎

结核性脑膜炎是结核分枝杆菌侵入脑膜所引起的一种严重的脑膜非化脓性炎性疾病，病变主要在软脑膜。本病起病隐袭，可发生于任何年龄，病程较长，好发于儿童及青少年，冬、春高发，农村为多。

一、病因病机

（一）西医学认识

感染人体的结核分枝杆菌为人型或牛型。当结核菌通过血循环播散到脑膜或脑表面时形成结核结节，结节破溃后大量结核菌进入蛛网膜下腔发病。

初期主要的病理改变为脑膜广泛性慢性炎症反应，形成结核结节，蛛网膜下腔有大量炎症和纤维蛋白性渗出，尤其在脑底脑膜处。中期渗出物增多，脑膜增厚并出现肉芽组织和干酪样坏死。而晚期以干酪样纤维性病变为主。

（二）中医学认识

本病的发生主要因素体虚弱，痨虫内袭，引动邪热、风痰所致。其主要病机为风、痰、热、虚四个方面。

痨虫内袭机体，正邪交争则发热；素体阴虚，内火炽盛，灼津成痰，痰热互结，加之外邪入侵，引动肝风，上扰心神则神昏谵语，或头痛不语、四肢抽搐、痉厥等。

总之，本病以阴虚为本，风、痰、热为标。且风痰与痰热又为病理产物，反过来又作用于机体导致本病的发生。

二、临床诊断

（一）辨病诊断

1.临床表现

开始可有不规则低热、盗汗、精神不振，继而出现头痛、呕吐、颈项强直等颅内压升高征象和脑膜刺激征。部分患者有意识障碍如嗜睡、谵妄、昏迷等，尚可有局限性或全身性发作。脑实质内结核灶形成或继发于脑血管病时，可引起脑组织缺血、水肿、软化，甚至脑出血。

2.辅助检查

（1）周围血白细胞多数正常，或轻度升高，血沉增快。结核菌素试验阳性。

（2）脑脊液检查 典型者表现为无色或微黄色，外观稍混浊或为毛玻璃样。呈"三高二低"，即脑脊液压力常升高，升高可达300mmHg或以上；细胞计数高达$（50\sim100）\times10^6$/L，尤以淋巴细胞比例升高明显，蛋白定量升高；葡萄糖含量与氯化物的同时降低，为其典型表现。

（3）脑脊液涂片和检查 脑脊液细胞涂片和细菌培养发现结核分枝杆菌生长是诊断"金标准"，但阳性检出率极低，早期明确诊断十分困难，不能及时指导临床制定治疗方案。

（4）脑脊液荧光素钠试验 几乎全部是阳性，具有可靠的早期诊断价值。

（5）CT与核磁共振有助于结核性脑膜炎并发症的诊断，如脑积水与高颅压时的透亮区。

（二）辨证诊断

1.痰火化风证

辨证要点：头痛剧烈，发热，烦躁抽搐，舌红苔黄。

2.风痰上扰证

辨证要点：头痛，呕吐，抽搐，舌质红，苔白腻，脉弦滑。

3.阴虚风动证

辨证要点：昏迷或神倦，时时抽动，低热，盗汗，脉细数。

三、鉴别诊断

（一）西医学鉴别诊断

1. 化脓性脑膜炎

化脓性脑膜炎多呈急性感染性疾病经过，多有其他部位的化脓性病灶。多伴有感染性休克或全身败血症表现及皮肤出血点，皮疹明显。脑脊液外观早期可为清亮，稍后混浊或呈米汤样，蛋白含量和细胞数显著升高，糖降低显著，早期脑脊液可有大量化脓性菌，培养多呈化脓性球菌。

2. 新型隐球菌性脑膜炎

起病隐袭缓慢，头痛剧烈，视力下降最为常见，脑膜刺激征与头痛和呕吐常不平行或较轻，显著的颅内压升高是本病的关键，精神症状比较多见，在脑脊液标本墨汁染色镜检及培养中发现隐球菌。

3. 病毒性脑膜炎

病程一般在2~3周，预后较好。脑神经损伤者较少，脑脊液中糖、氯化物正常，细胞数轻度升高。根据临床表现以及血液、脑脊液的特征性改变，较易鉴别。

（二）中医学鉴别诊断

本病的主症是头痛、发热、颈项强直、意识障碍，尤以头痛明显。因头为"诸阳之会""清阳之府"，五脏六腑气血皆上注于脑，外感邪气、内伤、情志均影响头部。

头痛有外感与内伤之分。外感头痛起病急促，伴有外感表证，如恶寒发热等。内伤头痛起病缓慢，呈反复发作，疼痛时轻时重。重症头痛呈空痛，瘀血头痛呈刺痛，肝阳上亢则胀痛。

四、临床治疗

（一）提高临床疗效的要素

及时诊断治疗，一般疗效较好。中医对本病的认识较重视体质因素的作用。如素体阴虚，肝肾不足，则易发病或使病情恶化。治疗时重在调节内在功能状态。临床常经中医辨证，采用中西医药并用治疗，收效较好。

（二）辨病治疗

1. 早期治疗

早期治疗的常规方案为链霉素0.5g肌内注射，日2次，小儿20~30mg/（kg·d）连用4周后，改为每周3次，维持3~6个月，加异烟肼0.2g，每日3次，总疗程12~18个月，儿童10~25mg/（kg·d）。泼尼松10mg，口服，日3次，2~3个月。

2. 强化方案

病情较重者，如昏迷、颅内压高、呼吸衰竭、弛张热者，在上方案中，加吡嗪酰胺鞘内注射。鞘内注射泼尼松龙10~25mg，加异烟肼0.1g，每周2~3次，疗程10~15次。

3. 对症治疗

卧床休息，加强营养，补充水、电解质，防止并发症及对症处理等。

（三）辨证治疗

1. 辨证论治

（1）痰火化风证

治法：清热化痰，平肝息风。

方药：羚羊钩藤汤加减。羚羊角，生地黄，钩藤，知母，白芍，葛根，石菖蒲，郁金，僵蚕，全蝎。

若惊厥加琥珀、龙齿；半身不遂加桑枝、牛膝；舌暗加丹参、红花。

（2）风痰上扰证

治法：化痰，息风，开窍。

方药：涤痰汤加减。僵蚕，全蝎，胆南星，茯苓，石菖蒲，郁金，竹茹，枳实，地龙，远志。

若痰湿多者，加半夏、陈皮；腹胀纳差，加厚朴、砂仁、白术。

（3）阴虚风动证

治法：滋阴潜阳，息风开窍。

方药：三甲复脉汤加减。龟甲，鳖甲，牡蛎，白芍，麦冬，生地黄，蝉蜕。

若抽搐者，加钩藤、全蝎；舌苔腻者，加石菖蒲、郁金。

2. 外治疗法

针刺治疗　取印堂、风池、合谷、太冲、内关、风府、曲池、承山、下关，常规针刺。耳穴取心、肝、肺、神门、皮质下、交感等。

3. 成药应用

（1）安宫牛黄丸　清热解毒，镇惊开窍。用于热病，邪入心包，症见高热惊厥，神昏谵语者，每服1丸，日2次。

（2）牛黄清心丸　清心化痰，镇惊祛风。用于风痰阻窍所致的头晕目眩，痰涎壅盛，神志混乱，言语不清及惊风抽搐、癫病。每服1丸，日2次。

（3）至宝丹　主治痰热内闭心包证，症见神昏谵语，身热烦躁，痰盛气粗，舌绛，苔黄垢腻，脉滑数。每服半粒至1粒，每日2~3次。

（4）清开灵注射液　用于外感风热时毒，火毒内盛所致的高热不退，烦躁不安，咽喉肿痛，舌质红绛，苔黄，脉数者。每次20~40ml，加入适量液体滴注，1日1次，10天为1个疗程。

五、预后转归

本病的预后取决于病情的轻重程度、治疗及时与否。因起病隐匿，症状复杂，如能早期发现，及时治疗，则预后尚好；如发现较晚，病情进展迅速，脑神经损伤较严重则预后差，尤其是婴幼儿、年老体质差的患者，出现后遗症如耳聋、眼肌麻痹、失明、瘫痪等机会较多。

六、预防调护

结核性脑膜炎的发生基于两个方面：一是结核分枝杆菌的感染，一是素体虚弱。因此，预防本病的发生，就要强调体质因素的重要性，要增强体质，提高抵御外邪侵袭的能力，加强体育锻炼，加强营养，保持精神愉快等；还要树立预防疾病的观点，减少接触该类疾病的患者。对于存在着其他部位的结核病灶，应加强治疗，彻底治愈，以防继发感染。

主要参考文献

［1］鲍远程. 温病溯源、研究传承与相关脑病临证心悟［J］. 中医药临床杂志，2017，29（1）：1-5.

［2］屠燕捷，方肇勤，杨爱东，等. 叶天士卫气营血辨证标准与理法方药［J］. 中华中医药杂志（原中国医药学报），2016，31（3）：781-793.

第十三章 颈源性头痛

颈源性头痛作为一种继发性头痛，指由任何颈部结构（骨骼、肌肉或其他软组织等）紊乱所引起的头痛。临床早期多为枕部、耳后部、耳下部的不适感，后转为闷胀或酸痛感，逐渐出现疼痛。疼痛部位可扩展到前额、颞部、顶部和颈部，有的可同时出现同侧肩背上肢疼痛，疼痛可有缓解期。中医古典医籍中并未发现有关于颈源性头痛的记载，根据其临床表现我们将其归在"头痛""头风""颈项强痛""颈肩痛""项筋急"等范畴。

一、病因病机

（一）西医学认识

1. 流行病学

国际头痛协会调查显示颈源性头痛在头痛患者中的占比大约为14%，在严重头痛患者中占17.5%，在挥鞭伤者中颈源性头痛患病率达53%。颈源性头痛在全世界范围内不同性别、不同年龄之间都有较高发病率，在年龄和性别结构方面，患者群年龄集中在30~50岁，并且女性多于男性，女性患者是男性患者的4倍，中年人整体发病率最高，同时近年来呈不断上升之趋势，这必须引起足够的重视。国内尚缺乏颈源性头痛，发病率的相关流行病学证据，但我国总体人口基数大，随着社会发展、工作压力的增强和自我保护意识的缺乏，形成长时间颈椎固定姿势的工作、娱乐等生活环境，导致不同年龄段颈椎退行性改变的加剧，部分头痛起源于颈椎疾患，促成颈源性头痛，是现今研究的热点。

2. 发病机制

颈源性头痛与颈部的神经、血管、韧带和筋膜等多个组织密切相关，任何部位的病变皆可引起颈椎病的发作而引起头痛。其发生必须具备以下3个条件：①颈枕部存在疼痛感受器官。②颈枕部、肩部疾病或生理功能紊乱作为颈枕疼痛受体的合适刺激源。③存在将颈枕部疼痛牵涉到头部的神经途径和机制。具体如下。

（1）解剖学基础与颈源性头痛的关系　颈椎的结构是复杂的，颈段有35个关节，有8对颈神经根通过椎间孔离开骨髓。颈部有复杂的交感神经网，它们支配范围广，参与静、动脉丛和颈外动脉及其分支的交感神经丛组成，当受到刺激时可引起头面部疼痛及其他各种症状。高位颈神经包括第1~4颈神经，与头痛关系密切。原来一直认为第1颈神经为运动神经，不含有感觉纤维。近年来的研究发现，第1颈神经在寰椎后弓上方发出第1颈神经后支，分布到头后直肌、头上下直肌，该神经后支内含有丰富的感觉纤维。

第2颈神经从椎板间隙中出来，其后支分出内侧支、外侧支、上交通支、下交通支和头下斜肌支。内侧支与来自第3颈神经的纤维共同组成枕大神经、枕小神经和耳大神经，这些神经是传导颈源性头痛的主要神经。外侧支分布到头最长肌、头夹肌和头半棘肌。在横突的结节间沟第2颈神经后支的上交通支与第1颈神经后支连接，其下交通支向下进入第2、3颈椎关节突关节与第3颈神经后支相连接。第1、2、3颈神经后支借交通支相连接形成神经环（或称为颈上神经丛，或"Cruveihier后颈神经丛"）。第3颈神经出椎间孔，在椎动脉后方发出第3颈神经后支，其内侧支分布到多裂肌，外侧支分布到头最长肌、头夹肌和头半棘肌。上述这些神经的分支靠近椎动脉经枕骨大孔进入颅腔前的成角处，容易受到椎骨突起及肌肉在附着处的刺激及损伤。压迫和刺激这些神经时在头皮上可出现感觉减退、过敏或感觉消失。

来自嗅神经、面神经、舌咽神经、迷走神经和三叉神经传入支的终末纤维与第1~3颈神经后根传入纤维在颈髓1~2后角内联系。这些颈神经的感觉范围可延伸至前额部、眶下部，受卡压或炎症刺激时可出现牵涉性头部疼痛、耳鸣、眼胀以及嗅觉和味觉改变，类似鼻窦、耳部或眼部疾病的表现。第1、2、3颈神经离开椎管后大部分路径在柔软的肌肉组织内，软组织的炎症、缺血、损伤、压迫甚至不适当的按摩都会影响神经的功能，引起颈源性头痛。

（2）颈椎及椎间盘退行性病变引起椎间孔狭窄　颈椎间盘退行性病变或突出后经"纤维化"而变"硬"，以后随着组织修复钙化可形成骨质增生。发生骨质增生的椎体相互靠近，其外侧的颈椎关节也相互靠近，失去关节面的正常关系，使椎间孔变形。椎间孔受到侵犯，椎间孔的间隙也受到侵占，可造成疼痛和神经功能障碍。椎间孔的大小和形状，在很大程度上取决于椎间盘的完整。

脊柱处于正常静止状态时，正常的椎间盘能够维持椎体及后部关节相互分离，使椎间孔保持完整。颈部活动时，当一个椎体在另一个椎体上滑动时使椎间盘变形。正常的椎间盘容许在生理限度内变形并能复原。当椎间盘突出时，无论在静态或动态下，都能影响相邻椎骨各部分之间的相互关系，并改变椎间孔的大小和形状。此时，椎间孔内通过的神经和血管，都可因压迫、牵拉、成角和炎症受到刺激。

（3）颈椎间盘退行性变、突出引起的无菌性炎症　颈椎间盘退行性改变、突出，椎间盘物质释放可直接引起无菌性炎症、

水肿。由于正常情况下成人椎间盘无血管，是免疫豁免区，免疫系统视椎间盘物质为异物而产生免疫排斥反应性炎症，引起颈椎间盘源性神经根炎。除了直接产生根性疼痛外，末梢释放炎性物质，引起分布区域内软组织炎症，也可以产生疼痛，这是部分患者发生顽固性颈源性头痛的机制。

（4）肌肉痉挛　颈源性头痛也可产生于颈部肌肉组织，一方面神经根，特别是其腹侧的运动神经根（前根）受到压迫或炎症侵袭时可引起反射性颈部肌肉痉挛；另一方面，持续性肌肉慢性痉挛引起组织缺血，代谢产物集聚于肌肉组织，代谢的终末产物引起肌腱膜炎，产生疼痛。

长时间低头伏案工作，肌肉持续收缩以维持姿势，使肌肉供血减少，继发肌痉挛，并使韧带、肌腱膜易发生损伤；冗长而乏味的精神活动或体力活动，在全身各部位中最容易引起颈部神经－肌肉的紧张，这些是青少年颈源性头痛的常见原因。

3. 有关颈源性头痛的学说

关于颈源性头痛的发病机制，学者们提出了多种假说，每提出一新的假说，都较前者更为透彻和完善。现择其影响较大的几种简介如下。

（1）解剖会聚理论　当来源于躯体两个不同部位的初级传入纤维与脊髓内的同一个二级神经元发生突触联系时，其中一个部分病变产生的痛觉冲动就可能被误认为是来源于另一部位的初级神经纤维的传入，这种现象称为会聚。大多数研究者认为，颈源性头痛发生是高位颈神经（C_1~C_3）所支配的结构（枕寰关节、寰枢关节间盘、寰椎横韧带、翼状韧带、帽状腱膜、枕肌、椎前肌肉、胸锁乳突肌、斜方肌、半棘肌、夹肌、多裂肌、后颅窝硬脑膜、椎动脉、颈内动脉及小关节）发生病损而产生伤害性痛觉信息，通过高位颈神经传入纤维之间及其与三叉神经传入纤维的中枢会

聚，使伤害感受性输入产生紊乱而形成的一种头面部的牵涉痛。由于三叉神经脊束核尾侧亚核内神经元的有序分布使三叉神经眼支与高位颈神经可发生最大限度地会聚，所以颈源性头痛患者的头面部疼痛主要集中在额、颞及眶部，其疼痛程度常常比起源于颈枕部的最初痛觉传入重。

（2）机械刺激学说　分布到头颈部的枕大神经、枕小神经和耳大神经、高位颈神经（C_1、C_2、C_3），走行于头颈部的血管（颈动脉、椎动脉）以及头颈部的肌腱、筋膜、韧带、软骨等组织构成了颅外对痛觉敏感的组织机构。由于外力的作用或头颈部姿势不当（侧弯、过屈、过伸、突然过度旋转等）可破坏颈椎自身结构的生物力学平衡，造成颈椎曲度异常，颈椎关节早期失稳；长期慢性劳损、陈旧性外伤等引起椎间盘变性、椎体退行性病变、椎体间的错位、错缝、脱位或后关节紊乱，骨赘形成，甚至椎间孔狭窄，以上颈椎病变均造成颈神经或交感神经的机械刺激或压迫而出现疼痛。颈部肌肉、韧带及关节囊等软组织的机械损伤也通过刺激、压迫、牵引头部敏感软组织、椎动脉的交感神经丛或其他交感神经而引起头痛。

（3）炎性水肿学说　在经手术证实椎间盘突出的髓核组织中，局部组织炎症的启动物质磷酸酯酶 A2（PLA2）的活性是血浆的 1000 倍，研究发现颈源性头痛患者的血清白细胞介素 2 和肿瘤坏死因子 α 水平明显高于无先兆偏头痛患者和健康人。颈源性头痛患者一氧化氮（NO）途径活性也高于文献中的偏头痛和丛集性头痛患者。上段颈椎的炎性疾病如风湿，椎间盘炎或肌腱、筋膜、韧带、软骨的炎性水肿，紧张挛缩、粘连组织，均可导致枕大神经、枕小神经、C_1、C_2、C_3 后支受炎症刺激而产生头痛。有关细胞因子在颈源性头痛中作用尚有待于进一步研究证实。

（4）肌肉痉挛学说　颈部肌肉组织、颈髓神经根，特别是前根受到压迫或炎症侵袭时，可引起反射性颈部肌肉痉挛；而持续性的肌肉痉挛引起组织缺血，代谢产物聚集引起肌筋膜炎，产生疼痛。并可直接刺激在软组织内穿行的神经干及神经末梢而产生疼痛。颈部重要的肌肉组织胸锁乳突肌、斜方肌两肌之间被一横行的腱弓或横行的肌纤维相连接，位于深筋膜下方，与深筋膜紧密相连，并与深层坚硬的枕骨形成一扁平状的骨纤维管，枕大神经、枕动脉及枕小神经在枕后按内、中、外的顺序穿过此管。长期伏案工作或用枕不当使肌肉长期处于紧张状态，紧张的肌肉迫使其周围组织的血管收缩引起血管内炎性物质不易排出，形成颈部肌群的慢性无菌性炎症，最后逐渐使其局部组织增生、纤维化，甚至使枕后骨纤维管内压升高，出现一系列枕大、枕小神经及枕动脉卡压的临床症状，也是颈源性头痛的常见原因。

总之，颈源性头痛的发病机制错综复杂，迄今尚未完全阐明，仍有很多问题有待深入研究。

（二）中医学认识

中医对颈源性头痛的认识是以发病过程及临床表现为依据的，中医学中无"颈源性头痛"这一病名，根据临床表现，可归为"头痛""颈肩痛""痹证""头风""脑风""首风"等。该病病因病机复杂，病症多端，中医疗法多种多样。

1. 历史沿革

"头痛"一词首见于《素问·奇病论》："人有病头痛，以数岁不已，此安得之。"《素问·风论》中称之为"首风""脑风"，指出病在前额及脑后为正头风，病在左右为偏头风。"头风"首见汉代张仲景《金匮要略·中风历节病脉证并治》篇。"项背强几几""头项强痛"见于《伤寒论》。《类证治裁》云："头为天象，诸阳经会焉。若六气外侵，精华内痹，郁于空窍，清阳不运，其痛乃作。"说明头痛与"痹证"有关。

2.病因病机

中医认为头痛的病因主要为外感与内伤两大类。外感多为六淫邪气侵袭所致，内伤则多由情志、饮食失调、久病体虚、房劳不节、先天禀赋不足等因素引起的五脏六腑功能失调所致。因头居人体最高处，而且根据十二经脉的走行分布规律（手三阳经从手走头，足三阳经从头走足）也可以发现手足三阳经均交汇在头面部，故头是人体经气汇聚的重要部位，称"诸阳之会"。头部又是"髓海"脑之所在，同时五脏精华之血、六腑清阳之气皆上注于头部，因此又称头部为"清阳之府"。所以各种原因引起的气血逆乱，脉络壅塞，升降失调，清阳不升，致使头部经络不通或精血无以上荣于脑，均可引发头痛。具体如下。

（1）外感头痛 外感头痛多因遭受风、寒、湿、热之邪，清空被扰，清阳被遏，使头部气血壅滞，经络阻塞，不通则痛。所谓"高颠之上，惟风可到"，又因"风为百病之长"，所以外感头痛以风邪致病为主，且多兼夹寒、湿、热之邪。外感头痛其性多属表属实，一般起病急，疼痛重，但病程短，预后较好。

（2）内伤头痛 内伤头痛多由情志、饮食失调，久病体虚，房劳不节，先天禀赋不足等因素引起五脏六腑功能失调所致。因脑为髓海，其依赖于肝肾精血和脾胃精微物质的充养，所以内伤头痛的病机多与肝、脾、肾的功能失调有关。肝主疏泄，喜条达而恶抑郁，若情志不畅，则容易肝失疏泄，气机不畅，久郁化火，气火上逆引起头痛；若肝肾阴虚，则容易肝阳偏亢引起头痛。肾主骨生髓，而脑又称髓海，髓海依赖于肾精的充养，如若肾精亏虚，则生髓乏源，久之则易引起髓海空

虚，不能上荣头面而头痛。房事不节，或先天禀赋不足均可引起肾精亏虚。脾主运化，气血生化之源，若脾胃虚弱，则不能生成足够的水谷精微营养头面而出现头痛；若脾失健运，痰浊内生，痰阻脑窍而出现头痛。若因跌仆闪挫，损伤头络，或久病体虚，气滞血瘀，脑络瘀阻而出现瘀血头痛。内伤头痛一般起病较缓，病程较长，病性复杂，如因肝阳、痰浊、瘀血所致者属实或虚实夹杂，为头昏胀痛、昏蒙重痛、刺痛等；如因气血亏虚、肾精不足所致者属虚，多为疼痛绵绵，遇劳加重，反复发作。

（3）颈源性头痛与经络间的关系 头为诸阳之会，手足三阳经、足厥阴经及督脉等均循行至头面部，早在《内经》中就已提到头痛由六经病变引起。《伤寒论》中将头痛以六经划分，其中太阳头痛、阳明头痛、少阳头痛和厥阴头痛较常见，根据部位的不同，又可将前额痛归阳明头痛，后头痛归太阳头痛，侧头痛归少阳头痛，颠顶痛归厥阴头痛，临床针灸取穴时亦多选取其相应经脉腧穴为主。金元时期的李东垣补充论述了太阴头痛和少阴头痛。《丹溪心法》也提到头痛久治不愈者，可加引经药以加强疗效，如太阳头痛可加用川芎，阳明头痛可以加入白芷，少阳头痛加入柴胡等。引经药的使用也进一步印证了经络和头痛间的关系。

二、临床诊断

（一）辨病诊断

1.临床诊断

颈椎相关的影像学检查有阳性表现，结合患者的症状、体征及病史，诊断为颈源性头痛并不困难。

（1）症状

①头痛症状：颈源性头痛可为单侧或

双侧，有研究显示颈源性头痛主要是单侧头痛。颈源性头痛患者疼痛以胀痛或搏动样跳痛为主，两种性质可并存。颈源性头痛主要分布于颈、枕部，也可表现为分布于颞、顶、额、眶周的牵涉痛，疼痛程度为中、重度。

②头外症状：颈源性头痛患者的头外症状主要是颈肩部的症状及全身症状。研究显示，绝大多数患者伴随颈肩上肢的疼痛，常见的有颈肩酸胀痛及活动受限，甚至上肢根性疼痛。颈源性头痛伴随全身症状亦为多见，研究发现颈源性头痛可伴发头晕、恶心、呕吐、畏光、流泪等症状。还有报道颈源性头痛患者伴发焦虑、抑郁。

（2）体征　颈部被动活动或受限，或颈部肌肉存在不正常的轮廓、硬度、紧张程度及在主动和被动活动时的反应性有改变，或颈部肌肉存在不正常的压痛。

（3）病史　既往存在慢性劳损史（如头颈的外伤史、长期低头伏案工作等），或颈椎退行性病变，甚至有先天性颈椎畸形。

2. 相关检查

（1）影像学诊断　X光检查可见不同程度的颈椎退行性改变，有的可见颈椎间孔狭窄，椎体前后缘增生，或棘突增宽变厚，棘上韧带钙化。CT检查多无特殊变化，少数患者可见颈椎间盘突出，但与疼痛部位及程度不一定密切相关。

（2）实验室检查　该检查对于颈源性头痛的患者意义不大，但是血沉、抗核抗体、甲状腺功能等检查可以帮助排除例如风湿性关节炎、系统性红斑狼疮、甲状腺或甲状旁腺功能紊乱及原发性肌肉病变等全身其他疾病造成的骨骼、肌肉、关节的相似症状。有研究表明，颈源性头痛患者的脑脊液中白细胞介素-1（IL-1）、单核细胞趋化蛋白-1（MCP-1）和转化生长因子（TGF-131）等都会升高，尤以MCP-1的变化与偏头痛最具有鉴别意义。

（二）辨证诊断

颈源性头痛病变多源于颈部，根据其病因病机和临床表现，结合《中医内科学》头痛分型，颈源性头痛临床上一般分为外感和内伤两大类，辨证分型均以病机为据，故辨证诊断合而论之。

1. 风寒湿痹证

临床证候：头部沉重，颈、肩部僵硬感，伴或不伴活动不利，颈肩及上肢可有窜痛、麻木感，恶寒畏风，舌淡红，苔薄白，脉弦紧。

辨证要点：头部沉重，颈、肩部僵硬感，恶寒畏风，脉弦紧。

2. 肝阳上亢证

临床证候：头痛而胀，或抽掣而痛，痛时有烘热，面红目赤，心烦易怒，夜寐不宁，或兼胁痛，舌红，苔黄，脉弦有力。

辨证要点：头痛而胀，心烦易怒，脉弦有力。

3. 痰浊上扰证

临床证候：头痛昏蒙，或兼目眩，恶心食少，痰多黏白，形体偏胖，胸腹痞闷，舌红，苔白腻，脉滑。

辨证要点：头痛昏蒙，胸腹痞闷，苔白腻，脉滑。

4. 瘀阻脑络证

临床证候：头痛反复，经久不愈，痛处固定，痛如锥刺，或有头部外伤史，舌质紫暗，苔薄白，脉细涩。

辨证要点：痛处固定，舌质紫暗，脉涩。

5. 气血亏虚证

临床证候：头痛绵绵，时时昏晕，神疲乏力，面色㿠白，心悸少寐，遇劳加重，舌淡，苔薄，脉细弱。

辨证要点：头痛绵绵，遇劳加重，脉细弱。

6. 肝肾阴虚证

临床证候：头痛且空，眩晕耳鸣，腰

膝酸软，遗精带下，神疲乏力，舌红少苔，脉细无力。

辨证要点：头痛且空，舌红少苔，脉细无力。

三、鉴别诊断

（一）西医学鉴别诊断

颈源性头痛是一种慢性、偏侧头颅疼痛综合征，可牵涉整个头部疼痛。颈源性头痛的诊断比较明确，但临床亦需与下列疾病相鉴别。

1. 偏头痛

颈痛和肌紧张是偏头痛的常见症状。无先兆性偏头痛最为常见，约占偏头痛总发病率的80%以上，发作前没有诱因，呈自发性而无先兆症状，疼痛多位于一侧，性质为搏动性，程度为中度或重度，疼痛可因类似上下楼梯的日常体力活动而加重。如不治疗，每次发作时疼痛可持续4~72小时。伴随症状有恶心、呕吐、出汗及（或）畏光或怕声。反复发作至少5次方可做出诊断。有先兆性偏头痛，其头痛特征与无先兆性偏头痛相同，但在头痛前有先兆症状相继出现，通常持续10~20分钟后消失，最长不超过60分钟。这些先兆症状最常见有视觉先兆，如视觉缺损、偏盲、亮光、感觉障碍，在时间顺序上可稍后于视觉先兆，也可单独发生，较多见的症状是好像针刺从一点开始缓慢地移动，累及一侧躯体和面部，麻木随后发生。

2. 紧张型头痛

头痛位于双侧，累及整个头部，性质为钝痛，呈典型的紧束样或压迫感，程度为轻度或中度，不因上下楼梯等日常活动而加重。根据疼痛的时间特征和伴随症状又分为发作性紧张型头痛和慢性紧张型头痛。前者头痛呈反复性发作，每次持续30分钟至7日，每月发作少于15日，全年发作时间少于6个月，不伴恶心、呕吐，但可有畏光或怕声，至少反复发作10次方可诊断。后者头痛也反复发作，每月发作时间超过15日，全年多于6个月，可有恶心、畏光或怕声三种伴随症状之一，但无呕吐。根据以上头痛的特征，相符合者即可诊断为此型头痛。

3. 丛集性头痛

头痛位于一侧眶部、眶上部或颞部，程度为重度，疼痛发作可呈规律性，也可被酒精、组胺、硝酸甘油等诱发，发作频率为隔日1次，也可达每日8次，连续发作持续数周到数月，周期从数周到数年不等，每次发作持续15分钟到3小时，伴随症状有结膜充血、流泪、鼻塞、流涕、前额和面部出汗、瞳孔缩小、眼睑下垂和眼睑水肿等，约有20%出现Horner综合征。根据发作时间特征，分为以下两型：发作性丛集性头痛，至少有2次发作的丛集性头痛，持续7日到1年，两个丛集期之间的间歇期大于14日；慢性丛集性头痛，丛集期达1年以上，间歇期少于14日或无间歇期。符合以上特征的头痛发作在5次以上者，排除其他器质性疾患后，即可做出诊断。

4. 原发性肌收缩性头痛

长期的心理因素所致的全头紧缩感、沉重感，其一侧枕部和一侧颈部无明显压痛，排除职业、外伤、老化因素。

5. 运动神经元病

颈椎病若是混合型，其头痛又不明显，必须与运动神经元病相鉴别，把握运动神经元疾病的三个类型特点，即肌萎缩侧索硬化、进行肌萎缩、进行性延髓麻痹，就很容易鉴别。

（二）中医学鉴别诊断

1. 眩晕

头痛与眩晕可单独出现，也可同时出现，二者对比，头痛之病因有外感与内伤两个方面，眩晕则以内伤为主。临床表现，头痛以疼痛为主，实证较多，眩晕则以昏眩为主，虚证较多。

2. 类中风

类中风病多见于45岁以上患者，眩晕反复发作，头痛突然加重时，常兼半身肢体活动不灵，或舌謇语涩。

3. 真头痛

真头痛多呈突然剧烈头痛，常表现为持续痛而阵发加重，甚至伴喷射样呕吐、肢厥、抽搐等。

四、临床治疗

（一）提高临床疗效的要素

头痛病因复杂，症状多样，当仔细辨证，选方对证，因人、因时制宜，才能收"立竿见影"之疗效，辨证时需要首先辨别以下几点。

1. 辨内伤外感

①外感头痛：发病多急，痛势剧烈，间无休止，并兼有发热恶寒，鼻塞流涕，喷嚏咳嗽，脉浮数紧。

②内伤头痛：发病缓慢，病势绵绵，时剧时止，伴有各脏腑的特有症状，脉多沉、细、弦。

2. 辨虚实

①实证：暴痛而剧，痛有定处，新病体壮，拒按面红，舌质红暗，脉弦而实。

②虚证：头痛绵绵，时剧时缓，痛无定处，久病体弱，神疲乏力，面色㿠白，舌质淡红，脉细、弦、缓。

3. 辨六经

头顶发际痛属太阳经；额连目眶痛属阳明经；两颞阵痛，痛连耳前发际属少阳经；颠顶头痛属厥阴经；头痛眩晕属太阴经；头痛深重属少阴经。

（二）辨病治疗

颈源性头痛的治疗方案遵循由保守治疗到手术治疗的阶梯、渐进式的治疗原则。应该以非手术治疗为主，多种治疗方式综合应用。病情轻者，可以以休息为主，采取多种保守治疗；发作频繁、病情重者，可以采取微创或手术治疗。

1. 药物治疗

疼痛应给予消炎镇痛的阿司匹林、吲哚美辛、双氯芬酸钠缓释片等。辅助用药方面，应给肌肉松弛剂；自主神经症状和精神症状强的情况下，给精神安定剂（地西泮、氯氮平、阿米替林），此外抗癫痫用药、三环抗抑郁药、肾上腺受体拮抗剂、部分钙通道阻滞剂以及营养神经药物均有一定疗效。

医师在临床治疗中认为肌肉松弛药物是治疗颈源性头痛安全有效的药物。有人用盐酸乙哌立松治疗颈源性头痛，通过抑制脊髓反射和 Y 运动神经元的活动而降低肌索敏感性，取得肌松效果，通过作用于调钙蛋白收缩机制抑制血管平滑肌收缩，改善血液循环，并通过拮抗 P 物质取得止痛效果。也有人用氨酚羟考酮、氯唑沙宗、牛痘疫苗接种家兔炎症皮肤提取物片，以求减少激素用量，降低神经阻滞次数来降低神经阻滞相关的风险。目前口服镇痛药治疗是西医临床上最常用的手段，虽然口服镇痛药后头痛有所缓解，但是单纯药物治疗的缺点是容易形成药物依赖性，停药后易复发，并且药物的不良反应多，对长期用药的患者需要定期检查血常规和肝肾功能。除口服用药外，还可用消炎镇痛剂制成外敷贴剂。将消炎镇痛药物注射入患者相应的病灶区内，能起到镇痛、缓解局部肌肉痉挛的作用，但如果注射位置不达病灶则起不到临床治疗效果。所以采用注射疗法时一定要尽可能确认患者的具体病灶部位，当注射治疗效果不佳时，需要及时再次诊断，坚持个体化治疗。

2. 神经阻滞治疗

神经阻滞疗法被称为"第三疗法"，是治疗颈源性头痛的常用方法。神经阻滞能缓解支配区域的血管痉挛，改善其支配区域的血流供应，同时减少 IgM、IgG、5-羟色胺、组胺等炎症递质和化学因子释放，减轻疼痛应激。神经阻滞疗法可选择性阻断所需神经，目的明确，直取患处，药物剂量小，安全，不良反应相对较少。最好由有经验的医生来做，如果条件允许，最好在 X 线透视下进行神经阻滞治疗。

神经阻滞治疗方法一般适用于单纯保守治疗无效时，根据其临床体征的不同其治疗方式主要包括：①枕大／枕小神经支配区域压痛（＋），选用枕大／枕小神经阻滞注射治疗。②颈椎小关节处压痛（＋），选用颈神经后支阻滞治疗。③颈椎横突压痛（＋），采用颈椎旁神经阻滞治疗。因神经阻滞治疗前需根据其病变部位选取较准确的治疗部位，也就是说神经阻滞治疗具有高度选择性，且颈源性头痛的发病原因多且复杂，倘若神经阻滞治疗某点无效时可进一步选择硬膜外腔神经阻滞治疗，有学者认为硬膜外注射可致严重并发症并缺乏选择性，目前在临床工作中已不再适用。

3. 神经毁损疗法

颈神经后支的神经射频热凝术可有效治疗颈源性头痛，但神经热毁损术治疗后，不良反应较多出现，毁损区可出现麻木、热，甚至痛觉敏感等不适，甚至影响运动功能。现今较常使用的神经毁损疗法是脉冲射频。

脉冲射频的原理为间断发出的脉冲式电流在组织周围形成高电压，然后转为热能，此方法能够有效地、彻底地使神经传导阻断，达到消除疼痛目的。

4. 臭氧治疗

臭氧本身的特性决定了其可以应用于临床对颈源性头痛的治疗，主要有 4 点特性：①抗炎作用强大。②臭氧的镇痛作用明显。③臭氧具有强氧化性。④臭氧具有免疫调节作用。

5. 颈椎开放性手术治疗

经各种非手术治疗亦无效者，多有椎管内骨性异常改变卡压神经根，应考虑外科手术治疗。通过松解相应组织，解放受压神经，或做相应椎间盘手术均可有效缓解颈源性头痛，但手术方式的选择也应该充分考虑不同患者的病理特点，如颈椎管的解剖学特点、病变的部位及并发症等。目前西医手术有颈后路小关节减压术。有研究显示，手术摘除椎间盘后对于颈源性头痛症状有所改善，但是目前尚有争议。手术治疗颈源性头痛的疗效证据级别不足，有待进一步行随机对照研究加以证实，且相对于其他治疗方法而言，开放性手术治疗并发症较多，风险高，费用贵，不易被广大患者所接受。

（三）辨证治疗

中药疗法近年来在颈源性头痛的治疗中起到了较为积极的作用。外感头痛治疗多以祛风为主，兼以散寒、清热、祛湿，内伤头痛以平肝化痰、活血通络、补气养血、益肾填精为主。以及配合一些外治法。

1. 辨证论治

（1）风寒湿痹证

治法：祛风散寒，通络止痛。

方药：川芎茶调散加减。川芎，白芷，羌活，细辛，薄荷，甘草，荆芥，防风。

（2）肝阳上亢证

治法：平肝潜阳，息风止痛。

方药：天麻钩藤饮加减。天麻，菊花，钩藤，桑叶，生石决明，牛膝，生牡蛎，夏枯草，夜交藤，生栀子，黄芩，杜仲，川楝子，龙胆草。

（3）痰浊上扰证

治法：燥湿化痰，降逆止痛。

方药：半夏白术天麻汤加减。姜半夏，白术，天麻，茯苓，石菖蒲，升麻，甘草。

兼痰浊上涌，呕吐频繁者加代赭石、法半夏以降逆化痰；痰郁化火，头目胀痛，心烦口苦者加黄芩、竹茹以清热祛痰；痰火动风，眩晕欲仆，耳鸣，肢麻者加生龙牡、钩藤以潜阳息风。

（4）瘀阻脑络证

治法：活血化瘀，通络止痛。

方药：血府逐瘀汤加减。桃仁，红花，当归尾，怀牛膝，赤芍，川芎，枳壳，柴胡，蜈蚣，细辛，甘草。

兼气虚者加黄芪；兼寒者加桂枝、炮姜；兼痰火者加法半夏、黄芩；兼湿者加羌活、木瓜；头痛较剧者重用细辛、蜈蚣。

（5）气血亏虚证

治法：健脾益气，养血止痛。

方药：归脾汤加减。党参，黄芪，当归，茯苓，龙眼肉，枸杞子，蔓荆子，延胡索，天麻。

（6）肝肾阴虚证

治法：补益肝肾。

方药：杞菊地黄丸加减。熟地黄，山茱萸，枸杞子，泽泻，牡丹皮，菊花，钩藤，当归，白芍，川芎，地龙，全蝎。

2.外治疗法

（1）针刺治疗 针刺可使紧张、挛缩、粘连的局部软组织松解，显著改善局部血液循环，促进炎症的吸收，加快损伤组织的修复，从而化解疼痛。颈源性头痛部位多在少阳经脉循行所过之处，故选用风池、率谷等少阳经腧穴，疏通少阳经气。百会为督脉之穴，颈部夹脊穴临近椎间孔，夹督脉而行，督脉为阳脉之海，经气畅通，则清阳之气能上行以充养清窍而止痛。常用穴位如下。

外感头痛：风池、风府、风门、大椎。

痰浊头痛：百会、攒竹、列缺、丰隆。

两颞头痛：头维、太阳、丝竹空、睛明。

前额头痛：上星、阳白、印堂、发际。

颠顶头痛：四神聪、前顶、后顶。

头项强痛：风池、大杼、风门、昆仑、印堂。

肝阳上亢头痛：印堂、百合、风池、曲池、足三里。

瘀阻脑络头痛：百会、四神聪、头维、大杼。

瘀阻脑络头痛：百会、四神聪、头维、大杼。

气血亏虚头痛：百会、头维、三阴交、足三里、血海。

肝肾阴虚头痛：四神聪、上星、睛明、内关、太溪。

在临床治疗上，针刺的方法各异，有的单一取穴，有的局部取穴，有的辨证论治之后选取适合的配穴加以治疗，其中还有一些特色针灸方法，如"灵龟八法"等。

（2）推拿疗法 中医传统手法推拿按摩可以起到滑利关节，调整筋骨，解除肌肉紧张、压迫，还可以产生适当热量，加速局部血液循环，促使局部炎症物质吸收，减轻痉挛，调整小关节紊乱，松解粘连，改善局部血液循环。单纯手法或是手法配合其他治疗方法对于颈源性头痛的疗效已得到临床印证。以松解手法进行推拿治疗，放松手法适用于肌肉、韧带等软组织，这样可以松弛患者的颈部肌肉、神经，与此同时，还对患者进行关节调整，整复骨关节错位的椎间关节，使其恢复到原来的力学平衡；定位旋转扳法可调整小关节紊乱，分解小关节周围软组织粘连、嵌顿，扩大狭窄的椎间孔，恢复颈椎正常生物力学平衡；先用滚法放松颈部肌肉，用弹拨法弹拨头颈联合部肌肉起点及疼痛点，拿肩井，按揉颈肩背部腧穴，最后在头部施以扫散法，拿五经并点按百会、太阳、头维、角孙等穴。

具体操作：如患者取端坐位，术者站于患侧后方，依次揉拿颈肌、斜方肌；按揉肩胛骨内上角，捏拿菱形肌5遍；分筋理筋，一手托拿下颌，一手拇指指腹沿棘突两侧，自上而下行分筋理筋、滚法、点穴、颈椎定位旋转复位法，最后放松。

（3）针刀疗法　针刀疗法集针刺和闭合性手术的优势，通过松解和切除软组织的粘连、瘢痕、结节、卡压等，解除病变局部血管神经的压迫和牵拉，调整关节功能紊乱，去除力学不平衡因素，使病变组织结构恢复正常的解剖关系和正常的生理功能。它具有手术刀的作用，可减轻炎症区内压，阻断其对血管神经的恶性刺激，同时也具有针刺的作用，可起粗针作用，针感较强，易疏通经络，行气活血。

具体操作：患者取俯卧位或反坐于椅上，双手叠放于椅背，两种体位均呈颈前屈位，充分暴露后颈部，并使颈部放松。每次选择1~5个压痛点，常规消毒，局部注射1%利多卡因2~4ml浸润麻醉后，用小针刀在原压痛点进针，直达病灶，对粘连瘢痕挛缩的软组织进行纵行疏通剥离，横行摆动，切开剥离，瘢痕刮除，通透剥离，使粘连、结瘢及挛缩的软组织松解。

（4）刺络火罐疗法　配合辨证取穴，如痰浊上扰头痛取上脘、脾俞。常规皮肤消毒后，用无菌三棱针于穴位处，点刺3~5处，使之有血液溢出后，用口径10cm以上的火罐，以酒精闭罐法，迅速置罐，留罐20~30分钟，去罐后用酒精棉拭去污血，每次1个穴位，隔日1次，痛止停用。

（5）耳针疗法　配合辨证取穴，如肝阳上亢头痛取高血压点、皮质下、脑点、肾上腺、降压沟。配穴取脑干、枕、内分泌、神门。每日取主、配穴各2穴，留针

20分钟，用捻转手法，中等刺激，每日1次，10日为1个疗程。

（6）悬吊牵引　悬吊牵引使负重的颈部韧带肌肉松弛，加上手法推拿纠正偏移的颈椎和可能扭曲的颈部血管，从而恢复颈椎受力的内外平衡，改善血液循环，消散炎症，减轻头痛。但单纯悬吊牵引按摩是否能纠正脑血管功能紊乱还需要客观验证。另外，有研究证实，对于颈源性头痛有脑血管功能紊乱，专业化的牵引按摩可双向调整颈源性头痛的异常脑血流速度，提高颅内动脉流速的对称性。

（7）穴位注射疗法　有研究显示取风池、太阳、阳陵泉，用维生素 B_{12} 注射液0.5mg、维生素 B_1 注射液50mg、地塞米松注射液4mg、当归注射液2ml、利多卡因注射液3ml、盐酸消旋山莨菪碱注射液10mg行穴位注射，配合手法矫正治疗180例，结果痊愈136例，显效29例，有效10例，无效5例。采用局部痛点阻滞配合颈后肌肉松解注射治疗45例，结果总有效率为97.78%。选双侧风池穴及压痛点作为注射点，每次不超过4处，取灯盏花注射液4ml穴位注射，每处穴位注射1ml，并结合手法复位治疗，颈源性头痛35例，疗效显著。

3. 成药应用

（1）养血清脑颗粒　养血平肝，活血通络。用于血虚肝旺所致头痛，眩晕眼花，心烦易怒，失眠多梦。口服，1次1袋，1日3次。

（2）正天丸　疏风活血，养血平肝，通络止痛。用于外感风邪、瘀血阻络、血虚失养、肝阳上亢引起的头痛。饭后服用，1次6g，1日2~3次，15天为1个疗程。

（3）川芎茶调散　疏风止痛。用于外感风邪所致的头痛，或有恶寒、发热、鼻塞。饭后清茶冲服，1次3~6g，1日2次。

（4）血府逐瘀胶囊　活血祛瘀，行气止痛。用于气滞血瘀所致的头痛日久，痛

如针刺而有定处，内热烦闷，心悸失眠，急躁易怒。口服，1次6粒，1日2次，1个月为1个疗程。

（5）灯盏花素注射液　静脉滴注，一次10~20mg，用5%~10%的葡萄糖注射液500ml稀释后静脉滴注，1日1次。

（6）脉络宁注射液　静脉滴注，1次10~20ml（1~2支），加入5%葡萄糖注射液或氯化钠注射液250~500ml中静脉滴注，1日1次，10~14天为1个疗程，重症患者可连续使用2~3个疗程。

（7）舒血宁注射液　静脉滴注，每日20ml（10支），用5%葡萄糖注射液250ml或500ml稀释后使用，或遵医嘱。

4. 单方验方

（1）八月初一日清晨，取百草头上露水磨墨，点两太阳穴多次。

（2）生姜3片，皮纸包好，用水透湿，入灰火煨熟，以两片贴两太阳，以一片贴印堂中，用布缚之，即愈。

（五）医家诊疗经验

1. 张锡纯

张锡纯在《医学衷中参西录》中多论肝阳、肝火上逆所致的头痛。张锡纯认为脑充血可致头痛，即血随气升者过多，充塞于脑部，排挤其脑中之血管而作痛，此为《内经》所谓"血之与气并走于上"。书中所载头痛医案多由过于劳累忧虑，肝胆之火夹气血上冲脑部所致，治以引火下行，滋阴清热，兼用升清降浊法，皆以牛膝、代赭石为主药。且此类头痛须知肝为将军之官，中藏相火，强镇之恐起其反动力，又宜兼有疏肝之药，将顺其性之作引也，茵陈为张锡纯此类头痛中常用药，他认为茵陈为青蒿之嫩者，采于孟春，得少阳发生之气最早，与肝胆有同气相求之妙，虽其性凉能泻肝胆，而实善调和肝胆不复使起反动力也，且《本草纲目》谓其

善治头痛。又用川芎升清气，降脑中浊气。这些观点仍然可给今日之临床很大的启发。

2. 李可

李可善治急危重症驰名杏林内外，在《李可老中医急危重症疑难病经验专辑》其推崇的傅山引火汤加减（生地黄、巴戟肉、天冬、麦冬、茯苓、五味子、白芍、炙甘草）用于阴亏于下、龙雷之火上燔的顽固头痛。加味偏头风散（川草乌、生石膏、天麻、川芎、白芷、甘草、细辛、荆芥穗、防风、羌活、全蝎、僵蚕、地龙、天南星、白附子、明雄黄、乳香、没药、红参、五灵脂、制何首乌、白蒺藜、辛夷、苍耳子、苍术、蜈蚣）用于治疗头风瘤疾，他认为凡是辨证为非热性的器质性头痛即可试用，此疾病为"伏邪"作祟，瘤疾必是"寒热胶结，湿痰死血深伏血络"，治法当理清"邪之来路，即邪之出路"，该方药专力强，故可起到很好的效果，这些经验值得我们新一代中医人探索继承。

3. 任继学

任继学认为内伤头痛主要病因有4：一是饮食失调，致脾胃功能失调，水津运化不利，聚生湿痰，久留生毒，故而经络不舒而发头痛；二是情志抑郁，气机失常，气血循行不利，为滞为瘀，故而头痛；三是肾精亏虚，脑髓失养；四是气虚于中，清阳不升，浊气上逆而成。亦有血虚头痛。治疗头痛的方药为辛夷、川芎、蔓荆子、藁本、白及。在此基础上必色脉合参，脉证详辨，辨虚实定君臣，分寒热立佐使之药，讲究"动静相合，刚柔相济"。

4. 赵绍琴

赵绍琴在辨证的基础上，灵活剂型变化，曾用代茶饮治疗头痛。如头痛日久且目胀者，按病久入络对待，自组验方川芎、茺蔚子代茶饮。他认为："头痛必用川芎，各加引经药，今重用之，力专效宏，况其

气辛温走窜，上达颠顶，下抵厥阴，合茺蔚子活血明目，稍煎即饮，取其清气上达，为治头痛之妙方，屡试屡验，若合入复方中亦可。"又有头痛低血压者，痛在颠顶，连及前额，脉象沉细无力，舌白润质嫩胖，有齿痕，此为清阳不升，浊阴犯清奇，而为头痛，宜升和清阳之法，川芎、白芷代茶饮。

5. 贺普仁

贺普仁治疗头痛认为内因是根本，如脾胃虚弱，外因是条件，如风寒。以通经活络、疏风止痛为基本配方，选用丝竹空透率谷，合谷、列缺、足临泣。在《一针一得治百病》中又有针飞扬治实证鼻窦头痛（即鼻窦炎），重刺肝俞治眉棱骨痛的论述。

6. 陆瘦燕、朱汝功

陆瘦燕、朱汝功上病下取与分经取穴相结合指导治疗，即依据经脉"表本根结""同名经脉气相通"的理论，根据头痛位置所属经脉的不同，远端取穴。如少阳头痛可取侠溪、足临泣、三阴交、支沟。此外往往观察到在头痛所属经脉的荥穴和腧穴有压痛，取穴以之为主，可取得良好效果，所谓"荥输治外经"。

7. 秦伯未

秦伯未认为治疗头痛应注意胃滞头痛，虽有属气血虚者，然痛少补法，因虚而无邪，必不作痛，即气虚头痛，必是虚而冒寒，然后作痛，血虚头痛，必是血虚有火，然后攻冲而痛。凡治病必先治其痛。如气虚冒风寒，用荆防芎苏饮内服外熏，痛愈，以四君子汤补气。血虚有火，用知柏四物汤，痛止，服当归补血汤。然头痛必须详审胃家无滞者，方可用以上二法。若胸脘欠适，即为痰饮凝滞，须平胃化滞。因胸前凝滞，显示胃阳不能上布，易于感邪而头痛，均可用平胃、保和散治疗。有表邪需发汗散邪，人人皆知。然欲散外邪，先散胃滞，使胃阳敷布，方能作汗外解，此人所不知。

五、预后转归

颈源性头痛临床特征在评估病情和治疗预后方面的作用逐渐得到重视，如有研究发现较高的年龄、处于有薪在职状态、颈部运动后疼痛激发或缓解的患者，更有可能在手法治疗或功能锻炼方面获益。慢性头痛的患者往往伴有抑郁、焦虑等精神症状，且这些症状影响病情及治疗预后。另有研究认为，畏惧头痛等心理因素是导致颈源性头痛发生的原因之一。如何看待颈源性头痛患者心理因素与颈源性头痛疾病发生、发展的关系，值得进一步关注。其他症状、体征、影像学、生化指标、神经电生理检查指标及人口学特征等在病情及治疗预后判断中的作用研究较少，值得进一步研究。

转归有证候间的转归和疾病间的转归。证候间转归，如外感头痛未及时根治，日久耗伤正气可转为内伤头痛；内伤头痛之人再次感邪，也可并发外感头痛。风寒证或风湿证，邪气郁遏化热，也可成为风热证；肾虚证水不涵木，可转化为肝阳证；肝阳证化火伤阴可转化为肾虚证；痰浊证因痰阻血脉，可转化为痰瘀阻痹证。疾病间的转归，如肝阳头痛日久，可转归或并发眩晕、目盲。颈源性头痛的预后有较大差异，外感头痛，治疗较易，预后良好。内伤头痛，虚实夹杂，病程较长，反复不愈，治疗难度较大，只要辨证准确，精心治疗，也可以使病情得到缓解，甚至治愈。若并发中风、心痛、呕吐等则预后较差。

六、预防调护

长期颈部保持不恰当姿势是其主要诱因之一，这与人们日益现代化的生活方式和快节奏、高强度的工作模式密切相关，平板电脑和智能手机的普及，使得人们无论在工作或者业余的休息时间都保持着低头的姿势。对于生活因素形成的颈椎病变，是可以通过调整生活习惯、自我锻炼的方法预防颈源性头痛的形成的。自主运动训练在颈源性头痛的治疗中有临床意义，具体如下。

（一）预防

（1）保持良好坐姿　一般采取自然端坐位，头部略微前倾，胸部保持挺直。使用椅背带腰部支撑的座椅，或者腰部后方垫一软枕使腰部保持轻度前屈姿势。

（2）桌椅高度适宜　如桌椅的高度不恰当，会使头部过度后仰或前屈，造成颈肩部肌肉劳损。双眼平视或者向下15°~20°看电脑屏幕是比较适当的角度。

（3）避免颈腰部长期处于一种姿势　稍感疲劳时便可离开座位行走，或每隔一个小时起身离开，做些简单的伸展体操，学会自我保健。具体可以做颈部的缓慢前屈后伸、左右旋转，腰部可以做向前弯腰和向后伸展，以及缓慢左右旋转活动，3~5分钟即可以达到舒缓颈腰部肌肉的目的。

（4）如果电脑放在侧方，建议定期左右更换显示器的位置可以避免颈、腰椎长时间处于侧方扭曲状态。

（二）调护

（1）调整合理的睡眠姿势，枕头和卧具松软厚度适宜　人体的颈椎有其正常的生理弯曲度，使用过低或过高的枕头，都会使颈椎骨、肌肉和韧带处于紧张状态。枕头的高度一般在8~15cm为宜。枕头要放在后脑勺和颈部。床垫不要太软，卧姿以平卧为宜。

（2）注意颈腰部保暖，不要让风扇或者空调长时间直接对着颈腰部吹凉风。风寒常导致肌肉痉挛、僵硬，从而造成落枕、颈腰椎小关节紊乱和肌肉纤维织炎的反复发作。

（3）加强锻炼，增强体质　可通过颈项腰背功能锻炼，增强局部肌肉的力量，改善颈腰椎的稳定性及抗劳损能力。建议每周进行1~2次游泳，尤其以蛙泳为宜，可以增强颈腰部肌肉的力量，改善长期不良姿势导致的颈、腰椎生理曲度的异常。

1）自我按摩：以右手为例，右手跨过颈前，肘部屈曲，手掌置于后枕部，然后由上向颈部左侧再往下持按颈背、左侧的肌肉，接着顺势使肩关节快速后伸，如此进行数次。换左手按同样方法进行。

2）自我颈肌牵张训练：患者头部行前屈、后伸、侧屈、旋转，以上动作达到最大度数后，尽力保持10~15秒，1~2组/次，组间休息30秒~1分钟，伏案工作或低头工作者，每小时运动1~2次，运动要注意缓和，用力充分，使颈部各肌群和韧带得到锻炼。

3）头部缓慢地按书写笔画在空中写"米"字，或做头部环绕运动，顺、逆时针转圈，每天为1个疗程，需要在医生指导下进行，动作一定要轻柔，循序渐进。

4）自主运动训练：①松解法，以手指及掌部自我拿捏颈部肌肉，放松颈部肌肉，左、右手交替施行。②理顺法分筋理筋，以手指为主，双手紧贴颈部，前后揉动，然后双手指从颈1到颈7，从上而下理顺筋膜。③拿法，以左手掌拿右肩，右手掌拿左肩，交替进行拿肩。④牵拉关节运动法，双手背屈手指，互相牵拉往上提，然后前后抽动持续1分钟；燕飞锻炼时可以俯卧床上，去枕，双手背后，用力挺胸抬头，使头胸离开床面，同时膝关节伸直，两大腿用力向后也离开床面，持续1秒，然后肌肉放松，休息1秒，为1个周期。

七、专方选要

1. 前额痛专方——选奇汤（《兰室秘藏》）

组成与用法：甘草（炙）9g，羌活 9g，防风 9g，黄芩（酒制）3g。共研为粗末，1次 15g，水煎服。

功能主治：疏风散热。主治以前额痛为主症者。

加减应用：若头胀头昏者，加蔓荆子、蝉蜕、法半夏。

2. 偏侧头痛专方——散偏汤（《辨证录》）

组成与用法：白芍 15g，川芎 30g，郁李仁 3g，柴胡 3g，白芥子 9g，香附 6g，甘草 3g，白芷 1.5g。水煎服。

功能主治：理气和血，散风化痰。主治偏侧头痛，症见半边头痛，或在左，或在右，时轻时重，遇顺境则痛轻，遇逆境则痛重，遇拂抑之事更加风寒之天，则大痛不敢出屋。

加减应用：若头痛日久不愈者，加全蝎、天麻、蔓荆子。

3. 头顶痛专方——加味吴茱萸汤（赵文举经验方）

组成与用法：吴茱萸 9g，人参 9g，干姜 6g，大枣 4 枚，肉桂 3g，当归 9g，川芎 9g，法半夏 9g，藁本 3g，全蝎 1 对，蜈蚣

2 条。水煎服。

功能主治：温经散寒，降逆止痛。主治头顶疼痛，或伴呕吐涎沫。

主要参考文献

［1］何亮亮，倪家骧. 颈源性头痛诊断及治疗研究进展［J］. 中国全科医学，2016，19（12）：1392-1395.

［2］张一楠，谭戈，周泽芳. 颈源性头痛 ICD 诊断标准的研究进展［J］. 中国实用神经疾病杂志，2019，22（23）：2665-2688.

［3］寇任全，刘岚青，文亚，等. 颈源性头痛临床特征及问题分析［J］. 中国疼痛医学杂志，2017，23（7）：524-529.

［4］赵秋莲. 探讨颈源性头痛头晕的临床特点分析［J］. 世界最新医学信息文摘，2019，19（56）：52-53.

［5］史红波. 头痛的中医药治疗概述［J］. 黑龙江科学，2016，7（10）：20-21.

［6］唐旭. 任路影. 李亦梅. 针刺治疗颈源性头痛疗效：更新的系统评价［J］. 中国疼痛医学杂志，2016，23（11）：830-835.

［7］中华医学会疼痛学分会头面痛学组，中国医师协会神经内科医师分会疼痛和感觉障碍专委会. 中国偏头痛防治指南［J］. 中国疼痛医学杂志，2016，22（10）：721-727.

第十四章　与眼科疾病有关的头痛

经查阅相关书籍及资料，眼病能够引起头痛的疾病主要有眼睑带状疱疹、急性泪囊炎、急性卡他性结膜炎、流行性出血性结膜炎、巩膜外层炎、特发性葡萄膜大脑膜炎、视网膜中央动脉堵塞、急性后极部多发性鳞状色素上皮病变、视盘水肿、青光眼、眼眶骨膜炎等。头痛在本章中只是出现的一个症状，治疗方面多以原发眼科疾病为主，多数疾病在眼科疾病中有详细论述可供参考，故本章简单叙述。

第一节　特发性葡萄膜大脑炎

特发性葡萄膜大脑炎又称伏格特－小柳－原田综合征，是一种有特异性全身症状的急性弥漫性色素膜炎，其特征为突发性色素膜炎，眉毛及毛发变白，秃发及白癜风等皮肤损害，头痛，头晕、恶心等神经系统表现，耳鸣，耳聋及眩晕等内耳症状。

一、病因病机

（一）西医学认识

本病发病机制还不很清楚，可能是细胞免疫和体液免疫共同作用的结果。

1. 细胞免疫造成组织损伤

这种损伤是由淋巴细胞介导的，实验证实，本病患者的淋巴细胞受黑色素细胞表面抗原致敏，致敏的淋巴细胞把黑色素细胞作为靶细胞来进行攻击，也就是说，黑色素细胞既是免疫反应的抗原，也是受致敏淋巴细胞攻击而遭受破坏的靶细胞，现已从患者体内检出针对色素膜各种成分的抗体，其中最重要的抗体是针对黑色素细胞表面抗原的抗体，该抗体通过抗依赖性细胞介导的细胞毒性作用机制来破坏黑色素细胞，说明它是通过体液免疫而引起的自身免疫。

2. 免疫遗传因素

现已知许多自身免疫病与人类白细胞抗原（HLA）密切相关，杉浦清治检测了一组患者的 HLA-A，B，D 位点抗原，结果 HLA-BW54 抗原的频率为 45.2%，对照组为 13.2%；LD-Wa 抗原为 66.7%，对照组为 16%；HLA-BW54 的相对危险率为 4.9，LD-Wa 为 10.5，即携带这两种抗原的发病率分别是不携带者的 4.9 倍和 10.5 倍，HLA-BW54，LD-Wa 分别为 HLA-B，D 位点抗原，白人中无这两种抗原，因而被认为是远东地区人所特有的抗原，本病多见于日本和东方人，而少见于欧美白人，这也说明本病与免疫遗传学密切相关，Ohno 也证实本病患者 DR4 及 MT3 的相对危险率分别较对照增加 15.2 倍和 74.5 倍，本病与其他自身免疫病一样，也是与 HLA-D（DR）位点抗原（MT3）有密切相关作用的，经检测 D（DR）位点抗原的所有病例，其 MT3 均为阳性，从而表明本病与免疫遗传学因素极为相关，DR4 及 MT3 也是日本人和远东人所特有的抗原，伏格特－小柳－原田综合征与 HLA 的相关作用显而易见。

（二）中医学认识

本病属中医眼科学"瞳孔紧小"范畴。肝经风热或肝胆火邪攻目；外感风湿，郁久化热；或素体阳盛，内蕴热邪，复感风湿，致风湿与热搏结于内，必犯清窍；劳伤肝肾或病久伤阴，虚火上炎。以上诸种因素皆可导致邪热灼伤黄仁，使黄仁展而不缩，以致瞳神紧小。若火盛水衰，阴精耗涩，瞳神失于濡养则干缺不圆。

此外，可由火疳、花翳白陷、凝脂翳、混睛障、蟹睛症、眼外伤等以及邪毒内侵引起，亦可并发于某些全身性疾病。

二、临床诊断

（一）辨病诊断

1. 临床表现

（1）双眼发病，眼前黑影，视力下降，眼底弥漫渗出性病源及渗出性视网膜脱离。

（2）有头痛、头晕、恶心、呕吐、重听、耳鸣、脱发等。

（3）脑脊液异常，淋巴细胞增多。

（4）眼底荧光血管造影可见弥漫性脉络膜渗漏，视网膜下荧光素聚集。

2. 相关检查

（1）腰椎穿刺　腰椎穿刺和脑脊液检查是一项有用的辅助性实验室检查，但在临床应用上并不广泛，这是因为在大多数患者中，根据病史、临床检查和荧光素眼底血管造影检查等即可明确诊断，患者的脑脊液改变主要表现为淋巴细胞增多，在炎症发生后 1 周内，约 80% 的患者出现脑脊液淋巴细胞增多，1~3 周则有 97% 的患者出现此种改变，脑脊液淋巴细胞增多一般于 8 周内消失，炎症复发时，一般不再出现脑脊液淋巴细胞增多，因此对慢性迁延不愈的葡萄膜炎患者和复发性葡萄膜炎患者进行此项检查已没有诊断价值。

（2）免疫学检查　本病可引起多种免疫学异常，如血清中出现抗葡萄膜、抗感光细胞外段、抗视网膜 S 抗原、抗 Müller 细胞等的抗体，患者血清 IgD 水平、γ- 干扰素水平也升高，但这些改变都不具有特异性，因此在确定诊断方面意义不大，对患者进行 HLA 抗原分型检查发现 HLA-DR4、HLA-DRw53 抗原阳性，对诊断有所帮助。

（3）荧光素眼底血管造影检查　荧光素眼底血管造影检查对诊断本病有重要价值，在疾病的不同时期，造影的改变可有很大不同。

① 葡萄膜炎急性期的荧光素眼底血管造影改变：在葡萄膜炎发生一段时间内，通常称为炎症的急性期（实际上包括后葡萄膜炎期和前葡萄膜受累期），荧光素眼底血管造影检查主要表现为视网膜色素上皮水平的多发性点状强荧光，这些荧光点逐渐扩大，并致使荧光素进入视网膜下液和视网膜色素上皮下液，强荧光点位于脉络膜炎症部位，染料来自脉络膜毛细血管，并进入视网膜下间隙，勾画出多灶性视网膜神经上皮脱离的轮廓，葡萄膜炎期的另外一个特征是出现放射状的脉络膜荧光暗带和亮带，此是由肿胀的脉络膜皱褶所致；此外视盘渗漏也是常见的改变，偶尔见到黄斑水肿、局灶性视网膜血管扩张和渗漏。

② 前葡萄膜炎复发期的荧光素眼底血管造影改变：在前葡萄膜炎复发期，眼后段的炎症一般呈慢性炎症和轻度炎症，炎症性渗出多可被吸收，此时典型的造影改变为虫蚀样荧光外观和窗样缺损，弥漫性视网膜色素上皮损害者则出现椒盐样强或弱的荧光改变，此外还可看到点状染色，视盘强荧光，出血遮蔽荧光，黄斑水肿所致的花瓣状强荧光，偶尔见到色素上皮脱离所致的局限性强荧光。

（4）吲哚青绿眼底血管造影检查　本病吲哚青绿血管造影改变随病程不同有很大改变。

1）葡萄膜炎急性期：在葡萄膜炎急性期（后葡萄膜炎期和前葡萄膜受累期）吲哚青绿眼底血管造影的改变有弱荧光黑斑，局灶性强荧光脉络膜血管改变和视盘染色。

弱荧光黑斑：此综合征可以出现 3 种类型的弱荧光黑斑。

①在造影早期出现的片状弱荧光暗区，其边缘较模糊，随造影时间延长，弱荧光黑斑逐渐变浅或消失，并出现节段性脉络膜血管扩张，荧光节段性增强。

②晚期出现融合的弱荧光区，表现为多个类圆形弱荧光区或不规则的弱荧光区，可大致勾画出神经上皮脱离的边界。

③散布于整个眼底的多发性弱荧光斑，此种弱荧光黑斑在造影早期即可出现，大小相对一致，一些弱荧光黑斑相互融合成大的弱荧光区，但荧光可强弱不等，一些部位可见局灶性的强荧光。

局灶性强荧光：此种局灶性强荧光一般在造影数分钟后或造影中期出现，位于弱荧光区边缘或弱荧光区之间，代表了活动性脉络膜炎症区域。

脉络膜血管改变：脉络膜血管改变主要包括血管节段性扩张，血管壁染色及渗漏；涡静脉也可受累，表现为扩张及边缘模糊，这些改变在造影数分钟内最为明显。

视盘染色：此种染色主要见于有视盘明显受累的患者，强度一般低于荧光素眼底血管造影的视盘染色，染色也没那么均匀，并且视盘整体上呈弱荧光。

其他改变：视网膜脱离时可见视网膜血管在脱离区与非脱离区不在同一水平，脱离的脉络膜血管模糊，边界不清。

2）葡萄膜炎慢性期和复发期（前葡萄膜炎复发期）的改变：总体而言，在前葡萄膜炎复发期，吲哚青绿血管造影改变没有急性期改变那么典型，在有脉络膜活动性炎症时，仍可见到弱荧光斑、局灶性强荧光和前述的脉络膜血管改变。

（5）超声检查　尽管本病的诊断多是基于临床检查和荧光素眼底血管造影检查的结果，但患者往往有虹膜后粘连，瞳孔难以扩大，此外，有些患者可有明显的晶状体混浊，这些均可影响眼底的可见性，对这些患者，超声检查为诊断提供了重要

的证据。Foster 等详细描述了此综合征的眼部超声改变，这些包括①弥漫性后极部脉络膜低至中度反射性增厚。②渗出性视网膜脱离局限于后极部或下方。③一定程度的玻璃体混浊，不伴有玻璃体的后脱离。④后部巩膜或表层巩膜增厚。

（6）眼电生理检查　眼电图（EOG）和视网膜电流图（ERG）方面的检查在本病诊断中无特异性，但对于屈光介质混浊者或进行随访观察可能有一定的意义，在前驱期和葡萄膜炎期 EOG 振幅降低，在慢性期，EOG 振幅逐渐恢复，随着病程延长，患者 L/D 之比明显下降，在小于 1.8 者，在 5 年以下组为 6.9%，5~10 年组为 26%，在 10 年以上组为 87%，在炎症活动期眼静息电位的反应仍正常，在慢性期当视网膜色素上皮脱色素时，视网膜色素上皮对渗透压改变的敏感性降低，有人发现 ERG 在发病期表现为 a、b 波振幅降低，并可维持相当长一段时间，在慢性期和慢性复发期则逐渐恢复，病程越长，ERG 改变者所占比例也越高，病程在 5 年以下者，55% 显示暗适应 ERG 的 b 波振幅降低，在 10 年以上的患者中，均显示 b 波降低，闪光 ERG 振幅小于 40μV 在 5 年以下的患者中为 9.7%，在 10 年以上者中占 60%。

（7）超声生物显微镜检查　超声生物显微镜（UBM）是用于眼前段组织结构和疾病检查的一种超声检查方法，它不但对虹膜病变有较好的评价作用，还对用一般方法不易被观察到的睫状体及附近结构改变进行准确的评价，本病在早期虽然主要累及脉络膜，但虹膜睫状体也往往受累，表现为虹膜前、后粘连，后房纤维素性渗出，有时后房纤维素性渗出物可将后房分隔成数个后房，睫状体水肿、增厚，附近可见炎性渗出物，在个别患者尚可观察到睫状体的脱离，此种脱离有时可延伸至周边部，引起脉络膜脱离。

（二）辨证诊断

1. 肝经风热证

临床证候：起病较急，瞳神紧小，眼珠坠痛，视物模糊，畏光流泪，抱轮红赤，神水混浊，黄仁晦暗，纹理不清。全身症状可见头痛发热，口干舌红，舌苔薄白或薄黄，脉浮数。

2. 肝胆火炽证

临床证候：瞳神甚小，珠痛拒按，痛连眉棱、颞颥，抱轮红甚，神水混浊，黑睛之后或见血液沉积，或有黄液上冲。全身症多有口苦咽干，烦躁易怒，舌红苔黄，脉弦数等。

3. 风湿夹热证

临床证候：发病或急或缓，瞳神紧小或偏缺不圆，目赤痛，眉棱、颞颥闷痛，视物昏朦，或黑花自见，神水混浊，黄仁纹理不清。常伴有头重胸闷，肢节酸痛，舌苔黄腻，脉弦数或濡数等症。

4. 肝肾阴虚证

临床证候：病势较缓和或病至后期，眼干涩不适，视物昏花，赤痛时轻时重，反复发作，瞳神多见干缺不圆。常兼见头晕失眠，五心烦热，口燥咽干，舌红少苔，脉细而数等。

三、鉴别诊断

绿风内障

患眼红赤、畏光流泪、视物模糊与瞳神紧小相似，但以瞳神散大、眼胀欲脱为主，伴恶心呕吐等症，眼压明显升高，黑睛呈毛玻璃状。

四、临床治疗

（一）提高临床疗效的要素

临床中要审脏腑，察虚实，随证治之。如实热证要清热解毒，清营凉血；湿热证

要祛湿化浊；阴虚火旺要滋阴清热等。

（二）辨病治疗

特发性葡萄膜大脑炎的病因和发病机制虽然尚未完全阐明，但是糖皮质激素或者其他免疫抑制剂的规范化治疗是有效的。临床中需要遵循规范化的治疗方案，一般使用糖皮质激素，如泼尼松治疗长达 8 个月以上，反复发作患者使用其他免疫抑制剂治疗长达 1 年以上会痊愈。对患者进行疾病教育，遵从医嘱治疗是关键。

1. 药物治疗

（1）口服药物

①糖皮质激素类：糖皮质激素具有抗炎、抗免疫作用，是治疗特发性葡萄膜大脑炎最常用的药物之一，常用药物包括甲泼尼松、泼尼松等。但全身长时间使用可以引起免疫功能降低、水及电解质紊乱、内分泌异常、骨骼肌肉改变、心血管异常、眼压高、白内障等。

②硫唑嘌呤：硫唑嘌呤属于免疫抑制剂，主要影响细胞 S 期，对 B 细胞和 T 细胞均有抑制作用，适应证是反复发作的葡萄膜炎，需要持续使用 1 年以上。常见不良反应是肝、肾功能不良，骨髓抑制，胃肠道反应，继发恶性肿瘤，继发感染等。

③环孢素：环孢素是一种脂溶性真菌代谢物，是当今最重要的免疫抑制剂之一，具有抑制 T 淋巴细胞作用，对细胞免疫有显著的抑制作用，对体液免疫也有一定的抑制作用，可以作用于免疫的多个环节，也是治疗反复发作的葡萄膜炎的重要药物之一。不良反应是肝、肾、心血管、神经等毒性。

（2）外用药物

①糖皮质激素滴眼液：包括妥布霉素地塞米松滴眼液、醋酸泼尼松龙滴眼液等。

②散瞳滴眼液：包括复方托吡卡胺滴眼液，使用后可以使瞳孔活动，避免发生粘连。

（3）手术治疗 特发性葡萄膜大脑炎继发视网膜下新生血管可以考虑激光光凝或者光动力治疗。并发白内障，严重影响视力、生活者，可以考虑炎症稳定1年以后手术摘除白内障和人工晶体植入术。继发性青光眼一般采取激光虹膜切开术或者周边虹膜切除术治疗。

（三）辨证治疗

1. 辨证论治

（1）肝经风热证

治法：祛风清热。

方药：新制柴连汤加减。柴胡，黄连，黄芩，赤芍，蔓荆子，山栀子，龙胆草，木通，甘草，荆芥，防风。

若目珠赤痛较甚，可选加生地黄、牡丹皮、丹参、茺蔚子凉血活血，增强退赤止痛的作用。

（2）肝胆火炽证

治法：清泻肝胆。

方药：龙胆泻肝汤加减。龙胆草，黄芩，栀子，泽泻，木通，车前子，当归，柴胡，生地黄，炙甘草。

若眼赤痛较甚，或黑睛之后有血液沉积，可选加牡丹皮、赤芍、蒲黄以凉血活血或止血。若见口渴便秘，黄液上冲，宜加生石膏、知母、大黄等清泻阳明之火。

（3）风湿夹热证

治法：祛风除湿清热。

方药：抑阳酒连散加减。独活，羌活，防己，白芷，防风，蔓荆子，黄连，黄芩，栀子，黄柏，寒水石，生地黄，知母，甘草。

本方用于风热偏重，赤痛较甚者，宜酌减独活、羌活、白芷等辛温发散药物，加茺蔚子、赤芍清肝凉血，活血止痛。若用于风湿偏盛，热邪不重，脘闷苔腻者，宜减去知母、黄柏、寒水石等寒凉泻火药物，酌加厚朴、白蔻、茯苓、薏苡仁宽中利湿，或改用三仁汤加减。

（4）肝肾阴虚证

治法：滋养肝肾。

方药：杞菊地黄丸加减。熟地黄，山药，山茱萸，牡丹皮，茯苓，泽泻，枸杞子，菊花。

若用于阴虚火旺，眼部赤痛较重者，宜加苦寒泄热之知母、黄柏，共奏滋阴降火之功。

2. 外治疗法

（1）局部使用扩瞳剂 发病之初即用药物迅速充分扩瞳，既可防止瞳神干缺以及由此而引起的一系列严重并发症，又有助于缓解眼部疼痛。常用药物为1%阿托品眼液或眼膏，每日点眼1~3次（每次滴阿托品眼液后，应压迫内眦部3~5分钟），或视病情而定。

（2）滴用清热解毒滴眼液 如黄芩、鱼腥草、熊胆等滴眼液。

（3）局部热敷 常用热水或内服药渣煎水滤液行湿热敷，以退赤止痛。

3. 成药应用

（1）龙胆泻肝丸 清泻肝胆湿热，用于肝胆火炽型。

（2）雷公藤多苷片 清利肝胆湿热，用于风湿夹热型。

（3）知柏地黄丸 滋阴降火，用于虚火上炎型。

五、预后转归

特发性葡萄膜大脑炎若获及时有效治疗，一般预后良好。若失治或反复发作，则易变生他症，以致预后欠佳。

六、预防调护

尽一切努力避免挑起机体的免疫反应是预防自身免疫性疾病的关键。

（1）消除和减少或避免发病因素，改善生活环境，养成良好的生活习惯，防止感染，注意饮食卫生，合理膳食调配。

（2）坚持锻炼身体，增加机体抗病能力，不要过度疲劳、过度消耗，戒烟戒酒。

（3）早发现，早诊断，早治疗，树立战胜疾病的信心，坚持治疗，保持乐观情绪。

（4）预防感染，预防链球菌感染是预防自身免疫性风湿性疾病及并发病的重要环节。

第二节 视网膜中央动脉堵塞

视网膜中央动脉是视网膜内层营养的唯一来源，由于该动脉属于终末动脉，分支间无吻合，一旦发生阻塞，视网膜内层血供中断，引起急性缺血，使视功能急剧障碍，引发头痛，本病发病急骤。大多数为单眼，亦可在数日或数年后累及另一眼，患者发病年龄多在 40 岁以上。

一、病因病机

（一）西医学认识

1. 动脉壁改变与血栓形成

动脉硬化、高血压等心血管系统疾病、全身或局部的炎症性血管病（如颞动脉炎、血栓性脉管炎、结节性动脉周围炎、白塞病、视网膜静脉周围炎、葡萄膜炎等）均可累及该动脉，引起该动脉内膜增生或水肿，使管腔狭窄，内壁粗糙。由于血流冲力，狭窄处常留有间隙，当间隙剩有原管腔的 1/3 时，临床无表现，但在某些因素作用下（如血栓形成、血管痉挛、血流灌注压不足或眼压升高等），此间隙可突然关闭。

2. 动脉痉挛

急性进行性高血压病、肾性高血压等的动脉痉挛和慢性进行高血压病在全身小动脉广泛硬化基础上的动脉痉挛，均可累

及视网膜中央动脉，引起其主干或分支的一过性阻塞。

3. 栓塞

本病很少由血循环中的栓子引起，已如前述。由栓子发生阻塞者，栓子常来源于心瓣膜及附近大动脉内壁脱落的赘生物，如细菌性心内膜炎时主动脉瓣、二尖瓣上的赘生物，大动脉粥样硬化的斑块及动脉瘤内的血栓等。栓子的病理检查发现有钙、胆固醇、中性脂肪及血小板等。此外，文献报道亦有空气、脂肪、肿瘤碎片、可的松、脓块、寄生虫及虫卵等。视网膜中央动脉在进入视神经及眼球之前，由于视神经硬鞘膜及巩膜筛板处管径窄，为栓塞之好发部位，体积较小的栓子，可发生于该动脉的某一分支。

4. 其他

眼球后麻醉时球后出血及外科手术时俯卧全身麻醉后，亦能发生视网膜中央动脉阻塞。其原因可能与眼球受到压迫及患者处于失血或休克状态有关。

视网膜中央动脉一旦阻塞，血流中断，视网膜内层立即缺氧、坏死、变性。其严重程度与速度与阻塞是否完全相一致。据报道，完全阻塞后 3 小时，组织学检查已可见到视网膜内层细胞胞膜破裂，核染色质堆积，细胞自溶及液体脱失，此后，毛细血管管壁内皮细胞及壁间细胞变性，留下大片无细胞、无功能的毛细血管区。视网膜内层细胞坏死被吸收后为神经胶质所代谢。

（二）中医学认识

本病属中医眼科学"暴盲"范畴。主要病因病机如下。

（1）暴怒惊恐，气机逆乱，血随气逆，或情志抑郁，肝失调达，气滞血瘀，以致脉络阻塞。

（2）嗜好烟酒，恣食肥甘，痰热内生，

上壅目窍。

（3）外感热邪，内传脏腑，致邪热内炽，上攻于目。

（4）肝肾阴亏，阳亢动风，风阳上旋，或阴虚火旺，上扰清窍。

此外，视网膜脱离、头眼部外伤以及某些全身病的眼部并发症亦可引起暴盲，但不属本节讨论范围。

二、临床诊断

（一）辨病诊断

1.临床诊断

（1）起病眼无不适，或自觉眼前有黑花飘动，或视物呈现红色，一眼或双眼视力骤然下降，甚至失明。或伴有眼胀头痛、目珠转动时作痛等。

（2）检查眼底，可见视网膜中央血管阻塞、视网膜静脉周围炎、急性视神经炎等眼底改变。若玻璃体大量积血者，瞳孔对光反射减弱或消失，眼底不能窥清。有条件时，应做眼底荧光血管造影等特殊检查。

2.相关检查

因造影与阻塞发生相隔时间、阻塞部位和程度的不同，以及阻塞后血循环代偿与重建情况不同，以致造影所见各异，从动脉完全无灌注，充盈迟缓，小分支无灌注直至充盈完全正常均可见到，总的说来，有下列几种表现。

临床上，在阻塞一开始立即进行荧光血管造影的机会可以说是没有的，所谓病程早期所见，实际上是指发病数小时或数日后的造影改变。

主干完全性阻塞时，视网膜动脉无荧光染料灌注，但视盘的毛细血管由睫状动脉供血，却很快有色素充盈，而且明显扩张，形成侧支吻合，并迅速回流于视盘上中央静脉根部，使染料积于静脉主干近端，

同时呈现特殊的逆流现象，即染料从静脉主干向视盘外静脉支逆行充盈。

主干完全性阻塞突然有所缓解，或是主干不完全性阻塞时，造影所见因造影当时的阻塞程度而异，阻塞较重者表现为荧光充盈迟缓，视网膜动脉完成循环时间，正常眼 1~2 秒，而在受阻动脉可延长达 30~40 秒，静脉出现荧光时间也非常缓慢，正常时动脉期至静脉早期相差仅 1~2 秒，而此时则可延长达 30~40 秒，静脉荧光暗淡或呈颗粒状，提示血行严重不畅，阻塞程度较轻者，动静脉充盈时间稍延长或完全正常。

分支完全性阻塞造影时可以见到血流至阻塞处突然中断，在该处管壁有荧光渗漏，分支完全性阻塞的另一指征为逆行充盈，由于阻塞分支末梢端的压力相当低，使毛细血管来的血液回流成为可能，因而在阻塞初期的荧光片上，可见该动脉末梢端染料灌注早于阻塞处近端。

分支不完全性阻塞，阻塞处管壁无荧光渗漏，该动脉支荧光充盈时间比其他正常分支略延长或完全正常。

病程后期是指阻塞发生后数周乃至数月后，此时荧光造影在主干或分支完全性阻塞，虽因侧支循环形成致动脉充盈时间恢复正常，但动、静脉管径狭窄，血管鞘膜、侧支管道及毛细血管无灌注区等仍能见到，有时也可发现微动脉瘤，新生血管等异常荧光及视网膜增殖膜等所显假荧光。

（二）辨证诊断

1.眼络阻塞

（1）气血瘀阻证

临床证候：视力骤丧，视神经乳头苍白，动脉显著变细，视网膜灰白混浊，黄斑区呈一樱桃红点；或视力于数日内迅速下降，视神经乳头充血、水肿，边界模糊，静脉高度迂曲、怒张，呈腊肠状，视网膜

水肿，且有大量出血，以视神经乳头为中心呈放射状分布。其人情志不舒，或暴怒之后突然发病。全身症见头晕头痛，胸胁胀痛，脉弦或涩。

辨证要点：情志不舒，肝郁气滞而血瘀，或暴怒伤肝，气血逆乱，上壅窍道，致目中脉络阻塞。若阻塞视网膜中央动脉，致输注入眼的气血骤断，引起暴盲。眼底缺血则见视神经乳头苍白，血管极细，视网膜灰白混浊。黄斑部网膜因供血途径不同，独能保持一点血红。若阻塞视网膜中央静脉，致眼内气血不得回流，瘀郁眼底，则见视神经乳头充血、水肿，静脉高度迂曲、怒张，呈腊肠状。瘀血阻络，津液不行，致视网膜水肿。血不循经，泛溢络外，故视网膜上大量出血。气滞血瘀，头部血流不畅，则头晕头痛，脉弦或涩，皆肝郁气滞血瘀之故。

（2）痰热上壅证

临床证候：眼症同前，全身症状有头眩而重，胸闷烦躁，食少恶心，痰稠口苦，舌苔黄腻，脉弦滑。

辨证要点：恣酒嗜燥，过食肥甘，脾失健运，聚湿生痰，痰郁生热，上壅清窍，脉络阻塞，清阳不升，故视力骤丧或急剧下降，头重而眩；痰热阻滞中焦，则胸闷烦躁，食少恶心；痰稠口苦，舌苔黄腻，脉弦滑，皆痰热之象。

（3）肝风内动证

临床证候：眼症同前，全身症见头晕耳鸣，面时潮红，烦躁易怒，少寐多梦，口苦，舌红苔黄，脉弦；或有腰膝酸软，遗精神疲，舌绛脉细。

辨证要点：阴虚阳亢，肝风内动，气血逆乱，并走于上，脉道闭阻，故视力骤降或失明；风阳上扰，清窍不利，则头晕耳鸣，面时潮红；扰动心神，则少寐多梦，烦躁不宁。口苦、舌红、苔黄、脉弦乃肝阳亢盛之象。若真阴大亏，脑髓、骨骼失养，且虚火扰动精室，则头晕耳鸣较甚，

腰膝酸软，遗精神疲，舌绛脉细。

（4）虚火伤络证

临床证候：初起眼无不适，或自觉眼前有蚊蝇飞舞、云雾飘动，或视物呈现红色，继而一眼或双眼视力骤然下降，甚至失明。眼底可见视网膜静脉迂曲扩张，静脉旁有白鞘伴行，相应的网膜上有点片状出血，甚至玻璃体积血，眼底不能窥清。全身症可伴有头晕耳鸣，烦热口干，舌红少苔，脉弦细数。

辨证要点：肝肾阴亏，水不制火，虚火上炎，灼伤眼络，血溢络外，故见视网膜静脉病变，以及视网膜出血、玻璃体积血等。出血多时，视力骤降。阴精亏虚，清窍失养，复受虚火扰动，故头晕耳鸣。烦热口干，舌红少苔，脉弦细数，均为阴虚火旺之象。

2. 目系猝病

（1）肝火亢盛证

临床证候：单眼或双眼发病，视力急降，甚至失明。常伴眼珠压痛及转动时珠后作痛。眼底可见视神经乳头充血、水肿，生理凹陷消失，边界不清，视网膜静脉扩张，视乳头附近网膜有水肿、渗出、出血等，或发病时眼底无明显改变。全身症见头痛耳鸣，口苦咽干，舌红苔黄，脉弦数。

辨证要点：目系乃厥阴肝经所主，包括视神经及球后血管。肝火上攻目系，窍道闭阻，遂致失明。因热盛血壅为红赤肿痛，热灼津液为渗出物，灼伤脉络为血溢，故眼珠疼痛，视神经乳头充血、水肿，视网膜静脉扩张，并波及附近网膜亦水肿、渗出、出血等。头痛耳鸣，口苦咽干，舌红苔黄，脉弦数，皆肝胆火盛之象。

（2）气滞血瘀证

临床证候：眼症同前，其人神情抑郁，常胸胁胀痛，脘闷食少，苔白脉弦。

辨证要点：情志不舒，肝失条达，气滞血郁，壅遏通光窍隧，故视力骤降，头

眼疼痛。气血不行，筋脉不利，则转动眼珠时牵引作痛。眼底见症皆气滞血郁所致。厥阴肝经布于胸胁，肝郁气滞，血脉不和，故胸胁胀痛。肝气乘脾胃则食少脘闷，苔白脉弦。

（3）阴虚火旺证

临床证候：眼症同前，全身常见头晕耳鸣，颧赤唇红，五心烦热，口干舌红，脉弦细数。

辨证要点：热病伤阴，水不制火，火性上炎，热盛血壅，故眼珠疼痛，视神经乳头红肿，视力骤降。阴精亏虚，清窍失养，复受虚火扰动，故头晕耳鸣，颧赤唇红，五心烦热，口干舌红，脉弦细数，均为阴虚火旺之象。

三、鉴别诊断

本病要和糖尿病视网膜病变、静脉阻塞、中心凹旁毛细血管扩张症、缺血性视盘病变、视盘炎等血管性疾病和视神经疾病相鉴别，重要的鉴别点是放射治疗史的存在。视网膜中央静脉阻塞（CRVO）可出现视盘水肿，静脉明显扭曲，但 CRVO 常为单侧，发病突然，出血更为广泛，以火焰状出血为主，早期无硬性渗出。

四、临床治疗

（一）提高临床疗效的要素

外见症较少，应将自觉症状结合眼内检查所见，参合全身脉症辨证论治以提高疗效，挽救视力。

（二）辨病治疗

本病急重，应及时抢救视力。

（1）由视网膜中央动脉阻塞而暴盲者，可配合应用血管扩张剂，如亚硝酸异戊酯吸入，或硝酸甘油片舌下含化等。

（2）视神经乳头充血水肿者，可配合应用糖皮质激素，如静脉滴注地塞米松，口服或球后注射地塞米松、泼尼松之类。

（三）辨证治疗

1. 辨证论治

眼络阻塞

（1）气血瘀阻证

治法：活血通窍。

方药：通窍活血汤加减。桃仁，红花，赤芍，川芎，麝香，生姜，大枣，黄酒，老葱。

肝郁气滞甚者，加郁金、青皮；视网膜水肿甚者，加琥珀、泽兰、益母草之类活血化瘀，利水消肿；眼底出血甚者，加蒲黄、茜草、三七之类化瘀止血。本方活血通窍之作用专一，久服易伤正气。如用药已达通络开窍的目的，或使用一段时间疗效不显，宜改用其他行气活血化瘀之剂。

（2）痰热上壅证

治法：涤痰开窍。

方药：涤痰汤加减。半夏，橘红，枳实，茯苓，胆南星，竹茹，人参，甘草，生姜，大枣，石菖蒲。

若加僵蚕、地龙、川芎、牛膝、麝香则更增涤痰通络开窍之力。若热邪较盛，可去方中人参、生姜、大枣，酌加黄连、黄芩。

（3）肝风内动证

治法：平肝潜阳，滋阴息风。

方药：天麻钩藤饮或大定风珠加减。

天麻钩藤饮：天麻，钩藤，石决明，黄芩，山栀子，牛膝，益母草，杜仲，桑寄生，夜交藤，茯神。

大定风珠：阿胶，鸡子黄，芍药，五味子，甘草，地黄，麦冬，麻仁，龟甲，鳖甲，牡蛎。

证偏阳亢动风者，宜用前方；偏于阴虚动风者，宜用后方。

（4）虚火伤络证

治法：滋阴凉血，止血化瘀。

方药：宁血汤或生蒲黄汤加减。

宁血汤：仙鹤草，墨旱莲，生地黄，栀子炭，白芍，白及，白蔹，侧柏叶，阿胶，白茅根。

生蒲黄汤：生蒲黄，墨旱莲，丹参，牡丹皮，郁金，生地黄，荆芥炭，栀子，川芎，甘草。

本证在出血期，当先用前方止血，待出血趋于静止，即宜改用后方。如此，既能取得滋阴止血之效，又能促使眼内瘀血尽快吸收。

目系猝病

（1）肝火亢盛证

治法：清肝泻火。

方药：龙胆泻肝汤加减。龙胆草，黄芩，栀子，泽泻，木通，车前子，当归，生地黄，柴胡，甘草。

本方清肝泻火，用于视乳头充血、水肿较重或附近视网膜渗出、出血较多者，酌加牡丹皮、赤芍、毛冬青凉血活血。

（2）气滞血瘀证

治法：疏肝解郁，行气活血。

方药：柴胡疏肝散加减。陈皮，柴胡，川芎，香附，枳壳，芍药，甘草。

用于本证，酌加当归、郁金、丹参、山楂、神曲，可增行气活血，消滞健脾之功。若口苦咽干，苔黄脉数，为肝郁化热之象，酌加栀子、牡丹皮、黄芩以清肝热。

（3）阴虚火旺证

治法：滋阴降火。

方药：知柏地黄丸加减。知母，黄柏，熟地黄，山药，山茱萸，牡丹皮，茯苓，泽泻。

原方滋阴降火治其本，酌加丹参、郁金、琥珀、毛冬青活血消肿兼治标。若阴虚火邪尚盛，方中可再加玄参、墨旱莲、女贞子、龟甲之类，增强滋阴降火之力。

2. 成药应用

（1）丹参片　活血化瘀，适用于各型视网膜中央动脉阻塞，尤其是气血瘀阻型。口服，1 次 3 片，1 日 3 次。

（2）丹七片　活血化瘀，适用于各型视网膜中央动脉阻塞，尤其是气血瘀阻型。口服，1 次 3~5g，1 日 3 次。

（3）舒肝丸　疏肝理气，用于肝气郁结型。口服，大蜜丸 1 次 1 丸，水丸 1 次 20 粒，浓缩丸 1 次 6 丸，1 日 2~3 次。

五、预后转归

本病对视功能的损害极为严重，是否能挽救部分视功能，决定于就诊及抢救是否及时，也决定于阻塞的程度、部位、原因。发病后数小时内立即得到抢救者，预后较好；由于血管痉挛引起者及阻塞不完全者预后较好；分支阻塞较主干阻塞的预后较好；阻塞发生于视网膜中央动脉进入视神经硬鞘膜之后与进入视神经纤维束之前，因此处易于迅速建立侧支循环，预后亦优于阻塞发生在进入硬鞘膜处及已进入视功能纤维束内处。

六、预防调护

（1）平素应保持心情愉快，避免恼怒、紧张及烦躁。

（2）饮食宜清淡，忌肥甘油腻之品及烟酒刺激之物。

（3）如一旦发现视力骤降，应及时去医院诊治，以免延误病情。

第十五章 与鼻腔鼻窦疾病有关的头痛

与鼻腔鼻窦的解剖结构或病理改变有关的头痛称之为鼻源性头痛，是临床常见病、多发病。耳鼻咽喉诸器官解剖关系较为复杂，与颅腔毗邻，相互关联，一旦患病即可直接或反射性地引起头痛。

一、病因病机

（一）西医学认识

鼻腔、鼻窦病变引起的头痛，严重影响患者的生活质量和工作学习。在解剖结构中，鼻腔黏膜与鼻窦黏膜相延续，鼻腔黏膜炎症的扩散通常会累及鼻窦黏膜，导致鼻窦炎症，因二者的发病机制和病理生理变化过程相同，常会相互影响。因此，鼻腔与鼻窦的炎症逐渐趋向被称为"鼻－鼻窦炎"。鼻源性头痛的病因多种多样，最常见的是鼻窦急性炎症，其他诱因有鼻腔急慢性炎症、鼻中隔偏曲或肿瘤压迫等，这些都会造成头部疼痛。对于鼻道窦口复合体的解剖异常，由于结构位置深、隐蔽，更容易漏诊、误诊。常见的鼻腔疾病有急性鼻炎、慢性鼻炎、萎缩性鼻炎、鼻中隔偏曲、鼻中隔血肿和脓肿、鼻腔异物等。常见的鼻窦疾病有急性鼻窦炎、慢性鼻窦炎、鼻窦囊肿、鼻－鼻窦肿瘤等，头痛是患者就诊时常见的主诉，鼻腔、鼻窦疾病引起的头痛病因较多，发病机制十分复杂，目前仍然不很清楚，常见病因病机如下。

1. 按解剖病因分类

（1）鼻睫神经痛 是鼻腔、鼻窦解剖结构变异或（和）异常引起的，是鼻源性头痛的一种，在成人和儿童均可发病，是筛前神经分支受压迫刺激引起神经兴奋性升高所致，此病在临床上常被误诊为神经性头痛或偏头痛。

（2）蝶腭神经痛 即 Sluder 综合征，临床较少见，发病机制尚不明确，临床表现复杂多样且不典型，诊断比较困难。蝶腭神经节位于翼腭窝内，有 3 个神经根，感觉根来自三叉神经的上颌支，副交感根来自面神经分出的岩大神经，交感根来自颈动脉丛及岩深神经纤维。该神经节发出许多小分支，分布于眼眶、泪腺、鼻腔、蝶窦、上颌窦及口腔内硬腭、软腭、上齿龈、咽部等处的黏膜，支配一般感觉、腺体分泌、小血管运动和泪腺分泌。目前认为蝶腭神经节遭受激惹是形成蝶腭神经痛的病因（如鼻窦、牙齿根管感染）。

（3）黏膜接触性头痛 是国际头痛分类标准中继发性头痛的一种，其主要源于鼻部解剖结构异常，即鼻中隔偏曲或其邻近结构（鼻甲、钩突、筛泡）的异常。鼻中隔偏曲、泡状鼻甲和 Haller 气房是导致鼻腔黏膜接触性头痛的三大主要原因。在外鼻、鼻腔及鼻窦处分布着较广泛、丰富的痛觉纤维，主要是来自三叉神经的眼神经支和上颌神经支，尤其鼻腔的黏膜痛觉纤维分布更加丰富、广泛，故鼻腔疾病常会有头痛症状。而且鼻黏膜相接触能促使局部感觉神经末梢释放 P 物质，作用于鼻黏膜，从而引起头痛。

（4）原发性空蝶鞍综合征 在临床上少见，好发于中年肥胖女性（80%~90%）。在临床上因对此病认识不足，常导致误诊或漏诊。系由鞍上池蛛网膜疝入蝶鞍内压迫垂体，使其萎缩、变扁，出现相应的临床症状。在排除鞍内或鞍旁肿瘤经放射治疗或手术后所致继发空泡蝶鞍后，其病因如下。鞍膈的先天性发育异常，鞍膈开口过大或绕垂体柄周围缺损，在脑脊液压力持续作用下使蛛网膜下腔疝入鞍内；慢性颅内压升高致使鞍膈受压；鞍区蛛网膜粘连，使脑脊液引流不畅，即在正常的脑脊液搏动性压力作用下，冲击鞍膈；妊娠期垂体呈生理性肥大，多胎妊娠时尤为明显，妊娠中垂体变化有可能把鞍膈孔及垂体窝撑大，而分娩后垂体逐渐回缩，使鞍膈孔及垂体窝留下较大的空间，有利于蛛网膜下腔疝入鞍内；内分泌靶腺（性腺、甲状腺、肾上腺）功能减退或衰竭者垂体可增生肥大，用相应靶腺激素替代治疗后，可使增生的垂体回缩，从而产生空蝶鞍。随病程的进展而垂体受压明显时才出现症状，包括头痛（与脑脊液对鞍膈和鞍内硬脑膜的波动性压迫有关）。

2. 鼻腔或鼻窦感染引起的头痛

临床上通常认为病毒、细菌、变应原、各种理化因子以及某些全身性疾病可引起鼻炎、鼻窦炎。炎性反应导致鼻腔或鼻窦黏膜肿胀，窦口狭窄，通气、引流不畅而引起阻塞性头痛。窦口阻塞导致窦腔长时间处于负压状态，可引起真空性头痛。若不及时治疗，窦腔内黏膜血管扩张，产生渗出液，充满窦腔，从而出现张力性头痛。研究发现，病毒感染是急性鼻–鼻窦炎（ARS）的主要病因，可引发或加重炎症。肺炎链球菌、流感嗜血杆菌、卡他莫拉菌及金黄色葡萄球菌等需氧菌或兼性厌氧菌是复发性急性鼻–鼻窦炎的主要致病菌。近年来对微生物组在慢性鼻–鼻窦炎（CRS）发病中的作用日益受到重视。微生物组是指生活在特定环境空间中的微生物群系，相互制约平衡，形成相对稳定的生态环境，包括细菌、真菌和病毒等。研究发现，细菌多样性及数量改变，以及病毒和真菌的存在与 CRS 有关。鼻腔鼻窦存在着有助于维持呼吸道健康的常驻菌。呼吸道合胞病毒和鼻病毒分别存在于 CRS 患者鼻窦黏膜

和下鼻甲黏膜中。真菌对 CRS 患者的确切致病作用尚未阐明，但在鼻窦中可发现各种各样的真菌。近年来发现 CRS 等气道慢性炎症性疾病的诱发或加重与真菌和宿主、真菌和细菌之间的相互作用密切相关。微生物组失衡可能在 CRS 的病理生理学机制中发挥关键作用，并且与疾病严重程度密切相关。

3. 鼻腔和鼻窦局部病变及结构变异引起的头痛

鼻腔和鼻窦局部病变及结构变异与头痛的发生有着密切的关系。鼻中隔偏曲引起的头痛主要伴随鼻塞、鼻出血。鼻中隔分布着筛前神经，偏曲的突出部分压迫同侧鼻甲与相邻结构紧密抵触，其间失去正常间隙，造成黏膜挤压，导致筛前、筛后的三叉神经眼支分支区域受到机械压迫，而出现反射性头痛和眼部症状。被压迫的鼻黏膜相互接触之后可促使局部感觉神经末梢释放 P 物质引起头痛。鼻中隔偏曲，鼻腔宽大的一侧因通气过多，鼻腔黏膜受到气流冲击而引起头痛。高位鼻中隔偏曲和钩突、筛泡及鼻甲体积肿大可使鼻腔特别是嗅缝变窄，中、下鼻甲受压，使其舒缩功能受到限制而出现反射性头痛。

4. 慢性鼻源性头痛

头痛与鼻腔内结构变化及发生的部位密切相关。头痛通常为前额、内眦间和上颌部的深部钝痛，多为一侧性，若为两侧，也以一侧为重。也有的出现较剧烈头痛，类似三叉神经痛或偏头痛。

5. 继发于鼻腔窦解剖变异和阻塞压迫引起的头痛

此类头痛一直是诊断和治疗的难题，因为有不少头痛患者鼻部症状并不典型，或因为头痛较重而忽视鼻部症状。72% 的患者此前已多次就诊于神经内科等科室，常被作为偏头痛或原发性三叉神经痛等而久治不愈。

6. 囊肿及肿瘤引起的头痛

鼻前庭囊肿，又称之为 Klestadt 囊肿，属于非牙源性囊肿，发生于上颌骨牙槽突骨软组织内、鼻前庭底部皮下、梨状孔前外方的一种囊性肿块。多因鼻前庭底部黏膜腺管阻塞，腺体分泌物潴留形成囊肿，或者因胚胎期球状突和上颌突融合部残留及迷走神经上皮细胞发展形成囊肿。鼻窦囊肿指原发于鼻窦内或来源于牙或牙根并向上颌窦内发展的囊性肿物，其中常见的有鼻窦黏液囊肿，囊肿增大可累及其他鼻窦，如果继发感染形成脓囊肿，危害更大，目前病因不明，多认为是鼻窦自然开口完全堵塞后导致窦内炎性反应。窦黏膜腺管堵塞导致鼻窦腔水分积聚、水钠潴留而逐渐形成。鼻及鼻窦的良性肿瘤主要好发于鼻腔内，大的额窦骨瘤可导致鼻面部畸形，引起额部疼痛、感觉异常。鼻及鼻窦软骨瘤很少见，好发于筛窦，其次为上颌窦和蝶窦。临床表现主要与肿瘤的大小、范围、部位有关，常表现为单侧渐进性鼻塞、涕多、嗅觉减退、头昏、头痛等。鼻及鼻窦是血管瘤好发部位之一，鼻海绵窦状血管瘤长大后，可压迫窦壁，破坏骨质，侵及邻近器官，肿瘤向外扩展引起面部畸形、眼球移位、复视及头痛等。脑膜瘤向下扩展入鼻及鼻窦内，形成对周围组织的压迫，出现鼻塞、流涕、鼻出血、嗅觉丧失、头痛等症状。鼻腔恶性肿瘤大多继发于鼻窦、外鼻、眼眶、鼻咽等处的恶性肿瘤的直接扩散。恶性黑色素瘤患者可有黑色黏稠鼻涕，晚期肿瘤常充满鼻腔，将鼻中隔推向对侧，常侵及鼻窦、鼻咽部、眼眶等部位，出现眼球移位、视力减退、剧烈头痛等。鼻窦恶性肿瘤常因解剖位置隐蔽、早期症状少而不易确诊，常见发病因素有长期慢性炎症刺激、经常接触致癌物质、良性肿瘤恶变、放射性物质、外伤等。如上颌窦恶性肿瘤随着病情进行性加重导致颅底受累，出现头痛、耳痛等症状。筛窦恶性肿瘤向前发展导致内眦部隆起，侵犯筛顶，累及硬脑膜或侵入颅内，出现剧烈头痛。额窦恶性肿瘤极少见，早期多无症状，晚期可侵入颅前窝，出现剧烈头痛和脑膜刺激征。蝶窦恶性肿瘤极为罕见，早期无症状，随着肿瘤发展可有颅顶、眼眶深部或枕部顽固性头痛，常向颈后部放射。

7. 鼻源性颅内并发症

鼻腔、鼻窦与颅底密切的解剖学关系是发生鼻源性颅内并发症的基础。引起鼻源性颅内并发症的主要原因是额窦炎和筛窦炎，蝶窦炎次之，上颌窦炎少见。按照鼻源性感染途径和病情程度不同，可分为5类。①硬脑膜外脓肿：常继发于急性额窦炎和额骨骨髓炎，除原发症状之外常伴随头痛，卧位加重。②硬脑膜下脓肿：为硬脑膜下腔弥漫性或包裹性积脓，常合并化脓性脑膜炎或其他颅内感染，主要表现为头痛、发热、颅内压升高。③化脓性脑膜炎：因鼻颅联合外伤、鼻部手术损伤颅前窝底或在感冒时游泳引起者，一般发病急，主要表现为高热、头痛、呕吐、严重精神萎靡、意识障碍等。④脑脓肿：额窦炎引起的额叶脓肿多见，蝶窦炎引起的额叶脓肿少见。临床表现主要为头痛、呕吐、视盘水肿和视神经萎缩。⑤海绵窦血栓性静脉炎：鼻疖引起者多见，蝶窦炎和鼻源性眶内并发症也可引起本病。先出现脓毒血症的症状，进而出现眼静脉回流受阻症状和第Ⅱ～Ⅵ对脑神经麻痹症状，合并化脓性脑膜炎者，死亡率较高。

（二）中医学认识

鼻窍的生理功能为行呼吸，司嗅觉，助语音，御外邪。鼻窍必须保持清空之性，才能呼吸顺畅，嗅觉灵敏。鼻窍是六淫、异气邪毒入侵肺脏的主要途径，若鼻窍清阳之气充盈，则能抗御外邪侵袭。津液与卫气同属于人体的正气。"阴者，藏精而起亟也；阳者，卫外而为固也"。《素问·经脉别论》云："饮入于胃，游溢精气，上输于脾，脾气散精，上归于肺，通调水道，下输膀胱，水精四布，五经并行。"津液来源于脾胃，为水谷化生。卫气与津液相互依存，气得津济，才不炽热，津得气温，才不凝滞。卫气生发于肾，取资于脾，源出于肺，其输布有赖于肺的宣降、肝的升发、脾的升降功能。津液来源于脾胃，为水谷化生，其输布有赖于肺的宣发、脾的升降、肾的气化功能。清阳之气输布的通路是少阳三焦，三焦之膜，为肝所主，属于肝系。清阳之气的正常输布需要依赖脏腑功能正常和三焦通畅。鼻居面中，属阳中之阳位，为血脉多聚之处，清阳之气流行交会之所，喜清润而恶燥浊，故鼻为清气道，有清虚之性。

头痛作为一个症状，在临床很多疾病中都有表现。中医学按其病因、病位、病理等方面分类。中医学在论述头痛的病因、病机中认为，头为诸阳经之会，又为精明之府，五脏六腑气血精华均上升润养之，因此，五脏六腑、气血、阴阳、经络等诸方面的失调、不畅、亏虚、瘀滞均可出现头痛。《济生方·头痛论治》："夫头者上配于天，诸阳脉之所聚。凡头痛者，气血俱虚，风寒暑湿之邪，伤于阳经，伏留不去者，名曰厥头痛。盖厥者逆也，逆壅而冲于头也。痛引脑颠，甚而手足冷者，名曰真头痛，非药之能愈。又有风热痰厥，气虚肾厥，新沐之后，露卧当风，皆令人头痛，治法当推其所由而调之，无不切中者矣。"指出头痛可由多种病因导致。

病因分类：主要是按致病原因分类，分为外感头痛和内伤头痛。外感头痛主要由风寒、风热、风湿所导致。所谓"伤于风者，上先受之"，"高颠之上，唯风可到"。风为百病之长，且多兼夹寒、湿、热致病。

内伤头痛多与肝、脾、肾三脏的功能失调有关。肝郁化火，阳亢火升，上扰清窍而致头痛；肝肾亏虚，阴不制阳，阳亢于上而致头痛。脾为后天之本，脾虚则气血化生不足，清阳不升，不能濡养脑窍致头痛；脾失健运，痰浊内生，阻塞气机，浊阴不降，清窍被蒙而致头痛。脑为髓海，肾主骨生髓，或因房劳过度伤肾，或因禀赋不足，肾精久亏，无以生髓，髓海空虚，发为头痛。

病位分类：按头痛的不同部位来辨证治疗，太阳头痛、阳明头痛、少阳头痛与厥阴头痛都代表着在头部不同位置出现疼痛症状。例如厥阴头痛，疼痛的位置在颠顶部，按脏腑归属为肝。如果有肝阳上亢的病理机制，那么就会出现头部颠顶疼痛的症状。

病机分类：在临床很多疾病中可出现风寒滞络、瘀血闭脉、痰浊中阻、火邪上炎、中气不足、精血亏虚等病理改变，均可出现头痛症状。例如血瘀头痛，其头痛特点为固定不移，其他检查均有瘀血的阳性所见，如舌质瘀斑，脉象沉涩或紧等。

总之，中医学的头痛分类治疗很多，我们根据临床常见的一些种类，从头痛的主症、病机、治则、方药等方面来逐一说明中医中药治疗头痛的特点。

中医历代医家论著中，虽无"与鼻腔鼻窦病变引起的头痛"的病名，但根据其出现的相应临床症候表现及发展演变规律，将其归属于中医"头痛"的范畴。在"鼻疔""鼻疳""鼻渊""伤风鼻塞""鼻窒""鼻痰包""鼻菌"等疾病中均有论述，对其病因、病机、症状、治疗均有记载。

1. 病因

主要分内因和外因。外因与内因常相互影响。肺主皮毛，感受风寒，肺失宣肃，壅塞鼻窍则出现鼻塞，或流浊涕。如《医林绳墨》卷七中所说："触冒风邪，寒则伤于皮毛，而成伤风鼻塞之候，或为浊涕，或流清水。"风热之邪从口鼻而入，首先犯肺，风寒之邪郁而化热导致肺气不宣。肺经素有蕴热，复因起居不慎，感受风热之邪，邪毒壅塞鼻窍，导致鼻疖。如《疡医大全》卷十二："鼻乃肺之窍，肺有蕴热，或醇酒炙煿，胃热熏金，或有肺火亢盛，是以鼻窍生疮，燥裂作痛，多起赤靥。"指出鼻疖由肺胃蕴热、肺火亢盛引起。如《素问·生气通天论》中描述："膏粱之变，足生大疔。"说明鼻疔的产生与食用膏粱厚味太过有关。《疮疡经验全书》卷四曰："疔疮初生时红软温和，忽然顶陷黑，谓之癀走，此证危矣。"指出了疔疮如果突然出现疮顶塌陷发黑，是危证的发展及预后。《医宗金鉴·外科心法要诀·鼻部》说："鼻疔生在鼻孔中，鼻窍肿引脑门疼，甚则唇腮俱浮肿，肺经火毒蟾离宫。"指出鼻疔的位置在鼻中，并且鼻窍肿痛引发头痛，这是因为肺经火毒炽盛引起的。如《辨证录》卷之三中所说："人有鼻塞不通，浊涕稠黏，已经数年，皆以为鼻渊而火结于脑也，谁知是肺经郁火不宣。"鼻渊又名脑漏，又如《医醇賸义》卷二记载："脑漏者，鼻如渊泉，涓涓流涕，致病有三，曰风也，火也，寒也。"指出鼻渊病变部位主要在脑，与风、火、寒密切相关。又如《医学摘粹·杂证要诀·七窍病类》中所述："如中气不运，肺金壅满，即感风寒，而浊涕时下者，此即鼻渊之谓也，而究其本源，总由土湿胃逆，浊气填塞于上，肺是以无降路矣"。指出鼻渊的病因病机为中焦脾胃虚弱，湿阻中焦，肺气郁滞。《诸病源候论》卷二十九："肺主气，其经手太阴之脉也，其气通鼻。若肺脏调和，则鼻气通利而知香臭；若风冷伤于脏腑，而邪气乘于太阴之经，其气蕴积于鼻者，则津液壅塞，鼻气不宣调，故不知香臭，而为鼽也。"指出鼻窒因风冷外邪入侵肺经，蕴积

于鼻，肺气不宣，鼻气不通所致。《太平圣惠方》卷八十七："鼻中赤痒，壮热多涕，皮毛干焦，肌肤消瘦，咳嗽上气，下痢无恒，鼻下连唇，生疮赤烂，故名鼻疳也。"指出鼻疳的临床表现。《仁斋直指方·小儿附遗方论》："鼻下两旁赤痒疮湿，是为鼻疳，其疮不痛，汁所流处，随即成疮。"指出鼻疳的病情演变。鼻痰包是指发生于鼻部的囊肿，临床表现主要为鼻前孔处隆起，或鼻腔有淡黄色液体滴出，病因病机为饮食劳倦伤脾，津液停聚，痰浊内生，复因邪热侵犯，痰热互结，循经流注鼻窍聚而成包块，西医学中的鼻前庭囊肿、鼻窦囊肿可参照辨证治疗。鼻菌指发生于鼻腔、鼻窦的恶性肿瘤，以鼻内肿块、鼻塞、流污秽脓血涕、头痛等为主要特征，病因病机主要为痰瘀互结，肝胆热盛，火毒内攻，鼻菌后期多发展为肾元亏虚，浊毒内蕴而损伤骨质脉络。如《医宗金鉴·外科心法要诀》云："鼻渊浊涕流鼻中，久淋血水秽而腥，胆热移脑风寒火，控脑砂因蚀脑虫……鼻窍中时流黄色浊涕……若久而不愈，鼻中淋沥腥秽血水，头眩虚晕而痛者，必系虫蚀脑也，即名控脑砂。"指出鼻渊外因风寒凝郁火邪，内因胆经之热，移于脑髓，二者相合而成。鼻源性头痛按病因可分外感和内伤，外感多由风、火、寒、热毒引起，内伤多因肺经蕴热、胆腑郁热、脾胃湿热、脾胃失调、血瘀鼻窍等。若因外邪侵袭，正气骤虚，或病情迁延不愈，久病及肾，可导致肾元亏虚，无力抗邪，出现邪毒内陷，甚至昏迷的危急重症。谈钰濛等认为清阳不升，则清窍失养，浊阴不降，则清窍壅滞，邪干清空，窍道不利，浊涕不止，乃成鼻渊。清阳之气包括起温煦作用的阳气和有濡润之功的津液。津液相对于阳气属于阴，相对于败津腐液，则属于清阳。脾胃失调，清阳不升，内生邪毒、痰浊、瘀血等浊阴充塞九窍，窍失清

空之性，引发鼻窒鼻渊、耳胀耳闭、耳鸣耳聋、喉痹梗阻等病变。鼻疔受挤压后毒邪扩散，侵入脑髓，出现走黄的危重症。严道南认为热痰壅肺、气机被阻、中焦虚寒，运化无力，清阳不发，清窍闭塞，寒痰瘀滞，阻塞鼻窍，是鼻窒（慢性肥厚性鼻炎）的常见病因病机，从清肺通窍、健脾升清、温阳散寒、化瘀通窍入手，疗效较好。

2. 病机

鼻源性头痛的发病机制，是病邪作用于人体，邪正交争，使人体的阴阳失衡，脏腑功能失调，气血紊乱所致。但因人体禀赋不同，生活环境有异，其病机变化既有共性又有个性，但归纳起来主要有以下几种。

（1）风寒犯鼻　肺开窍于鼻，外合皮毛，若风寒之邪入侵，肺失宣肃，风寒上犯，壅塞鼻窍而为病。

（2）风热犯鼻　风热之邪，从口鼻而入，或因风寒之邪，郁而化热，风热上犯鼻窍而为病。

（3）肺经蕴热，邪毒外侵　肺经素有蕴热，加之起居不慎，复感风热邪毒，或挖鼻致肌肤受损，或患有鼻部疾病，脓涕经常浸渍，邪毒趁机侵袭，引动肺热，上灼鼻窍。

（4）肺气虚寒　久病体弱，或病后失养，致肺脏虚损，肺卫不固，易感外邪，正气虚弱，不能抗邪，邪滞鼻窍而为病。

（5）脾胃湿热　饮食不节，脾失运化，致湿浊内停化热，或小儿脾胃虚弱，积食化热上攻，湿热邪气循经上犯，熏蒸鼻窍肌肤而为病。

（6）脾气虚弱，清阳不升　脾气虚弱，化生不足，鼻窍失养，外邪从口鼻而入，停聚鼻窍而发病。

（7）胆腑郁热　患者情志不遂，急躁易怒，胆失疏泄，气郁化火，胆火循经上犯，移热于脑，伤及鼻窍，或邪热犯胆，胆热上蒸鼻窍而为病。

（8）肝胆热盛，火毒内攻　因情志不畅，肝失疏泄，气郁化火，肝胆火热循经上犯，煎炼津液，移热于脑，伤及鼻窍，燔灼气血，腐灼骨肉。

（9）阴虚火旺　久病伤阴及肝肾，内耗阴血，阴津亏虚，津液不能上养鼻窍，肝肾阴虚，阴不制阳，甚则虚热上攻，灼伤鼻窍。

（10）痰瘀互结　脾虚生痰，阻滞气机，血行不畅而为瘀，痰瘀互结，凝聚鼻窍。

（11）火毒炽盛，内陷营血　素体虚弱，复因毒邪强盛，正不胜邪，致邪毒内陷，入犯营血，逆传心包，而成危候。

（12）痰浊凝滞，困结于鼻　痰浊流注于鼻前庭或鼻窦，逐渐积聚而成包块，痰浊阻滞，蒙蔽清窍，则有头痛、视力障碍等症。

二、临床诊断

（一）辨病诊断

1. 临床诊断

首先确定是否为鼻源性头痛，鼻源性头痛有其特点，主要临床表现如下。

（1）头痛特征

①头痛的同时伴有鼻部症状，如鼻阻塞、鼻分泌物增多、嗅觉障碍等。

②为深部头痛，急性炎症时头痛程度重，呈刺痛或跳痛，慢性炎症引起的头痛呈钝痛、胀痛或昏沉感，晚期肿瘤则呈现间歇性或持续性剧痛，并可伴有其他颅神经受累表现。

③头痛具有一定的时间规律性，如鼻窦炎一般为白天头痛，夜间卧床后头痛减轻或消失。

④头痛的部位较恒定，早期患者多表

现为单侧头痛，久之多为双侧头痛，这是因为炎症早期多局限于单侧，炎症蔓延至对侧时，则呈双侧头痛，但往往也以某一侧为重。

⑤在鼻腔使用黏膜收缩药物或用黏膜表面麻醉药物后可使头痛减轻或消失。低头、咳嗽等动作导致面部静脉压升高或鼻黏膜肿胀加重，则会加重头痛。

（2）头痛临床表现

①症状：头痛且有明确的时间性和固定部位，头痛部位为鼻根部、前额、颞部、顶枕部或眶周钝痛，部分伴眼球发胀、视物易感劳累等眼部症状，多伴鼻塞、脓涕、嗅觉减退。

②体征：前鼻镜或鼻内镜检查可见鼻腔黏膜、鼻甲、鼻道或鼻中隔有病变，如鼻黏膜暗红、鼻甲充血水肿、鼻道见脓性分泌物、鼻腔荔枝肉样新生物、鼻中隔偏曲，甚至鼻腔肿瘤等。

（3）导致头痛的常见鼻腔疾病

①急性鼻炎：是由病毒感染引起的鼻腔黏膜急性炎症性疾病。潜伏期1~3天。初期表现为鼻内干燥、灼热感，或痒感和喷嚏，继而出现鼻塞、水样鼻涕、嗅觉减退和闭塞性鼻音。继发细菌感染后，鼻涕变为黏液性、黏脓性或脓性。全身症状因个体差异不同，多表现全身不适、倦怠、头痛和发热等。小儿全身症状较成人重，多伴有高热，甚至惊厥，常出现消化道症状，如呕吐、腹泻等。鼻腔检查可见鼻黏膜充血、肿胀，下鼻甲充血、肿大。

②慢性鼻炎：是鼻腔黏膜和黏膜下层的慢性炎症性疾病。主要临床特征是鼻腔黏膜肿胀，分泌物增多，无明确致病微生物感染，病程持续数月以上或反复发作。根据临床表现和组织病理类型不同，又分为慢性单纯性鼻炎和慢性肥厚性鼻炎。慢性单纯性鼻炎主要症状有间歇性和交替性鼻塞，黏液涕，有时可有头痛、头昏、咽

干、咽痛。检查可见鼻腔黏膜充血，下鼻甲肿胀，分泌物较黏稠，主要位于鼻腔底、下鼻道或总鼻道。慢性肥厚性鼻炎多为单侧或双侧持续性鼻塞，无交替性，鼻涕不多，黏液性或黏脓性不易清除，常伴有闭塞性鼻音、耳鸣和耳闭塞感以及头痛、头昏、咽干、咽痛。检查可见下鼻甲黏膜肥厚，鼻甲骨肥大，黏膜表面不平，呈结节状或桑椹样，尤以下鼻甲前端和后端游离缘为甚。

③萎缩性鼻炎：是一种以鼻黏膜萎缩或退行性变为其组织病理特征的慢性炎症。主要临床特征为鼻黏膜萎缩，嗅觉减退或消失，鼻腔大量结痂形成，严重者鼻甲骨膜和骨质亦可发生萎缩。主要临床症状有鼻塞，鼻咽干燥感，鼻出血，嗅觉丧失，恶臭，头痛，头昏。检查可见鼻梁宽平，如马鞍状塌鼻，鼻腔内可见鼻黏膜干燥，鼻腔宽大，鼻甲缩小，鼻腔内大量脓痂充塞，呈黄色或黄绿色，并有恶臭。

④鼻中隔偏曲：是指鼻中隔偏向一侧或两侧，或局部有突起，引起鼻腔功能障碍，如鼻塞、鼻出血和头痛等。症状的轻重和鼻中隔偏曲的类型和程度有关，常见的鼻中隔偏曲的类型有C型、S型或成尖锥样突起，或成由前向后的条形山嵴样突起。偏曲的突出压迫同侧鼻甲时，可引起同侧反射性头痛。

⑤鼻中隔脓肿：是指鼻中隔软骨膜下或骨膜下积脓，后者多由前者继发感染而致。除有双侧鼻塞、额部头痛和鼻梁压迫感外，尚有明显全身和局部急性炎症表现，如寒战、发热、周身不适、鼻梁和鼻尖红肿热痛。检查可见鼻中隔对称性膨隆，黏膜色泽暗红，触之柔软而有波动，触痛明显，隆起对血管收缩剂无反应，穿刺可抽出脓液。

⑥鼻前庭囊肿：早期囊肿较小，可无任何症状。囊肿较大阻塞鼻前庭时，可有

同侧鼻吸气困难，一些患者可有上颌部或额部反射性疼痛。

⑦鼻腔恶性肿瘤：鼻腔恶性肿瘤大多继发于鼻窦、外鼻、眼眶、鼻咽等处的恶性肿瘤直接扩散，早起仅有单侧鼻塞、鼻出血症状，随着病情进展，可出现鼻面部麻木感胀满感、顽固性头痛。恶性黑色素瘤患者可有黑色黏稠鼻涕，晚期肿瘤充满鼻腔，出现剧烈头痛、视力减退、复视、眼球移位、耳鸣等。

（4）导致头痛的常见鼻窦疾病

①急性鼻窦炎：多继发于急性鼻炎或上呼吸道感染。主要病理改变是鼻窦黏膜的急性卡他性炎症或化脓性炎症，严重者可累及骨质和周围组织及邻近器官，引起严重并发症。常见的临床表现有鼻塞、脓涕、头痛或局部疼痛。头痛是最常见症状，由脓性分泌物、细菌毒素和黏膜肿胀刺激和压迫神经末梢所致。

急性上颌窦炎的头痛特点是眼眶上额部疼痛，可伴有同侧颌面部疼痛或上磨牙牙痛，早晨轻，午后重。急性筛窦炎的头痛特点是一般头痛较轻，局限于眼内眦或鼻根部，也可放射至头顶部。急性额窦炎的头痛特点是前额部周期性疼痛，早晨起床即感头痛逐渐加重，至午后开始减轻至消失，次日重复出现。急性蝶窦炎的头痛特点是颅底或眼球深处钝痛，可放射至头顶和耳后，亦可引起枕部痛，早晨轻，午后重。

②慢性鼻窦炎：多因急性鼻窦炎反复发作、未彻底治愈而迁延所致，常见为双侧或多窦发病，也可单侧发病或单窦发病。主要临床症状为流脓涕、鼻塞和头痛。头痛常表现为钝痛和闷痛。头痛的特点为伴随鼻塞、流脓涕和嗅觉减退等症状，疼痛多有时间性和固定部位，多为白天重，夜间轻，且常为一侧，若为双侧，必有一侧较重。

③鼻源性颅内并发症：额窦炎、筛窦炎引起者最常见，蝶窦炎次之，上颌窦炎少见。常见的有硬脑膜外脓肿，常继发于急性额窦炎和额骨骨髓炎，除原发病症外，头痛较重，卧位加重，并有呕吐、脉缓等颅内压升高的表现。硬脑膜下脓肿，为硬脑膜下腔弥漫性或包裹性积脓，常表现为头痛、发热、颅内压升高。化脓性脑膜炎，若因鼻颅联合外伤，鼻部手术损伤颅前窝底或在感冒时、游泳引起者，一般发病较急，有头痛、发热、恶心等。脑脓肿，多见的是由额窦炎引起额叶脓肿，蝶窦炎引起颞叶脓肿者少见，主要临床表现为头痛、呕吐、视乳头水肿和视神经萎缩。海绵窦血栓性静脉炎，本病因鼻疖引起者多见，鼻窦炎和鼻源性眶内并发症亦可引起本病。

④真菌性鼻 - 鼻窦炎：急性侵袭性真菌性鼻 - 鼻窦炎，常见于糖尿病酮症酸中毒、器官移植、长期应用糖皮质激素、放疗及 HIV 等免疫功能低下或者缺陷者。主要为曲霉菌和毛霉菌感染，起病急骤，进展迅速，死亡率高，主要临床表现有发热、剧烈头痛、颅内高压、鼻腔 - 鼻窦结构破坏坏死、大量脓性结痂、眼球突出、意识模糊等。慢性侵袭性真菌性鼻 - 鼻窦炎，多发生在长期全身应用糖皮质激素，糖尿病或者白血病患者，常见致病菌有曲霉菌、毛霉菌、链格孢属和念珠菌属等。临床上，若有血性涕或较严重的头痛，鼻窦 CT 表现为多窦受累或者骨质破坏和术中观察窦内病变的泥沙样物并伴多量稠脓，窦黏膜表现为高度肿胀，暗红色质脆，易出血和表面颗粒样改变或黏膜呈黑色坏死样改变者，应高度怀疑早期慢性侵袭性真菌性鼻 - 鼻窦炎。

⑤鼻窦囊肿：鼻窦黏液囊肿，单侧多见，好发于筛窦，其次为额窦，上颌窦少见，主要临床表现为黄色鼻溢、鼻塞、嗅觉减退，伴随偏头痛，或位于眼后、眼周、

头顶部、枕部、额部、面颊部。囊肿侵犯眶内导致眼球移位、流泪、复视、视力障碍等。

⑥鼻-鼻窦肿瘤：骨瘤多见于青年男性，多发生于额窦，其次为筛窦，上颌窦和蝶窦均少见。大的额窦骨瘤可导致鼻面部畸形，引起额部疼痛、感觉异常。软骨瘤好发于筛窦，其次为上颌窦和蝶窦，常表现单侧渐进性鼻塞、涕多、嗅觉减退、头昏、头痛等。脑膜瘤多见于青少年，发展缓慢，肿瘤长大后，形成对周围组织的压迫，出现鼻塞、流涕、鼻出血、嗅觉丧失、头痛等症状。内翻性乳头状瘤为常见的鼻及鼻窦良性肿瘤，多单侧发病，一侧鼻腔出现持续性鼻塞，渐进性加重，伴脓涕，偶有血性涕，或反复鼻出血，偶有头痛和嗅觉异常，检查见肿瘤大小、硬度不一，外观呈息肉样或呈分叶状，粉红或灰红色，表面不平，触之易出血。鼻窦恶性肿瘤早期症状少，不易明确诊断，鼻腔、鼻窦恶性肿瘤常合并出现，晚期肿瘤组织向邻近组织侵犯，有时很难判断何处为原发病灶，预后较差。常见的有上颌窦恶性肿瘤，早期常无明显症状，随着肿瘤的发展先后出现单侧脓血鼻涕、面颊部疼痛或麻木感、单侧进行性鼻塞，肿瘤可经鼻顶筛板侵犯颅前窝底，也可破坏侧壁，侵犯颞下窝而达颅中窝底，出现头痛、耳痛、眼内眦包块、张口困难、颞部隆起等症状。筛窦恶性肿瘤早期可无症状，当肿瘤侵入鼻腔时，则出现头痛、单侧鼻塞、血性鼻涕和嗅觉障碍。肿瘤向前发展至眼内眦部隆起，向上侵犯筛顶，累及硬脑膜或侵入颅内，则有剧烈头痛。额窦恶性肿瘤极为少见，早期多无症状，肿瘤发展则出现额部胀痛、皮肤麻木和鼻出血等，晚期可侵入颅前窝，出现剧烈头痛和脑膜刺激征。蝶窦恶性肿瘤极为罕见，但可见有鼻腔、鼻咽、后内侧壁筛窦或脑垂体恶性肿瘤的扩展侵入，早期无症状，随着肿瘤进展可有颅顶、眼眶深部或枕部的顽固性头痛，常向颈后部放射。

⑦鼻结核：早期症状常很轻微，可仅有鼻前部瘙痒、烧灼感、少量渗液。病变发展，分泌物增多，可有涕中带血，出现不同程度鼻塞、鼻出血、嗅觉障碍。侵及鼻窦则有头昏、头痛等鼻窦炎表现。可有眼部不适、流泪、耳鸣耳溢等。严重者可有消瘦、发烧等全身症状。早期见鼻前庭湿疹或毛囊炎病变，可有鼻前部皮肤及黏膜粉红色小结节。常可见鼻腔内有痂皮，其下黏膜浅表溃疡，边缘不整，溃疡处有苍白色肉芽组织增生，触之易出血。严重者见溃疡深，有坏死，中隔穿孔。检查肺及其他部位找出病灶，可做结核菌素试验、鼻分泌物培养等，活检可确诊。

2. 相关检查

（1）病史和体征　病史采集，询问症状出现的时间、病因、疾病演变过程、治疗经过和现在症状，认真做好一般全身体格检查和鼻部专科检查。

（2）鼻腔检查　①鼻前庭检查法，徒手检查时以拇指将鼻尖抬起并左右活动，利用反射的光线观察鼻前庭情况。②前鼻镜检查法，按照三种头位顺序检查，第一头位是将患者头面部呈垂直位或头部稍低，观察鼻腔底、下鼻甲、下鼻道、鼻中隔前下部及总鼻道的下段；第二头位是将患者头稍后仰，与鼻底成30°，检查鼻中隔的中段以及中鼻甲、中鼻道和嗅裂的部分；第三头位是将头继续后仰30°，检查鼻中隔的上部、中鼻甲前端、鼻丘、嗅裂和中鼻道的下部。③后鼻镜检查法，后鼻镜检查可弥补前鼻镜检查的不足，检查后鼻孔、鼻甲和鼻道的形态、颜色、分泌物等。前鼻镜检查可能见有鼻黏膜慢性充血、肿胀或肥厚，中鼻甲肥大或息肉样变，中鼻道变窄，黏膜水肿或有息肉等，前组鼻窦炎时中鼻道有脓；上颌窦炎的脓液一般在中鼻道后下段，并可沿下鼻甲下流，积留于鼻腔底部和下鼻道。额窦炎时脓液多自中鼻道前段流下。前组筛窦炎则见中鼻道有黏稠脓液。后组鼻窦炎脓液自嗅裂下流，积留于鼻腔后段或流入鼻咽部。必要时应做后鼻镜检查，可帮助观察上鼻道是否有脓液。如疑为筛窦炎而未见鼻道内有脓时，可用1%麻黄素收缩鼻黏膜后行体位引流法，以辅助诊断。采用纤维鼻咽喉镜或鼻-鼻窦内窥镜辅助检查，观察鼻腔各壁及鼻窦开口等处的黏膜改变以及窦口的分泌物，则更有助于诊断。

（3）鼻窦检查　前鼻镜及后鼻镜检查方法同鼻腔检查法。观察鼻道中分泌物的颜色、性质、量、引流方向等，注意各鼻道内有无息肉或新生物，鼻甲黏膜有无肿胀或息肉样变。①体位引流法，以1%麻黄碱收缩鼻黏膜，使各窦口通畅。检查上颌窦积脓，使头前倾90°，患侧向上，检查中鼻道后部分泌物引流情况。检查额窦积脓，则头位直立，检查前组筛窦积脓，使头位稍向后仰。检查后组筛窦积脓，使头位稍向前俯。检查蝶窦时，则须低头，面向下将额部或鼻尖抵在某一平面。②低头位引流法，患者取坐位，下肢分开，上身下俯，头下垂近膝，约10分钟后坐起检查鼻腔，视有无脓液流入鼻道。

（4）鼻腔及鼻窦内镜检查　内镜检查分鼻腔内镜检查和鼻窦内镜检查。①鼻腔内镜检查法分四步。第一步，观察下鼻甲前端、下鼻甲全表面、下鼻道和鼻中隔。通常使用0°内镜从鼻底和下鼻道进镜，从前向后逐步观察。第二步，观察中鼻甲、中鼻道、鼻咽侧壁及咽鼓管口、咽隐窝、蝶筛隐窝，可使用0°、30°或70°镜，从鼻底直达后鼻孔。第三步，观察鼻咽顶、嗅裂、上鼻甲、上鼻道，可使用70°镜。检查鼻咽顶时，先进镜至后鼻孔观察鼻咽顶，

于中鼻甲和鼻中隔之间进镜观察上鼻甲与上鼻道，也可从中鼻甲后端观察上鼻甲及上鼻道。第四步，观察后鼻孔。②鼻窦内镜检查法：上颌窦内镜检查法是经下鼻道前端行上颌窦钻孔，将各种角度的内镜依次经套管插入上颌窦内进行观察。蝶窦内镜检查法是以中鼻甲后端为标志，在鼻中隔与上鼻甲之间寻找蝶筛隐窝。蝶窦开口位于该隐窝顶部附近。额窦内镜检查法可有两个路径。a.鼻外眉弓进路，于眉弓内侧相当于额窦底部做一个1cm横行切口，用环钻在额窦前下壁钻通额窦，插入鼻内镜进行检查。b.鼻内筛窦进路，如额窦在隐窝处开口，可使用70°内镜于中鼻甲前上方找到额窦开口；如额窦向前上筛房引流，则应先做前筛切除术，再插入70°内镜进行观察。③软管鼻内镜检查法，纤维导光鼻内镜，可在表面麻醉下经前鼻孔送入鼻腔，术中可随需要将内镜的末端弯曲，进入各鼻道，观察上颌窦、额窦、筛窦和蝶窦的自然开口及其附近的病变。

（5）鼻功能检查　分呼吸功能检查和嗅觉功能检查。呼吸功能检查法主要检查患者的鼻腔通气功能，使用鼻测压计测量鼻阻力，使用声反射鼻测量计测量鼻腔的几何形态。嗅觉检查法主要检查嗅觉功能，分主观检查法和客观检查法。主观检查法又分简易法和嗅阈检查法，客观检查法又分嗅觉相关电位和嗅觉诱发电位。

（6）鼻腔及鼻窦影像学检查　主要包括X线检查法、计算机X线断层摄影术（CT）、磁共振成像检查。X线鼻窦拍片及CT是检查鼻窦的重要方法，但应与临床症状相结合才有助于诊断。鼻窦炎时因窦内黏膜有不同程度增厚，故X线片尚可显示窦腔大小和形态，需行手术治疗者更有参考价值。必要时施行上颌窦碘油造影术，更能明确诊断。目前，鼻腔、鼻窦检查仍以CT为主，通过CT检查可重点观察窦口

鼻道复合体、中鼻甲气化、中鼻甲曲线反常、勾突异常、鼻丘气房、Haller 气房、眶内容物疝入筛窦、上鼻甲气化、筛顶高度、Onodi 气房，并可根据具体病案调整观察重点。在某些疾病，磁共振成像检查或（和）增强 MRI 对临床诊断和鉴别诊断有着重要的辅助作用，如鼻窦黏液囊肿与邻近骨质的关系、成像并发症的鼻窦炎、脑膜膨出、鼻腔及鼻窦恶性肿瘤及其向颅内的扩展。

（7）鼻窦超声检查　是用于上颌窦及额窦检查的新诊断技术。A 型超声检查无创无痛，简便，迅速，且可重复检查。可发现窦腔内积液、息肉或肿瘤。

（二）辨证诊断

与鼻腔鼻窦疾病相关头痛的临床表现多种多样，症状复杂多变，中医学对该类疾病相关性头痛的诊断描述也颇为详尽。这些论述不仅为临床早期诊治提供了诊断及鉴别诊断的客观依据，而且也为我们更深入地探讨病变本质和临床特征奠定了基础。

利用中医四诊合参辨证。

望诊：分实证和虚证。实证可见面红目赤，外鼻部局限性潮红，或皮肤出现粟粒样小丘，流黄色汁水，周围皮肤潮红或龟裂，或者鼻前孔及周围皮肤糜烂，红肿，溢脂水或结黄浊厚痂，或流黄浊黏稠涕，或鼻面部红肿，或鼻黏膜充血，鼻甲肿胀，或鼻内干燥，涕痂带血，或鼻涕量多黄稠，或流血涕，或痰黄黏稠量多，或牙龈红肿，或小便短赤，或大便秘结，舌质红或舌边尖红，舌下络脉迂曲，舌苔薄黄或黄腻等。虚证可见精神萎靡，面色无华，或面色萎黄，或发青、晦暗，或面色苍白，唇色淡，或疮头紫暗，顶陷无脓，或鼻干、口干，或倦怠乏力，少气懒言，痰稀色白，或流涕白黏，或鼻干，痰中带血，或清涕长流，或鼻黏膜色淡，干萎，或鼻黏膜淡白或灰白，鼻甲肿大光滑，或肿物色淡，周围骨质破坏，或小便清长，大便稀溏，舌质淡或红，舌边有齿痕，苔薄白或无苔等。

闻诊：分实证和虚证。实证可见语声洪亮，或咳嗽声重，喷嚏频作，或气喘声粗，咳嗽气促，或鼻涕腥臭等。虚证可见语声低微，或神昏谵语，或干咳，咳声无力，或鼻涕无异味，或痰液无异味，或二便无异味等。

问诊：分实证和虚证。问头痛时间长短，问鼻腔或鼻窦疾病时间长短，问二者相关性。问治疗过程，问疾病发展变化，问现在症状，问一般情况和既往情况，问个人生活史。实证常见的临床症状有头胀痛、刺痛，外鼻部疼痛，全身不适，或恶寒发热，高热烦躁，或口干咽燥，或鼻塞，自汗畏风，或鼻涕黄稠量多，或痰黏难咳，或心烦失眠，口苦口干，渴喜冷饮，耳鸣，急躁易怒，或齿龈肿痛，糜烂出血，或鼻内恶臭等。虚证可见头隐隐作痛，或头胀头昏，或腰膝酸软，或腹胀纳差，或胸脘痞闷，或耳鸣耳聋，或嗅觉减退，或咳嗽胸闷等。

切诊：分实证和虚证。实证可见脉浮数而有力，或实，或弦，或滑，或涩，或沉紧，或浮紧，或洪大等。虚证可见脉沉，或迟，或弱，或虚，或沉细无力等。

与鼻腔鼻窦疾病相关的头痛按病因可分为外感和内伤，外感多由风寒或风热引起，内伤多因脏腑功能不调，阴阳失衡，气血偏盛或偏衰，痰热内蕴，瘀血内结等引起。根据其病因病机，大致可分为以下几种常见类型。

1. 风寒犯鼻

临床证候：头痛，恶寒发热，鼻塞声重，喷嚏频作，流涕清稀，舌淡红，苔薄白，脉浮紧。检查可见鼻黏膜淡红肿胀，鼻内积有清稀鼻涕。

辨证要点：头痛，恶寒发热，鼻塞声

重，喷嚏频作，流涕清稀，脉浮紧。

2. 风热犯鼻

临床证候：鼻塞较重，鼻流黏稠黄涕，鼻痒气热，喷嚏时作，发热，头痛，微恶风，口渴，咽痛，咳嗽，痰黄，舌质红，苔薄黄，脉浮数。检查可见鼻黏膜色红，肿胀，鼻内有黄涕。

辨证要点：头痛，微恶风，口渴，咽痛，鼻流黏稠黄涕，鼻痒气热，苔薄黄，脉浮数。

3. 邪毒外袭，火毒上攻

临床证候：病初起表现为外鼻部局限性潮红，渐次隆起，状如粟粒，渐长如椒目，周围发硬，发热微痛，3~5 天后，疮顶现黄白色脓点，顶高根软，一般全身症状不明显，或伴头痛、发热、全身不适等症，舌质红，苔白或黄，脉数。

辨证要点：头痛、发热、外鼻部局限性潮红，渐次隆起，状如粟粒，或疮顶现黄白色脓点，顶高根软。

4. 肺经蕴热，邪毒外袭

临床证候：鼻前庭及周围皮肤灼热，微痒微痛，皮肤出现粟粒样小丘，继而浅表糜烂，流黄色脂水，周围皮肤潮红或皲裂，鼻毛脱落，一般无全身症状，重者可见头痛，发热，咳嗽，气促，便秘，舌质红，苔黄，脉数。小儿可见啼哭躁扰，搔抓鼻部，甚至血水淋漓。

辨证要点：头痛，发热，咳嗽，气促，鼻前庭及周围皮肤灼热，苔黄，脉数。

5. 肺脾气虚，邪滞鼻窍

临床证候：鼻塞时轻时重，或呈交替性，涕白而黏，遇寒冷时症状加重，可伴有倦怠乏力，少气懒言，恶风自汗，咳嗽痰稀，易患感冒，纳差便溏，头重，头昏，舌淡，苔白，脉浮无力或缓弱，检查可见鼻黏膜及鼻甲淡红肿胀。

辨证要点：头重，头昏，鼻塞时轻时重，或呈交替性，涕白而黏，遇寒冷时症

状加重，伴有倦怠乏力，少气懒言。

6. 邪毒久留，血瘀鼻窍

临床证候：鼻塞较甚或持续不减，鼻涕黏黄或黏白，语声重浊或有头胀，头痛，耳闭重听，嗅觉减退。检查可见鼻黏膜暗红肥厚，鼻甲肥大质硬，表面凸凹不平，呈桑椹状，舌质暗红，或有瘀点，脉弦或弦涩。

辨证要点：头痛，鼻塞较甚或持续不减，鼻涕黏黄或黏白，舌质暗红，或有瘀点，脉弦或弦涩。

7. 脾胃湿热

临床证候：鼻塞重而持续，鼻涕黄浊而量多，嗅觉减退，头昏或头重胀，倦怠乏力，胸脘痞闷，纳呆，食少，小便黄赤，舌质红，苔黄腻，脉滑数。检查可见鼻黏膜红肿，尤以肿胀更甚，中鼻道、嗅沟或鼻底见有黏性或脓性分泌物，颌面、额头或眉棱骨压痛。

辨证要点：颌面、额头或眉棱骨压痛，头昏或头重胀，倦怠乏力，胸脘痞闷，纳呆食少，鼻塞重而持续，鼻涕黄浊而量多，舌质红，苔黄腻，脉滑数。

8. 火毒炽盛，内陷营血

临床证候：疮头紫暗，顶陷无脓，根脚散漫，鼻肿如瓶，目胞合缝，局部红肿灼痛，头痛如劈，可伴高热、烦躁、呕恶、神昏谵语、惊厥、口渴、便秘等症，舌质红绛，苔黄燥，脉浮数。

辨证要点：头痛如劈，高热烦躁，疮头紫暗，顶陷无脓，根脚散漫，舌质红绛，苔黄燥，脉浮数。

9. 痰瘀互结，凝聚鼻窍

临床证候：鼻塞流脓血涕，味腥臭，嗅觉减退，头痛头重，或面颊麻木疼痛，张口困难，或有咳嗽痰多，胸闷不舒，体倦身重，胃纳差，便溏，舌质淡红或暗红，舌体胖，苔白或黄腻，脉弦滑。检查可见肿物色较淡，鼻内污秽浊涕较多，或有周

围骨质破坏，颈部或有恶核。

辨证要点：头痛头重，面颊麻木疼痛，咳嗽痰多，胸闷不舒，鼻塞流脓血涕，味腥臭，舌体胖，苔白或黄腻，脉弦滑。

10.肝胆热盛，火毒内攻

临床证候：鼻塞，鼻流污浊血涕，鼻内恶臭，时有鼻衄，头痛，或见面颊肿胀，突眼或视力减退，张口困难，耳鸣耳聋，全身或有口苦咽干，渴而喜饮，心烦失眠，便秘，尿赤等症，舌质红，苔黄或黄燥，脉弦滑或弦数。检查可见鼻腔肿物色红或暗红，溃烂，触之易出血。

辨证要点：头痛，面颊肿胀，耳鸣耳聋，鼻塞，鼻流污浊血涕，鼻内恶臭，口苦咽干，渴而喜饮，便秘，尿赤，舌质红，苔黄或黄燥，脉弦滑或弦数。

11.痰浊凝滞，困结于鼻

临床症候：初起时无明显症状，较大时可出现一侧鼻前庭底部隆起或鼻翼变形、鼻塞、鼻部胀满感、间歇性鼻流黄水、头痛甚至视力障碍等症，舌苔微腻，脉滑。

辨证要点：头痛甚至视力障碍等症，一侧鼻前庭底部隆起或鼻翼变形，鼻塞，鼻部胀满感，间歇性鼻流黄水。

三、鉴别诊断

（一）西医学鉴别诊断

与鼻腔鼻窦相关疾病头痛的诊断是确保治疗及预后的关键，根据其诊断要点，结合病史、症状及体征，以及专科检查，可做出相应诊断。但有些患者鼻部症状不明显时，常被误诊。因此，明确诊断至关重要。应与以下疾病相鉴别。

1.流行性感冒

流行性感冒是常见病、多发病。经常伴有头痛，全身症状重，如高热、寒战，全身关节、肌肉酸痛等。上呼吸道症状不明显。结合病史、症状、体征，可鉴别。

2.偏头痛

偏头痛是以发作性中重度、搏动样头痛为主要表现，头痛多为偏侧，一般持续4~72小时，可伴有恶心、呕吐，光、声刺激或日常活动均可加重头痛，安静环境、休息可缓解头痛。视网膜性偏头痛为反复发生的完全可逆的单眼视觉障碍，包括闪烁、暗点或失明，并伴偏头痛发作，在发作间期眼科检查正常。与基底型偏头痛视觉先兆症状常累及双眼不同，视网膜性偏头痛视觉症状仅局限于单眼，且缺乏起源于脑干或大脑半球的神经缺失或刺激症状。眼肌麻痹性偏头痛临床表现为反复发作的偏头痛样头痛，头痛发作同时或4天内出现头痛侧眼肌麻痹，动眼神经最常受累，常有上睑下垂、瞳孔扩大，部分病例可同时累及滑车神经和展神经。眼肌麻痹性偏头痛患者头痛常持续1周或1周以上，头痛至出现眼肌麻痹的潜伏期可长达4天，部分病例MRI增强扫描可提示受累动眼神经有反复发作的脱髓鞘改变。

3.紧张型头痛

紧张型头痛又称为肌收缩性头痛，是一种最为常见的原发性头痛，占头痛患者的70%~80%。表现为头部的紧束、受压或钝痛感，更典型的是具有束带感。作为一过性障碍，紧张性头痛多与日常生活中的应激有关，但如果持续存在，则可能是焦虑症或抑郁症的特征性症状之一。病初症状较轻，以后渐渐加重。紧张型头痛的临床特征是头痛部位不定，头部呈钝痛，无搏动性，头痛位于顶、颞、额及枕部，有时上述几个部位均有疼痛，头痛程度属轻度或中度，不因体力活动而加重，常诉头顶重压发紧或头部带箍紧感，另在枕颈部发紧僵硬，转颈时尤为明显，无畏光或畏声症状，少数患者伴有轻度烦躁或情绪低落，许多患者还伴有头昏、失眠、焦虑或抑郁等症状。

4.鼻中隔结节

发生于鼻中隔高位近中鼻甲处，系中隔黏膜局限性肥厚形成的突起，以探针触及，质地柔软。中隔结节的形成与脓性鼻涕的慢性刺激有关。

5.丛集性头痛

丛集性头痛是所有头痛中比较严重的一种，属于血管性头痛之一。因头痛在一段时间内密集发作而得名。发作时无先兆，头痛固定于一侧眼及眼眶周围。发作多在晚间，初感一侧眼及眼眶周围胀感或压迫感，数分钟后迅速发展为剧烈胀痛或钻痛，并向同侧额颞部和顶枕部扩散，同时伴有疼痛侧球结膜充血、流泪、流涕、出汗、眼睑轻度水肿，少有呕吐。大部分患者发作时病侧出现 Horner 征。头痛时患者十分痛苦，坐卧不宁，一般持续 15~180 分钟，此后症状迅速消失，缓解后仍可从事原有活动。呈丛集性发作时，即每天发作 1 次至数次，每天大约在相同时间发作，有的像定时钟一样，几乎在恒定的时间发作，每次发作症状和持续时间几乎相同。丛集性发作可持续数周乃至数月后缓解，一般 1 年发作 1~2 次，有的患者发病有明显季节性，以春秋季多见。缓解期可持续数月至数年，本病 60 岁以上患者少见，提示其病程有自行缓解倾向。慢性丛集性头痛极少见，占丛集性头痛不足 10%，可以由发作性丛集性头痛转为慢性，也可以自发作后不缓解成持续性发作。慢性丛集性头痛临床症状与发作性丛集性头痛临床症状相同，症状持续发作 1 年以上，或虽有间歇期，但不超过 14 天。

6.三叉神经痛

三叉神经痛是最常见的脑神经疾病，以一侧面部三叉神经分布区内反复发作的阵发性剧烈疼痛为主要表现，国内统计的发病率为 52.2/10 万，女略多于男，发病率可随年龄而增长。三叉神经痛多发生于中老年人，右侧多于左侧。该病的特点是在头面部三叉神经分布区域内，发病骤发、骤停，闪电样、刀割样、烧灼样、顽固性、难以忍受的剧烈性疼痛，说话、洗脸、刷牙或微风拂面，甚至走路时都会导致阵发性剧烈疼痛，疼痛历时数秒或数分钟，呈周期性发作，发作间歇期同正常人一样。"扳机点"亦称"触发点"，常位于上唇、鼻翼、齿龈、口角、舌、眉等处，轻触或刺激"扳机点"可激发疼痛发作。

（二）中医学鉴别诊断

1.类中风

类中风病多见于 45 岁以上患者，眩晕反复发作，头痛突然加重时，常兼半身肢体活动不灵，或舌謇语涩。

2.真头痛

真头痛多呈突然剧烈头痛，常表现为持续痛而阵发加重，甚至伴喷射样呕吐、肢厥、抽搐等。

3.眩晕

头痛与眩晕可单独出现，也可同时出现，二者对比，头痛之病因有外感与内伤两方面，眩晕则以内伤为主，临床表现上，头痛以疼痛为主，实证较多，而头晕以昏眩为主，虚证较多。

四、临床治疗

（一）提高临床疗效的要素

目前，中医对鼻源性头痛的发病机制研究逐渐深入，治疗方法和手段也逐渐增多，无论在辨病论治或者用药方面都积累了丰富的经验，且疗效不断提高，但对本病的诊断和治疗标准尚无统一的病名与标准。多数学者认为，从整体出发，用辨病和辨证相结合的思维方式进行综合分析治疗，随证遣方，以提高疗效。

（1）知常达变，分清内因与外因　根

据鼻源性头痛的发病部位和发作性疼痛特点，按病因分类可分为内因和外因。风为百病之长，外因主要与风有关，可夹杂寒、热、湿等，形成风寒犯鼻、风热犯鼻等证。内因主要与各脏腑功能紊乱有关，形成脾胃湿热、肺经蕴热、热入营血等。治疗上应谨守病机，辨病与辨证相结合。

（2）谨守病机，认清病邪所处脏腑经络　初期以祛邪为主，实证居多，如不愈，随着病情进展，可发展为正邪相持，虚实夹杂之证，发展至末期，邪盛正虚，无力抗邪，病情危重。治疗应分清病邪处于何种阶段，以恰当选择治法。

（3）中西结合，外科与内科相结合　目前鼻源性头痛的病因众多，形成的机制不尽相同，西医主要以对症治疗为主，给予恰当的手术治疗可获痊愈，但有些疾病中医见长，可显出独特优势，提高患者生活质量和预后。

（二）辨病治疗

1. 鼻腔疾病所致的头痛

（1）急性鼻炎　主要以支持疗法和对症处理为主，患者应卧床休息，早期可服用抗组胺药和解热止痛药。支持治疗有发汗，生姜、红糖煎水或口服解热镇痛药物等；服用抗病毒口服液以对症治疗；服用抗生素以杀灭细菌；可辅助其他治疗如多饮水、保持大便通畅、按时休息等。局部治疗可应用鼻内血管收缩剂如盐酸羟甲唑啉喷雾剂或1%（小儿0.5%）麻黄碱滴鼻液滴鼻。后期可用吸引器抽出鼻内分泌物，改善鼻腔通气，注意预防发生并发症。

（2）慢性肥厚性鼻炎　慢性肥厚性鼻炎应用血管收缩剂疗效不满意，可做下鼻甲黏膜下硬化疗法，使之产生无菌性坏死，形成瘢痕组织，以达到缩小鼻甲、扩大鼻腔和改善鼻通气目的。如肥厚位于下鼻甲下缘或后端时应做鼻黏膜部分切除术或电灼术以改善鼻腔通气，引流，恢复鼻腔的正常生理功能。

（3）慢性单纯性鼻炎　针对病因治疗，改善生活和工作环境，锻炼身体，提高机体抵抗力。局部用药治疗，可应用鼻内糖皮质激素，具有良好的抗炎作用，并最终产生减低充血效果，根据需要可长期应用，疗效和安全性较好；鼻内分泌物较多或较黏稠者，可用生理盐水清洗鼻腔，以清除鼻内分泌物，改善鼻腔通气。应用鼻内减充血剂盐酸羟甲唑啉喷雾剂，应用不宜超过7天，如需继续使用，须间断3~5天，应避免长期应用1%麻黄碱滴鼻液，因其长期应用可损伤鼻黏膜纤毛。

（4）慢性萎缩性鼻炎　常用的方法有3种，即局部治疗、全身治疗和手术治疗。其目的在于清除痂皮，清除感染，改善黏膜的生理状态，缩窄鼻腔，缓解症状，为黏膜恢复创造条件。对全身和局部药物治疗无效者，重症病例可采用手术治疗。因无特效疗法，目前多采用局部洗鼻及全身综合治疗。鼻腔冲洗可用温热生理盐水或1∶（2000~50000）高锰酸钾溶液，每日1~2次，以清洁鼻腔，除去脓痂和异味。鼻内用药可使用1%复方薄荷樟脑液状石蜡、清鱼肝油等滴鼻，润滑黏膜，促进黏膜血液循环和软化脓痂，便于清除。也可应用1%链霉素滴鼻，抑制细菌生长，减少炎性糜烂和利于上皮生长。或者应用1%新斯的明涂抹黏膜，可促进鼻腔黏膜血管扩张。也可应用0.5%雌二醇或己烯雌酚油剂滴鼻，可减少痂皮，减轻臭味。手术治疗的目的主要是缩小鼻腔，减少鼻腔通气量，降低鼻黏膜水分蒸发，减轻黏膜干燥及结痂形成。全身治疗可适当补充维生素，以保护黏膜上皮，增加结缔组织抗感染能力，促进组织细胞代谢，扩张血管和改善鼻黏膜血液循环。

2. 鼻腔和鼻窦局部病变及结构变异与头痛

鼻中隔偏曲一旦出现了鼻阻塞或头痛，这些症状很难通过非手术治疗获得治愈。只要确定诊断，可采用鼻黏膜下骨切除矫正术。这是一种反应小、有利于功能恢复的术式。近年来根据鼻整形学的基本原则，鼻中隔黏膜下切除已发展为鼻中隔矫正术，术中切除少量弯曲软骨和骨，然后重建鼻中隔软骨部，矫正偏曲，恢复鼻腔的正常生理功能。

3. 鼻窦疾病所致的头痛

（1）急性鼻窦炎　根除病因，解除鼻腔和鼻窦通气障碍，控制感染和预防并发症。全身治疗同呼吸道感染和急性鼻炎，适当注意休息。应用足量抗生素，及时控制感染，防止感染扩散。明确致病菌者可选用敏感抗生素，未能明确致病菌者可选择广谱抗生素。厌氧菌感染者，应同时应用替硝唑或甲硝唑。鼻腔局部应用黏膜血管收缩药滴入或喷入，改善通气和引流，常用药物为盐酸麻黄素。局部治疗应用鼻用减充血剂（但疗程少于7天）和糖皮质激素。体位引流可促进鼻窦内潴留的分泌物引流。物理治疗如红外线照射、短波透热等，可改善症状和促进炎症消退。鼻腔内冲洗治疗，鼻腔冲洗液可用生理盐水＋庆大霉素＋地塞米松，或者生理盐水＋甲硝唑＋地塞米松，每日1~2次，有助于鼻腔内容物的清除。上颌窦穿刺冲洗用于治疗上颌窦炎，但应在全身症状消退和局部炎症基本控制后进行，每周冲洗1次，直至无脓液冲洗出为止，每次冲洗后可向窦内注射抗生素、替硝唑或甲硝唑溶液；上颌窦穿刺冲洗上药，正负压置换治疗，预防并发症和防止迁延成慢性鼻窦炎，多用于多鼻窦炎及全鼻窦炎；常采用鼻中隔矫形术、鼻息肉摘除术以解除鼻阻塞，鼻窦自然开口的病因，并给予相应的窦口开放术，

使鼻窦恢复引流功能；对晚期鼻窦内出现不可逆病变者，应行相应鼻窦的根治手术。功能性鼻内镜手术强调只切除病变，而尽可能保留正常黏膜，以恢复或重建鼻腔及鼻窦的通气和引流为目的，各组鼻窦炎经鼻内手术均可达到治愈。

（2）慢性鼻窦炎　鼻腔及鼻窦疾病引起头痛的治疗主要是病因治疗。抗感染，抗过敏或手术治疗，目的在于促进鼻腔、鼻窦通气引流。有条件者可配合物理治疗。慢性鼻-鼻窦炎不伴鼻息肉者首选药物治疗，无改善者可考虑手术治疗，伴有鼻息肉或者鼻腔解剖结构异常者首选手术治疗。局部治疗应用减充血剂和糖皮质激素，可改善鼻腔通气和引流，注意减充血剂应用在7天之内。鼻腔冲洗，可用生理盐水每日冲洗1~2次，目的是清除鼻腔内分泌物，以利于鼻腔的通气和引流。上颌窦穿刺冲洗，每周1次，必要时可经穿刺针导入硅胶管置于窦内，以便每日冲洗灌入抗生素。应用鼻窦负压置换法，将药物吸入鼻窦内，常用于慢性鼻窦炎不伴鼻息肉患者。窦口鼻道复合体区域阻塞，必须通过手术矫正或切除，手术以解除窦口鼻道复合体阻塞和改善鼻窦引流及通气。在规范化治疗后仍然无效的患者，可采取鼻窦手术治疗，主要分为传统手术和鼻内镜手术，鼻内镜手术占主流地位，手术的关键是解除鼻腔和窦口的引流及通气障碍，尽可能保留鼻腔和鼻窦的基本结构，如中鼻甲、鼻窦正常黏膜和可良性转归的病变黏膜，其目的主要是保持和恢复鼻腔及鼻窦的生理功能。

（3）真菌性鼻-鼻窦炎　早期诊断和合理的治疗，多数患者可获痊愈，后期则治疗较困难，易复发，预后较差。首选手术治疗，侵袭型真菌性鼻-鼻窦炎患者需配合抗真菌药物治疗。非侵袭型真菌性鼻-鼻窦炎可行窦内病变清理术，建立鼻窦宽敞的通气和引流，保留鼻窦黏膜和骨壁。

侵袭型真菌性鼻-鼻窦炎则应行鼻窦清创术，除彻底清除鼻腔和鼻窦病变组织外，还需广泛切除受累的鼻窦黏膜和骨壁。

（4）鼻窦黏液囊肿　根据囊肿的部位、大小，选择治疗方案，健康体检者发现的无临床症状的鼻窦内小囊肿，一般无须处理。囊肿增大或有局部压迫症状者，需考虑手术治疗。手术治疗分为囊肿全切除术或部分切除术，建立受累鼻窦或囊肿腔与鼻腔之间永久宽敞的引流通道。传统的方法是采用鼻外或鼻内进路。目前常规采用经鼻内镜手术。

（5）鼻-鼻窦良性肿瘤　大的额窦骨瘤导致鼻面部畸形，引起额部疼痛，且有压迫症状，或已向颅内扩展和出现颅内并发症者，以手术切除为治疗原则。小骨瘤无任何症状者，通常不需手术治疗。手术大致可分为4类：鼻外和额窦开放术，鼻侧切开术，额骨成形切口或双冠径路的颅面联合手术，以及经鼻内镜手术。软骨瘤主要采取手术治疗方法，手术应尽早进行，切除范围应彻底，范围局限者可选择经鼻内镜手术切除，范围大者多选择鼻外进入，术后要长期随访观察。神经鞘膜瘤的治疗，手术治疗是唯一选择。应根据肿瘤部位设计不同切口和入路。神经鞘膜瘤因有包膜，与周围组织粘连少，应尽可能保留其起源的神经，彻底切除肿瘤，预后较好。神经纤维瘤因无包膜，难以彻底切除，术后多有神经功能障碍，较易复发。鼻及鼻窦的血管瘤，导致鼻出血反复发作，其治疗主要以手术切除为主，鼻中隔前下方小血管瘤应将瘤体及根部黏膜一并切除，再做创面电凝固，以防复发。或者用 YAG 激光炭化。鼻窦内，尤其是上颌窦内肿瘤，依据瘤体位置、大小，可采用经鼻内镜手术开放上颌窦，可完整切除肿瘤，脑膜瘤的治疗应以手术为主，否则易复发，限于鼻腔及鼻窦的肿瘤，可采用鼻内镜下切除肿瘤，

也可采用鼻侧切开术。若肿瘤已侵犯颅前底或颅底脑膜瘤向鼻及鼻窦扩展者，可采用颅面联合进路，分别处理颅内及鼻和鼻窦肿瘤。内翻性乳头状瘤，发病原因至今不清，好发于鼻腔外侧壁，也可原发自鼻中隔、鼻甲和各鼻窦内，但多自鼻腔扩展入鼻窦。内翻性乳头状瘤的治疗原则是手术彻底切除肿瘤，常用手术方式包括鼻内镜手术、鼻侧切开或上唇下进路。首选鼻内镜鼻窦开放肿瘤切除手术，术中可以切除鼻腔外侧壁，或可采用泪前隐窝入路。可彻底切除位于上颌窦的肿瘤，完整保留鼻腔外侧壁和鼻泪管。肿瘤广泛生长且侵犯鼻窦外邻近结构，并疑为恶性病变者，应根据肿瘤侵犯范围决定手术方式，包括鼻侧切开手术或颅面联合径路。术后易复发，复发率为 5%~47% 不等，多次手术及年龄较大者易产生恶性病变，恶变率为 7%。

（6）鼻-鼻腔恶性肿瘤　鼻腔恶性肿瘤大多为鼻窦、外鼻、眼眶、鼻咽等处肿瘤的直接扩散，治疗以手术切除为主，术前、术后放疗和化疗为辅的综合治疗。手术径路多采用鼻侧切开或唇下正中切口，对放射线敏感的恶性淋巴瘤、未分化癌、晚期肿瘤或高龄、体弱不适于手术者，应以放疗和化疗为主，行根治性和姑息性治疗。鼻窦恶性肿瘤因解剖位置隐蔽，早期症状少，不易确诊，多数患者在就诊时肿瘤并非原发部位，鼻腔、鼻窦恶性肿瘤常合并出现。晚期肿瘤可向邻近组织侵犯，以致有时很难判断何处为原发诊断，治疗非常棘手。根据肿瘤病理类型、原发部位、侵犯范围及患者全身情况选择手术、放射、化疗和生物等治疗方案，对肿瘤范围较局限者，多采取以手术为主的综合疗法，包括术前根治性放疗，手术彻底切除原发肿瘤病灶，必要时可行单侧或双侧颈淋巴清扫术以及术后放疗和化疗等。首次治疗是治疗成败的关键。手术治疗为多数鼻窦恶

性肿瘤的首诊治疗手段，尤其是早期肿瘤范围较局限者，对范围较大、周围组织结构复杂、单纯手术难以达到根治性切除者，术前或术后应配合放疗和化疗，以减少术后复发，提高疗效。上颌窦恶性肿瘤，根据情况，可选择 Denker 手术、鼻侧切开术、上颌骨部分切除术或上颌骨全切除术，必要时加眶内容物摘除术。局限在上颌窦内，无邻近侵犯的肿瘤，可经鼻内镜下切除，上颌窦全部切除后的硬腭缺损，用保留的硬腭黏骨膜修复，或术后安装牙托。筛窦恶性肿瘤可行鼻外进路筛窦切除术或鼻侧切开术。侵及颅内的病例可行颅面联合进路手术。额窦恶性肿瘤可采用鼻外进路额窦手术，术中将肿瘤连同窦腔黏膜全部切除，尽可能恢复额骨骨瓣以保持面容。蝶窦恶性肿瘤可采用鼻侧切开术，经筛窦到达蝶窦，尽量切除肿瘤，蝶窦恶性肿瘤应以放疗为主，手术为辅。但局限在蝶窦内无周围侵犯的肿瘤可经鼻内镜下切除。多数鼻窦恶性肿瘤化疗并非首选，只对不愿接受或不适应放疗及手术的患者或手术不彻底者采用化疗治疗。

4.鼻源性颅内病变

鼻源性颅内感染：全身足量抗生素抗感染治疗；降低颅内压，防止脑疝发生；全身支持对症治疗，特别注意控制体温；适时实施手术治疗，如对脑脊液鼻漏行修补术，对脑脓肿行脓肿切除术或开颅脑脓肿摘除术。

（三）辨证治疗

1.辨证论治

（1）风寒犯鼻

治法：辛温解表，散寒通窍。

方药：通窍汤加减。防风12g，羌活12g，藁本12g，升麻12g，干葛12g，川芎12g，苍术12g，麻黄6g，白芷6g，川椒3g，细辛3g，甘草3g，生姜3片，葱白3根。

肺有邪火，加黄芩12g，川椒大热，不利表散，可去而不用。也可应用荆防败毒散、葱豉汤加减。

（2）风热犯鼻

治法：疏风清热，宣肺通窍。

方药：银翘散加减。连翘30g，金银花30g，苦桔梗18g，薄荷18g，竹叶12g，生甘草15g，芥穗12g，淡豆豉15g，牛蒡子18g。

若头痛较甚者，加蔓荆子、菊花以清利头目；咽部红肿疼痛者，加板蓝根、射干以清热解毒利咽；咳嗽痰黄，加前胡、瓜蒌以宣肺止咳化痰。亦可选用桑菊饮加减。

（3）邪毒外袭，火毒上攻

治法：清热解毒，消肿止痛。

方药：五味消毒饮加减。金银花15g，野菊花6g，蒲公英6g，紫花地丁6g，紫背天葵子6g。

若疼痛较甚者，加当归、赤芍、牡丹皮以活血止痛；若脓成不溃者，加穿山甲、皂角刺以助消肿溃脓；若恶寒发热，加连翘、荆芥、防风以疏风解表；若病情严重，可配合黄连解毒汤加减。

（4）肺经蕴热，邪毒外袭

治法：疏风散邪，清热泻肺。

方药：黄芩汤加减。黄芩9g，栀子9g，桑白皮12g，连翘9g，薄荷9g，荆芥穗9g，赤芍15g，麦冬15g。

若大便硬结者，加瓜蒌仁、生大黄；热毒壅盛，痛甚者加黄连、牡丹皮以清热解毒，凉血止痛；红肿甚者，加大青叶、板蓝根。

（5）肺脾气虚，邪滞鼻窍

治法：补益肺脾，散邪通窍。

方药：肺气虚为主者，可选用温肺止流丹加减。诃子3g，甘草3g，桔梗9g，煅石首鱼脑骨15g，荆芥6g，细辛3g，人参6g。

若脾气虚为主者，可用补中益气汤加减。黄芪30g，党参12g，酒当归12g，橘皮12g，升麻6g，柴胡6g，白术15g，炙甘草9g。

易患感冒或遇风冷则鼻塞加重者，可合用玉屏风散以益气固表。

（6）邪毒久留，血瘀鼻窍

治法：行气活血，化瘀通窍。

方药：通窍活血汤加减。赤芍3g，川芎3g，桃仁9g，红枣（去核）7个，红花9g，老葱（切碎）3根，鲜姜（切碎）9g，麝香（绢包）0.15g。

鼻塞甚、嗅觉迟钝者可选加辛夷花、白芷、石菖蒲、丝瓜络；头胀痛、耳闭重听者，加柴胡、蔓荆子、菊花以清利头目。

（7）脾胃湿热

治法：清热利湿，化浊通窍。

方药：甘露消毒丹加减。飞滑石450g，淡黄芩300g，绵茵陈330g，石菖蒲180g，川贝母150g，木通150g，藿香120g，连翘120g，白蔻仁120g，薄荷120g，射干120g。打碎制丸，每次6g，每日3次。

若鼻塞甚者，可酌加苍耳子、辛夷等；若头痛者，加白芷、川芎、菊花等；若鼻涕带血者，加仙鹤草、白茅根、鱼腥草、蒲公英等。

（8）火毒炽盛，内陷营血

治法：泻热解毒，清营凉血。

方药：黄连解毒汤合犀角地黄汤加减。

黄连解毒汤：黄连9g，黄芩6g，黄柏6g，栀子（擘）9g。

犀角地黄汤：水牛角30g，地黄24g，赤芍12g，牡丹皮9g。

如出现神昏谵语，加服安宫牛黄丸、至宝丹或紫雪丹以清心开窍，镇惊息风。若病程日久，气阴耗伤，脉象虚弱，宜用生脉散以补益气阴。

（9）痰瘀互结，凝聚鼻窍

治法：涤痰化浊，祛瘀散结。

方药：清气化痰丸合桃红四物汤加减。

清气化痰丸：酒黄芩100g，瓜蒌仁霜100g，半夏（制）150g，胆南星150g，陈皮100g，苦杏仁100g，枳实100g，茯苓100g。打碎制丸，每次6g，每日3次。

桃红四物汤：当归15g，熟地黄15g，川芎15g，白芍15g，桃仁15g，红花15g。

可加半边莲、半枝莲、白花蛇舌草等以加强化浊解毒的作用；加天花粉、牡蛎、山慈菇以化痰软坚散结；涕血腥臭、口渴、咽痛、咳嗽痰黄者，加薏苡仁、冬瓜仁、桑白皮、芦根、苇茎等以清肺化痰。

（10）肝胆热盛，火毒内攻

治法：清肝泻胆，解毒散结。

方药：龙胆泻肝汤加减。酒炒龙胆草6g，炒黄芩9g，酒炒栀子9g，泽泻12g，木通6g，酒炒当归3g，酒炒生地黄9g，柴胡6g，生甘草6g，车前子9g。

可选加三棱、昆布、海藻、生牡蛎、穿山甲等以攻坚散结，或选加水蛭、虻虫、土鳖虫、桃仁、红花、泽兰等破血逐瘀散结；热盛者加山豆根、青黛、黄连、水蛭、夏枯草等清热解毒；大便秘结者，加生大黄、芒硝等以泻热通便；头痛，面颧部疼痛剧烈者，可选加露蜂房、田七、五灵脂、蜈蚣、全蝎等以活血通络。

（11）痰浊凝滞，困结于鼻

治法：除湿化痰，散结消肿。

方药：二陈汤加减。茯苓9g，半夏15g，陈皮15g，甘草15g，生姜7片。

可酌加枳壳、瓜蒌仁加强祛痰浊之功；局部焮热微张者，可加黄芩、黄连；胃纳差者，可加神曲、麦芽、谷芽；局部红肿疼痛，舌红苔黄者，可合加味消毒饮。

2.外治疗法

（1）滴鼻法　用芳香通窍类的中药滴鼻剂滴鼻，改善通气，引流。脓涕较多者可用清热解毒的滴鼻剂滴鼻，以排脓解毒，清洁鼻腔。

（2）熏鼻法或雾化吸入　①伤风鼻塞可用内服中药或薄荷、辛夷煎煮蒸气熏鼻，也可用疏风解表、芳香通窍的中药煎煮过滤后行超声雾化吸入。②鼻窒可用芳香通窍类的中药滴鼻剂滴鼻，也可用中药煎煮液如苍耳子散，或用柴胡、当归、丹参等注射液做超声雾化经鼻吸入。③鼻渊用熏鼻法治疗，用芳香通窍、行气活血的中药，如苍耳子散、川芎茶调散等，放砂锅中加水2000ml，煎至1000ml，倒入合适的容器中，先令患者用鼻吸入热气，从口中吐出，反复多次，待药液温度降至不烫手时，用纱布浸药液热敷印堂、阳白等穴，每日早晚各1次，7日为1个疗程。

（3）中药贴敷法　鼻疖脓未成者，可用内服中药渣再煎，纱布蘸汤热敷患处。或用紫金锭、四黄散等水调涂敷患处。也可用野菊花、仙人掌、鱼腥草、芙蓉花叶、苦地胆等捣烂外敷。鼻疖红肿、糜烂、渗液，可用青蛤散涂敷；糜烂不愈，脂水多者，可取瓦松或五倍子适量，烧灰研细末，敷于患处；干燥、皲裂、脱屑者，用黄连膏外涂；灼热疼痛者，取辰砂定痛散，用麻油调敷。

（4）排脓　脓成顶软者，局部消毒后，用尖刀片挑破脓头，小镊子钳出脓头或吸引器头吸出脓栓。切开时不可切及周围浸润部分，且忌挤压。

（5）中药外洗　①鼻疖可选用以下方药煎水，局部外洗。内服中药渣再煎；苦楝树叶、桉树叶各30g；苦参、苍术、白鲜皮各15g；菊花、蒲公英各60g；②鼻渊应用鼻窦穿刺冲洗法，多用于上颌窦治疗，穿刺冲洗后，可选用适宜药液注入，每周1次。

（6）针刺治疗　①伤风鼻塞者，取迎香、印堂穴；头痛、发热者，取太阳、风池、合谷、曲池穴，针刺强刺激，留针10~15分钟，每日1次。②鼻疖者，刺血治疗，取同侧耳尖、耳背或耳垂，用三棱针点刺放血，或少商、商阳、中冲穴点刺放血，以泻热解毒。③鼻疖体针治疗，取合谷、曲池、外关、少商等穴，提插捻转，用泻法，每日1次；耳针治法，取鼻、肺、胃、下屏间等穴，或埋针，或用王不留行籽贴压，经常用手轻按贴穴，维持刺激。④鼻疖体针治疗，主穴取迎香、鼻通、印堂，配穴取百会、风池、太阳、合谷、足三里，采用补泻手法。耳针取鼻、内鼻、肺、脾、内分泌、皮质下等穴，用耳针针刺或用王不留行籽贴压耳穴。对于肺脾气虚者，取迎香、人中、印堂、百会、肺俞、足三里等穴，温灸。

（7）注射治疗　鼻甲肥大者，可选用复方丹参注射液等做下鼻甲注射，每次每侧1~2ml，5~7天1次，5次为1个疗程。

（8）置换治疗　鼻渊治疗用负压吸引法将鼻窦内的脓液吸引出来，再将适宜的药物置换进入鼻窦，以达到治疗目的。

（9）理疗　鼻渊治疗可配合局部超短波或红外线等物理治疗。

3. 成药应用

（1）青黛软膏　先用3%双氧水或温盐水清洗，鼻前庭清除痂皮后，局部涂以青黛软膏，每日2~3次，每次涂药前将鼻前庭清理干净后再涂药，连续涂药3~5天。

（2）滴通鼻炎水喷雾剂　外用喷鼻，1次1~2揿，1日3~4次，疗程5天。

（3）鼻渊通窍颗粒　治疗急性鼻窦炎。每次服用15g，每天服用3次，治疗1个月。

（4）鼻渊丸　治疗急性鼻窦炎风邪犯肺证。口服，1次12丸，1日3次。

（5）鼻渊舒口服液　治疗慢性鼻窦炎属肺经风热及胆腑郁热者。口服，1次10ml，1日2~3次，7日为1个疗程。

（四）医家诊疗经验

1. 李发枝
李发枝教授对鼻窒的病因病机有独到

见解，特色如下。①宣肺化饮法，小青龙汤加石膏汤加减。处方：麻黄10g，桂枝20g，白芍20g，干姜12g，细辛3g，五味子12g，清半夏12g，生石膏20g，款冬花10g，甘草10g。痰多，轻微活动则气喘者，上方加入鱼腥草30g，炒紫苏子12g。②清泄郁热法，谷精草合剂加减。处方：谷精草10g，木贼9g，青葙子10g，辛夷12g，僵蚕6g，蝉蜕12g，麻黄6g，桔梗10g，黄芩10g，蒲公英30g，羌活6g，白芷10g，甘草18g。③御寒宣肺法，用御寒汤加减。处方：羌活10g，白芷10g，防风10g，升麻6g，黄芪50g，苍术12g，黄柏10g，黄连3g，党参15g，陈皮6g，款冬花15g，炒紫苏子10g，甘草10g。

2. 熊大经

熊大经运用"和法"治疗鼻渊，提出"鼻五度辨证"，鼻渊当责之"枢度"失调。首次将鼻内部结构与五脏六腑相关联对应：下鼻甲、下鼻道内应肺，为"气度"；中鼻甲、中鼻道、窦口鼻道复合体内应肝胆，为"枢度"；上鼻甲、上鼻道、鼻顶、鼻骨内应肾，为"髓度"；鼻中隔内应心，为"血度"；鼻尖、鼻翼、鼻前庭内应脾，为"肉度"。熊教授认为中鼻甲、中鼻道、窦口鼻道复合体为"枢度"，内应肝胆，肝主疏泄，胆为少阳，故人体少阳枢机的通利与否可以反映在以上鼻腔局部结构上，即临床通过观察中鼻甲、中鼻道、窦口鼻道复合体的变化可以了解肝胆功能状态，提出从"少阳"论治鼻渊的治疗原则，创立"吉雷开窍汤"。主要由柴胡、黄芩、栀子、茯苓、黄芪、白芷、川芎、桔梗等组成。①若见鼻黏膜充血色红，中鼻甲肿胀肥大，或伴息肉样变，中鼻道积脓，患者流黄涕，质地脓稠，头昏胀痛明显，急躁易怒，舌红质干，或苔黄厚腻，关脉弦滑有力尤为明显，提示患者平素肝胆火旺者，此时应适当加大黄芩用量或酌加龙胆草等

清泄肝胆之品，但需要注意勿过用苦寒伤肺阴，故常配麦冬、北沙参、天花粉养阴生津之品。②若见鼻黏膜色淡白，中鼻甲萎缩或肿胀，或伴息肉样变，中鼻道积脓，常以鼻塞重、黏涕、情志闷闷不舒、喜叹息、头胀痛、脉弦涩等为主要表现，提示患者肝气郁结，此时应当疏肝柔肝，常配伍白芍、薄荷、藿香、桔梗、枳壳、郁金、延胡索等理肝气、柔肝阴为主。若肺虚者，辛散行气之品不可过用，可适当加大人参用量或配伍黄芪以坚固脾肺之气。③若见鼻黏膜色暗红，中鼻甲萎缩，鼻腔干燥，常以鼻塞、涕少、质地黏稠、舌暗、脉沉涩为主要表现，属气郁血滞者，常以柴胡配川芎通络活血，地龙通经活络，牡丹皮及赤芍活血散瘀。④若见鼻黏膜色淡白，鼻甲肿胀，中鼻道或嗅沟多清稀分泌物，表现以鼻痒、喷嚏频作为主，右寸脉浮者，往往由外风引动内风，肝风内动，常以柴胡配炒僵蚕、地龙以息风，小剂量麻黄以祛散外邪。

3. 张曾譻

张曾譻教授治疗鼻窦炎则独辟蹊径，认为本病因风热毒邪所致，故以清热、祛风、解毒、通窍为治疗大法。

4. 邵经明、靳瑞

"邵氏五针法"配合"鼻三针"治疗慢性鼻炎。"邵氏五针法"是河南中医药大学邵经明教授主要用于治疗哮喘的经验方，以大椎、风门、肺俞为主穴，该法具有调补肺气、增强肺功能的作用。肺俞是肺脏的背俞穴，具有调补肺气、解表祛邪的作用，为治疗肺病的要穴；大椎属督脉经穴，为诸阳之会，具有宣阳散寒、宣肺之功；风门为风邪侵袭人体之门户，为祛风要穴，具有祛风邪、理肺气的作用。3穴补泻手法根据患者病情，实证用泻法，虚证用补法，操作时灵活掌握运用。"鼻三针"为广州中医药大学靳瑞教授专为鼻疾而设的临床验

方，以攒竹、鼻通、迎香为主穴，3 穴均在鼻部，具有疏导鼻部阻滞经气，使鼻道通畅之功效。靳老根据多年的临床经验认为慢性鼻炎多属于阳明经有热，故选攒竹，因攒竹位于阳明经与太阳经经气交接的部位，平刺时可以调整阳明、太阳经气。鼻通穴具有宣通鼻窍的作用，是临床治疗鼻炎的特效穴。迎香属手阳明大肠经穴，位于鼻翼旁，肺和大肠相表里，肺开窍于鼻，有调阳明经气、通利鼻窍、理肺气的作用。3 穴共奏通经开窍、固卫止衄之功。因慢性鼻炎主要是鼻部经气阻滞不通而致，故局部 3 穴均用泻法。太渊是手太阴肺经的原穴，又是八会穴之中的脉会，具有补肺益气的作用，清涕者多由心肺之阳不足，不能统摄津液所致，故用补法。尺泽为手太阴肺经的合穴，五行属水，具有清宣肺气、泻火降逆的作用，临床常用于治疗肺经实证，鼻炎有浊涕者为实证，故用泻法。因此，"邵氏五针法"配合"鼻三针"既能有效调理肺气和增强肺功能，又能有效地通利鼻窍和调整阳明经气，益肺以治其本，通窍以治其标，从而起到标本皆治的作用。

五、预后转归

（1）头痛可随原发病的治疗而症状改善或消失，如鼻疔、鼻窒、鼻渊等，早期治疗，可获痊愈。

（2）对于鼻菌引起的头痛，应早发现，早治疗，预后较差。

六、预防调护

（一）预防

（1）锻炼身体，增强体质，避免受风受凉，积极防治。

（2）积极治疗鼻腔、鼻窦疾病，避免转化成慢性或者恶性病症。

（3）保持鼻部清洁，忌用热水烫洗或肥皂水洗涤。

（4）头痛患者应注意休息，保持环境安静，光线不宜过强。

（二）调护

（1）戒除挖鼻、拔鼻毛等不良习惯。

（2）忌食辛辣油腻之品，忌食鱼虾蟹等发物。

（3）小儿患者应注意饮食调养，并应防止各种寄生虫病，以防疾病恶化。

（4）避免长期使用血管收缩剂，鼻塞重时，不可强行擤鼻，以免毒邪入耳。

（5）外感头痛由于外邪侵袭所致，故平时当顺应四时变化，寒温适宜，起居定时，抵御外邪侵袭。

（6）内伤所致者应情绪舒畅，避免精神刺激，注意休息。

（7）肝阳上亢者禁食肥甘油腻、辛辣发物，以免发热动风而加重病情。

（8）肝火头痛者，可用冷毛巾敷头部。

（9）因痰浊所致者饮食宜清淡，勿食肥甘之品，以免助湿生痰。

（10）精血亏虚者，应加强饮食调理，多食牛乳、蜂乳等血肉有情之品。

（11）各类头痛患者均当禁烟戒酒，此外，尚可选择合适的头部保健按摩法，以疏通经脉，调畅气血，防止头痛发生。

七、专方选要

（1）温肺止流丹　诃子 3g，甘草 3g，桔梗 9g，煅石首鱼脑骨 15g，荆芥 6g，细辛 3g，人参 6g。水煎服，日 1 剂，分早、晚 2 次温服。治鼻渊属肺气虚者。

（2）甘露消毒丹　飞滑石 180g，淡黄芩 120g，绵茵陈 132g，石菖蒲 72g，川贝母 60g，木通 60g，藿香 48g，连翘 48g，白蔻仁 48g，薄荷 48g，射干 48g。生晒研末，每服 3 钱，开水调下，或神曲糊丸，如弹子大，开水化服亦可。现代用法如下。散剂，每服 6~9g；丸剂，每服 9~12g；汤剂，水煎服，用量按原方比例酌定。利湿化浊，清热解毒。治邪在气分，湿热并重证。

（3）清气化痰丸 酒黄芩 100g，瓜蒌仁霜 100g，半夏（制）150g，胆南星 150g，陈皮 100g，苦杏仁 100g，枳实 100g，茯苓 100g。以上 8 味，除瓜蒌仁霜外，其余黄芩等 7 味粉碎成细粉，与瓜蒌仁霜混匀，过筛。另取生姜 100g，捣碎，加水适量，压榨取汁，与上述粉末泛丸，干燥即得。清肺化痰，用于肺热咳嗽，痰多黄稠，胸脘满闷。

（4）通窍汤 防风 15g，羌活 15g，藁本 15g，升麻 15g，干葛 15g，川芎 15g，苍术 15g，麻黄 6g，白芷 6g，川椒 3g，细辛 3g，甘草 3g。加生姜 3 片，葱白 1 根，水煎，热服。散寒通窍，用于外感风寒，鼻塞声重流涕者。

主要参考文献

［1］李娜，郭玉娜，秦红军，等. CT 引导下蝶腭神经节射频热凝术治疗蝶腭神经痛的长期疗效及安全性分析［J］. 中国全科医学，2016，19（12）：1375–1378.

［2］程雷，邱昌余. 微生物组和感染在慢性鼻－鼻窦炎发病中的作用［J］. 山东大学耳鼻喉眼学报，2018，32（3）：1–3.

［3］张君，邵素菊，王培育等.“邵氏五针法”配合“鼻三针”治疗慢性鼻炎 35 例［J］. 中国针灸，2017，37（9）：995–996.

［4］李祯，陶晓华. 清代医家辨治头痛规律探析［J］. 中国中医基础医学杂志，2018，24（7）：901–902.

［5］刘高红，顾锡镇. 从水饮论治头痛［J］. 南京中医药大学学报，2017，33（4）：331–332.

第十六章　与某些物质或某些物质戒断有关的头痛

一、病因病机

（一）西医学认识

服用药物或药物戒断引起的头痛是常见的继发性头痛病因之一，在临床上缺乏特异性的诊疗手段，往往根据临床经验用药。其头痛根据其病情、发病程度和持续时间可有以下分类方法。

1. 根据病因分类

（1）急性用药或接触性头痛　如一氧化二氮、谷氨酸单钠、一氧化碳、酒精及其他药物诱发的头痛，其中以药物中毒为主。

（2）慢性药物性头痛　如麦角胺咖啡因片，滥用止痛片及其他药物。

（3）戒断性头痛　戒酒、麦角胺咖啡因片、咖啡、镇痛药等。

（4）作用机制不明的药物性头痛　如避孕药及其他。

2. 根据疼痛程度分类

（1）轻度头痛　头痛较轻，不影响正常工作、生活，未引起饮食减少或睡眠障碍，休息或转移注意力后头痛可减轻或消失。

（2）中度头痛　头痛较重，常影响日常工作、生活，影响饮食和睡眠，但服用止痛药可很好地缓解。

（3）重度头痛　头痛剧烈，严重影响日常工作、生活，饮食、睡眠显著减少或彻夜难眠，服用镇痛药物效果差。

3. 根据疼痛的持续时间分类

（1）一过性头痛　头痛时间较短暂，多在1~2天以内，一般以轻、中度头痛为主，停药或解除诱因后可快速缓解。

（2）持续性头痛　头痛时间长，多持续3天以上，一般以中、重度头痛为主，停药和解除诱因后改善不明显。

4. 物质和药物引起头痛的机制

不同物质和物质戒断可引起一系列病理变化，因发病原因不同，其生理病理过程各异，但主要通过以下5种机制引发头痛。

（1）脑膜刺激　部分物质（尤其是毒性物质）刺激可加重脑水肿，牵引脑膜，致脑膜受刺激而发生头痛。

（2）颅内压升高　如部分患者应用硝酸甘油等药物可引起颅内压升高。

（3）血管被牵引或伸展　如麦角胺咖啡因片口服或戒断，可牵引血管而引起头痛。

（4）血管扩张　一氧化碳、酒精中毒、硝酸酯类药物等可使动脉扩张引起头痛。

（5）神经衰弱和神经功能紊乱　如地西泮、咪达唑仑等药物口服或戒断可引起神经功能紊乱，引起头痛。

根据患者头痛类型不同，其发病规律和诊疗相异，一般轻度、一过性、戒断性头痛在明确病因、病理后应予以对因治疗，或短期口服布洛芬等镇痛药，而中重度、持续性头痛常需要中西医药物进行干预，甚至给予阿片类药物以缓解头痛。在需要强效药物干预的重度头痛或持续性头痛中，中毒性头痛最为典型，具有代表性，故以下重点论述中毒性头痛的病因、病理和分类。

5. 中毒性头痛

中毒是指毒物进入人体内，发生毒性作用，使组织细胞或其功能遭受损害而引起的健康障碍或病理现象。根据发病时间的长短和症状的缓急，可分为急性、亚急性和慢性中毒。中毒性头痛主要是由以中枢神经系统为主要靶器官的毒物中毒引起的。按照1988年国际头痛分类，中毒性头痛属于第8大类"与某些物质或某些物质戒断有关的头痛"，尤其指第一小类"突然应用或暴露于某些物质引起的头痛"，即中毒引起的头痛。有些情况下，大脑中毒物含量与机体内其他组织相近或更低，但仍以中枢神经系统病变最为严重。

（1）毒物的种类　毒物分为9大类，即工业毒物（包括生产中的原料、中间体、辅助剂等），环境污染物（包括生产中排放的废气、废水和废渣以及农药对环境的污染），食物中毒成分（包括天然的或食品变质后产生的毒素，以及不合格的食品添加剂），农用化学物（包括农药、化肥、生长激素等，常因误用、滥用以及农药在食品中的残留而造成危害），嗜好品、化妆品、其他日用品的有害成分（如卷烟、染发剂、油彩、蚊香内的某些成分），生物毒素（包括动物毒素如蛇毒，植物毒素如细菌毒素），医用药物（包括兽药），军事毒物（主要指用作化学武器的化学物），反射性核素。以上各大毒物中都有一些可引起头痛的物质，其中食物毒性成分、农用化学物、医用药物是引起药物性头痛的主因。

（2）影响毒物分布的因素　①毒物与血浆蛋白结合，使毒物暂时无生物效应。②特殊屏障，如血脑屏障和胎盘屏障等。③分布到储存部位，如肝、肾、脂肪组织和骨骼组织等。④特殊的膜转运机制，如ATP依赖性膜转运蛋白。其中血脑屏障与头痛关系密切。

（3）中毒性脑病和中毒性头痛的生理病理　主要有以下学说。①毒物引起组织缺氧。②细胞膜的通透性改变及血脑屏障的破坏。③毒物抑制酶系统。

（二）中医学认识

头痛是一种临床最常见的自觉症状之一，可见于很多种急、慢性疾病中。中医学早在《内经》中对头痛就有过论述。中医学认为，头痛既是一个病症，又是某症候中的一个主要自觉症状，所以在很多中医古今著作中，既把头痛作为一种特殊症状来加以分类治疗，又把头痛当作某些特殊的症候来追因求源，辨证施治。

中医学在论述头痛的病因、病理、病机中认为，头为诸阳经之会，又为精明之府，五脏六腑气血精华均可上升润养之，五脏六腑、气血、阴阳、经络等诸方面的失调、不畅、亏虚、瘀滞均可出现头痛。曾有"高颠之上，惟风可到"的说法，这是说头痛与风（外感）的密切关系；又称"人之上曰昆仑，又曰泥丸，神明之府也"，这说明人的精神、意识活动的偏激也可引起头痛。因此，头痛一症虽是某些疾病局部表现，但它却能反映出脏腑、气血、阴阳、经络等组织的不同性质的疾病状况，故而中医学在对头痛的辨证治疗中又体现了它的整体观念。

头痛作为一个症状，在临床很多疾病中都有表现。中医学按其病因、病位、病理等方面分类。

1.病因分类

主要是按致病原因分类，例如外感类以风热外感与风寒外感为代表。六经病中的太阳病"脉浮，头项强痛而恶寒"就是风寒头痛的代表，使用辛温解表剂麻黄汤治之。

2.病位分类

按头痛的不同部位来辨证治疗，太阳头痛、阳明头痛、少阳头痛与厥阴头痛都代表着在头部不同位置出现疼痛症状。例如厥阴头痛，疼痛的位置在颠顶部，按脏腑归属为肝。如果有肝阳上亢的病理机制，那么就会出现头部颠顶疼痛的症状，宜用镇肝潜阳法，使用镇肝息风汤治之。

3.病理分类

在临床很多疾病中，任何致病原因能造成风寒阻络、瘀血闭脉、痰浊中阻、火邪上炎、中气不足、精血亏虚等病理改变，均可出现头痛症状。例如血瘀头痛，其头痛特点为固定不移，其他检查均有瘀血的表现，如舌质瘀斑、脉象沉涩或紧等。这样在治疗时可直接针对血瘀这一病理机制而使用活血化瘀法，方用通窍活血汤或血府逐瘀汤治之。

总之，中医学的头痛分类治疗很多，我们根据临床常见的一些种类，从头痛的主证、病机、治则、方药等方面来说明中医中药治疗头痛的特点。

二、临床诊断

（一）辨病诊断

头痛往往是患者前来就诊的主要原因之一。如接触相关药物、毒物及其他物质的情况明确，诊断并不难；如接触史不明，且不能用一般病因解释时，也可考虑到本病的可能性。发病已有多时，或在某地区一定时间内，在人群中发生相似的疾病，应考虑到慢性中毒。

1.临床诊断

（1）明确的药物、毒物或有害物质接触史，且发病过程、持续时间与其呈时间相关性。

（2）临床表现　以急慢性头痛为主要表现，也可伴见倦怠乏力、周身不适、头昏耳鸣、夜卧不安、时有烦躁等表现。如毒性、放射性或其他有害物质侵袭，还可见恶心、呕吐、烦躁、不同程度意识障碍等常见的神经系统症状，重者出现惊厥、昏迷，或以精神症状为主，或出现继发性癫痫。还伴有该毒物中毒的其他临床表现。

（3）有以下规律可循　除有毒物质、放射性物质等可长时间影响机体的药物外，停用可疑药物或有害物质后，头痛可明显改善；给予可疑药物后症状明显加重；药物戒断后引起的头痛随时间逐渐减弱。

2.相关检查

（1）实验室检查　应用日常药物或药物戒断，如麦角胺咖啡因片、地西泮、硝酸甘油等药物，一般无实验室改变。中毒引起头痛时，血、尿、脑脊液等体液中毒物或其代谢产物的含量升高。出现脑水肿、颅内压升高等病理改变时，脑脊液的压力可升高，细胞数正常或少量增加，生化指标及蛋白质可正常或轻度升高。

（2）脑电图　部分病理表现为弥漫性慢波（θ，δ波）。

（3）排除其他脑部疾病的相关检查　如脑炎、脑膜炎、脑肿瘤、脑血管意外、精神病、癔症等。

（二）辨证诊断

头为诸阳之会，又为清明之府，凡七情、脏腑、经络、气血、阴阳失调均可出现头部疼痛的临床表现。中医学将头痛按病因不同分为两大类，即外感类疾病和内伤类疾病。而内伤病包括头痛在内极其广泛，也就是说凡是由于机体内在因素导致的疾病和头痛均属内伤类。物质或物质戒断，尤其是药物相关性头痛，其引发头痛的病机多为脏腑失调、气血失和、气机逆乱所致，或扰乱清窍，或引动伏疾，或携痰、火上逆，疾病特点符合内伤头痛。

脏腑功能的强弱、正气的盛衰、气与血的有余和不足均可以导致头痛，而头部疼痛有可能只是某些脏腑器官疾病状态下的局部表现。因此，对头痛的治疗，不能单纯地头痛医头，忽略疾病的整体变化。治疗头痛的根本法则应是寻其主因，辨别各类症状，充分识别其病理机制，然后制其法则，按其标本缓急用药施治方能奏效。

根据本类疾病的发病特点，其起病较快，实证居多，但也可引动虚邪发病，邪多居气分，但也有邪毒入血症候出现，发病多与痰、火、气逆、热毒相关，可大致归纳为以下几种类型。

1. 肝气郁结证

临床证候：头痛闷胀，痛在颠顶及后头部，两肋胀满而痛，急躁易怒，胸闷不舒，且吞咽时食管有阻塞感，舌苔薄白或黄，脉弦。

辨证要点：痛在颠顶及后头部，头痛胀闷，两肋胀满，脉弦。

病机：肝为十二经主脉之一，上循于头，开窍于目。药食不正之气侵袭，可使肝气郁滞而失疏泄条达的正常生理功能，出现头痛闷胀；肝失条达则在情志上急躁易怒，同时有两胁胀痛、胸闷不舒之症；肝气横逆不能上下条达则饮食过程有梗阻感。此证虽有头痛，而其病机在于肝气，肝气疏泄正常则头痛自愈，故其治疗重点仍在肝气。

2. 肝阳头痛证

临床证候：头痛而胀，头晕目涩，耳鸣健忘，少寐多梦，口燥咽干，肢体麻木，痛位多在颠顶及左右相邻部位，舌质红，舌苔黄，少津，脉弦细。

辨证要点：头痛而胀，颠顶头痛，头晕目涩，耳鸣健忘，舌质红，脉弦细。

病机：患者平素肝阴不足或肝肾阴虚，病邪从口而入，流注于肝，损伤肝阴所致。肝肾阴虚则阴不潜阳，虚阳上越，使气血多充于上，则头部胀痛而眩晕；阴虚阳盛，阳盛之邪易损伤阴津，化热伤津则出现口燥咽干，舌红苔黄；热扰清窍则耳鸣健忘，少寐多梦；阴津不足，筋失濡养则有肢体麻木。本证特点在于阴不潜阳，与肝风、肝火另有别意。

3. 痰火头痛证

临床证候：头痛耳鸣，泛吐痰涎，心烦易怒，胸脘满闷，口渴便秘，舌质红，舌苔黄腻，脉大滑数。

辨证要点：头痛耳鸣，心烦易怒，泛吐痰涎，舌质红，舌苔黄腻，脉大滑数。

病机：痰与火两种病邪相杂为患，痰火交攻于上，清窍为其蒙蔽，火盛痰壅而头痛耳鸣；痰为湿邪所聚，痰邪郁久化热，遇火热之邪既可闭窍，又可伤阴，故出现心烦易怒，口渴便秘；痰邪郁闭，阻碍气机运行则胸脘满闷；痰火为湿热所化，故脉见滑大而数，舌苔黄腻。

4. 阳明头痛证

临床证候：头痛目胀，全身发热，烦躁不安，腹胀便秘，头痛部位在前额，甚则连目珠，舌质红，舌苔黄厚，脉沉数有力。

辨证要点：前额头痛，全身发热，腹胀便秘，舌质红，舌苔黄厚，脉沉数有力。

病机：胃火系属阳明经、腑热病。足阳明胃经上循于头。本经受火热之邪，首先要出现头痛，故胃热上冲之势可使头部疼痛胀热；胃热炽盛使胃不能正常消化，又可耗损阴津，故可出现全身发热、烦躁不安、便秘溲赤等症；舌苔为胃气之表，胃热之气熏蒸于舌，舌苔黄厚；胃热盛于内则脉沉数有力。

5. 少阳头痛证

临床证候：头痛时现，痛在两耳上，寒热往来，胸胁苦满，心烦欲呕，咽干目眩，舌质淡，舌尖红，舌苔黄白相兼，脉弦。

辨证要点：两侧头痛，寒热往来，胸胁苦满，舌苔黄白相兼，脉弦。

病机：邪气居于半表半里之间，少阳枢机不利。少阳一证为半表半里之时，正气时盛而祛邪外出，邪气时盛又沉入肌表，则出现寒热往来、胸胁苦满、心烦欲呕、咽干目眩等诸症，这些均属正邪交争的反应。此时如治疗得法，可助正气祛邪外出而病愈，不当则邪气入里而病情加重。

6. 气虚头痛证

临床证候：头痛绵绵，不休不止，身困无力，畏寒少气，动则汗出，食少纳呆，舌质淡，舌苔白，脉沉弱无力。

辨证特点：头痛绵绵，不休不止，身困无力，脉沉弱无力。

病机：中气不足，脾胃虚弱，升降不利，邪气入中焦更阻碍气机，清阳不升，浊阴不降，神明失养而见头痛。人体中气赖脾气不断地供给与充实，脾运化水谷精微的气化功能不足，使精微物质不能上达清窍则头痛绵绵，动则加重，静则稍缓；中气不足，阳气不达体表则畏寒少气，活动则虚汗自出；脾不运化则身困无力，食少纳呆；中气不充，脉则沉弱无力。中气乃人体根本大气之一，中气不足终会造成脏腑之气不足，进而使中气更加不足。

7. 风阳上扰证

临床证候：头痛突发，短时即止，有明显诱发因素，痛在前额及颞部，疼痛性质为跳痛、刺痛或劈裂样痛。

辨证要点：头痛突发，短时即止，疼痛性质为跳痛、刺痛或劈裂样痛。

病机：由于本证发作时即有头痛出现，有时瞬间即止，止后如同常人，但细察病者均可发现属于中医学中的风证、痰证和情意郁结有关。本证病机中心在于痰，其表现为风。

8. 热毒炽盛，扰动心神证

临床证候：头痛昏愦，目暗睛迷，头眩口干，或唇口红绛，斑疹隐现，目赤身热，甚则狂躁不安，或身目俱黄，鲜黄如橘色，骤然而起，呕吐呃逆，或牙关紧咬，昏不知人，高热不退，角弓反张，肢体抽搐，舌绛，脉弦实而促。

辨证要点：头痛昏愦，目暗睛迷，头眩口干，舌绛，脉弦实而促。

病机：本病系邪毒入里，热毒炽盛，动血伤阴，扰乱心神，系重症表现。热毒扰乱心神则神志昏愦，目暗睛迷，头眩口干；热毒入血，动血伤阴，则唇口红绛，斑疹隐现，目赤身热，甚则狂躁不安；热毒循少阳而入厥阴，肝胆俱损而见急黄，传变迅速；热入心包，神明扰乱，并有风动之势，症见牙关紧咬，昏不知人，高热不退，角弓反张，肢体抽搐，舌绛，脉弦实而促。

三、鉴别诊断

（一）西医学鉴别诊断

头痛是多种疾病的共见症状之一，病因广泛，既可以是疾病的主要症状或单一症状，亦可成为伴随症状之一。本章所述头痛，系属与某些物质或某些物质戒断有关的头痛，包括服用某些药物、药物戒断、药物特殊反应、药物过量、中毒等类别，具有以下特点：①头痛症状较其他类别头痛无特异性。②病因多样、复杂，有时难以明确。③疾病发展进程与药物或特殊物质的接触、戒除、剂量和时间有显著相关性。④个体差异性大，同类药物或毒物导致症状差异较大。因此，此类疾病导致的头痛与其他头痛的鉴别关键，多取决于详细的问诊和伴发的特殊表现，如一氧化碳中毒时口唇呈樱桃红色，有机磷接触可出现瞳孔缩小等。具体鉴别方法，根据以下几点。

（1）通过问诊可发现，本病患者近期多有相对明确的药物、毒物接触史，或药物（主要是镇痛药物）突然停用，或药物剂量增大等情况，而其他类型头痛与药物应用和戒断无相关性。

（2）本病的发作、缓解与终止，与药物应用呈规律性变化；而其他类型头痛无规律性变化。

（3）本病发作一般无器质性病变或新发器质性病变，无明确系统性疾病支持本病发作，而其他类型头痛可发生颅内器质性病变，或有其他明确病因引发本病。

（4）中毒性头痛与其他类型头痛不同，具有变化迅速和同时出现多系统功能损伤两个特点，甚至快速出现昏迷、多脏器功能障碍（MODS）、休克等，脱离危险环境、清除毒物后病情仍可能呈快速恶化，甚至猝死，这与其他类型头痛有明显的区别。

（5）其他常见疾病的排除对本病的诊断有重要意义。

（二）中医学鉴别诊断

1. 头痛与眩晕

头痛与眩晕可单独出现，也可同时出现，二者对比，头痛之病因有外感与内伤两方面，眩晕则以内伤为主。临床表现，头痛以疼痛为主，实证较多；而眩晕则以昏眩为主，虚证较多。

2. 内伤头痛与外感头痛

本病系内伤头痛范畴。外感头痛因外邪致病，属实证，起病较急，一般疼痛较剧，多表现为掣痛、胀痛、重痛、隐痛，痛无休止。内伤头痛以虚实夹杂证为多见，如起病缓慢、跳痛、灼痛、空痛、昏痛、痛势悠悠，轻重不一，遇劳加重，时作时止；如因肝阳上亢、痰浊、瘀血所致者属实，表现为头昏胀痛，或昏蒙重痛，或刺痛、钝痛，痛点固定，常伴有肝阳、痰浊、瘀血的相应证候。

3. 中毒性头痛与一般头痛

药物中毒引起的头痛为头痛的一种特殊重症，初期头痛可轻微，若失治可能快速加重，出现恶心、呕吐、腹泻、寒战、发热、烦躁、抽搐，甚至神志昏聩、手足逆冷至肘膝、闭证、脱证等；其特点为突然发病，快速恶化，常伴呕吐、腹泻、肢厥、抽搐，本病凶险，应与一般头痛区别。

四、临床治疗

（一）提高临床疗效的要素

1. 重视问诊

对于本病的治疗，首要的措施在于明确具体病因，而问诊在其中起到最为重要的作用。

（1）详细的问诊，包括近期服用药物及食物或药物服用方式改变，或停用药物，或接触污染物、有毒物质等病史，对明确本病的诊断十分重要，甚至成为支持本病诊断的唯一证据。这种由特定条件致病性的疾病，对病因的明确诊断尤为重要。

（2）问诊的内容需要涉及具体的药物、服用方法、症状发生和规律性变化，才能明确具体药物种类，避免误停重要的药物，并对具体药物的服用进行干预。

（3）通过问诊，了解致病因素和诱因的危害性，对下一步诊疗措施有重要意义。

2. 对因处理

对于本病而言，首先需要明确具体病因和危害性。根据致病因素和危害性的不同，采取针对性的措施对本病尤为重要。对于不良反应小、症状轻微的患者，可予一般性治疗和处理；对于症状较重、有长期危害的病情变化，应予药物减量、停用或减缓药物减量进程的处理；对于毒性大、危害严重的物质，需要立即采取措施和严密观察，并尽早应用解毒剂。

3. 关注脾胃和肝脏功能的维护和治疗

脾胃为气机升降出入的枢纽，脾主升清，胃主降浊，为中焦多气多血的脏器，是大多数药物、有毒物质影响人体的首个脏器。中焦失司，浊气上浮则神窍不通，清气不升则髓海失养。脾胃气机通畅，则邪浊自降，无碍清明。

肝主疏泄，肝气可疏泄气机，助脾胃之功。足厥阴肝经上至巅顶，外邪侵入足厥阴肝经，经脉气血受阻，不通则痛，经脉所循行的部位必然疼痛不适；肝与胆相表里，胆经经过头维，走额角；肝肾同源，肾阴不足常常引起肝阴不足而出现肝阳上亢，水不涵木的情况。

4.关注情志在疾病中的作用

舒畅情志、缓解焦虑对于头痛患者的治疗有很重要的帮助。

（二）辨病治疗

在明确诊断的基础上，应进一步明确病因，根据病因、发病类型、疾病程度、持续时间制定治疗手段。

（1）一般轻度的头痛不需要特殊治疗，通过远离致病因素、多饮水促进代谢、补充足够的能量和维生素、休息等一般治疗措施即可改善。

（2）一过性头痛通常不需要特殊处理，一般可随着药物的应用，机体逐渐适应药物作用而逐渐缓解。

（3）药物戒断性头痛可通过逐渐减量的方式来减少发生概率；期间予以中医药措施有助于头痛的缓解。

（4）反复不愈、中度头痛则需要药物干预，根据证型不同予以针刺、穴位封闭、中药等措施，可辅助给予布洛芬等解热镇痛药物，中度头痛可给予阿片类止痛药治疗。

（5）重度头痛应给予综合治疗，包括静脉阿片类药物应用，并同时积极排查引起头痛的原因和诱因。

（6）毒品成瘾戒断后引起的头痛应在戒毒专业机构进行诊疗，必要时可行手术治疗。

（7）中毒性物质、放射性物质引起的头痛与其他类型头痛治疗原则不同，病情往往持续加重，并可持续恶化，预后较差，一旦发现应积极干预和诊治。诊治的关键在于尽早识别本病，从而尽早脱离有害物质，促进毒物代谢，积极治疗并发症，必要时给予持续血液净化治疗。

（三）辨证治疗

1.辨证论治

（1）肝气郁结证

治法：疏肝理气解郁。

方药：柴胡疏肝散加减。柴胡15g，枳壳20g，香附15g，陈皮15g，川楝子15g，延胡索20g，芍药10g，川芎10g，郁金15g，甘草8g。

（2）肝阳头痛证

治法：平肝潜阳，养阴止痛。

方药：天麻钩藤饮加减。天麻15g，钩藤30g，石决明25g，合欢花30g，夜交藤30g，栀子15g，黄芩15g，桑寄生15g，川牛膝15g，杜仲20g，益母草15g，甘草10g。

（3）痰火头痛证

治法：清热泻火，化痰通窍。

方药：礞石滚痰丸加减。青礞石25g，大黄20g，黄芩20g，半夏15g，陈皮20g，延胡索15g，钩藤25g，沉香10g，辛夷10g。

（4）阳明头痛证

治法：清热泻火，通便除烦。

方药：调胃承气汤加减。大黄20g，芒硝10g（冲），枳壳15g，生石膏40g，知母20g，栀子15g，元参30g，甘草15g。

（5）少阳头痛证

治法：和解表里。

方药：小柴胡汤加减。人参10g，柴胡15g，姜半夏15g，黄芩15g，生姜3大片，大枣5枚，甘草10g，白芷15g，川芎15g。

（6）气虚头痛证

治法：健脾补中，益气升阳。

方药：补中益气汤加减。黄芪50g，人参20g，白术30g，升麻15g，当归25g，川芎15g，桂枝10g，陈皮15g，白芷15g，甘草 10g。

（7）风阳上扰证

治法：豁痰息风，通窍止痛。

方药：镇肝息风汤加减。怀牛膝 30g，生赭石 30g，生龙骨 15g，生牡蛎 15g，生龟甲 15g，生杭芍 15g，玄参 15g，天冬 15g，川楝子 6g，生麦芽 6g，茵陈 6g，甘草 4.5g。

（8）热毒炽盛，扰动心神证

治法：清热解毒，开窍醒神。

方药：安宫牛黄丸。牛黄 30g，郁金 30g，水牛角（代替犀角）30g，黄连 30g，朱砂 30g，冰片 7.5g，麝香 7.5g，珍珠 15g，山栀子 30g，雄黄 30g，黄芩 30g。

2. 外治疗法

（1）针刺治疗　实证以疏通经络、清利头窍为主；虚证以滋养脑髓、疏通经络为主。

①实证头痛：以督脉、足阳明、足少阳经穴为主。主穴取风池、头维、百会，配穴根据头痛区域施治。

实证头痛，兼见瘀血，取风池、头维、百会、内关、膈俞、血海、阿是穴。

实证头痛，痰浊较重，取风池、头维、百会、阴陵泉、丰隆、膻中、太阳。

肝阳上亢，取风池、头维、百会、侠溪、太溪、太冲。

②虚证头痛：以足少阳经穴、足阳明经穴及督脉为主。主穴取足三里、风池、百会，配穴根据头痛区域施治。

气虚头痛，取足三里、风池、百会、悬钟、肾俞、太溪。

血虚头痛，取足三里、风池、百会、脾俞、肝俞、三阴交。

风阳上扰，取风池、合谷、大敦、行间、侠溪、率谷。

③药物戒断引起猝痛：停止镇痛药，取双侧太阳、头维、四神聪、风池、神门、内关、丘墟，平补平泻针法，中等刺激强

度，留针 30 分钟。每日针刺 1 次，治疗 28 天。

④按疼痛部位选穴

颠顶痛：内关穴、涌泉穴、太冲穴、百会穴、四神聪穴。

额部痛：攒竹穴、合谷穴、曲池穴、头维穴、阳白穴、天柱穴。

枕部痛：玉枕穴、风池穴、风府穴、昆仑穴、后溪穴。

毫针快速刺入穴位，实证针刺手法为泻法，虚证手法为补法，根据病情轻重留针 20~30 分钟，每日 1 次，连续治疗 2 周。

（2）温灸法　气虚头痛取百会、气海、关元、足三里以及太白等。隔日 1 次，疗程为 6 周。

（3）耳穴压豆　取绿豆进行消毒处理，对所选取的穴位进行消毒处理，选取适当大小胶布，将绿豆置于中间，对准穴位贴敷并固定，用手指按压至发热。穴位选取 2~3 个 / 次，每 2~3 天留置 1 次，左右交替，穴位按压 3~5 分钟 / 次，3~5 次 / 天，2 周为 1 个疗程。肝阳头痛取神门、心、肝、肾上腺。痰火头痛取神门、心、肝、肾上腺、脾、胃。

（4）刺血疗法　点刺金津、玉液穴放血能起到缓解头痛发作的作用，且点刺放血的镇痛疗效明显优于针刺法。

（5）穴位封闭　维生素 B_{12} 注射液，注射用水稀释至 1~2ml，消毒后用 5 号普通注射针头刺入双侧风池穴，每天 1 次，3 次为 1 个疗程。

（6）推拿疗法　单手拇指指腹压紧患侧的疼痛区域——太阳穴的竖线区，并从前向后沿着足少阳胆经在头侧区域进行缓慢的压推移动，先推至耳后，再至风池穴，操作者将两手十指交叉，并将手心朝外，拇指按压住患者双侧的风池穴，从上到下压推至大椎穴的平行线，并在双侧的风池、太阳、悬钟、合谷等穴进行点、揉、按、

压等操作，治疗头痛的效果良好。

（7）追泪法　也属于广义吐法的范畴，眼中用药追泪可助邪气排出而治疗头痛。点眼丹（明代武之望《济阳纲目》）主治一切急头风、头痛。牙硝3g，麝香、朱砂、雄黄各1.5g，上为细末，临证用银簪蘸药点两眼角内，立时取效。

（8）滴鼻法　生莱菔捣汁滴鼻法（清代陈士铎《辨证录》），生莱菔汁、姜汁和匀，灌鼻中，眼泪、口涎齐出，头痛可止。

（9）药摩法（《太平圣惠方》）：用牛蒡根洗净绞汁，兑入无灰酒和盐花，慢火煎至稠膏状，制成摩膏方，按摩痛处治疗"风头痛及脑角牵痛，日夜不可忍者"。

（10）药枕法（《太平圣惠方》）：将茱萸叶锉细后"洒酒拌匀，以绢袋盛之，于甑中蒸熟"后，趁热分为两包，做成药枕"更换枕之"，以治"风头痛，百医不瘥"者。

3. 成药应用

头痛宁胶囊　每次3粒，3次/日，功能息风涤痰，逐瘀止痛。

4. 单方验方

（1）活血通经法

组方：川芎、地龙各10g，三七10g。

用法：川芎、地龙研细末，另取三七粉，开水冲服，每日3次。

功效：活血通经，疏经通络。

方义：川芎味苦、辛，辛温升散、温通，上行头目，祛风止痛，为治头痛要药。地龙性寒，味咸，具通经活络、活血化瘀、清热镇痛等功效。三七性温，味苦，有止血散瘀、消肿定痛之功。

（2）治痰火头痛法

组方：石膏、牡蛎各50g。

用法：磨粉，研细，每服6g，以水送服。同时用水调少量药滴鼻内。

功效：清热化痰止痛。

（3）治慢性头痛法

组方：川乌头、天南星，等份为末，葱汁调涂太阳穴。

功效：温经化痰止痛。

（4）治虚证头痛法

组方：硫黄50g，加胡粉为末，和饭做成丸子，如梧子大。痛时，以冷水送服5丸。又方：硫黄末、食盐等份，水调生面糊药成丸子，如梧子大，每服5丸。

功效：温阳益肾止痛。

（5）治肝郁气滞头痛法

组方：用香附（炒）200g，川芎100g，共研为末。每服6g，茶汤调下。常服可防头痛，又可明目。

功效：疏肝理气，通络止痛。

（6）治猝然头痛法①

药物：用皂角研末，吹入鼻中，令打喷嚏。

功效：涤痰开窍。

（7）治猝然头痛法②

药物：用白僵蚕为末，每服6g，温水送下。

功效：化痰散结。

（8）治慢性头痛法

组方：土茯苓60g，蔓荆子、川芎、菊花各10g，甘草5g，水煎，分2次服，每日1剂。

功效：清热解毒，疏风散邪。

（9）白菊花汤

组成：白菊花200g。

用法：加水2000ml，煎沸后，倒入脸盆内，趁热熏蒸头部。将头部置于离水面适宜的高度，蒙盖毛巾（以防盆内热气外泄），至药汁温度降至体温以下为宜。熏蒸后防止受凉，一般1次即可见效。此方可治神经性头痛。

（10）丹地粥

组成：牡丹皮10g，丹参5g，山茱萸5g，熟地黄10g，大米50g。

用法：先将上述所有材料清洗干净，锅内加水取汁，去渣备用，大米放入锅内，加水熬粥，快熟时加入药汁，可以分次食用。对各类头痛有辅助治疗作用。

（11）白芷、薄荷各50g，白酒500ml。将前两味捣碎，置容器中，加入白酒，密封，浸泡5~7天后，过滤去渣，即成，每次饮服10ml，每日2次。

（四）新疗法选粹

经皮神经电刺激治疗头痛

应用21号针头将经皮神经电刺激治疗传递至疼痛同侧的枕神经。每次治疗24~30分钟，每12秒钟刺激一次，频率为2~100Hz，1天3次，电压根据患者个人的耐受度而定，介于1.2V~2.5V，根据情况治疗1~2周。

（五）医家诊疗经验

1. 任继学

任继学认为脑是人身的一个"太极"。脑髓分左极之球，为动、为刚、为升、为开，右极之球，为静、为柔、为降、为合。太极动静结合，刚柔相济，则万物生化不息。神机应之开合为用，才能达到枢机升降，经络畅达，神经感传，五脏互用，上下相召，性命完备。散乱者则是病态。病起于内者，一是由于药食滞留于胃而生毒，侵害脾胃，致使脾胃升降失司，使脑内经络不舒而发为头痛；二是由于情志抑郁，脏腑失衡，气机障碍，必生痰瘀浊毒，上扰清空而生头痛；三是肾命暗伤，因伤致损，神虚精衰，脑髓不安而生头痛；四是由于中气亏虚，清阳不升，脑乏清阳之气，浊气上逆而成。另外，还有因为血虚，不能上营于脑，还有误服药物所导致者。这就是头痛发生的简要机制。但不论外感与内伤，头痛都是由于脉络绌急或失养，清窍不利所引起的一种症状，脉络阻闭、神机受累、清窍不利是头痛发生的病机关键，故予头痛祖方，辛夷（包煎）15g，川芎15g，蔓荆子15g，藁本15g，白芷10g，以通利神窍、缓急止痛为基本原则，同时针对外感内伤配合祛邪或补虚，以此可化繁为简，总领头痛辨治。

2. 卢尚岭

卢尚岭认为内伤头痛治风阳。内伤头痛责之于风、火、痰、瘀、虚为患。内伤头痛虽有虚实之分，临证却以实证居多，多见于气机逆乱，责在肝风扰络。此处的风为内风，内风主要责之于肝，肝为风脏，风气通于肝，木生风。肝主疏泄功能的失调是内风形成的主要因素。风阳头痛治重肝阴；风火头痛治宜清肝泻火；痰浊头痛治宜和中降浊；瘀滞脉络，治用化瘀通络；虚证头痛，辨气血阴阳。卢尚岭临证特色鲜明，重辨证而不拘于外感内伤，善用搜风通络，用药量大力专，中病即止。

3. 彭玉山

彭玉山认为头痛虽病因多端，证候多变，但为本虚标实之证：实为风、火、痰、湿、瘀，尤以痰者为甚；虚多见五脏阴阳气血不足，以肝为主。因此临证时首当明其因，次审其久暂，再辨其表里。针对发病急者多偏实的特点，多采用息风、潜阳、清火、化痰等以治其标；发病缓者多偏虚，多采用滋肾、养肝、益气、补血等以治其本。尤重治肝、治痰两法的应用。常用治法如下。①疏肝解郁，理气畅中。②镇肝息风，滋阴潜阳。③斡旋中州，调气和血。④燥湿祛痰，健脾和胃。

4. 陈宝田

陈宝田认为头痛多风、多瘀，风、瘀为头痛的共同基本病机，并提出头痛的治疗大法为"活血疏风"，基本方选用桃红四物汤加防风、独活、羌活、白芷、鸡血藤，临床依风寒、风热、瘀血、痰湿、阴虚阳亢随证加减，可获良效。

五、预后转归

患者的预后，与接触物质的种类、持续时间、病症程度有关。

（1）药物不良反应少，症状轻微的患者，可快速治愈，多表现为一过性头痛。

（2）大部分轻度头痛患者可治愈，或达到长期缓解，仅少数患者仍偶有发作。

（3）病情显著和药物戒断引起的头痛，可能需要较长治疗和维持治疗，并可达到长期缓解。

（4）毒品戒断，往往需要较长时间和维持治疗以减少反复头痛。

（5）接触物质毒性大，如放射性物质、农药、有毒化工产品，摄入量较大者病情危重，致残率、致死率高。

六、预防调护

（一）预防

1.药物引起的头痛

（1）对引起头痛高风险的药物，以小剂量开始应用，评估不良反应的发生，并逐步增加至目标量。

（2）对于有引发头痛潜在风险的药物，需要评估患者耐受性和基础疾病情况，予以治疗，并关注头痛发生风险。

（3）对于患者特殊反应引起的头痛，应根据患者症状，予减量、停药或维持观察。

（4）舒缓情绪和排除诱因，辨别精神因素和其他致病因素引起的头痛。

2.药物戒断引起的头痛

（1）充分评估药物戒断对患者的影响，采取减量、停药安排。

（2）对于戒断高风险的患者，应尽量放缓疗程，必要时可予小剂量非甾体药物。

（3）避免长期应用对症治疗头痛的药物，包括含咖啡因的药物，以避免新的药

物依赖。

（4）对于长期过量应用药物的患者，戒断反应可能更重。

3.有毒物质或放射物质引起的头痛

（1）避免再次暴露。

（2）充分、彻底清除残留物质。

（3）予积极对症处理。

4.改善引发头痛的潜在因素和诱因

（1）以患者的病史为线索，帮助患者认识到头痛发生的一些危险因素并使其回避，这些诱发因素往往包括饥饿、缺乏锻炼、睡眠不规律等。

（2）鼓励患者进行规律的锻炼，这能使其放松。

（3）规律饮食和作息。

（4）缓解情绪紧张。

（二）调护

（1）在采集病史的过程中，对患者头痛的加重减轻因素、可能诱发因素、前驱症状、疼痛程度、头痛性质、头痛位置、持续时间、发作时间、发作频率、起病方式等进行询问，采用针对性措施。

（2）对患者的家族史、中毒史、服药史、外伤史、伴随疾病、既往病史、职业状况、睡眠质量、性别年龄等信息进行充分了解，予对症处理。

（3）协助患者完成各项化验、检查（如胸透、心电图、鼻窦或颅脑CT、大小便化验等），以明确病因，为治疗提供依据。

（4）在治疗过程中，重视非药物治疗措施，主要有吸氧、局部冷热敷、物理磁疗法等。

（5）作为一种以患者为中心的护理模式，应从生理、心理、社会等诸多方面，统一、和谐地为患者提供护理服务，让患者在治疗及住院期间，抑郁、焦虑等不良情绪能够得到缓解，从而取得更为理想的治疗效果。

（6）给予清淡、易消化、富含维生素的食物，多饮水，忌辛辣、刺激性和油腻食物，戒烟酒。

（7）鼓励患者应用一些放松的方法。嘱患者适当休息，头痛剧烈或伴有全身症状者应卧床休息，保持居室安静，空气清新、流通，减少对患者的刺激。

（8）必要时应用止痛药。应用镇静、止痛等药物，注意观察治疗效果及有无不良反应，及时记录。

（9）加强沟通。向患者介绍疾病的特点、诱发加重因素、可能发生的并发症、各种治疗方法的目的和注意事项，使患者了解病情，消除顾虑，积极配合治疗，给予必要的健康教育。

此外，由于头痛容易反复发作，因而会对患者的正常生活造成影响，并带给患者更大的心理负担。在这样的情况下，患者极易产生抑郁、焦虑等不良情绪，从而对头痛的临床治疗效果产生影响。应注重训练和指导患者排解负面情绪，改正不良生活习惯，采取放松训练、心理治疗等方式，舒缓患者的心理压力，让患者的抑郁、焦虑等不良情绪得到有效的发泄，从而保持良好的身心状态，在免疫、神经、心理等方面，实现良好的动态平衡。

七、专方选要

（1）头痛祖方　辛夷15g（包煎），川芎15g，蔓荆子15g，藁本15g，白芷10g。方中辛夷味辛性温，能散风寒、通鼻窍，为治疗鼻渊头痛的要药。川芎辛温，活血行气，祛风止痛，为血中气药，能上行头目，下行血海，入太阳经、少阳经治疗头痛，历有"头痛不离川芎"之说。蔓荆子辛、苦，微寒，能疏散风热、清利头目、祛风止痛，是太阳经头痛的引经药。藁本辛温，能祛风散寒，胜湿止痛，为治疗厥阴经颠顶头痛的引经药。白芷辛温，能祛风散寒胜湿，通窍止痛，善于治疗阳明经前头部、眉棱骨疼痛。诸药合用，针对头部主要经络用药，可以引诸药直达病所，使药效集中迅速地显现出来，疏通头部经脉，通则不痛。

（2）陈茶芽煎　陈茶芽25g，黑豆20g，灯心草5g，金银花15g，玄参10g，蔓荆子10g，防风10g，天麻10g，川芎15g，辛夷15g，土茯苓12g（煎汤，后入他药）。水煎服，适用于偏正头风痛。

（3）透顶止痛散　川芎20g，白芷5g，火硝1g，雄黄0.03g。上药共为细面，研入冰片2g，收入瓷瓶内，用时取适量，用纱布包纳鼻内，立刻痛止。该方无论何种头痛均可使用。

（4）芷钩汤　白芷15g，钩藤30g，川牛膝30g，桑寄生25g，白芍9g，菊花12g，石决明30g，当归15g，细辛3g，甘草6g。适用于血管性头痛。心悸失眠者加石菖蒲15g，远志9g；失眠多梦者加炒酸枣仁30g，丹参15g；汗出恶风者加白芍12g，黄芪30g；恶心呕吐者加旋覆花10g，半夏10g；头晕纳差者加泽泻12g，白术12g；病久不愈者加全蝎10g，藁本12g；舌有瘀斑、脉涩者加桃仁12g，红花12g。

主要参考文献

[1] 刘艳华，任宝崴，初洪波，等. 国医大师任继学应用祖方辨治头痛的经验 [J]. 中国中医药现代远程教育，2016，14（15）：69-71.

[2] 徐向青. 卢尚岭辨治头痛经验及临床应用 [J]. 山东中医杂志，2020，39（3）：214-217.

[3] 董致郅，谢春荣，彭玉山. 彭玉山老中医治疗头痛的学术经验总结 [J]. 中西医结合心脑血管病杂志，2016，14（7）：796，797.

[4] 刘高红. 顾锡镇辨治内伤头痛思路探析 [J]. 山东中医杂志，2017，36（4）：319-321.

[5] 龙亚秋, 何文星, 李华, 等. 陈宝田治疗头痛经验总结 [J]. 中国中医基础医学杂志, 2016, 22（2）: 213, 226.

[6] 万翠兰, 丁伟, 孙丽, 等. 临床头面痛学 [M]. 山东: 山东大学出版社, 2007.

[7] 孙萌萌, 刘建武. "上病下取"选穴方法在治疗少阳头痛中的应用 [J]. 内蒙古中医药, 2014, 33: 87-88.

[8] 宋婷, 张成博. 《圣济总录·诸风门》的头痛病机及用药规律分析 [J]. 辽宁中医杂志, 2018, 45（1）: 21-25.

[9] 彭雅, 刘美斯, 张庆美, 等. 鼻疗法在头痛中的应用 [J]. 中国中医急症, 2020, 29（1）: 146-149, 153.

[10] 代永佳, 王恒和. 从《脾胃论》探析李东垣治疗内伤头痛经验 [J]. 国医论坛, 2017, 32（6）: 33-35.

[11] 谢建晓. 从肝论治头痛经验 [J]. 光明中医, 2015, 30（4）: 873-874.

[12] 张春兰, 吕光耀. 古今医家治疗头痛的文献研究与临床应用 [J]. 湖北中医药大学学报, 2019, 21（5）: 125-129.

[13] 曹娜, 赵林. 头痛中医治疗研究进展 [J]. 世界最新医学信息文摘, 2019, 19（6）: 139-140.

[14] 刘彬彬. 治疗顽固性头痛验方 [J]. 中国民间疗法, 201, 26（5）: 109.

[15] 苏瑾, 唐仕欢, 郭非非, 等. 含白芷方剂组方规律及核心药对"白芷-川芎"分子机制的研究 [J]. 中国中药杂志, 2018, 43（7）: 1331-1337.

第十七章　全身疾病相关性头痛

头痛作为常见临床症状，除见于颅脑内、外病变，还广泛见于全身性疾病，如急性感染所致的上呼吸道感染、肺炎、尿路感染等发热性疾病，高血压、心力衰竭等心血管系统疾病，贫血、真性红细胞增多症、血栓性血小板减少性紫癜等血液系统疾病，尿毒症、垂体瘤、嗜铬细胞瘤、糖尿病酮症酸中毒、水电解质紊乱等内分泌及代谢性疾病，系统性红斑狼疮、原发性血管炎、纤维性肌痛等风湿性疾病，以及重金属、酒精、一氧化碳、有机磷、药物中毒等理化因素所致疾病。

一、病理机制

头部疼痛敏感组织分颅内、颅外两部分。颅内的痛敏结构包括静脉窦，脑膜前、中动脉，颅底的硬脑膜，三叉神经、舌咽神经及迷走神经，颈内动脉近段及 Willis 环附近的分支，脑干导水管周围灰质及丘脑的感觉核团。颅外的痛敏结构包括颅骨骨膜，头皮，皮下组织、肌肉和动脉，第2、3 颈神经根，眼，耳，牙齿，鼻窦，鼻腔黏膜，口及咽部。全身疾病若经各种途径引起上述结构受累，则可引起头痛，具体大致如下。

1. 头部血管扩张，血流及代谢增加

常见于急性全身性感染性疾病，几乎所有的伴发热的全身各系统感染性疾病都能引起头痛。发热使头部血管扩张，血流及代谢增加；致病菌所产生的各类毒素也是促进头部血管扩张的一个原因。

2. 血管舒缩功能障碍

此种病理变化常见于循环系统疾病如法洛四联症、主动脉缩窄、高血压及高血压脑病、低血压和心功能不全所致的头痛。

血压的变化是引起头痛的重要原因，主要是由压差变化而引起血管舒缩功能障碍。急慢性心功能不全引起头痛，是由循环障碍导致颅内静脉淤血和缺氧所致。

3. 代谢紊乱

水、电解质及酸碱失衡等内环境稳态异常，也是全身性疾病所致头痛的主要原因之一，如肺气肿或支气管扩张、肺功能不全等呼吸系统疾病，因肺通气功能受损，致二氧化碳潴留和缺氧形成高碳酸血症，导致脑血管扩张而产生头痛；夏天老年人或儿童中暑之后也会出现头痛，产生的原因一方面是由于体温升高而脑血流量增加，另一方面也有可能由水、电解质紊乱使脑脊液压力降低所致。

4. 颅内压力升高

中枢神经系统感染、肿瘤、脑血管病变及各种原发或继发性肿瘤等疾病随着病情的发展，可致颅内压升高或者直接影响头部痛敏结构而致头痛。

二、常见引起头痛的全身性疾病

引起头痛的全身性疾病较多，可见于内、外、妇、儿、五官等各科，后四种学科所涉及的内容本书已有相关章节分别详述，不再赘述，现就仅内科系统疾病中与头痛密切的疾病按系统做一总结，具体如下。

（一）循环系统疾病

1. 高血压性头痛

Wolff 认为，高血压性头痛的发病机制与偏头痛相似，即血管搏动性增加。约50% 的高血压病患者经常有头痛的主诉，舒张压升至 120mmHg 以上时通常会引起

头痛，降低血压可使头痛缓解。嗜铬细胞瘤患者的急性头痛与血压升高的速度有关，与血压升高的数值无关。中等程度的高血压头痛可为无先兆的偏头痛或紧张性头痛，紧张性头痛也可引起轻微的血压升高。而先兆子痫患者，血压处于较低水平时也会出现头痛。

2. 先天性心脏、血管畸形

先天性心脏病患者中 5%~13% 诉有头痛，但不十分剧烈。严重红细胞增多者，常诉整个头痛或头昏；偏头痛样的头痛多见于主动脉狭窄者。头痛常见于青紫型心脏畸形患儿，常在用力或情绪激动时触发，休息或止痛剂可使头痛减轻。

主动脉狭窄段的近心部血压升高，头部及上肢的血液供应相对增加，血管扩张，可引起头痛、头晕、耳鸣、呕吐、失眠及精神紧张等症状。头痛多位于枕部，为搏动性，可类似偏头痛，常在早晨发生，以后慢慢减轻。主动脉狭窄患者，心腔内压力升高，易发生心律失常，导致心源性昏厥发作。主动脉狭窄的远心部血液减少，血压降低，同时在狭窄段周围出现侧支循环，下半身的血液部分从肋间动脉和乳房动脉供应。由于下肢血供的不足，可出现缺血症状，下肢易疲劳、束缚感、感觉异常、麻木、发冷、疼痛及间歇性跛行等，症状在活动时加剧，休息时减轻。

3. 后天性心脏病

在二尖瓣脱垂病例中偏头痛样发作占 28%~51%；在偏头痛患者中有 20% 左右有二尖瓣脱垂，以女性、青少年多见。

4. 周围血管病

（1）上腔静脉闭塞（上腔静脉综合征）造成上腔静脉阻塞的原因很多，有慢性纵隔炎症、支气管肿瘤、纵隔淋巴结病变、转移性纵隔肿瘤、主动脉瘤、结核病、梅毒及上腔静脉本身的炎症等。患者常见

症状是头痛、眩晕及头部发胀感。诊断主要根据胸、腹壁浅静脉的扩张征，头、颈、臂等部的静脉显著扩张，并有水肿，头面部呈充血状态。治疗和预后主要取决于引起闭塞的原因。

（2）高血压 按世界卫生组织规定，正常血压的收缩压 ≤ 120mmHg，舒张压 ≤ 80mmHg；收缩压 ≥ 140mmHg，舒张压 ≥ 90mmHg 定义为高血压。国内 15 岁以上人群高血压患病率为 11.88%。

各种病因引起的高血压，诸如慢性肾盂肾炎等肾脏疾病、妊娠高血压综合征、嗜铬细胞瘤、皮质醇增多症（库欣综合征）、醛固酮增多症、肾动脉或主动脉狭窄等以及更为常见的原发性高血压病，都能促使脑血管发生病变（高血压性脑小动脉硬化、微动脉玻璃样变），导致血流动力学改变，引发头痛、头晕等不适。

一般认为，高血压脑病因恶性高血压时，平均动脉压迅速升达 150mmHg 以上（平均动脉压＝舒张压 +1/2 脉压，但近年文献认为应＝舒张压 +1/3 脉压），脑小动脉发生过强的自动调节反应，即普遍的脑血管痉挛，使脑部缺血缺氧而导致脑水肿、毛细血管破裂（点状出血）和组织坏死（微梗死）而产生相应症状、体征。主要表现为头痛、抽搐和意识障碍，并可伴有短暂的局灶性神经功能缺失。

高血压脑病发病机制尚不明，有以下两种学说。①脑内小动脉痉挛学说，血压极度升高，初期脑内小动脉强烈收缩而痉挛，从而使毛细血管缺血，通透性增加，血管内液体大量渗入脑细胞之间的间隙，引起脑水肿。同时脑外血管如视网膜血管、肢体末端小血管均痉挛。②血管自动调节机制崩溃学说，正常时存在着脑血流自动调节功能，调整脑内血管和血流达到脑内恒定血流量。一旦血压急剧升高，超过脑血流自动调节的上限时，脑内小动脉被动

扩张，不再收缩，从而使自动调节功能崩溃，导致脑血流增加，脑内过度灌注，出现脑水肿，毛细血管壁出现脑内小点状出血和梗死。

高血压脑病主要临床表现为急起头痛，常为全头或枕部痛。随着头痛的加重可伴发呕吐。发病早期常有肌肉颤搐、肌阵挛等神经兴奋性升高的征象，多有全身或局限性癫痫发作，继而呈昏睡、谵妄、精神错乱直至昏迷等意识障碍。可伴有短暂的黑矇、偏瘫、失语等。还常有眼底视盘水肿、视网膜出血、渗出、左心室扩大、心功能紊乱等体征。

脑 MRI 示颞枕、额前、小脑皮质等区的 T2WI 呈高信号，也可见小灶出血或梗死。血压迅速恢复正常后 MRI 表现可恢复。

高血压脑病的临床诊断要点是：①有高血压、肾脏病、妊娠高血压综合征等病史或其他引起血压过高的病因。②血压升高常达 180/120mmHg 或平均动脉压达 150mmHg 以上。③有急性头痛、痫样发作、意识障碍 3 种主征，或伴有黑蒙、偏瘫、失语等脑部局灶性症状，如各种急性脑症状随着降低血压的措施奏效而迅速缓解时，更有助于诊断。④眼底有高血压性视网膜病变，视盘水肿、出血、渗出，或无此种改变而仅表现为视网膜动脉痉挛。⑤脑脊液清晰，但压力可能升高，如无合并存在尿毒症则尿中并无蛋白质、管型，血中尿素氮不高。

当高血压脑病的临床诊断一旦成立，迅速地降低血压，使血压维持在 160/100mmHg 左右，选用以下药物治疗。①二氮嗪，每次 0.3g，溶于专用溶媒内，加入 5% 葡萄糖注射液 60ml 内，于 10~15 秒内推完，0.5 分钟后血压就可以下降，多数患者在 3~5 分钟内血压就接近正常；若血压下降未达到所希望水平，2 小时后再给一次，一天总量不超过 1.2g。②硝普钠 30mg 加入 5% 葡萄糖注射液 500ml 内，每分钟 10~30 滴，避光静脉点滴，开始时速度可略快，血压下降后可逐渐减慢。一般用药后 2 分钟血压即明显下降。所以用此药时一定要监测血压和心率（律），根据血压情况及时调整滴速，达到治疗目的后可逐渐减量或停药。③阿方那特（咪噻芬）250mg 加入 5% 葡萄糖注射液 250ml 中静脉滴注，开始以每分钟 3~5mg 滴速静脉滴注，3~5 分钟后血压开始下降，减慢滴速，血压维持在预期水平缓慢停药。④25% 硫酸镁 10ml 肌内注射，必要时每日 2~3 次，适当应用脱水药物（甘露醇、清蛋白等），减轻脑水肿、纠正水、电解质和酸碱平衡，急性期过后，意识转清，改用口服降压药物，以防再发。应查明原因并进行病因治疗。

（二）呼吸系统疾病

慢性呼吸衰竭，尤其是 Ⅱ 型呼吸衰竭往往存在二氧化碳潴留伴缺氧，二氧化碳潴留对中枢神经系统起抑制作用，临床上所见的慢性胸肺疾患所引起的 Ⅱ 型呼吸衰竭患者，一旦出现神经精神症状，即可诊断为肺性脑病（PE）。其原因就是与二氧化碳潴留和缺氧有关。二氧化碳潴留可使脑血管扩张，脑血流量增加，颅内压升高。早期可出现头痛、头昏、嗜睡，晚期还可出现昏迷、谵妄、精神错乱、扑翼样震颤、抽搐等颅内压升高的症状与体征。然而，大量临床资料表明，二氧化碳潴留引起的中枢神经系统改变，不仅与二氧化碳潴留程度有关，而且与二氧化碳潴留发生速度有关。同时，不容忽视的是二氧化碳潴留引起的中枢神经系统改变还与伴随的缺氧程度、酸中毒，特别是脑细胞内酸中毒有关，严重缺氧与酸中毒可加重脑水肿、颅内压升高与神经细胞的损伤。

肺性脑病的诊断各家标准不一，1980 年全国第三次肺心病专业会议修订的诊断标准如下。

1. 临床诊断

肺性脑病是由慢性肺胸疾患伴有呼吸功能衰竭，出现缺氧、二氧化碳潴留而引起精神障碍的一个综合征。应注意与脑动脉硬化、严重电解质紊乱、单纯性碱中毒、感染中毒性脑病等相鉴别。

2. 临床分级标准

（1）轻型　神志恍惚，淡漠，嗜睡，精神异常或兴奋，多语而无神经系统异常体征。

（2）中型　半昏迷，谵妄，躁动，肌肉轻度抽动或语无伦次，对各种反应迟钝，瞳孔对光反应迟钝，而无上消化道出血或弥散性血管内凝血等并发症。

（3）重型　昏迷或出现癫痫样抽搐，对各种刺激无反应，反射消失或出现病理性神经体征，瞳孔扩大或缩小，可合并上消化道出血、弥散性血管内凝血或休克。

其治疗主要包括如下几个方面：①解除气道阻塞，保持呼吸道通畅，采取多种综合有效措施，积极改善与调整通气，增加肺泡通气量，纠正缺氧与 CO_2 潴留，降低 $PaCO_2$，是抢救本病的关键。②纠正酸碱与电解质失衡。③解除脑水肿。④其他对症支持治疗。⑤肺移植。

（三）消化系统疾病

消化系统疾病中，肠易激综合征及功能性消化不良患者可有失眠、焦虑、抑郁、头痛、头昏等症状，这些症状在部分患者与"恐癌"心理有关。

（四）泌尿系统疾病

1. 透析后相关头痛

透析后神经系统出现损害的危险因素和易感因素：老年人多于青年人，女性多于男性，患有糖尿病、冠状动脉性心脏病、慢性阻塞性肺气肿、尿毒症性周围神经病、严重贫血、心脏功能不全等。

（1）透析失衡综合征　发生率为 21.4%~60.9%。透析后 4~5 小时出现症状，少数在透析停止后数小时或长期透析后出现。轻者表现为头痛、呕吐嗜睡、烦躁不安、肌肉阵挛等；严重者有精神错乱、谵妄、癫痫、昏迷等。脑电图呈阵发性高幅慢波。上述表现在透析后 1 天内消失，严重者必须经治疗方可好转。

（2）头痛　约 70% 的患者出现肾脏透析头痛，经过透析后可很快出现头痛发作，表现为双侧额部搏动性头痛，有时伴恶心、呕吐。机制与血压下降、血清钠及渗透压水平下降有关。

2. 肾移植后相关头痛

器官移植后神经系统并发症发病率超过 20%。肾移植后主要发生中枢神经系统感染、脑瘤和脑桥中央髓鞘溶解症、脑卒中等。并发中枢神经系统感染时表现为发热、癫痫、头痛、恶心和（或）呕吐、谵妄或意识障碍，有颈项强直、Kernig 征等脑膜刺激征以及偏瘫、失语、偏身感觉障碍等脑局灶损害的表现。

中枢神经系统感染由 3 种病原，即真菌、弓形虫、巨细胞病毒引起。由于肾移植和应用免疫抑制，约 45% 肾移植的尸检中有全身真菌感染，其中约 1/3 侵犯中枢神经系统。真菌感染的脑脓肿为多见，曲霉菌最多侵犯脑部，其次为念珠菌、奴卡菌，荚膜组织胞浆菌最少见。

弓形虫感染时出现脑膜脑炎、脑内局灶性炎症，脑脊液中核细胞增多、蛋白质升高，抗弓形虫 IgM 抗体滴度增高。脑脊液培养或脑活检组织培养可发现弓形虫。

（五）内分泌系统疾病

1. 糖尿病和甲状腺功能减退

糖尿病及甲状腺功能减退均可致脑神经损伤，前者多见于老年人，起病急骤，以单侧动眼神经损害为多见，其次为展神经、面神经及三叉神经；后者多以视神经损害为常见，表现视力减退、偏盲、中心暗点等，听神经、面神经、三叉神经也可受累。当三叉神经受损后则表现为三叉神经分布区疼痛。

2. 原发性醛固酮增多症

原发性醛固酮增多症由于醛固酮分泌过多，及由此而产生的水和电解质代谢紊乱，导致血压升高，肾功能障碍，神经肌肉应激性改变。患者血压波动十分明显，血压升高时可有头痛、眼花、耳鸣、烦躁、视力模糊等症状出现。血压持续升高，平均血压＞180mmHg可产生高血压脑病。

（六）血液系统疾病

1. 传染性单核细胞增多症

传染性单核细胞增多症是由EB病毒引起的淋巴细胞增生性传染病，传染性单核细胞增多症患者血清中嗜异性凝集抗体效价升高，并可检出EB病毒抗体。

本病主要发生于儿童和青少年，成人少见，40岁以上人群仅有10%对EB病毒易感，近年来传染性单核细胞增多症中成人发病率呈上升趋势。

（1）发病机制　EB病毒进入易感者口腔后，侵犯扁桃体的B淋巴细胞，并通过膜糖蛋白gp322/220与B淋巴细胞表面的CR2结合而进入其体内增殖，并使B淋巴细胞形成有EB病毒核抗原（EBNA）、早期抗原（EA）、壳抗原的B细胞。EBNA阳性的B细胞不断增殖，形成本病早期出现的异形淋巴细胞。EB病毒使B细胞膜的表面改变，产生新的抗原物质，即淋巴细胞识别膜抗原（LYDMA），可能还有Paul-Bunnell型嗜异性凝集抗原等。有LYDMA的B细胞可被细胞毒性T细胞（Tc）识别，Tc因被刺激而增殖，传染性单核细胞增多症的临床表现主要是由于B、T细胞间的交互作用，及免疫复合物沉积和病毒对细胞的直接损害等免疫病理因素引起神经系统损害的临床表现。

（2）病理　中枢神经系统白质的小血管周围有大量炎性淋巴细胞浸润，髓鞘脱失。在髓鞘破坏区可见吞噬脂肪的巨噬细胞，可有星形胶质细胞增生。

（3）临床表现

1）一般表现：感染EB病毒后经平均10天（5~15天）潜伏期后发病。一般在秋冬交接季节多见，全年均可发病。婴幼儿感染后可无症状或呈不典型表现，血清EB病毒抗体阳性。青春期和成人呈典型表现。先有1周前驱症状，乏力、头痛、畏寒、纳差、轻微腹泻，以后出现发热（约76%的患者），持续数周或1个月。出现咽喉炎、扁桃体炎者约占84%，淋巴结肿约占94%，腋下、腹股沟、颈下淋巴结肿较多见。约半数患者有肝脾肿大、肝功能损害（谷草转氨酶升高）。10%~30%患者有皮疹出现，呈多形红斑、荨麻疹样或猩红热样或出血性皮疹；皮疹在病后4~6天时出现，一周后消退。本病典型的表现为发热、咽炎、淋巴结炎三联征。

2）神经系统并发症：①淋巴细胞性脑膜炎，最多见，约50%的患者有头痛、颈项强直等脑膜刺激征，脑电图呈中度弥漫性异常，少数仅有头痛、不适，并无神经系统体征。脑脊液检查每升有数十个淋巴细胞或比正常多数个淋巴细胞，糖和氯化物正常。②脑炎，在急性期时少数患者出现头痛、头昏、癫痫（全身性发作）、人格改变、定向困难、共济失调或偏瘫、双侧Babinski征阳性等局灶性损害体征。一般在起病后出现，均在青少年或成人发生。脑炎的发生率约为2%，十分少见。脑CT可以无异常。脑MRI T2WI示脑颞叶皮质区异常高信号。③脊髓炎，脊髓炎可与脑炎合并发生，也可单独发生。主要发生于青少年或成人。呈现四肢瘫或截瘫，受损脊段下感觉和运动障碍，也有大小便障碍。④脑神经和周围神经炎，脑神经以单侧面神经炎多见，类似 Bell 面瘫，偶尔有双侧面瘫。此外可有多脑神经炎，或神经性耳聋、三叉神经损害或展神经损害。单侧臂丛神经损害也多见，出现单侧上肢麻痹数周或数个月。偶见腰骶神经受累、急性炎性脱髓鞘性多发性神经根神经炎样表现。直立性低血压自主神经病也有报道。急性炎性脱髓鞘性多发性神经根神经炎表现为四肢无力，伴发脑神经如面神经麻痹等，腰穿脑脊液检查呈蛋白细胞分离，大部分在数个月后逐渐恢复，仅有 6% 的患者留有肢体功能障碍的后遗症。⑤淋巴瘤，传染性单核细胞增多症是 EB 病毒感染，此外可造成淋巴瘤，两者均为 EB 病毒感染的并发症。

（4）诊断　儿童和青少年在秋冬交接季节出现发热、咽炎、淋巴结肿大，后有神经系统表现，应注意本病。多次随访外周血常规发现异形淋巴细胞，如果异形淋巴细胞数＞10% 可拟诊为本病。EB 病毒抗体测定，其中 VCA-IgM 早期出现阳性，有诊断参考意义。EB 病毒 DNA 的实时定量 PCR 检测阳性能支持本病诊断。

（5）治疗　更昔洛韦治疗有效，合用免疫球蛋白 IgG 疗效更好。但也有人认为更昔洛韦、阿昔洛韦、干扰素等治疗传染性单核细胞增多症不能缩短本病病程。本病是一个自限性疾病。本病出现神经系统并发症尤其是脑炎等危重表现可造成死亡。Bernstein 等报道有神经系统并发症时病死率为 6%，后遗症者为 6%，痊愈者为 80%。

2. 朗格汉斯细胞组织细胞增多症

（1）发病机制　免疫功能失调造成骨髓来源的单核巨噬细胞发育成朗格汉斯组织细胞。这些细胞可分布于皮下组织、骨和全身各个脏器中，异常成堆增生，侵犯

各脏器、皮下组织或骨，出现临床表现。

尽管朗格汉斯细胞组织细胞增多症有恶性肿瘤的全身多脏器扩散的行为，并且治疗后易复发，但并不等同于恶性肿瘤。

（2）临床表现　发病于儿童和成人，男性明显多于女性。病程缓慢进展，约有半数以上患者头颈部皮肤软组织和淋巴结受侵犯，神经系统损害症状如下。①单发或多发性颅骨和（或）颈骨缺损。颅骨内或脊柱椎体浸润的肉芽肿扩散，造成硬脑膜外或硬脑膜下形成肉芽肿浸润，压迫脑神经或脊神经根。出现突眼和视交叉损害的视野障碍。②下丘脑垂体内分泌失调综合征，如糖尿病等。③颅内占位病灶，出现头痛或癫痫。④小脑脑桥通路损害，出现站立不稳、共济失调、震颤、构音不清、认知损害。⑤上述中枢神经系统损害可合并出现。

（3）相关检查　脑部 MRI 检查异常可在病初发现，也可在病后 1 年内出现，MRI 表现有颅内（小脑或大脑、白质或灰质）病区在 MRI 强化后有异常者占 5%~50%，颅内病灶 T2WI 平扫和强化后均有异常者占 24%；空蝶鞍占 37%；下丘脑肿瘤占 10%；另还见小脑萎缩或弥漫性脑萎缩。

（4）诊断　浸润病灶的活检是重要的依据。

（5）治疗　以局部手术切除和放疗为主。也可用 C 小时 OP 方案。

3. 真性红细胞增多症

真性红细胞增多症是一种罕见的、原因不明的、慢性进行性的骨髓增殖症，主要发生于中年或老年，男性多于女性，临床表现有皮肤红紫（特别是唇、颊、鼻尖、耳和颈部），多种血管疾病症状（静脉血栓疾病、动脉出血或血栓性疾病），胃和十二指肠溃疡，四肢痛，脾大。20% 左右的晚期患者呈现粒细胞白血病危象。某些患者始终无症状，血象改变为唯一的表现。

（1）临床表现　70%以上的真性红细胞增多症患者有神经精神症状和体征，表现为头痛、头晕、耳鸣、视力模糊、乏力、嗜睡、昏厥、感觉异常等。约 1/3 的患者有神经系统局灶性损害，其中以梗死性脑血管病变为多见。有偏瘫、偏身感觉障碍、失语、局限性癫痫、舞蹈症等脑部局灶性损害的症状，亦可有短暂性脑缺血发作。若以颈动脉为主，则出现数秒至数分钟的一侧短暂失明、偏瘫、偏身感觉障碍、失语。若以影响椎 – 基底动脉系统为主，则出现猝倒、眩晕、发音含糊等表现。偶尔蛛网膜下腔出血。眼底检查可见视网膜静脉粗大紫色、视盘水肿。

红细胞增多症常可并发静脉窦血栓形成，产生视盘水肿、脑脊液压力升高的假脑瘤综合征。脊髓血管的血栓形成，出现横贯性脊髓损害症状。偶有脑神经或周围神经受损害，为单发性面神经麻痹或多发性周围神经病变。多发性周围神经病变时可有四肢远端的感觉障碍和疼痛。

小脑血管网织细胞瘤患者可并发真性红细胞增多症。切除肿瘤后血象可恢复正常。有人报道肿瘤复发时红细胞增多症又可出现。此类患者应与假脑瘤综合征的红细胞增多症鉴别。

红斑性肢痛病：四肢发红，剧烈疼痛，遇冷加剧，以下肢为明显。病程分 3 个阶段，早期为肢体感觉过敏、疼痛及发绀；中期四肢疼痛，以下肢为重，足背动脉搏动增强；晚期引起足趾溃烂。

（2）诊断　中老年患者出现缺血性脑血管病变或发作性脑供血不足现象、皮肤发紫、视网膜静脉粗大色紫、脾大者应考虑本病，宜做真性红细胞增多症方面的血液学检查，并与继发性红细胞增多症相区别。

（3）治疗　及时对真性红细胞增多症做出诊断。早期治疗能防止或减少并发症的发生，真性红细胞增多症产生神经系统

症状后，经积极治疗，减少血容量后可使症状减轻。红细胞分离或每隔 1~3 天由静脉放血 400~500ml，直至红细胞数在 6×10^{12}/L 以下，红细胞比容在 50% 以下。放射性磷（^{32}P）、Myleran（白消安）、苯丁酸氮芥、苯丙氨酸氮芥等均可试用。当真性红细胞增多症控制以后，颈动脉和椎 – 基底动脉系统短暂供血不足依然发生，并无减轻者，则可用抗凝等治疗。

4. 肿瘤

血液系统肿瘤，如白血病、骨髓瘤病、恶性淋巴瘤等，当病变侵及中枢神经系统时，出现头痛、恶心、呕吐、嗜睡、视盘水肿等高颅压症状以及脑膜刺激征等相关症状。

（七）传染性疾病

部分全身性传染性疾病可并发神经系统损害而引起头痛，其中以流行性出血热及布鲁氏菌病较具代表性。

1. 流行性出血热

流行性出血热又称肾综合征出血热，是危害人类健康的重要传染病，是由流行性出血热病毒（汉坦病毒）引起的，以鼠类为主要传染源的自然疫源性疾病。

（1）临床表现　青壮年易发病。在春夏季（5~6 月）和秋冬季（10 月~次年 1 月）有两个流行好发时间。呈散发性或同一局限地区流行。10%~20% 有前驱症状，表现为呼吸道和胃肠道症状，分发热期、低血压期、少尿期、多尿期、恢复期 5 期。也有两期交叉者。外周血白细胞升高，以淋巴细胞为主或有异常淋巴细胞，血小板减少。尿液似肾病，尿蛋白增多，红细胞和白细胞管型增多。

①发热期神经症状：乏力，头痛，全身肌肉酸痛，嗜睡。个别有脑出血，有谵妄状态，昏迷，可伴发癫痫，偏瘫，Babinski 征阳性。脑脊液压力升高，生化常规可无异

常。若脑出血时，脑脊液有大量红细胞。

②低血压期神经症状：此时有低血压，患者有头痛、恶心呕吐、烦躁不安、谵妄状态或嗜睡、朦胧、精神错乱、昏迷等，可有皮肤出血点。30%左右可发生休克，少数造成死亡，少数有锥体束征、视力模糊、眼底视网膜出血。

③少尿期神经症状：乏力，全身肌痛。1/3患者在少尿期发生尿毒症。此期易发生脑出血。

④多尿期神经症状：原有神经症状逐渐好转。但在重症患者或脑出血后患者中烦躁不安、精神错乱或昏迷、偏瘫等症状从少尿期一直持续至本期。

（2）诊断　在流行区和流行季节出现高热、肾脏损害、出血应考虑本病。血清抗汉坦病毒IgM阳性或两次测定抗汉坦病毒IgM滴度增加4倍以上，可以诊断本病。

（3）治疗　流行性出血热无特殊疗法，主要是支持疗法及对症治疗。积极控制出血热的进展，针对出血、低血压和肾功能不全运用肾上腺皮质激素、环磷酰胺，补充血容量，肾功能衰竭采用血液透析或腹膜透析，纠正水和电解质平衡。利巴韦林为广谱抗病毒药。

2. 布鲁氏菌病

布鲁氏菌病是由布氏杆菌造成的急性或慢性自然疫源病，以发热、多汗、关节痛为主要表现，世界各地均有本病报告。每年约有500万例之多。主要在牧区或近牧区的城镇。我国见于内蒙古、东北、西北等牧区和大城市。

（1）临床表现　多见于春末、夏、秋季发病，青壮年多见。神经系统损害发生率很高，约占50.6%，也有报道为2%~5%。中枢神经系统损害占16%，周围神经损害占81.8%，精神症状占2.2%，神经损害多见于本病晚期。本病病程一般为1~4个月，慢性者长达1年以上。

①脑神经和周围神经损害：单神经病和多发性单神经病多见，主要累及坐骨神经（42.5%），其次为腰骶神经根（30.6%）。多根脑神经损害，以眼部支配神经为多见（Ⅲ、Ⅵ、Ⅳ等脑神经），造成眼肌麻痹。此外三叉神经和面神经损害也可出现。视神经、听神经较为少见。多发性神经根神经病可造成四肢远端感觉和运动障碍。

②自主神经病：系由下丘脑、脑干或脊髓的交感或副交感纤维受影响引起，表现为多汗、心律失常、性功能减退、括约肌功能障碍等。

③脑膜炎：有发热、头痛，仅1/3的患者有脑膜刺激征。脑脊液中以淋巴细胞增多为主，蛋白增多，糖和氯化物正常。

④中枢神经系统损害：脑膜脑炎、脑脊炎，表现为头痛、嗜睡或兴奋、癫痫、偏瘫或双侧肢体瘫，严重时可昏迷。脊髓炎，表现为截瘫或四肢瘫，大小便障碍，损害平面以下完全性感觉障碍。脑血管炎造成脑卒中。晚期有脑积水和正常压力性脑积水。

⑤精神症状：重症患者或毒血症时有兴奋或抑郁、幻觉、强迫思维及科萨科夫综合征症状群。

（2）诊断　流行地区或好发季节的青壮年出现神经症状时应考虑本病。ELISA测定本病的IgM抗体可进行早期诊断。病后2~3周出现IgG抗体，第8周达高峰。本病IgG抗体阳性可有诊断价值。如果IgG抗体持续高滴度，表示活动性感染持续存在。一般治疗后IgG抗体滴度下降。骨髓培养布氏杆菌阳性高于血培养。

（3）治疗　首先选用敏感抗菌药物治疗，如链霉素、复方磺胺甲恶唑、氯霉素等。其次可对症治疗。

（八）中毒感染性疾病

临床较多见的中毒有工业生产中的毒

物中毒，如铅、锰、氯气、一氧化碳、二氧化碳、苯、甲醇等毒物引起的中毒。煤气中毒引起头痛在冬天燃烧煤炭地区较为常见。此外还有有机磷中毒、药物中毒、食物中毒等均能产生不同程度的头痛。

三、临床治疗

西医治疗方面，与全身疾病有关的头痛治疗原则为确定原因、针对原发病进行治疗。中医可按照《中医内科学》头痛有关内容进行辨证论治，具体如下。

（一）外感头痛

1. 风寒头痛

症状：头痛连及项背，常有拘急收紧感，或伴恶风畏寒，遇风尤剧，口不渴，苔薄白，脉浮紧。

治法：疏散风寒止痛。

方药：川芎茶调散加减。川芎，荆芥，白芷，羌活，甘草，细辛，防风，薄荷。

2. 风热头痛

症状：头痛而胀，甚则头胀如裂，发热或恶风，面红目赤，口渴喜饮，大便不畅，或便秘，溲赤，舌尖红，苔薄黄，脉浮数。

治法：疏风清热和络。

方药：芎芷石膏汤加减。川芎，白芷，石膏，藁本，羌活，菊花。

3. 风湿头痛

症状：头痛如裹，肢体困重，胸闷纳呆，大便或溏，苔白腻，脉濡。

治法：祛风胜湿通窍。

方药：羌活胜湿汤加减。羌活，独活，炙甘草，川芎，蔓荆子，防风，藁本。

（二）内伤头痛

1. 肝阳头痛

症状：头昏胀痛，两侧为重，心烦易怒，夜寐不宁，口苦面红，或兼胁痛，舌红苔黄，脉弦数。

治法：平肝潜阳息风。

方药：天麻钩藤饮加减。天麻，钩藤，石决明，山栀子，黄芩，川牛膝，杜仲，益母草，桑寄生，夜交藤，朱茯神。

2. 血虚头痛

症状：头痛隐隐，时时昏晕，心悸失眠，面色少华，神疲乏力，遇劳加重，舌质淡，苔薄白，脉细弱。

治法：养血滋阴，和络止痛。

方药：加味四物汤加减。当归，川芎，白芍，熟地黄，甘菊，蔓荆子。

3. 痰浊头痛

症状：头痛昏蒙，胸脘满闷，纳呆呕恶，舌苔白腻，脉滑或弦滑。

治法：健脾燥湿，化痰降逆。

方药：半夏白术天麻汤加减。半夏，天麻，茯苓，橘红，白术，甘草，生姜，大枣。

4. 肾虚头痛

症状：头痛且空，眩晕耳鸣，腰膝酸软，神疲乏力，滑精带下，舌红少苔，脉细无力。

治法：养阴补肾，填精生髓。

方药：大补元煎加减。人参，山药，熟地黄，杜仲，当归，山茱萸，枸杞子，炙甘草。

5. 瘀血头痛

症状：头痛经久不愈，痛处固定不移，痛如锥刺，或有头部外伤史，舌紫暗，或有瘀斑、点，苔薄白，脉细或细涩。

治法：活血化瘀，通窍止痛。

方药：通窍活血汤加减。赤芍，川芎，桃仁，红花，老葱，鲜姜，红枣，麝香，黄酒。

第十八章　与妇女、儿童有关的头痛

一般而论，临床所指的头痛是头颅上半部即眉弓以上至枕部以及面部包括下颌的疼痛，此处多为脑神经支配区域病变或局部炎症引起的疼痛。

妇女、儿童与大众群体结构有一定的共性，所以引起头与颌面部疼痛的病因众多，大致可分为原发性和继发性两类：前者不能归因于某一确切病因，常见的如偏头痛、紧张性头痛、丛集性头痛、不典型面痛等；后者病因可涉及各种颅内颅外器质性病变如脑血管疾病、颅内感染、颅脑外伤、颅内占位、颌面部肿瘤、鼻窦炎和全身性疾病如发热、内环境紊乱以及滥用精神活性药物，近年来，颈源性头痛也逐年增多。

同时妇女、儿童作为两类特殊人群，其特有的解剖生理和心理特点，决定其病因有一定的特殊性：妇女特有头痛多与经、胎、产有关，如经前期综合征（PMS）或经行头痛、妊娠期头痛、产后头痛等，儿童特有头痛主要在心理因素的头痛和癫痫头痛等，其治疗亦不同于一般头痛。鉴于临床上许多头与颌面部疼痛病因不清且分类复杂，因此章节重点介绍临床工作中妇女与儿童特有的头痛，这些疾病多数可以通过微创治疗缓解或者治愈，或者服用相关中药治疗以及预防其复发，以期为广大头痛患者提供一定的帮助。

必须指出，临床工作中，首先要警惕和排除颅内器质性病变引起的"警示性头痛"，这在儿童多见于癫痫以及外伤、血管病引起蛛网膜下腔出血、颅内占位及感染等情况，以便及时发现和积极治疗，从而避免严重的后果。

一、病因病机

（一）西医学认识

1. 经前期综合征

经前期综合征（PMS）是指出现于黄体期而消失于月经期的一系列精神、躯体方面的综合征。PMS影响女性的工作及生活。西医学认为，本病与多种神经及精神因素相关，例如体内维生素 B_6 不足、脑神经递质异常、内分泌紊乱、社会精神因素等。但西医治疗本病效果并不理想。目前，西医对于本病的治疗包括口服药物，例如，维生素 B_6、镇痛药、避孕药、利尿剂、抗焦虑及抗抑郁药等，改善生活方式，手术治疗等。但对于功能性病变而言，西医治疗存在西药不良反应较大、影响生育及手术费用较高的问题。

2. 妊娠期头痛

妊娠期头痛是妊娠期常见病症之一，妊娠中毒症常伴有浮肿、蛋白尿、头痛等症状；子痫前期多有头痛症状，特别是重度子痫，其具体原因尚不清楚，多与血管痉挛、高血压脑病等密切相关。

3. 产后头痛

西医学认为产后头痛原因复杂，多与产后血容量不足、血管痉挛等引起的偏头痛或紧张性头痛有关，产后抑郁是产后头痛的一个常见因素，主要机制应该是抑郁影响了血管和神经的功能。

4. 儿童癫痫头痛

头痛和癫痫分属两类疾病，二者均为阵发性脑功能障碍，若两者同时存在，则称为"癫痫共患病"，这两种综合征之间存在一些临床与病理生理学重叠。头痛可能是癫痫发作的触发因素，而头痛更是癫痫的一个常见症状，临床研究发现95%的患儿在癫痫发作中、发作后出现头痛症状。对于癫痫头痛的发病机制，多数学者支持过度兴奋学说，主要与皮质扩散性抑制（CSD）和三叉神经血管系统（TVS）的作用有关。同时临床中发现，癫痫头痛有遗传因素的参与。也有研究发现，幼稚脑γ-氨基丁酸（GABA）受体发育不成熟，由GABA介导的自发抑制冲动较弱，也易引发惊痫。有遗传倾向的小儿，脑的惊厥阈降低，在某诱因的作用下，可能发生癫痫。

（二）中医学认识

1. 经行头痛

中医并无经前期综合征这一病名，中医对于出现于黄体期而消失于月经期的这一周期性出现的以精神和躯体症状为主要表现的临床综合征称之为"月经前后诸证"，亦称为"经行诸证"。首先因经而发，经净则止是本病的一大临床特点，其症状可单个出现，也可两个或三个症状同时并见，疼痛有侧头痛、前头痛和后头痛之分，一般以侧头痛多见。

（1）古代医家对"经行诸证"的认识　中医的一大特点为整体观念，即强调了人体的整体性及五脏六腑在生理上的协调性，五脏同调百病消，故对于本病病位的论述，中医认为与肝、脾、肾有密切关系，但尤以肝为要。

中医学把经行头痛归属妇科病范畴，根据妇女的生理病理特点，经行头痛是指每于经期或行经前后出现的以头痛为主要症状的疾病。经行头痛的病名出自《张氏医通》的"经行辄头痛"，主要发病机制为气血精不足，经行后亏虚益甚，脑窍失养，不荣则痛；或情志内伤，肝郁化火，上扰清窍而致头痛；或由痰瘀之邪瘀阻络脉导

致不通则痛。伴随着月经周期规律发作超过2次。中医学认为，经行头痛的发生大多由肝气郁结引起。头为诸阳之会，惟厥阴肝络能上达颠顶，女子以血为本，以肝为用，肝藏血，主疏泄气机，气血条达，月经如期而至。假如肝气不舒，气郁血滞，经血就不能如时下泄，经气壅滞，一方面循经上扰清窍，则出现头痛，另一方面胞脉阻滞，月经周期错后，则少腹胀痛。另外，经血不畅，肝气郁结，还会引起情绪异常，正如《傅青主女科》所说："经欲行而肝不应，则拂其气而痛生。"在《张氏医通》卷十云，每遇经行则头痛，此痰湿为患也。张氏认为痰湿可导致经行头痛，并拟二陈汤加减。现代医家则认为，经行头痛的发生与肝火旺盛有密切关系，肝经上行颠顶，肝郁化火，随经脉上冲颠顶，导致经行头痛的发生。

（2）近代医家对"经行诸证"病因病机的研究现状　经行前后冲任气血变化是PMS发生的内在条件。在经前及经期，气血均下注于冲任、胞宫，使血海满溢，此为月经。肝体阴而用阳，肝疏泄功能的正常取决于肝血之滋养，肝得阴血柔润而调和，方能发挥其正常的生理作用。行经后气血亏虚，肝血易亏，肝阳易亢。故根据这一特点，现在医家多以肝血虚、肝气旺立论。

2. 妊娠期头痛

头痛是妊娠期妇女比较多见的症状，多由于妊娠后气血阴阳进行了特殊的调整，一般分为营气不和、冲气上逆，肝阳上亢、上扰清窍，胎热上攻、扰乱清阳等三个方面，特别是孕后气血阴阳失衡而致的营卫失和是最常见妊娠期头痛的原因。

3. 产后头痛

妇女产后体质常虚，更容易出现头痛等相关"不荣则痛"的症状。张仲景于《金匮要略·妇人产后病脉证治》中提到：

"新产血虚，多汗出，喜中风，故令病痉；亡血复汗，寒多，故令郁冒；亡津液，胃燥，故大便难。"其中"郁冒"即包括头痛在内。所以产后头痛多由于体虚卫外无力，外邪乘虚而入，故此类头痛多伴有恶寒发热、咳嗽咳痰等外感表现；产后气血虚弱，造成清窍失养或内邪上扰，此类头痛常伴有肢体乏力、脉弱无力等症状。同时头痛根据辨证分型又可兼夹瘀证，如舌质瘀暗，头痛呈刺痛等；或阴虚阳亢，扰动清窍，如伴有心中烦闷、口渴等症状。

4. 儿童癫痫头痛

小儿癫痫与头痛常相伴生，癫痫反复发作可明显损伤发育中的脑组织，是临床常见的难治性疾病之一。癫痫引发的头痛，历代医家论述更是少之又少，所以，我们从癫痫的中医认识出发，在纠正癫痫疾病的同时，减少并减轻头痛的发生。历代医家对癫痫的病因病机做了较为详细的论述，其病位涉及五脏经脉与脑，正如徐用成总结曰："痫病归于五脏。"清代林佩琴《类证治裁·痫证》云："痫证，肝胆心肾病，而旁及阴阳维跷督诸经俱动也。"清代王清任《医林改错·脑髓说》云："试看痫证，俗名羊羔风，即是元气一时不能上转入脑髓。"

二、临床诊断

（一）辨病诊断

妇女、儿童头痛疾病既有常见的原发性头痛和继发性头痛等疾病，同有其特殊的生理结构引发的特有头痛疾病，所以在诊断过程中，应首先询问病史，并进行体格检查，以排除其他引起头痛的相关疾病，而其特有的头痛的诊断、分类应详细询问女子经带胎产等情况，儿童主要询问父母妊娠期间的情况以及儿童本身疾病的发病特点，如起病原因、发作规律、持续长短以及有无其他伴随症状。

1. 经前期综合征

经行头痛，每逢经期，或行经前后出现头痛症状，通常与经期密切相关，呈现伴随经期的特点，有一定规律性，临床中多伴随经血的异常表现，一般经期过后，症状即明显减轻并逐步消退。头痛严重者伴恶心呕吐等不适。以育龄期妇女多见，亦可见于更年期尚未绝经者。本病治疗后效果较好，对顽固性头痛者要排除头部器质性病变。本病属中医的经行前后诸症。

头痛伴随月经周期反复发作，经后渐消，为本病的诊断依据。头痛的部位可有前额、后头、头顶及头侧之不同，经行头痛占女性偏头痛的 65%。

2. 妊娠期头痛

妊娠期头痛发生时间是诊断的重要指标，一般分为 3 类：①妊娠期之前已经有头痛症状，妊娠后再次出现。②妊娠期前有头痛症状，但妊娠后头痛在频率、程度和特点等方面与之前的头痛不同。③患者孕前无头痛症状，妊娠后首次出现头痛症状。大部分妊娠期头痛的患者在孕前就已明确头痛病因，近 10% 的妇女是孕期首次出现头痛。妊娠期头痛的原因有原发性和继发性原因，其中子痫是妇女妊娠期头痛的一个重要原因。子痫引起的头痛通常为弥漫性、持续性，头痛强度由轻度到重度不等。当孕妇出现头痛的同时伴有暗点或其他视觉问题（如视力模糊、复视、畏光、黑蒙、偏盲），上腹部疼痛，或实验室检查提示血小板减少、肝酶升高、溶血和（或）肌酐升高等情况，则支持孕妇头痛由子痫前期引起。

3. 产后头痛

产后头痛的诊断主要依据头痛的发生时间以及疾病特点。产后头痛与产后抑郁症关系密切，产后头痛多伴有精神方面的异常表现。本病主要以排除诊断为主。

4.儿童癫痫头痛

癫痫相关头痛可分为围发作期头痛和发作间期头痛（发生于癫痫发作之前或之后，距离发作时间在一年之内的任何种类的头痛）两类。此类头痛有3个特点：第一，光敏感，比如间歇光刺激（IPS）可激发光阵发性反应（PPR）、偏头痛以及癫痫发作。畏光是绝大多数慢性偏头痛患者及许多癫痫相关头痛的表现。第二，癫痫相关头痛和癫痫致病灶定位无关，脑电图、临床表现、成像显示发作后头痛和癫痫致病灶定位无关。第三，自主神经性头痛，研究显示癫痫相关头痛可能是起源于自主神经系统的某个断面，通过血管周围的伤害性痛纤维传导，因此癫痫相关头痛不同于躯体痛，可属于自主神经症状。

（二）辨证诊断

1.经行头痛

经行头痛系因素体血虚，血不上荣，或情志内伤，瘀血内阻，脉络不通，导致每于经期或行经前后出现以头痛为主要症状的病变。

诊断标准：头痛随月经周期呈规律性发作2次以上者。头痛大多为单侧，或左或右，亦可见于两侧太阳穴或头顶部。痛如锥刺，或掣痛，或绵绵作痛。须与经期外感、高血压及颅内占位性病变的头痛相鉴别。

（1）血虚证

主要证候：经期或经后，头晕头痛，心悸少寐，神疲乏力，舌淡苔薄，脉虚细。

辨证要点：因素体血虚，化源不足，遇经行则血愈虚，或过用活血药物，气血过度流失，血不上荣，故头晕头痛。血不养心，则心悸少寐，神疲乏力。舌淡苔薄，脉虚细，乃为血虚之候。

（2）肝火炽盛证

主要证候：经行头痛，甚或颠顶掣痛，头晕目眩，烦躁易怒，口苦咽干，舌质红，苔薄黄，脉弦细数。

辨证要点：素体肝阳偏亢，经行阴血下注冲任，气火偏旺，因足厥阴肝经与督脉上会于颠，而冲脉附于肝，故肝火易随冲气上逆而致颠顶掣痛。肝火内炽，则头晕目眩，烦躁易怒，口苦咽干。舌红苔薄黄，脉弦细数，均为阴虚肝热炽盛之象。

（3）血瘀证

主要证候：每逢经前、经期头痛剧烈，经色紫暗有块，伴小腹疼痛拒按，舌暗，或尖边有瘀点，脉细涩或弦涩。

辨证要点：经行以气血通畅为顺，气顺血和，自无疼痛之疾。因瘀血内停，络脉不通，阻塞清窍，则每逢经行瘀随血动，欲行不得，故头痛剧烈。血阻于胞，则经色紫暗有块，小腹疼痛、拒按。舌暗或尖边有瘀点，脉细涩或弦涩，均为血流欠通，气行不畅之象。

（4）痰湿中阻证

主要证候：经前或经期头痛，头晕目眩，形体肥胖，胸闷泛恶，平日白带多，黏稠，月经量少色淡，面色㿠白，舌淡胖，苔白腻，脉滑。

辨证要点：痰湿内停，滞于冲任，经行冲脉气盛，冲气夹痰湿上逆，阻滞脑络，故经前或经期头痛；痰湿中阻，清阳不升，故头晕目眩，面色㿠白；痰湿困脾，则胸闷泛恶，形体肥胖；痰湿滞于冲任，故经血量少色淡；痰湿下注，伤及带脉，则带下量多稠黏。舌淡胖，苔白腻，脉滑，也为痰湿之证。

2.妊娠期头痛

妊娠期头痛在大多数情况下是由于孕后气血阴阳发生了变化，特别是胎气上冲，清阳被扰所致，其诊治非同于平时，与内科头痛又有大别，妇科教材亦鲜论及。主要有以下3种证候。

（1）营卫不和，冲气上逆　此型多见于

妊娠早期，孕后体内阴阳气血重新分布，经血不聚于下以养胎。卫是阳气所生，营是阴血所化，阴阳平衡则营卫调和。孕后因阴阳失衡导致营卫不和，冲脉上逆，扰乱清阳，可见畏寒、冷热时作、头痛、头晕等症状，极易与外感头痛相混淆，当详审病因，切勿乱投解热镇痛之品，免有致畸动胎之忧。

（2）肝阳上亢　头为诸阳之会，全赖阴精的潜藏和滋养，妊娠之后阴血下聚以养胎儿，是故阴血相对不足，若素体肝肾阴亏，或素体肝阳偏亢，则孕后加剧阴阳失衡，水不涵木，肝阳上亢，清窍被扰，发为本病。此型多发生妊娠中、晚期，其症见头痛目眩，或胀，甚或颠顶掣痛，每遇情绪激动时加重，多伴有烦躁易怒，面赤或面部阵阵烘热，胸闷胁痛或腰膝酸软，舌质多红瘦，苔少或舌根苔黄而干，脉滑数。

（3）胎热上攻　足阳明胃脉上循头额，或因素体阳盛，或七情郁结化火，或外感邪热，热扰冲任，冲脉之气夹热循阳明经脉上窜头额，扰乱清阳而致头痛。此型头痛常呈胀痛，多发于妊娠早、中期，早期恶心呕吐较重，伴见胸中烦闷，懊恼，身热，口渴，但不欲饮水，舌质红或绛，苔厚黄腻，脉滑数。

3. 产后头痛

（1）气血虚弱，卫外失司，感受外邪。《金匮玉函经二注》："血大虚，则卫外之阳因而不固，必多汗而腠理疏也，疏则邪易入之。"《景岳全书·妇人规》在这方面论述最为详细："盖临盆之际，多有露体用力，无暇他顾，此时或遇寒邪，则乘虚而入，感之最易。"叶桂在《温热论》中也指出："产后当气血沸腾之候，最多空窦，邪势必乘虚内陷，虚处受邪，为难治也。"此类头痛往往伴随恶寒发热、咳嗽咳痰等外感表现。

（2）血虚失养，不荣则痛。产后气血虚弱可致头痛，或内生之邪扰及清空。尤在泾在《金匮要略心典》中将产后气血虚弱所致疾病总结为痉病、神病、液病，指出其本为气血津液亏虚，神、经脉、胃肠道失润养而成。且其在《金匮翼》中指出，血虚头痛者"产后多有此证"。气血不足者不能上达头部而养清空，故出现"不荣则痛"，此类头痛常与手足乏力、脉弱等症状同时出现；夹瘀者则有舌质瘀暗，头痛呈刺痛性质等；阴不足而阳亢者，虚热易上扰清窍而致头痛，常伴有心中烦闷、口渴等症状。

4. 儿童癫痫头痛

癫痫发作与先天因素（禀赋体质、孕期保健）、后天因素（惊、风、痰、食、热、瘀、虫、伏邪）有关。

（1）正气亏虚　唐代孙思邈《备急千金药方·少小婴孺方·惊痫》云："新生即痫者，是其五脏不收敛，血气不聚，五脉不流，骨怯不成也，多不全育。"明代周慎斋《周慎斋医书》云："羊痫风，系先天之元阴不足。"说明小儿先天发育不成熟，神气怯弱，气血不充，邪气相搏则癫痫作矣。对此，清代刘渊《医学纂要》总结曰："痫证……总由正气虚衰。"

（2）胎元受累　隋代巢元方《诸病源候论·小儿杂病诸候·痫候》中论述："小儿所以少病痫者，其母怀娠，时时劳役，运动骨血，则气强，胎养盛故也。若侍御多，血气微，胎养弱，则儿软脆易伤，故多病痫。"元代曾世荣《活幼心书·痫证》谈到："胎痫者，因未产前腹中被惊，或母食酸咸过多，或为七情所泪，致伤胎气，儿生百日内有者是也。"明代《小儿卫生总微论方·惊痫论》云："儿在母胎中时，血气未全，精神未备，则动静喘息，莫不随母，母调适乖宜，喜怒失常，或闻大声，或有击触，母惊动于外，儿胎感于内，至生下百日以来，因有所犯，引动其疾……是胎痫也。"古代医家就小儿癫痫病因的论述较多，综合分析发现多因妇女妊娠期间或起居过劳不当，或受惊吓气乱精怯，或情志不畅，或感受病邪，或饮食无节，或接触毒物等，使胎元受累，脏腑失调，气血逆乱，遇外因诱而发为癫痫。

（3）邪闭窍道　《诸病源候论·小儿杂病诸候·惊痫候》云："惊痫者，起于惊怖大啼，精神伤动，气脉不定。"元代朱震亨《丹溪心法·痫》云："痫证有五……无非痰涎壅塞，迷闭孔窍。"明代龚廷贤《寿世保元·痫证》曰："盖痫疾之原，得之惊，或在母腹之时，或在有生之后，必因惊恐而致疾。盖恐则气下，惊则气乱，恐气归肾，惊气归心。并于心肾，则肝脾独虚，肝虚则生风，脾虚则生痰，蓄极而通，其发也暴，故令风痰上涌而痫作矣。"清代程钟龄《医学心悟》卷四《癫狂痫》亦云："痫证则痰涎聚于经络也。"因小儿神气怯弱，元气未充，若突然跌倒或受到惊吓等引起恐惧，可致气机逆乱，进而损伤脏腑，肝肾伤则阴不敛阳而生热生风，脾胃伤则精微不布，痰浊内聚，热、风、痰胶着经久不化，遇火炎、风动等则蒙闭脑窍发为癫痫。

（4）饮食不当　《诸病源候论·小儿杂病诸候·痫候》云："食痫者，因乳哺不节所成。"提出小儿饮食不节与癫痫发作有关。其机制，宋代王怀隐《太平圣惠方·治小儿一切痫诸方》云："夫小儿食痫者，由脏腑壅滞，内有积热，因其哺乳过度，气血不调之所致也。"说明饮食失宜，可使脾胃痞塞，不得宣通，久则化热灼津为痰，上扰神明致痫。

（5）伏邪致痫　明代张三锡《医学准绳六要·癫痫总论》指出："大抵癫痫之发……命门之相火，自下逆上，填塞其窍……五脏六腑，十二经脉，皆不胜其冲逆，故卒倒而不知人也。"清代张璐《张氏医通》提出："痫证之发，由肾中龙火上升，肝家雷火协助也。"清代张锡纯《医学衷中参西录》曰："因痫风之根伏藏于肾，有时肾中相火暴动，痫风即随之而发。"有癫痫家庭史的患者，遗传因子潜伏于命门之中，外因引动命门伏邪，命门之火逆塞窍络，致清阳不升，浊阴不降，扰动脏腑经脉，或神明无主，意识丧失而昏倒；或肝风牵动四肢而抽搐；抑或潴留之体液及脾之涎沫，被迫而溢出口而为癫痫发作。

三、鉴别诊断

（一）西医学鉴别诊断

一般的头痛疾病与妇女儿童特有头痛的鉴别要点主要在于发病的规律。妇女、儿童特有头痛发病有其特定的时间，不难鉴别。

（二）中医学鉴别诊断

1. 经行外感头痛

经行外感头痛为经行期间感受风寒或风热之邪所致头痛，虽可见头痛不适，但临床上必有表征可辨，如恶寒、发热、鼻塞、流涕、脉浮等，与天气变化、衣物增减密切相关，自限性概率大，不难鉴别。

2. 口咽部疼痛

由咽炎、扁桃体炎等引发的头痛，多是位置不明确的持续性全头痛，夜轻昼重，同时伴有口咽部局部疼痛，但儿童表述不准确，鉴别有一定难度，此类疼痛多有进食哭闹表现，不伴随精神症状，仔细审查，不难与儿童癫痫的先兆头痛鉴别。

四、临床治疗

（一）提高临床疗效的要素

1. 合理选择治疗方案

由于妇女、儿童头痛的发病机制复杂，

有其生理上的特殊性，因此如何辨病、辨证、辨体结合，选择合适的治疗方法是提高临床疗效的关键，中医讲"治病必求于本"，通过三辨寻找发病的根本原因，做到有病防变，瘥后防复。

2. 对症治疗

西医对本病的治疗目前为止主要分为发作时的止痛治疗和间歇期的预防治疗。虽然西药改善症状作用迅速，但对药物的依赖性不容小觑。中医学治疗经行头痛方法多种多样，因其方便、经济、安全，已被广泛用于经行头痛的治疗，取得了确切的疗效。寻找二者有效的结合方法，能有效地提高临床疗效。

（二）辨病治疗

治疗包括药物治疗和非药物治疗两个方面。非药物治疗主要是物理疗法，可采取用磁疗、氧疗、心理疏导，从而缓解压力，保持健康的生活方式，避免各种偏头痛诱因。药物性治疗分为发作期治疗和预防性治疗。发作期的治疗为了取得最佳疗效，通常应在症状起始时立即服药。治疗药物包括非特异性止痛药如非甾体抗炎药（NSAIDs）和阿片类药物，特异性药物如麦角类制剂和曲普坦类药物。药物选择应根据头痛程度、伴随症状、既往用药情况等综合考虑，进行个体化治疗。

1. 轻至中度头痛

单用 NSAIDs 如对乙酰氨基酚、萘普生、布洛芬等可有效，如无效再用经行头痛特异性治疗药物。阿片类制剂如哌替啶对确诊经行头痛急性发作亦有效，因其具有成瘾性，不推荐用于常规治疗，但对于有麦角类制剂或曲普坦类应用禁忌的病例，如合并心脏病、周围血管病或妊娠期偏头痛，则可给予哌替啶治疗以终止头痛急性发作。

2. 中至重度头痛

可直接选用经行头痛特异性治疗药物如麦角类制剂和曲普坦类药物，以尽快改善症状，部分患者虽有严重头痛，但以往发作对 NSAIDs 反应良好，仍可选用 NSAIDs。①麦角类制剂：为 5-HT1 受体非选择性激动剂，药物有麦角胺和双氢麦角碱，能终止经行头痛的急性发作。②曲普坦类：为 5-HT1B/1D 受体选择性激动剂，可能通过收缩脑血管、抑制周围神经和"三叉神经颈复合体"二级神经元的神经痛觉传递，进而发挥止痛作用。常用药物有舒马曲普坦、那拉曲普坦、利扎曲普坦、佐米曲普坦、阿莫曲普坦。麦角类和曲普坦类药物不良反应包括恶心、呕吐、心悸、烦躁、焦虑、周围血管收缩，大量长期应用可引起高血压和肢体缺血性坏死。以上两类药物具有强力的血管收缩作用，严重高血压、心脏病和妊娠妇女患者均为禁忌。另外，如麦角类和曲普坦类药物应用过频，则会引起药物过量使用性头痛，为避免这种情况发生，建议每周用药不超过 2~3 天。

3. 伴随症状

恶心、呕吐是经行头痛突出的伴随症状，也是药物常见的不良反应，因此合用止吐剂（如甲氧氯普胺 10mg 肌内注射）是必要的，对于严重呕吐者可给予小剂量奋乃静、氯丙嗪。有烦躁者可给予苯二氮䓬类药物以促使患者镇静和入睡。预防性治疗适用于：①频繁发作，多次行经时发作，严重影响日常生活和工作。②急性期治疗无效，或因不良反应和禁忌证无法进行急性期治疗。预防性药物需每日服用，用药后至少 2 周才能见效。若有效应持续服用 6 个月，随后逐渐减量到停药。临床用于经行头痛预防的药物包括：①β 肾上腺素能受体阻滞剂，如普萘洛尔、美托洛尔。②钙通道阻滞剂，如氟桂利嗪、维拉帕米。③抗癫痫药，如丙戊酸、托吡酯。④抗抑郁药，如阿米替林、氟西汀。⑤5-HT受体拮抗剂，如苯噻啶。其中，普萘洛尔、阿米替林和丙戊酸三种在结构上无关的药物，是主要的预防性治疗药物，一种药物无效可选用另一种药物。

（三）辨证治疗

临证辨治妇女、儿童头痛同时，亦有诸多需要注意之处，总之"勿犯虚虚实实之戒"。如《女科经纶》所云："若徒知当补不当泻，病必益剧。故后虽为不足，亦有有余之证，不当泥产后无热、胎前无虚之说。"傅山与朱震亨都强调产后头痛应当以补养气血为主，慎用汗法，否则后果不堪设想。傅山《傅青主女科·遍身疼痛》云："或身热头痛，若误作伤寒，发表出汗，则筋脉动荡，手足发冷，变证出焉。"血虚阳浮，发其汗则亡其阳，故变证百出。如《景岳全书·妇人规》云："凡产后气血俱去，诚多虚证。然有虚者，有不虚者，有全实者。凡此三者，但当随证、随人，辨其虚实，以常法治疗，不得执有诚心，概行大补，以致助邪。"叶桂之意与此相同，认为可以"稍从证用之"，而不可伤及下焦已虚之气血。如《温热论》云："勿犯下焦，且属虚体，当如虚怯人病邪而治。"

1. 辨证论治

（1）经行头痛

①血虚证

治法：养血益气。

方药：加味四物汤加减。生地黄，当归，蔓荆子，黄芩，白芍，炙甘草，甘菊，川芎。

②肝火炽盛证

治法：养阴清热，柔肝息风。

方药：天麻钩藤饮加减。天麻，钩藤，石决明，山栀子，黄芩，川牛膝，杜仲，益母草，桑寄生，夜交藤，朱茯神。

若体质较弱，肾水不足兼肝火时，也可用杞菊地黄汤（《医级》）加羚羊角粉、石决明、白芍、钩藤。

③血瘀证

治法：调气活血，化瘀通络。

方药：通窍活血汤加味。赤芍，川芎，桃仁，红花，老葱，鲜姜，红枣，麝香，黄酒。

如检查有脑垂体微腺瘤者，可加化瘀软坚之品，如蜈蚣、三棱、莪术、鸡内金、土鳖虫等。如血瘀兼寒，加桂枝、细辛，以温经通络。兼气虚血弱者，加当归补血汤，以益气化瘀，养血调经。

④痰湿中阻证

治法：燥湿化痰，通络止痛。

方药：半夏白术天麻汤加减。半夏，天麻，茯苓，橘红，白术，甘草，生姜，大枣。

（2）妊娠期头痛

①肝阳上亢证

治法：活血化瘀，养血平肝。

方药：丹参息痛汤加减。丹参，当归，白芍，川芎，熟地黄，鸡血藤，夏枯草，珍珠母，细辛，刺蒺藜，菊花，秦艽。

②风痰瘀阻证

治法：活血化瘀，祛风镇痛。

方药：天麻头痛散加减。天麻，当归，菊花，白芷，川芎，丹参，红花，桃仁，生地黄，茯苓，白芍，蔓荆子。

③肝郁气滞证

治法：疏肝解郁。

方药：疏肝止痛方加减。柴胡，赤芍，白芍，香附，橘叶，枳壳，甘草。

（3）产后头痛

①血虚证

治法：益气养血补脑。

方药：人参养荣汤加减。党参，黄芪，白术，茯苓，甘草，当归，炒白芍，熟地黄，肉桂，五味子，远志，陈皮，川芎，白芷。

加减：头项牵痛者，加葛根，钩藤。

②血瘀证

治法：活血通窍。

方药：通窍汤（验方）加减。当归，川芎，桃仁，炮姜，益母草，地龙，僵蚕，白芷，钩藤，三棱，牛膝，山羊角。

③寒邪阻络证

治法：温经散寒止痛。

方药：桂枝四物汤加减。当归，川芎，赤芍，熟地黄，桂枝，白芷，石菖蒲，细辛，蔓荆子，炙甘草，益母草。

④阴虚阳燥证

治法：养血祛风。

方药：归地滋阴汤加减。当归，熟地黄，炒白芍，川芎，干姜，炙甘草，荆芥穗。

（4）儿童癫痫头痛

①风痰闭阻证

治法：涤痰熄风，开窍定痫止痛。

方药：定痫丸加减。天麻，全蝎，僵蚕，胆南星，姜半夏，竹茹，茯神，远志，川贝母，琥珀。

痰火实加大黄；偏于痰盛者加天竺黄，白附子。

②心肾亏虚证

治法：补益心肾。

方药：左归丸加减。熟地黄，山药，山茱萸，菟丝子，枸杞子，鹿角胶，龟甲胶，川牛膝。

③痰火内盛证

治法：清热泻火，化痰开窍。

方药：龙胆泻肝丸加减。龙胆草，青黛，芦荟，大黄，黄芩，栀子，胆南星，半夏，茯苓，陈皮，人参。

2.外治疗法

（1）针刺治疗

①肝火炽盛证：用肝胆经的起始穴，双侧瞳子髎、足窍阴、大敦和期门，留针30分钟，期间每隔10分钟行针1分钟。于

行经前7天开始，每天治疗1次，针刺10天，连续治疗2个月经周期。

②血瘀证：选太阳、角孙、率谷，每天1次，于行经前3天开始直至月经干净。

（2）平衡针　取第1、2趾骨结合部前方凹陷中的头痛穴为主穴，辅以位于前臂掌侧1/3处正中神经走行区的胸痛穴、无名指与小指的指掌关节结合部正中点的颈痛穴，不留针。

（3）火针疗法　取率谷（双侧）、头维（双侧）、百会以及阿是穴，予火针治疗，在月经前1周开始治疗至月经结束，2个月经周期为1个疗程，共治疗4个月经周期。

（4）艾灸　点灸百会、太阳、风池、安眠等穴，于患者经前7天开始，每天1次进行点灸，连续点灸3个月经周期。

（5）刺血疗法　选肝俞（双侧）、膈俞（双侧）、心俞（双侧），于每月行经前1周开始治疗，以3个月经周期为1个疗程，连续治疗6个月经周期。

（6）穴位注射疗法　选1个主穴（风池、率谷、百会）及2~3个配穴（太冲、合谷、外关、丝竹空等穴），于经前3天开始注射维生素B_{12}。每隔2天注射1次，3次为1个疗程，连续治疗3个疗程后观察疗效。

3.成药应用

（1）全蝎粉　每日2次，每次1.5g，吞服。用于顽固性头痛。

（2）地龙粉　每日2次，每次3g，吞服。用于痰瘀阻络头痛，也可用于血管痉挛性头痛。

（3）山羊角粉　每日2次，每次3g，吞服。用于肝阳上亢头痛。

（4）白芷片　每日2次，每次4~5片，吞服。用于风寒或痰瘀头痛。

（5）川芎茶调散　每日2次，每次3g，冲服。用于风寒头痛。

（6）天麻片　每日 2~3 次，每次 4 片，吞服。用于肝阳上亢头痛。

（7）知柏地黄丸　每日 2 次，每次 3g，吞服。用于阴虚火旺头痛。

（8）十全大补丸　每日 2~3 次，每次 3g，吞服。用于血虚者。

五、预后转归

随着社会节奏的加快，生活压力的增加，妇女本就多郁，同时儿童学习压力和任务特别大，兴趣班数不胜数，从而导致妇女、儿童的头痛患病率在逐渐攀升，如何使患者更多认识到本病，引起患者的重视，达到早期干预的目的是目前医务工作者的研究方向。早期可进行心理干预、非药物治疗手段干预，以及传统医药的养生保健能有效预防疾病的发生。

目前妇女头痛大多预后良好，随着经带胎产的变化而变化，通过合理的饮食起居、锻炼以及适当的中药保健干预，可有效预防。儿童癫痫引起的头痛对儿童的大脑发育、智力发育均有明显的影响，应该以预防为主。

六、预防调护

（一）预防

（1）调节情绪　妇女应保持稳定心情，避免情绪起伏过大，特别是在孕期、经期，尤其是孕期，应少进行危险行为，尽量减少刺激性行为。经常微笑，保持愉悦心情。多与人沟通交流，正确对待喜怒哀乐，养成冷静、沉着的习惯。

（2）饮食调养　在饮食上留意，多食山楂、醋、番木瓜、黄酒、葡萄酒等具有活血、散结、行气、疏肝解郁作用的食物，少食辛辣油腻、生冷黏滑的食品。

（3）坚持运动　早睡早起，多锻炼，注意动静结合，不可贪图安逸，以免加重

气血瘀滞。放松肩颈部肌肉的运动可帮助患者稳定自主神经系统，减缓焦虑、肌肉紧绷等症状。适当合理的运动会使机体处在一个比较健康的生理状态，健康的身体状态有助于保持健康的心理状态。

（4）睡眠规律　注意作息时间有规律，保持足够的睡眠，避免熬夜。

（二）调护

（1）心理护理　加强与患者的沟通，耐心倾听，取得患者的信任和合作，建立良好的家庭、社会关系，邀请已治愈患者现身说法，增强患者对治疗的信心。还可根据每个患者的家庭、社会、心理等方面存在的具体问题采取有针对性的心理疏导。可定期开展患者联谊会，让患者之间相互交流。

（2）日常行为指导　指导患者建立科学的生活习惯，合理安排饮食、休息、工作、运动、娱乐等。还可应用音乐疗法调节患者的情绪，增强免疫功能，缓解紧张，消除疼痛，改善临床症状，提高生活质量。

（3）体质调护　气郁体质是妇女头痛中最常见的体质，主要是由于长期情志不畅，气机郁滞而形成的以性格内向不稳定、忧郁脆弱、敏感多疑为主要表现的体质状态。气郁体质者容易气郁而血瘀，从而诱发头痛的发生。饮食宜服用有疏肝理气功效的食物，如海带、山楂、玫瑰花等，日常生活宜动不宜静，宜多参加群体运动。在情志调摄上，可注意培养乐观情绪，保持精神愉悦。

主要参考文献

[1] 陈芳，韩蕴丽，刘振玲，等.《头痛分类和诊断标准》与儿童偏头痛临床特征关系探讨 [J]. 中国实用神经疾病杂志，2015，18（13）：45-47.

［2］闫松，马磊．癫痫与头痛［J］．中华神经外科疾病研究杂志，2017，16（2）：184–186．

［3］杨越，夏庭伟，尹涛，等．妇人产后头痛辨治［J］．中国中医医学基础杂志，2017，23（6）：773–774．

［4］钱雪雅，刘慧姝．妊娠期头痛的管理［J］．中华产科急救电子杂志，2016，5（3）：156–159．

［5］许攀攀，姚丽芬．头痛及 CSD 与癫痫的关系［J］．脑与神经疾病杂志，2018，26（4）：261–265．

第十九章　与精神因素有关的头痛

头痛和精神疾病都是常见病，两者常常恰巧彼此共存也在意料之中。然而，一种新发的或明显加重的头痛与精神疾病之间可能存在因果联系。当然，头痛会和精神疾病同时发生而无任何因果关系。精神源性头痛又被称为心因性疼痛，是指一组已经查明无器质性损害，又不具备精神性疾病的诊断依据的头痛，多发于暗示阈较低的人群中，以顽固性头痛为主要临床症状，头痛久治不愈。它与脑力劳动、性别、各种精神刺激和某种特殊个性等有关。临床根据常见的病因，主要分为癔症性头痛和神经衰弱性头痛两类。近年来，随着生活节奏的加快，社会压力的增大，其患病率逐渐升高，由此带来了大量的健康和社会经济问题，人们开始越来越重视该疾病。

第一节　癔症性头痛

癔症是在明显的客观因素作用下，由于情感的激烈冲突而发生的一种阵发性、易受暗示影响的模拟躯体性疾病的行为紊乱。癔症性头痛多发生于青壮年时期，且女性多于男性，在经济文化落后地区该病的发病率和患病率明显升高，有调查显示，我国城市患病率在2‰以下，农村在5‰左右。

一、病因病机

（一）西医学认识

癔症发病的主要原因是精神因素和暗示的作用。这与患者一定的遗传因素、性格特征、精神因素或躯体因素有关。其中情感丰富、暗示性强、自我中心、富于幻想的性格特征是导致癔症发作的重要因素。使患者感到委屈、气愤、惊恐、羞惭、窘迫或悲伤等精神刺激，往往是癔症患者的直接致病因素，或为第一次发病的因素。患者对于精神刺激或创伤体验较深而发病。一部分患者多次发病后则无明显的诱发因素，可能通过触景生情，或联想，或自我暗示而发病。有人发现脑干上段水平及以上结构的脑器质损害可导致癔症症状，而此水平以下的神经系统损害则很少导致癔症发作，因此认为癔症属于间脑、下丘脑疾病的范畴。

癔症一直被认为是一种有目的的反应，因为在不少的临床实践中发现癔症常常是在一种困境之中或心理危难之时产生的，而且癔症的发作可以使患者摆脱这种困境。这种心理的继发性获益便形成了癔症患者发病的心理机制，即癔症的发生不仅可以使患者摆脱心理困境，而且还可以使患者免除必要的义务，因此不少学者认为癔症是一种有目的的反应，但这种反应却又是"无意识"的。另一种机制是基于巴甫洛夫学派从高级神经活动病理生理观点出发解释本病的发病机制。他把神经活动分为三个系统：皮质下系统、第一信号系统和第二信号系统，而癔症患者的神经活动，尤其是第二信号系统是弱的，故受其调节、控制的第一信号系统和皮质下系统的活动就相对增强。第一信号系统的功能与具体形象的感知有关，皮质下部位与情绪活动有关。癔症患者的皮质下系统功能增强，表现为患者情感强烈鲜明，又因第一信号系统处于脱抑制状态，因此患者形象性思维突出，且具有生动、丰富的幻想，构成癔症性格特点。

癔症的行为趋向决定于内在或外在的情绪激发，如果皮质是弱兴奋型，则可以引起广泛的负诱导，从而影响其他皮层区域的控制功能，而癔症的情感暴发或痉挛发作则是皮质下活动脱抑制的结果。如果大脑皮质的抑制过程向皮质以下部位扩散，可产生深度抑制状态，以致"不动"，形成癔症性木僵。大脑皮质容易产生诱导抑制现象，是癔症意识范围缩小的病理生理基础。癔症患者的皮质功能较弱，原来的兴奋灶也较弱，因此旧的兴奋灶容易被新的、当前的刺激所抑制，故当前只有新的刺激所产生的兴奋灶在活动，由此可解释癔症易于接受暗示性。

（二）中医学认识

中医认为，癔症性头痛属于"头痛""头风"的范畴，多为内伤头痛。长期精神紧张忧郁，肝气郁结，肝失疏泄，络脉失于条达拘急而头痛；或平素性情暴逆，恼怒太过，气郁化火，日久肝阴被耗，肝阳失敛而上亢，气壅脉满，清阳受扰而头痛。饮食不节，素嗜肥甘厚味，暴饮暴食，或劳伤脾胃，以致脾阳不振，脾不能运化转输水津，聚而痰湿内生，以致清阳不升，浊阴下降，清窍为痰湿所蒙；或痰阻脑脉，痰瘀痹阻，气血不畅，均可致脑失清阳，精血失充，脉络失养而痛。如丹溪所言"头痛多主于痰"。饮食伤脾，气血化生不足，气血不足以充盈脑海，亦为头痛之病因病机。

二、临床诊断

（一）辨病诊断

1.诊断要点

根据其精神刺激后突发性、有鲜明的感情色彩、神经系统和精神检查无阳性体征和精神病指标、暗示治疗有效等特点可以确立诊断。诊断依据如下：①因各种刺激引起发病，少数可因自我暗示引起，如自认为受到"传染"而引起与他人相似的症状。起病多较急。②症状表现可以多种多样，疑似某一种器质性病变，但并无相应的器质性病变，亦不完全符合相应的器质性疾病的表现。③症状有明显的夸大成分，且随处境和周围人的态度有明显变化。例如，急性头痛者可以抱头嚎哭，跌撞翻滚，但在安慰、检查并吸引其注意力后，症状可明显缓解。但少数患者反之，可对自己疾病漠不关心。④暗示治疗可使症状迅速缓解或消失。⑤既往可有类似发作史。⑥性格基础有明显的情感性（感情用事）、自我中心和高度暗示性，发病后表现尤为明显。⑦诊断须排除相应的器质性病变，应警惕在脑部某些器质性病变的病初或病程中，也可以发生癔症样表现。

2.特点

发病前多有比较明确的精神因素。头痛发作突然，暗示性强，治愈快。以女性多见，多发生在青壮年时期。头痛以钻痛和窜痛为主，为局限性或全头痛。患者可以整天头痛，头痛的时间要多于不痛的时间。有时头痛性质十分离奇，患者自己也无法诉说。多数患者的头痛，常因如情绪激动、生气、失眠、焦虑、忧郁或强光等因素而诱发或加重，少数患者疼痛异常剧烈，甚至还会以头撞墙或用拳头打击头部。同时会伴有躯体和精神方面的症状，如抽搐、感觉异常、失明、耳聋等。少数患者还伴有错觉和幻觉，个别甚至还出现意识朦胧、不言、不食、少动、对周围反应迟钝等癔症性木僵现象。在常规检查中不能发现异常变化，在头痛的基础上出现的瘫痪、感觉异常、失明、抽搐等各种躯体和精神状态富于感情色彩和高度暗示性，并且不能查出相应的病变，或者完全不符合神经解剖生理变化规律。

（二）辨证诊断

1. 肝阳上亢证

临床证候：平素情志不畅，常因情志过激诱发。头胀痛或窜痛，心烦易怒，面赤口苦，或兼耳鸣胁痛，夜眠不宁，舌红苔薄白，脉弦有力。

辨证要点：头胀痛或窜痛，心烦易怒，面赤口苦，或兼耳鸣胁痛，夜眠不宁，舌红苔薄白，脉弦有力。

2. 风痰上扰证

临床证候：常因情志不遂、劳逸过度或饮食不节等诱发。头部昏痛或胀痛，头重如裹，胸脘满闷，恶心、呕吐痰涎，口淡食少；或口中黏腻，口苦，大便不爽；舌胖大，苔白腻或黄腻，脉弦滑或弦滑数。

辨证要点：头部昏痛或胀痛，头重如裹，胸脘满闷，恶心、呕吐痰涎，口淡食少；或口中黏腻，口苦，大便不爽；舌胖大，苔白腻或黄腻，脉弦滑或弦滑数。

3. 瘀血阻络证

临床证候：多为病程日久患者，头痛反复，痛如锥刺，或左或右，固定不移，经久不愈，面色晦滞，妇女行经色暗或夹血块，唇舌紫暗或见瘀斑，舌紫暗，有瘀点或瘀斑，脉细涩。

辨证要点：头痛反复，痛如锥刺，或左或右，固定不移，经久不愈，面色晦滞，妇女行经色暗或夹血块，唇舌紫暗或见瘀斑，舌紫暗，有瘀点或瘀斑，脉细涩。

4. 气血不足证

临床证候：患者多为脑力劳动，饮食作息无常。头痛隐隐，反复发作，遇劳加重，心悸，食少纳呆，夜眠易醒或多梦，神疲乏力，或自汗气短，面色苍白，舌质淡，苔薄白，脉沉细而弱。

辨证要点：头痛隐隐，反复发作，遇劳加重，心悸，食少纳呆，夜眠易醒或多梦，神疲乏力，或自汗气短，面色苍白，舌质淡，苔薄白，脉沉细而弱。

三、鉴别诊断

（一）西医学鉴别诊断

对癔症性头痛诊断应十分慎重，因其可模拟许多疾病的症状，必须在充分了解癔症的病因、症状特点、病情经过的基础上，经过详尽的体格检查、神经系统检查及必要的特殊检查后，进行全面分析，最后才能做出诊断。它必须有心理、社会因素作为诱因，表现出相应临床症状，有充分依据排除器质性病变和中毒所致的类似障碍。

1. 紧张型头痛

紧张型头痛由于精神因素等导致自主神经功能紊乱，血管收缩，组织缺血，代谢异常，致病物质释放，痛阈降低和各种原因导致的肌肉收缩所致。紧张性头痛的主要特点是疼痛呈持续性，时轻时重，常无缓解；性质为钝痛，或患者诉头部有紧箍感、重压感；部位多在顶颞部和（或）枕颈部；常伴有睡眠障碍、精力衰退、焦虑、疲倦等症状。抗抑郁药、轻型安定药能减轻头痛。

2. 偏头痛

偏头痛是一种临床常见的慢性神经血管性疾患，多为一侧或两侧颞部反复发作的搏动性头痛，发作前可伴视觉、感觉先兆，发作时常伴恶心、呕吐，一般持续4~72小时。

（二）中医学鉴别诊断

1. 类中风

类中风多见于45岁以上中老年患者，眩晕反复发作，头痛突然加重，常兼半身肢体活动不灵，或舌謇语涩。

2. 真头痛

真头痛多呈突然剧烈头痛，常表现为

持续痛而阵发加重，甚至伴喷射样呕吐、肢厥、抽搐等。

四、临床治疗

（一）提高临床疗效的要素

1. 切中病机，辨证论治，用药精当

在中医理论指导下，通过对患者的体质、头痛发作时的情况及兼见症状观察，抓病机，采用辨证论治的方法进行施治。辨证准确，用药得当，方能发挥中医药治疗本病的优势，减轻患者的痛苦，提高患者的生活质量。

2. 全面调理，标本兼顾

以整体观念为指导，以辨证论治为核心，仔细审察患者的临床症状，综合调理，注重实效。用药不仅要减轻患者的头痛症状，其他伴随症状如烦躁、失眠、耳鸣等亦要兼顾治疗。

3. 多措并举，综合治疗

根据病情评估选择治疗方案，在中医治疗、西药治疗，或中西医治疗的基础上，可配合非药物疗法如心理干预、松弛疗法、按摩、理疗、针灸等进行治疗，综合治疗方能取得显著疗效。

（二）辨病治疗

由于癔症往往在他人暗示或者自我暗示下发病，所以一般药物治疗是无效的或效果差。对于癔症性头痛主要是心理疏导，应进行热情中肯的思想工作，做好解释安慰，并帮助患者克服、改正个性上的弱点、缺点。同时癔症性头痛患者比神经衰弱患者对暗示疗法反应好，故可以在普通催眠暗示和药物催眠暗示下，用语言改善患者头痛症状。

1. 心理治疗

常使用解释性心理治疗，引导患者正确认识和对待致病的精神因素，认识疾病的性质，帮助患者分析个性存在的缺陷，指导患者学习新的应对技巧，增强适应能力。暗示疗法是消除癔症性头痛的有效措施，急性起病的、迫切要求治疗的且对治疗者非常信赖的患者疗效好。治疗时可借助于某些物理治疗手段（如针刺、电兴奋），或用 10% 葡萄糖酸钙 10ml 静脉缓慢注射，同时给予语言暗示，如告知已出现某种感觉时疾病即可好转。催眠疗法尚可用于治疗癔症的遗忘症、多重人格等。循序渐进、逐步强化的行为疗法，适用于暗示治疗无效、有肢体功能障碍的慢性患者。

2. 药物治疗

在进行心理治疗的同时，医生还会辅以药物治疗和物理治疗。癔症发作时，如果患者意识障碍较深，不易接受暗示治疗，用氯丙嗪 25~50mg 肌内注射或地西泮 10~20mg 静脉注射，使患者进入深度睡眠，不少患者醒后症状立即消失。在治疗时再加以言语暗示，治疗效果会更好。

（三）辨证治疗

1. 辨证论治

（1）肝阳上亢证

治法：平肝潜阳，清火息风。

方药：天麻钩藤饮加减。天麻，钩藤，石决明，山栀子，黄芩，川牛膝，杜仲，益母草，桑寄生，夜交藤，朱茯神。

（2）风痰上扰证

治法：息风化痰，通络止痛。

方药：半夏白术天麻汤加减。半夏，天麻，茯苓，橘红，白术，甘草，生姜，大枣。

（3）瘀血阻络证

治法：活血化瘀，通络止痛。

方药：通窍活血汤加减。赤芍，川芎，桃仁，红花，老葱，鲜姜，红枣，麝香，黄酒。

（4）气血不足证

治法：益气养血，息风止痛。

方药：加味四物汤加减。生地黄，当归，蔓荆子，黄芩，白芍，炙甘草，甘菊，川芎。

2. 外治疗法

（1）针刺治疗　风池、百会、合谷、内关、太冲、太溪、足三里、中脘。头部腧穴要平刺，少数腧穴如风池可直刺，但风池穴要严格掌握针刺的方向和深度，以免伤及延髓。急性发作期 1 日针刺 1~2 次，缓解期可以 1 日或隔日针刺 1 次。

（2）耳针疗法　取额、枕、皮质下、肝阳、神门，每次取 2~3 个穴，毫针强刺激，留针时间视头痛缓解情况而定，也可用王不留行籽贴压。

（3）推拿疗法　主要用于头痛发作期。

取穴部位：可以进行循经取穴，包括近部取穴和远端取穴两种。近部取穴即取头面部经穴，可取印堂、百会、风池、头维穴等。远端取穴是指取四肢经穴，可取合谷、曲池、足三里、行间等。建议近部取穴与远端取穴结合应用。

推拿手法：常用手法有一指禅推法、拿法、按法、揉法、扫散法、分法、擦法等。临床治疗多用两种或两种以上的复合手法进行治疗。

辨证加减：风痰阻络者，用一指禅推法和摩法在腹部治疗，重点在中脘和天枢，时间为 3 分钟；按、揉脾俞、胃俞、足三里、丰隆，时间为 3 分钟。瘀血阻络者，在痛部反复施以揉按和一指禅推法约 5 分钟，然后在额部及两侧太阳穴部抹适量冬青膏，施以擦法，以热透为度；按揉膈俞、血海、三阴交，时间为 5 分钟。

3. 成药应用

（1）脉络通胶囊　口服，1 次 1~2 粒（1 粒 0.5g），1 日 3 次。功能益气活血，化瘀止痛。

（2）天麻头痛片　口服，1 次 4~6 片，1 日 3 次。功能养血祛风，散寒止痛。

（3）天麻首乌片　口服，1 次 6 片，1 日 3 次。功能滋阴补肾，养血息风。

（4）天麻头风灵胶囊　口服，1 次 4 粒（1 粒 0.2g），1 日 2 次。功能滋阴潜阳，祛风，强筋骨。

（5）天麻钩藤颗粒　口服，1 次 10g，1 日 3 次。功能平肝息风，清热安神。

（6）全天麻胶囊　口服，1 次 2~6 粒（1 粒 0.5g），1 日 3 次。功能平肝，息风，止痉。

（7）血府逐瘀胶囊　口服，1 次 6 粒，1 日 2 次。功能活血祛瘀，行气止痛。

4. 单方验方

（1）止痉散　全蝎 1g，蜈蚣 1 条，鸡蛋 1 枚，香油适量。将全蝎、蜈蚣研末，鸡蛋去壳，加药末搅匀，放锅内加香油煎炒至熟后即可吃。每天吃 1 次，10 天为 1 个疗程，可用 2 个疗程。

（2）葛根蜈蚣饮　葛根 10~30g，大蜈蚣 1~6 条（具体视患者体质和病之轻重来定量）。每天 1 剂，水煎，分早、晚温服。3 周为 1 个疗程。

（3）四虫汤　全蝎 5g，蜈蚣 3 条，水蛭 1.5g（研末吞服），土鳖虫 12g，川芎 12g，葛根 15g，白芍 15g，甘草 6g。每天 1 剂，水煎，分早、晚温服，7 天为 1 个疗程。

（4）蝎蜈散　全蝎 40g，蜈蚣 40g。上药研末，炼蜜为丸。每次服 1g，每天 2 次，早、晚开水冲服，上药服完为 1 个疗程。

（四）医家诊疗经验

尹华荣

尹华荣主任医师认为头风患者因素体肝郁肾虚、思虑伤脾、痰湿内生，病程日久导致肝肾阴血亏虚、血虚脉络失养、脾虚痰湿内生，加之春季肝阳上亢，外受风邪，故头昏痛经久难愈，缓则治其本，六味地黄丸、二至丸、半夏白术天麻汤、逍遥散滋补肝肾，健脾养血，急则治其标，选奇汤、葛根汤、血府逐瘀汤祛风活血通络。

五、预后转归

由于癔症往往在他人暗示或者自我暗示下发病，所以一般药物治疗无效或效果差。对于癔症性头痛主要是心理疏导，应进行热情中肯的思想工作，做好解释安慰，并帮助患者克服改正个性上的弱点、缺点。同时可以在普通催眠暗示和药物催眠暗示下，医生用语言改善患者头痛症状。

本病预后一般较好，大多急性发作的患者基于心理治疗、药物治疗、社会支持治疗可缓解；慢性患者或具有明显癔症性格特征的患者恢复缓慢且易复发，可在中医治疗、西医治疗、中西医结合治疗基础上配合心理疏导，激发患者积极情绪，综合治疗后多可取得疗效。

六、预防调护

（1）饮食以富营养、易消化为原则，适量补充 B 族维生素和钙，身体补充足够的钙可以止痛。食勿过饱，忌食肥腻。

（2）保证充足的睡眠，以利正气的恢复。

（3）平时听舒缓的轻音乐，以便放松自身。

（4）每天按摩风池穴、天柱穴、百会穴和后溪穴。

（5）每晚热水泡脚 20~30 分钟，按摩双脚以放松身体，缓解疲劳，从而预防头痛发作。

七、专方选要

（1）息痛汤　天麻 9g，蝉蜕 12g，钩藤 12g，僵蚕 12g，地龙 12g，白芍 18g，葛根 30g，川芎 6g，制白附子 6g，甘草 6g。每天 1 剂，水煎 2 次，分早、晚服，3 天为 1 个疗程。

加减：痛甚者，加全蝎 3g，胆南星 6g；呕恶者加法半夏 12g；血虚便秘者，加生地黄 20g，肉苁蓉 12g；郁热烦躁者，加栀子 12g，牡丹皮 10g；焦虑失眠者，加酸枣仁 12g，夜交藤 15g。

（2）养血活血祛风通络汤　葛根 15g，白芍 15g，川芎 15g，当归 15g，牛膝 15g，白芷 10g，藁本 10g，蝉蜕 10g，细辛 6g，全蝎 3g（研末冲）。每天 1 剂，水煎 2 次，分早、晚服。急性发作期，每天 2 剂，水煎，分 4 次服。头痛缓解期，仍每天 1 剂，以巩固疗效。10 天为 1 个疗程。

加减：伴失眠者，加酸枣仁 30g，夜交藤 15g；伴呕吐者，加法半夏 6g，代赭石 15g；兼痰湿者，加陈皮 12g；血瘀甚者加桃仁、红花各 10g。

（3）血府逐瘀汤　当归 10g，生地黄 10g，红花 10g，川牛膝 10g，桃仁 12g，桔梗 5g，柴胡 5g，川芎 5g，赤芍 6g，枳壳 6g，甘草 6g。每天 1 剂，水煎 2 次，共取药液约 300ml，分早、晚饭后温服。7 天为 1 个疗程，可连服 1~2 个疗程。

加减：阳明经头痛者，加葛根 15g，白芷 10g，升麻 5g；太阳经头痛者，加羌活 9g，炙麻黄 6g；少阳经头痛者，柴胡剂量增至 10g；太阴经头痛者，加苍术 10g，法半夏 10g，胆南星 10g；少阴经头痛者，加炙麻黄 9g，熟附子 10g，细辛 5g；厥阴经头痛者，加吴茱萸 10g，生姜 15g，党参 15g。

第二节　神经衰弱性头痛

神经衰弱性头痛主要是指由于长期的情绪紧张和精神压力产生的精神活动功能的减弱，临床上出现头痛，睡眠障碍，伴自主神经功能紊乱及其他各方面的躯体不适如头晕、食欲减退、恶心等。神经衰弱综合征引起的头痛主要由于精神因素致病。

一、病因病机

（一）西医学认识

1.病因

引起神经衰弱的病理机制复杂，尽管国内外精神病学家做了大量的研究，但关于神经衰弱的病因目前并不十分清楚。一般认为神经衰弱与下列因素密切相关。

（1）诱发因素　主要是指导致神经衰弱的各种社会心理因素。普遍认为，各种引起神经系统功能过度紧张的社会心理因素，都会成为本病的促发因素。长期的精神或心理创伤，也会使人们心理负荷过重而出现神经衰弱。

（2）易感因素　主要是指人格特质的差异。形成这种差异的原因就是易感因素，包括遗传和人格类型、年龄、性别等。一般认为，神经衰弱症患者多数敏感多疑，急躁，自制力差，情绪易波动，易受外界刺激，思虑过多等。

（3）维持因素　指患者所处的社会文化背景及个体病后附加的反馈信息，使疾病形成恶性循环，迁延不愈。

2.发病机制

有学者认为神经衰弱是大脑神经紧张与松弛调节紊乱的一种病症。国内学者普遍认为神经衰弱是以巴甫洛夫"内抑制"为主导，以巴甫洛夫犬的神经衰弱为模式，将犬的神经症与人的神经衰弱相结合（接近）并认为是"内抑制"削弱的病态表现。而有学者认为神经衰弱是因为异相睡眠缺少，导致兴奋，或称亢进反应；慢波睡眠缺少，导致低沉反应，或称压抑而出现。

（二）中医学认识

中医认为，神经衰弱性头痛属于"头痛""头风"的范畴，其发病大都是因为情志不舒或外感风、寒、湿、热之邪，内伤脏腑，脏腑功能失调，气血痰湿闭阻脉络，经络不通导致疼痛。心肝脾肾气、血、阴、阳之虚为发病之本，风、火、痰（湿）、瘀之实为致病之标。其病位在脑，但病变关键在于肝、脾、肾三脏的脏腑功能失调。头为元神所居之府，机体诸精，上聚于头。《济生方·头痛》认为："凡头痛者，血气俱虚。"如忧郁恼怒太过，肝失条达，疏泄失职，气机郁结不畅，郁而化火，风火上窜，清空被扰，而发头痛；肝气瘀滞，横逆克脾，脾失健运，痰湿内生，痰浊上蒙清窍，经络阻塞，清阳之气不得舒展，不荣则痛；病程日久，则多痰多瘀，阻遏气血流通，根深难拔，成为头痛缠绵难愈的主要原因。

二、临床诊断

（一）辨病诊断

1.诊断要点

根据典型的头痛特点并头痛病程长，结合伴随症状和体检无阳性体征等，诊断不困难。患者除主诉头痛外，陈述症状繁多零乱，对治疗失去信心，但又到处求医。依其长期病史特点和有关检查，在排除其他疾病所致的所谓神经衰弱综合征的基础上即可确立诊断。诊断依据如下。

（1）病前常有导致中枢神经系统功能活动过度紧张的精神因素和（或）躯体因素。

（2）应具有下列症状中的3项　①衰弱症状，如脑力容易疲乏，精力不足，脑力迟钝，注意力不集中或不能持久，记忆力减退，工作或学习不持久，效率明显下降。②情绪波动，烦恼、易激惹及继发于症状的焦急苦恼、轻度抑郁及疑病观念等。③兴奋症状，容易精神兴奋，不可控制的回忆和联想增多，兴奋伴有不快感，而没有言语、运动增多。④紧张性头痛或肢体肌肉酸痛。⑤睡眠障碍，如入睡困难、多梦、醒后不解乏、睡眠醒觉节律紊乱或睡眠感丧失。

（3）病情已影响患者的工作、学习或生活。主动要求治疗，以求摆脱精神痛苦。

（4）病程应在3个月以上，不足3个月者可诊断为神经衰弱状态。

（5）排除躯体疾病、脑器质性疾病、重金属中毒、酒与药物依赖、精神分裂症早期、抑郁症、焦虑症等。

2. 特点

神经衰弱是一种因高级神经活动失调而出现的临床症状群，其症状多种多样，其中头痛是常见症状之一。这种头痛表现为头顶、双颞、后枕部或不定部位胀痛，也可表现为跳痛、刺痛、钝痛。十分剧烈的头痛少见。患者常主诉全头感到有紧束感，即帽状腱膜反应性头痛。头痛轻重与患者精神状态、环境感受和休息好坏有直接关系，在精神紧张、劳累后加重。除头痛外，还可伴有其他症状，如躁动不安、胸闷、心悸、失眠、多梦、记忆力减退、注意力不集中、四肢乏力、食欲缺乏以及阳痿、月经不调等。尽管患者主诉很多，但是神经系统检查无阳性体征发现。

（二）辨证诊断

1. 血虚头痛

临床证候：头痛隐隐不甚，痛自眉梢上弓，起则痛增，卧则痛减，兼有眩晕，午后痛势尤甚，唇面苍白，心悸怔忡，目涩，手足发麻，健忘失眠，舌淡，苔薄白，脉沉细无力。

辨证要点：头痛隐隐不甚，起则痛增，卧则痛减，兼有眩晕，唇面苍白，心悸怔忡，目涩，手足发麻，健忘失眠，舌淡，苔薄白，脉沉细无力。

2. 气虚头痛

临床证候：头痛不剧烈，绵绵而痛，痛时有空虚感，头部畏寒，早晨尤为明显，过劳易犯，面色苍白，体倦，气短，懒言，饮食少进，自汗，舌淡，苔薄白，脉细无力。

辨证要点：头痛不剧烈，绵绵而痛，痛时有空虚感，过劳易犯，体倦，气短，懒言，舌淡，苔薄白，脉细无力。

3. 肝肾亏虚头痛

临床证候：患者多为脑力劳动者，饮食作息无常。头痛隐隐且空，每兼眩晕，时轻时重，腰膝酸软，遗精带下，视物模糊，耳鸣少寐，五心烦热，口干，舌红少苔，脉弦细或细数。

辨证要点：头痛隐隐且空，每兼眩晕，时轻时重，腰膝酸软，遗精带下，视物模糊，耳鸣少寐，五心烦热，口干，舌红少苔，脉弦细或细数。

4. 肝阳头痛

临床证候：头痛多在偏侧，或颠顶，胀痛而晕，郁怒则加重，头重脚轻，性急心烦，面部烘热，失眠多梦，耳中蝉鸣，咽干目赤，舌质红，苔少，脉多弦细或弦劲而数。

辨证要点：头痛多在偏侧，或颠顶，胀痛而晕，郁怒则加重，性急心烦，失眠多梦，舌质红，苔少，脉多弦细或弦劲而数。

5. 痰厥头痛

临床证候：头痛，昏重，眩晕，恶心，呕吐痰涎，胸闷，肢重，体倦，颜面、口唇、肢端发麻，舌苔厚腻，舌体胖，有齿痕，脉弦滑。

辨证要点：头痛，昏重，眩晕，恶心，呕吐痰涎，胸闷，肢重，体倦，舌苔厚腻，舌体胖，有齿痕，脉弦滑。

三、鉴别诊断

（一）西医学鉴别诊断

在进行神经衰弱性头痛诊断时，首先必须排除其他器质性疾病，以免因诊断错误而耽误治疗。因为许多疾病的早期或轻症时期表现类似神经衰弱的症状。神经衰弱性头痛根据症状和相关检查并不难诊断，但还需与神经衰弱样综合征鉴别。神经衰弱样综合征存在于许多疾病中，它不能称为神经衰弱，只是某些疾病伴发的神经衰弱症状，可存在于许多疾病中，如脑震荡综合征、脑动脉硬化、甲状腺功能亢进、更年期综合征、躯体形式的自主神经紊乱、躯体化障碍、精神活性物质所致的精神障碍、抑郁症、精神分裂症等。其鉴别需根据病因、症状和内在关系三方面来判断。

1. 疲劳

疲劳也称疲劳状态或疲劳反应，系指健康人在高度紧张后出现的疲劳现象。处于疲劳状态时，可伴有头痛、头昏、头胀、精神不济、嗜睡、随意运动量减退、体力衰弱、疏懒、动作迟钝且缺乏准确性、思维能力减低及注意力涣散等表现。此种情况当原因去除后，症状即可在短期内消失，少有持久病程的。在任何情况下不能将过度疲劳现象诊断为神经衰弱。

2. 衰弱状态

衰弱状态指躯体疾病或脑器质性疾病时的类神经衰弱表现，但也有人提出衰弱状态专指脑器质性疾病所引起的状态。衰弱状态虽然有类似神经衰弱的许多症状，但保持其本身的特征性。其区别在于：①衰弱状态病例常有感染中毒、躯体疾患，如内脏器官、内分泌腺疾患、产后消耗、营养不良、贫血、颅脑外伤、神经系统感染等病史。②躯体、神经系统检查，放射检查和化验检查常常可发现阳性结果。③衰弱状态的基本症状是躯体衰弱、疲劳和无欲，并缺乏神经衰弱的各种形式，而且富于情绪色彩的表现。④当引起衰弱状态的原因去除后，症状大多逐渐消失。此外有时可以碰到伴有躯体疾患的神经衰弱，它与衰弱状态的区别常常颇费考虑。这时主要根据基本症状而定，神经衰弱是以兴奋性衰竭为主，而衰弱状态即主要是疲劳和无欲，同时这时神经衰弱的精神症状与躯体疾患的严重程度并不成平行关系，而且当精神因素消除后，症状可以减轻或消失。

3. 脑震荡后遗症

脑震荡后遗症也称为外伤性脑衰弱。本症也有其本身的临床特征，与神经衰弱可以区别：①本症头痛并非"钢盔形"头痛，而系头痛、头晕，患者可整天感到迷迷糊糊，头痛也可因体位改变、饮酒、过劳、感染、阴雨天等因素影响而加重。②由于第三和第四脑室周围的自主神经核受到震荡性损害，患者表现有明显的自主神经症状，可见指端青紫、发凉、明显皮肤划痕和大理石纹，局部或全身性多汗、心悸以及其他血管舒缩功能障碍。③前庭功能障碍在外伤性脑衰弱患者是比较明显的，称为前庭静力障碍，且不能注视眼前摇动的物体，不能看电影，乘车时不能从窗口注视窗外移动的树木和田地，常有晕车、晕船现象。④检查神经系统，有些病例可见两侧瞳孔不等、腱反射不对称等改变，少数病例显示脑脊液蛋白增加，临床症状与脑外伤的程度并不经常保持平行，所以在脑外伤并不太严重而临床上出现明显的脑衰弱状态时，常常有被忽视的可能。

4. 血管障碍性疾病

其中以高血压和脑动脉硬化为多见。这些病的早期可出现神经衰弱的病象，如头痛、头晕、头重、兴奋性、敏感性和易感性增高、易疲劳和睡眠不良等。脑动脉硬化早期即会出现工作能力逐渐减退，尤其脑力工作进行缓慢，有明显记忆障碍，最初仅记不住人名、日期，以后逐渐扩大到更大的记忆范围，其他如创作综合与理解能力也受到损害。精神体验的完备性和丰富性逐渐减少。但此类患者多在40岁以上。物理检查可发现周围动脉硬化，眼底改变和血压升高（动脉硬化病例血压可不升高甚或降低）。但脑动脉硬化可有进行性智力活动效果降低，情绪不稳，晚间可出现发作性意识障碍。而高血压患者的症状可有明显情绪波动，如紧张、恐惧、忧郁，甚至焦虑发作等，可与神经衰弱区别。

5. 脑肿瘤

脑肿瘤患者常常有头痛、嗜睡、无欲等症状，当肿瘤的其他特征性症状和神经系统症状未明显出现前，容易被误诊为神经衰弱，从而延误治疗。脑肿瘤头痛被认为是最早的必发症状，但它不像神经衰弱那样有典型的"钢盔形"头痛，患者往往诉说感觉一种钝性的、顽固的位于深部的剧烈头痛，其程度严重到使他变得迟钝，有时头痛具有弥散性质，或局限于额枕部的倾向。头痛常在清早发生（神经衰弱在早上轻而下午及傍晚加重），任何使颅内压升高的因素，如用力、俯首、咳嗽、喷嚏等均可使头痛加剧。颅骨局部有叩击痛。头痛的同时，常常伴有恶心和呕吐，尤其见于颅内压升高的病例。头痛伴有恶心呕吐被认为是脑肿瘤特征性症状。恶心呕吐和进食无关，而且多半在空腹时出现，有时在头部位置变换时发生，在这种情况时，详细结合眼底检查、神经系统检查、放射科检查，是非常重要的。一个青壮年人，如果没有可以明显引起神经系统过度紧张的急性或慢性精神因素，而比较急性地出现单一的头痛症状，应当充分考虑脑肿瘤的可能性，应谨慎地反复进行详细检查。应当指出神经衰弱和脑肿瘤都是常见疾病，

二者合并发生的可能性是存在的，但其头痛性质的改变，即使患者自己也常常能够发觉。

6. 器官神经症

以内脏功能障碍为主要症状的神经衰弱即所谓"器官神经症"，常常和真正的内脏器质性疾病不容易区别，必须慎重对待器官神经症问题。有人认为，在这个诊断下至少包括下列几种情况。疾病初期症状不明显，例如甲状腺功能亢进病例，因缺乏眼球症状而长期诊断为心脏神经症。自主神经中枢、神经节、神经干的感染或中毒性损害，高级神经活动障碍所引起的内脏器官功能紊乱形成顽固的病理条件反射，如不良饮食引起的顽固呕吐等。神经症，如神经衰弱、歇斯底里等均可能有内脏功能障碍。当遇有内脏功能障碍的病例，应结合全身各系统检查、物理检查、化验室检查结果，慎重加以判定（如有无阳性征的器质性内脏疾病，有无兴奋性衰竭等神经衰弱的特征性症状），不宜轻易做出器官神经症的诊断。

7. 重性精神病

在精神分裂症和轻性抑郁症的早期可出现无力、头痛、头胀、胸闷、四肢沉重、失眠、食欲缺乏、记忆减退等类似神经衰弱症状，有的精神分裂症可以在1~2年内临床上只表现为类似神经衰弱症状，其中有的还能主动到处求医，患者也基本上可以照常从事原来的工作，可以学习，因而长期被误诊为神经衰弱，但精神分裂症由于有情感障碍，患者对其本身大多数症状多表现为漠不关心，而且症状变动较大，仔细检查时可表现这些症状多少带有些怪诞和不易理解。这时也可以看到精神效能的降低，表现容易疲劳，劳动热情的缺乏，并可隐约见到某种程度的疑病观念。轻性抑郁症的早期除有类似神经衰弱症状外，其情绪低落特别明显，深入观察可以查出

患者思维活动中有不大明显的自责自罪倾向，在思想、言语、动作各方面都逐渐趋向呆滞迟钝。

（二）中医学鉴别诊断

1. 头痛与眩晕

头痛与眩晕可同时出现，二者比较，头痛之病因有外感和内伤两方面，眩晕则以内伤为主。临床表现，头痛以疼痛为主，伴眩晕；眩晕则以昏眩为主，伴头痛。

2. 头痛与真头痛

真头痛是头痛的一种特殊重症，常表现为起病急骤，头痛剧烈，持续不解，阵发加重，手足逆冷，甚至呕吐如喷，肢厥，抽搐。本病急重，病情凶险。真头痛常见于西医学中因颅内压升高而导致的以头痛为主要表现的各类危重病症，如高血压危象、脑出血等。临证当行脑脊液检查、头颅 CT 或核磁共振检查，辨识病情，明确诊断，多法积极救治，不可与一般头痛混同，以防失治误治。

四、临床治疗

（一）辨病治疗

神经衰弱大多数是社会心理因素造成的，在治疗上就要注重对心理问题的认识、调适与解除。所以调整心态，积极地面对生活与挑战，并结合一定的治疗方法，才能改善症状，治愈疾病。神经衰弱症状繁多，得病后短期内能药到病除者甚少，需在专科医师的指导下，根据病情选择合适的方法，综合治疗，充分调动患者主观能动性，积极配合治疗，以达到最佳治疗效果。

1. 药物治疗

神经衰弱性头痛的治疗常使用抗焦虑、抗抑郁、镇静催眠和神经阻断剂等药物。抗焦虑药物常选用苯二氮䓬类，如地西泮（安定）2.5~5.0mg，艾司唑仑 1~2mg 等，每天 3 次，连服 1~2 周，可帮助患者改善焦虑、紧张和睡眠障碍。镇静催眠药物可明显缓解患者睡眠障碍，多选用硝西泮 5~10mg，艾司唑仑 1~2mg，或氯硝西泮 2~4mg，每晚睡前服，连服 1~2 周。为了防止产生依赖，这类药物不宜长时间使用，可几种药物交替、间断使用。受体阻滞剂可抑制交感神经功能亢进，如紧张、心悸、震颤、多汗等症状，多选用普萘洛尔 10~20mg，每天 3 次，临床上有一定效果。三环类药物针对焦虑和抑郁情绪混合存在且早醒的患者，可选用多塞平，或阿米替林 25~50mg，睡前服，每天 1 次，可有效缓解焦虑和抑郁情绪，延长睡眠时间。

2. 心理治疗

神经衰弱多数是社会心理因素造成的，可以通过解释、疏导等向患者介绍神经衰弱的性质，让其了解本病并非治愈无望，并引导其不应将注意力集中于自身症状之上，支持其增加治疗的信心，另外还可采用自我松弛训练法，也可采用催眠疗法治疗。

（二）辨证治疗

1. 辨证论治

（1）血虚头痛

治法：滋补气血。

方药：加味四物汤。生地黄，当归，蔓荆子，黄芩，白芍，炙甘草，甘菊，川芎。

（2）气虚头痛

治法：升阳补气，祛风散寒。

方药：补中益气汤加减。黄芪，人参，炙甘草，白术，当归，陈皮，柴胡，升麻，生姜，大枣。

（3）肝肾亏虚头痛

治法：滋肝养肾，益髓止痛。

方药：大补元煎加味。熟地黄，当归，

枸杞子，党参，山药，杜仲，山茱萸，炙甘草。

头痛畏寒，面白，四肢不温，舌淡，脉沉细而缓者，加淫羊藿、巴戟天以温阳；遗精，带下，尿频，加芡实、桑螵蛸、益智仁以温肾涩精止遗；五心烦热，口干，加知母、天花粉以滋阴清热；头晕目眩，加天麻以育阴息风。

（4）肝阳头痛

治法：平肝潜阳，息风止痛。

方药：天麻钩藤饮加减。天麻，钩藤，石决明，山栀子，黄芩，川牛膝，杜仲，益母草，桑寄生，夜交藤，朱茯神。

头晕目眩、失眠多梦，加蒺藜、代赭石（先煎）、龙骨（先煎）、牡蛎（先煎）以镇肝潜阳；便秘溲赤，加夏枯草、龙胆草以清肝泻火。

（5）痰厥头痛

治法：化湿祛痰，和中降逆。

方药：半夏白术天麻汤加减。半夏，天麻，茯苓，橘红，白术，甘草，生姜，大枣。

2.成药应用

（1）养血清脑颗粒　口服，1次1袋（3g），1日3次。功能养血平肝，活血通络。

（2）健脑安神片　口服，1次5片，1日2次。功能滋补强壮，镇静安神。

（3）天麻首乌片　口服，1次6片，1日3次。功能滋补肝肾。

（4）天麻头风灵胶囊　口服，1次4粒（1粒0.2g），1日2次。功能滋阴潜阳，祛风，强筋骨。

（5）天麻钩藤颗粒　口服，1次10g，1日3次。功能平肝息风，清热安神。

（6）天舒胶囊　口服，1次4粒，1日3次。功能活血平肝，通络止痛。

（7）安神补脑液　口服，1支，1日3次。功能生精补髓，益气养血，强脑安神。

3.单方验方

（1）镇肝息风汤　龟甲10g，甘草10g，玄参15g，茵陈15g，天冬15g，川楝子15g，白芍20g，龙骨25g，牡蛎25g，牛膝30g，代赭石30g。镇肝息风，通络止痛。水煎取汁200ml，每日1剂，分早、晚2次服用，连续服用1个月。

（2）平肝息风汤　天麻12g，钩藤15g，决明子15g，川牛膝15g，黄芩10g，白芍15g，生地黄15g，炒栀子9g，川芎12g，菊花12g，酒军9g，羚羊角粉（分冲）0.6g。平肝潜阳，息风清热。水煎取汁200ml，每日1剂，分早、晚2次服用，连续服用4周。

（三）医家诊疗经验

赵金铎

中国中医科学院广安门医院名老中医赵金铎认为，治疗头痛有5法：①活血化瘀法，适用于瘀血阻络所致的头痛。临床症状特点为头痛时作时止，或痛如针刺，或剧痛如箍，或走路阵痛，自觉胸满不舒，烦躁易怒，甚者忽发狂，经行滞涩量少，且有瘀块，或经前腹痛，或经行头痛加重，口苦，失眠多梦，面晦滞，舌紫暗，或有瘀点瘀斑，脉细弦或细涩。方用《医林改错》血府逐瘀汤加减。②凉血清肝法，适用于肝阳化风，血热上冲所致的头痛。症见头胀痛欲裂，太阳穴经脉隆起跳痛，面目红赤，烦躁易怒，夜寐不安，多梦易惊，口臭饮冷，大便结，小便黄赤，舌质鲜红，脉弦数。方用自拟凉血清肝汤。③滋水涵木法，适用于肝肾阴虚，肝阳上亢而致的头痛。症见头闷痛，颈项不柔，脑鸣耳鸣，肢体震颤，盗汗，心烦易怒，舌红少苔，脉寸关微弦，两尺浮大无力。方用加减杞菊地黄丸。④解郁化痰法，适用于肝气郁结，痰湿阻滞者，多见于嗜食肥甘、恣欲无度之人。症见头痛，胸胁、脘腹胀闷，惟以引长息为畅，食不甘味，大便溏，滞下不爽，肢体麻木，面色晦暗，眼圆发乌，舌体微胖，有齿痕，舌苔白腻，脉可见弦滑。方可用加味温胆汤、半夏天麻白术汤加减或变通逍遥散。⑤调和营卫法，适用外感失治，沐当风取凉，风邪由风府入脑所致"头风"，发则头汗出而恶风，口中无味，或耳鸣，或眉棱骨痛，甚颈项强，身拘急，脉见浮弦或浮缓，不发如常人。方用加味桂枝汤。

五、预后转归

神经衰弱大多数是社会心理因素造成的，在治疗上就要注重对心理问题的认识，调适与解除。所以调整心态，积极地面对生活与挑战，并结合一定的治疗方法，才能改善症状，治愈疾病。神经衰弱症状繁多，得病后短期内能药到病除者甚少，需在专科医师的指导下，根据病情选择合适的方法，综合治疗，充分调动患者主观能动性，积极配合治疗，以达到最佳治疗效果。

六、预防调护

（一）预防

（1）合理安排好患者的工作与休息，进行适当心理护理，关心体贴患者，帮助患者消除发作因素，如精神方面要消除紧张、焦虑的情绪。使患者保持心情舒畅，使气血流通，避免情绪激动。

（2）饮食以富含营养、易消化为原则，适量补充B族维生素和钙，身体补充足够的钙可以止痛。食勿过饱，忌食肥腻。

（二）调护

（1）头痛发作者，应观察头痛的性质、时间、程度、是否伴有其他症状或体征，采用综合治疗方法，以取得较好疗效。

（2）轻微头痛，可对症治疗，酌情给予镇痛、安眠剂等对症处理，并嘱咐患者保证充足的睡眠。

主要参考文献

［1］刘延请，傅志俭，罗芳. 头与颌面部疼痛病分册［M］. 北京：人民卫生出版社，2016.

［2］赵宝华，庞志广，陈玉敏. 头痛临床诊断与治疗［M］. 北京：化学工业出版社，2014.

［3］王翠兰，丁伟，孙丽等. 临床头痛学［M］. 济南：山东大学出版社，2007.

［4］罗增刚，金哲峰. 头痛［M］. 北京：科学技术文献出版社，2007.

附 录

临床常用检查参考值

一、血液学检查

指标			标本类型	参考区间
红细胞（RBC）	男			$(4.0\sim5.5)\times10^{12}/L$
	女			$(3.5\sim5.0)\times10^{12}/L$
血红蛋白（Hb）	新生儿			170~200g/L
	成人	男		120~160g/L
		女		110~150g/L
平均红细胞血红蛋白（MCV）				80~100fl
平均红细胞血红蛋白（MCH）				27~34pg
平均红细胞血红蛋白浓度（MCHC）				320~360g/L
红细胞比容（Hct）（温氏法）	男			0.40~0.50L/L
	女			0.37~0.48L/L
红细胞沉降率（ESR）（Westergren 法）	男		全血	0~15mm/h
	女			0~20mm/h
网织红细胞百分数（Ret%）	新生儿			3%~6%
	儿童及成人			0.5%~1.5%
白细胞（WBC）	新生儿			$(15.0\sim20.0)\times10^{9}/L$
	6个月至2岁时			$(11.0\sim12.0)\times10^{9}/L$
	成人			$(4.0\sim10.0)\times10^{9}/L$
白细胞分类计数百分率	嗜中性粒细胞			50%~70%
	嗜酸性粒细胞（EOS%）			0.5%~5%
	嗜碱性粒细胞（BASO%）			0~1%
	淋巴细胞（LYMPH%）			20%~40%
	单核细胞（MONO%）			3%~8%
血小板计数（PLT）				$(100\sim300)\times10^{9}/L$

二、电解质

指标		标本类型	参考区间
二氧化碳结合力（CO₂-CP）	成人	血清	22~31mmol/L
钾（K）			3.5~5.5mmol/L
钠（Na）			135~145mmol/L
氯（Cl）			95~105mmol/L
钙（Ca）			2.25~2.58mmol/L
无机磷（P）			0.97~1.61mmol/L

三、血脂血糖

指标		标本类型	参考区间
血清总胆固醇（TC）	成人	血清	2.9~6.0mmol/L
低密度脂蛋白胆固醇（LDL-C）（沉淀法）			2.07~3.12mmol/L
血清三酰甘油（TG）			0.56~1.70mmol/L
高密度脂蛋白胆固醇（HDL-C）（沉淀法）			0.94~2.0mmol/L
血清磷脂			1.4~2.7mmol/L
α-脂蛋白			男性（517±106）mg/L
			女性（547±125）mg/L
血清总脂			4~7g/L
血糖（空腹）（葡萄糖氧化酶法）			3.9~6.1mmol/L
口服葡萄糖耐量试验服糖后2小时血糖			＜7.8mmol/L

四、肝功能检查

指标		标本类型	参考区间
总脂酸		血清	1.9~4.2g/L
胆碱酯酶测定（ChE）（比色法）	乙酰胆碱酯酶（AChE）		80000~120000U/L
	假性胆碱酯酶（PChE）		30000~80000U/L
铜蓝蛋白（成人）			0.2~0.6g/L
丙酮酸（成人）			0.06~0.1mmol/L
酸性磷酸酶（ACP）			0.9~1.90U/L
γ-谷氨酰转移酶（γ-GGT）	男		11~50U/L
	女		7~32U/L

指标			标本类型	参考区间
蛋白质类	蛋白组分	清蛋白（A）	血清	40~55g/L
		球蛋白（G）		20~30g/L
		清蛋白/球蛋白比值		（1.5~2.5）：1
	总蛋白（TP）	新生儿		46.0~70.0g/L
		>3岁		62.0~76.0g/L
		成人		60.0~80.0g/L
	蛋白电泳（醋酸纤维膜法）	α_1球蛋白		3%~4%
		α_2球蛋白		6%~10%
		β球蛋白		7%~11%
		γ球蛋白		9%~18%
乳酸脱氢酶同工酶（LDiso）（圆盘电泳法）		LD_1		（32.7±4.60）%
		LD_2		（45.1±3.53）%
		LD_3		（18.5±2.96）%
		LD_4		（2.90±0.89）%
		LD_5		（0.85±0.55）%
肌酸激酶（CK）（速率法）		男		50~310U/L
		女		40~200U/L
肌酸激酶同工酶		CK-BB		阴性或微量
		CK-MB		<0.05（5%）
		CK-MM		0.94~0.96（94%~96%）
		CK-MT		阴性或微量

五、血清学检查

指标	标本类型	参考区间
甲胎蛋白（AFP，αFP）	血清	<25ng/ml（25μg/L）
小儿（3周~6个月）		<39ng/ml（39μg/L）
包囊虫病补体结合试验		阴性
嗜异性凝集反应		（0~1）：7
布鲁斯凝集试验		（0~1）：40
冷凝集素试验		（0~1）：10
梅毒补体结合反应		阴性

指标		标本类型	参考区间
补体	总补体活性（CH50）（试管法）	血浆	50~100kU/L
补体经典途径成分	C1q（ELISA 法）	血清	0.18~0.19g/L
	C3（成人）		0.8~1.5g/L
	C4（成人）		0.2~0.6g/L
免疫球蛋白	成人		700~3500mg/L
IgD（ELISA 法）	成人		0.6~1.2mg/L
IgE（ELISA 法）			0.1~0.9mg/L
IgG	成人		7~16.6g/L
IgG/ 白蛋白比值			0.3~0.7
IgG/ 合成率			−9.9~3.3mg/24h
IgM	成人		500~2600mg/L
E- 玫瑰花环形成率		淋巴细胞	0.40~0.70
EAC- 玫瑰花环形成率			0.15~0.30
红斑狼疮细胞（LEC）		全血	阴性
类风湿因子（RF）（乳胶凝集法或浊度分析法）		血清	< 20U/ml
外斐反应	OX19		低于 1：160
Widal 反应（直接凝集法）	O		低于 1：80
	H		低于 1：160
	A		低于 1：80
	B		低于 1：80
	C		低于 1：80
结核抗体（TB-G）			阴性
抗酸性核蛋白抗体和抗核糖核蛋白抗体			阴性
抗干燥综合征 A 抗体和抗干燥综合征 B 抗体			阴性
甲状腺胶体和微粒体胶原自身抗体			阴性
骨骼肌自身抗体（ASA）			阴性
乙型肝炎病毒表面抗原（HBsAg）			阴性
乙型肝炎病毒表面抗体（HBsAb）			阴性
乙型肝炎病毒核心抗原（HBcAg）			阴性

指标	标本类型	参考区间
乙型肝炎病毒 e 抗原（HBeAg）	血清	阴性
乙型肝炎病毒 e 抗体（HBeAb）		阴性
免疫扩散法		阴性
植物血凝素皮内试验（PHA）		阴性
平滑肌自身抗体（SMA）		阴性
结核菌素皮内试验（PPD）		阴性

六、骨髓细胞的正常值

指标		标本类型	参考区间
增生程度		骨髓	增生活跃（即成熟红细胞与有核细胞之比约为 20：1）
粒系细胞分类	原始粒细胞		0~1.8%
	早幼粒细胞		0.4%~3.9%
	中性中幼粒细胞		2.2%~12.2%
	中性晚幼粒细胞		3.5%~13.2%
	中性杆状核粒细胞		16.4%~32.1%
	中性分叶核粒细胞		4.2%~21.2%
	嗜酸性中幼粒细胞		0~1.4%
	嗜酸性晚幼粒细胞		0~1.8%
	嗜酸性杆状核粒细胞		0.2%~3.9%
	嗜酸性分叶核粒细胞		0~4.2%
	嗜碱性中幼粒细胞		0~0.2%
	嗜碱性晚幼粒细胞		0~0.3%
	嗜碱性杆状核粒细胞		0~0.4%
	嗜碱性分叶核粒细胞		0~0.2%
红细胞分类	原始红细胞		0~1.9%
	早幼红细胞		0.2%~2.6%
	中幼红细胞		2.6%~10.7%
	晚幼红细胞		5.2%~17.5%

指标		标本类型	参考区间
淋巴细胞分类	原始淋巴细胞	骨髓	0~0.4%
	幼稚淋巴细胞		0~2.1%
	淋巴细胞		10.7%~43.1%
单核细胞分类	原始单核细胞		0~0.3%
	幼稚单核细胞		0~0.6%
	单核细胞		0~6.2%
浆细胞分类	原始浆细胞		0~0.1%
	幼稚浆细胞		0~0.7%
	浆细胞		0~2.1%
其他细胞	巨核细胞		0~0.3%
	网状细胞		0~1.0%
	内皮细胞		0~0.4%
	吞噬细胞		0~0.4%
	组织嗜碱细胞		0~0.5%
	组织嗜酸细胞		0~0.2%
	脂肪细胞		0~0.1%
分类不明细胞			0~0.1%

七、血小板功能检查

指标		标本类型	参考区间
血小板聚集试验（PAgT）	连续稀释法	血浆	第五管及以上凝聚
	简易法		10~15s 内出现大聚集颗粒
血小板黏附试验（PAdT）	转动法	全血	58%~75%
	玻璃珠法		53.9%~71.1%
血小板第 3 因子		血浆	33~57s

八、凝血机制检查

指标		标本类型	参考区间
凝血活酶生成试验		全血	9~14s
简易凝血活酶生成试验（STGT）			10~14s
凝血酶时间延长的纠正试验		血浆	加甲苯胺蓝后，延长的凝血时间恢复正常或缩短 5s 以上
凝血酶原时间（PT）		全血	30~42s
凝血酶原消耗时间（PCT）	儿童		> 35s
	成人		> 20s
出血时间（BT）		刺皮血	（6.9±2.1）min，超过 9min 为异常
凝血时间（CT）	毛细管法（室温）	全血	3~7min
	玻璃试管法（室温）		4~12min
	塑料管法		10~19min
	硅试管法（37℃）		15~32min
纤维蛋白原（FIB）		血浆	2~4g/L
纤维蛋白原降解产物（PDP）（乳胶凝聚法）			0~5mg/L
活化部分凝血活酶时间（APTT）			30~42s

九、溶血性贫血的检查

指标		标本类型	参考区间
酸化溶血试验（Ham 试验）		全血	阴性
蔗糖水试验			阴性
抗人球蛋白试验（Coombs 试验）	直接法	血清	阴性
	间接法		阴性
游离血红蛋白			< 0.05g/L
红细胞脆性试验	开始溶血	全血	4.2~4.6g/L NaCl 溶液
	完全溶血		2.8~3.4g/L NaCl 溶液
热变性试验（HIT）		Hb 液	< 0.005
异丙醇沉淀试验		全血	30min 内不沉淀
自身溶血试验			阴性
高铁血红蛋白（MetHb）			0.3~1.3g/L
血红蛋白溶解度试验			0.88~1.02

十、其他检查

指标		标本类型	参考区间
溶菌酶（lysozyme）		血清	0~2mg/L
铁（Fe）	男（成人）		10.6~36.7μmol/L
	女（成人）		7.8~32.2μmol/L
铁蛋白（FER）	男（成人）		15~200μg/L
	女（成人）		12~150μg/L
淀粉酶（AMY）（麦芽七糖法）			35~135U/L
		尿	80~300U/L
尿卟啉		24h 尿	0~36nmol/24h
维生素 B_{12}（VitB_{12}）		血清	180~914pmol/L
叶酸（FOL）			5.21~20ng/ml

十一、尿液检查

指标			标本类型	参考区间
比重（SG）			尿	1.015~1.025
蛋白定性	磺基水杨酸			阴性
	加热乙酸法			阴性
蛋白定量（PRO）	儿童		24h 尿	< 40mg/24h
	成人			0~80mg/24h
尿沉渣检查	白细胞（LEU）		尿	< 5 个 /HP
	红细胞（RBC）			0~3 个 /HP
	扁平或大圆上皮细胞（EC）			少量 /HP
	透明管型（CAST）			偶见 /HP
尿沉渣 3h 计数	白细胞（WBC）	男	3h 尿	< 7 万 /h
		女		< 14 万 /h
	红细胞（RBC）	男		< 3 万 /h
		女		< 4 万 /h
	管型			0/h

指标				标本类型	参考区间
尿沉渣 12h 计数	白细胞及上皮细胞			12h 尿	< 100 万
	红细胞（RBC）				< 50 万
	透明管型（CAST）				< 5 千
	酸度（pH）				4.5~8.0
中段尿细菌培养计数				尿	< 10^6 菌落 /L
尿胆红素定性					阴性
尿胆素定性					阴性
尿胆原定性（UBG）					阴性或弱阳性
尿胆原定量				24h 尿	0.84~4.2μmol/（L·24h）
肌酐（CREA）	成人		男		7~18mmol/24h
			女		5.3~16mmol/24h
肌酸（creatine）	成人		男		0~304μmol/24h
			女		0~456μmol/24h
尿素氮（BUN）					357~535mmol/24h
尿酸（UA）					2.4~5.9 mmol/24h
氯化物（Cl）	成人		以 Cl⁻ 计		170~255mmol/24h
			以 NaCl 计		170~255mmol/24h
钾（K）	成人				51~102mmol/24h
钠（Na）	成人				130~260mmol/24h
钙（Ca）	成人				2.5~7.5mmol/24h
磷（P）	成人				22~48mmol/24h
氨氮					20~70mmol/24h
淀粉酶（Somogyi 法）				尿	< 1000U/L

十二、肾功能检查

指标			标本类型	参考区间
尿素（UREA）			血清	1.7~8.3mmol/L
尿酸（UA）（成人酶法）	成人	男		150~416μmol/L
		女		89~357μmol/L

指标			标本类型	参考区间
肌酐（CREA）	成人	男	血清	53~106μmol/L
		女		44~97μmol/L
浓缩试验	成人		尿	禁止饮水 12h 内每次尿量 20~25ml，尿比重迅速增至 1.026~1.035
	儿童			至少有一次比重在 1.018 或以上
稀释试验				4h 排出所饮水量的 0.8~1.0，而尿的比重降至 1.003 或以下
尿比重 3 小时试验			尿	最高尿比重应达 1.025 或以上，最低比重达 1.003，白天尿量占 24 小时总尿量的 2/3~3/4
昼夜尿比重试验				最高比重＞1.018，最高与最低比重差≥0.009，夜尿量＜750ml，日尿量与夜尿量之比为（3~4）∶1
酚磺肽（酚红）试验（FH 试验）	静脉滴注法			15min 排出量＞0.25
				120min 排出量＞0.55
	肌内注射法			15min 排出量＞0.25
				120min 排出量＞0.05
内生肌酐清除率（Ccr）	成人		24h 尿	80~120ml/min
	新生儿			40~65ml/min

十三、妇产科妊娠检查

指标			标本类型	参考区间
绒毛膜促性腺激素（hCG）			尿或血清	阴性
绒毛膜促性腺激素（HCG STAT）（快速法）	男（成人）		血清，血浆	无发现
	女（成人）	妊娠 3 周		5.4~7.2IU/L
		妊娠 4 周		10.2~708IU/L
		妊娠 7 周		4059~153767IU/L
		妊娠 10 周		44186~170409IU/L
		妊娠 12 周		27107~201615IU/L
		妊娠 14 月		24302~93646IU/L
		妊娠 15 周		12540~69747IU/L
		妊娠 16 周		8904~55332IU/L
		妊娠 17 周		8240~51793IU/L
		妊娠 18 周		9649~55271IU/L

十四、粪便检查

指标	标本类型	参考区间
胆红素（IBL）	粪便	阴性
氮总量		< 1.7g/24h
蛋白质定量（PRO）		极少
粪胆素		阴性
粪胆原定量	粪便	68~473μmol/24h
粪重量		100~300g/24h
细胞		上皮细胞或白细胞偶见 /HP
潜血		阴性

十五、胃液分析

指标		标本类型	参考区间
胃液分泌总量（空腹）		胃液	1.5~2.5L/24h
胃液酸度（pH）			0.9~1.8
五肽胃泌素胃液分析	空腹胃液量		0.01~0.10L
	空腹排酸量		0~5mmol/h
	最大排酸量		3~23mmol/L
细胞			白细胞和上皮细胞少量
细菌			阴性
性状			清晰无色，有轻度酸味含少量黏液
潜血			阴性
乳酸（LACT）			阴性

十六、脑脊液检查

指标		标本类型	参考区间
压力（卧位）	成人	脑脊液	80~180mmH$_2$O
	儿童		40~100mmH$_2$O
性状			无色或淡黄色
细胞计数			（0~8）× 10^6/L（成人）
葡萄糖（GLU）			2.5~4.4mmol/L
蛋白定性（PRO）			阴性

指标		标本类型	参考区间
蛋白定量（腰椎穿刺）			0.2~0.4g/L
氯化物（以氯化钠计）	成人	脑脊液	120~130mmol/L
	儿童		111~123mmol/L
细菌			阴性

十七、内分泌腺体功能检查

指标			标本类型	参考区间
血促甲状腺激素（TSH）（放免法）			血清	2~10mU/L
促甲状腺激素释放激素（TRH）				14~168pmol/L
促卵泡成熟激素（FSH）	男			3~25mU/L
	女	卵泡期	24h 尿	5~20IU/24h
		排卵期		15~16IU/24h
		黄体期		5~15IU/24h
		月经期		50~100IU/24h
促卵泡成熟激素（FSH）	男			1.27~19.26IU/L
	女	卵泡期	血清	3.85~8.78IU/L
		排卵期		4.54~22.51IU/L
		黄体期		1.79~5.12IU/L
		绝经期		16.74~113.59IU/L
促肾上腺皮质激素（ACTH）	上午 8:00		血浆	25~100ng/L
	下午 18:00			10~80ng/L
催乳激素（PRL）	男			2.64~13.13μg/L
	女	绝经前（＜50 岁）		3.34~26.72μg/L
		黄体期（＞50 岁）		2.74~19.64μg/L
黄体生成素（LH）	男		血清	1.24~8.62IU/L
	女	卵泡期		2.12~10.89IU/L
		排卵期		19.18~103.03IU/L
		黄体期		1.2~12.86IU/L
		绝经期		10.87~58.64IU/L

指标			标本类型	参考区间
抗利尿激素（ADH）（放免）			血浆	1.4~5.6pmol/L
生长激素（GH）（放免法）	成人	男	血清	< 2.0μg/L
		女		< 10.0μg/L
	儿童			< 20.0μg/L
反三碘甲腺原氨酸（rT$_3$）（放免法）				0.2~0.8nmol/L
基础代谢率（BMR）			—	−0.10~+0.10（−10%~+10%）
甲状旁腺激素（PTH）（免疫化学发光法）			血浆	12~88ng/L
甲状腺 ^{131}I 吸收率	3h ^{131}I 吸收率		—	5.7%~24.5%
	24h ^{131}I 吸收率		—	15.1%~47.1%
总三碘甲腺原氨酸（TT$_3$）			血清	1.6~3.0nmol/L
血游离三碘甲腺原氨酸（FT$_3$）				6.0~11.4pmol/L
总甲状腺素（TT$_4$）				65~155nmol/L
游离甲状腺素（FT$_4$）（放免法）				10.3~25.7pmol/L
儿茶酚胺总量			24h 尿	71.0~229.5nmol/24h
香草扁桃酸	成人			5~45μmol/24h
游离儿茶酚胺	多巴胺		血浆	血浆中很少被检测到
	去甲肾上腺素（NE）			0.177~2.36pmol/L
	肾上腺素（AD）			0.164~0.546pmol/L
血皮质醇总量	上午 8:00			140~630nmol/L
	下午 16:00			80~410nmol/L
5- 羟吲哚乙酸（5-HIAA）	定性		新鲜尿	阴性
	定量		24h 尿	10.5~42μmol/24h
尿醛固酮（ALD）				普通饮食：9.4~35.2nmol/24h
血醛固酮（ALD）	普通饮食（早6时）	卧位	血浆	（238.6 ± 104.0）pmol/L
		立位		（418.9 ± 245.0）pmol/L
	低钠饮食	卧位		（646.6 ± 333.4）pmol/L
		立位		（945.6 ± 491.0）pmol/L
肾小管磷重吸收率			血清 / 尿	0.84~0.96
肾素	普通饮食	立位	血浆	0.30~1.90ng/（ml·h）
		卧位		0.05~0.79ng/（ml·h）
	低钠饮食	卧位		1.14~6.13ng/（ml·h）

指标			标本类型	参考区间
17- 生酮类固醇	成人	男	24h 尿	34.7~69.4μmol/24h
		女		17.5~52.5μmol/24h
17- 酮类固醇总量（17-KS）	成人	男		34.7~69.4μmol/24h
		女		17.5~52.5μmol/24h
血管紧张素Ⅱ（AT-Ⅱ）	立位		血浆	10~99ng/L
	卧位			9~39ng/L
血清素（5- 羟色胺）（5-HT）			血清	0.22~2.06μmol/L
游离皮质醇			尿	36~137μg/24h
（肠）促胰液素			血清、血浆	（4.4±0.38）mg/L
胰高血糖素	空腹		血浆	空腹：17.2~31.6pmol/L
葡萄糖耐量试验（OGTT）	口服法	空腹	血清	3.9~6.1mmol/L
		60min		7.8~9.0mmol/L
		120min		＜ 7.8mmol/L
		180min		3.9~6.1mmol/L
C 肽（C-P）	空腹			1.1~5.0ng/ml
胃泌素			血浆空腹	15~105ng/L

十八、肺功能

指标		参考区间
潮气量（TC）	成人	500ml
深吸气量（IC）	男性	2600ml
	女性	1900ml
补呼气容积（ERV）	男性	910ml
	女性	560ml
肺活量（VC）	男性	3470ml
	女性	2440ml
功能残气量（FRC）	男性	（2270±809）ml
	女性	（1858±552）ml
残气容积（RV）	男性	（1380±631）ml
	女性	（1301±486）ml

指标		参考区间
静息通气量（VE）	男性	（6663±200）ml/min
	女性	（4217±160）ml/min
最大通气量（MVV）	男性	（104±2.71）L/min
	女性	（82.5±2.17）L/min
肺泡通气量（VA）		4L/min
肺血流量		5L/min
通气/血流（V/Q）比值		0.8
无效腔气/潮气容积（VD/VT）		0.3~0.4
弥散功能（CO 吸入法）		198.5~276.9ml/（kPa·min）
气道阻力		1~3cmH$_2$O/（L·s）

十九、前列腺液及前列腺素

指标			标本类型	参考区间
性状			前列腺液	淡乳白色，半透明，稀薄液状
细胞	白细胞（WBC）			< 10 个/HP
	红细胞（RBC）			< 5 个/HP
	上皮细胞			少量
淀粉样小体				老年人易见到，约为白细胞的 10 倍
卵磷脂小体				多量，或可布满视野
量				数滴至 1ml
前列腺素（PG）（放射免疫法）	PGA	男	血清	13.3±2.8nmol/L
		女		11.5±2.1nmol/L
	PGE	男		4.0±0.77nmol/L
		女		3.3±0.38nmol/L
	PGF	男		0.8±0.16nmol/L
		女		1.6±0.36nmol/L

二十、精液

指标	标本类型	参考区间
白细胞	精液	< 5 个 /HP
活动精子百分率		射精后 30~60min 内精子活动率为 80%~90%，至少 > 60%
精子数		39×10^6/ 次
正常形态精子		> 4%
量		每次 1.5~6.0ml
黏稠度		呈胶冻状，30min 后完全液化呈半透明状
色		灰白色或乳白色，久未排精液者可为淡黄色
酸碱度（pH）		7.2~8.0

《当代中医专科专病诊疗大系》
参 编 单 位

总主编单位

开封市中医院
海南省中医院
河南中医药大学

广州中医药大学第一附属医院
广东省中医院
四川省第二中医医院

执行总主编单位

首都医科大学附属北京中医医院
中国中医科学院广安门医院
安阳职业技术学院

北京中医药大学深圳医院（龙岗）
北京中医药大学
云南省中医医院

常务副总主编单位

中国中医科学院西苑医院
吉林省辽源市中医院
江苏省中西医结合医院
中国中医科学院眼科医院
北京中医药大学东方医院
山西省中医院

沈阳药科大学
中国中医科学院望京医院
河南中医药大学第一附属医院
山东中医药大学第二附属医院
四川省中医药科学院中医研究所
北京中医药大学厦门医院

副总主编单位

辽宁中医药大学附属第二医院
河南大学中医院
浙江中医药大学附属第三医院
新疆哈密市中医院（维吾尔医医院）
河南省中医糖尿病医院

包头市蒙医中医医院
重庆中医药学院
天水市中医医院
中国中医科学院西苑医院济宁医院
黄冈市中医医院

贵州中医药大学
广西中医药大学第一附属医院
辽宁中医药大学第一附属医院
南京中医药大学
三亚市中医院
辽宁中医药大学
辽宁省中医药科学院
青海大学
黑龙江省中医药科学院
湖北中医药大学附属医院
湖北省中医院
安徽中医药大学第一附属医院
汝州市中西医结合医院
湖南中医药大学附属醴陵医院
湖南医药学院
湖南中医药大学

咸宁市中医医院
中国中医科学院
南阳理工学院张仲景国医国药学院
长垣中西医结合医院
成都中医药大学附属医院
成都中医药大学第二附属医院
兰州市中医医院
扬州市中医院
高安市中医医院
馆陶县中医医院
江西中医药大学
辽宁中医药大学附属第三医院
盐城市中医院
河南省人民医院
云南中医药大学

常务编委单位
（按首字拼音排序）

安钢职工总医院
安徽中医药大学第二附属医院
安阳市中西医结合医院
安阳市中医院
安阳市肿瘤医院
百色市中医医院
北海市中医医院
北京市昌平区中西医结合医院
北京市平谷区中医医院
北京中医药大学第三附属医院
澄迈县中医院
赤水市中医医院
重庆市北碚区中医院

重庆市中医院
重庆医科大学中医药学院
重庆医药高等专科学校
重庆中医药学院第一临床学院
德江县民族中医医院
防城港市中医医院
福建中医药大学附属康复医院
广西中医药大学
广西中医药大学第一附属医院（仙葫
院区）
广元市中医医院
桂林市中医医院
海口市中医医院

河南省骨科医院

河南省洛阳正骨医院

河南省中西医结合儿童医院

河南省中医药研究院

河南省中医院

河南中医药大学第二附属医院

河南中医药大学第三附属医院

南昌市洪都中医院

南京市中医院

黑龙江省中医医院

湖北省妇幼保健院

湖北省中医院

湖南中医药大学第一附属医院

黄河科技学院附属医院

江苏省中西医结合医院

焦作市中医院

开封市第二中医院

开封市儿童医院

开封市光明医院

开封市中心医院

来宾市中医医院

兰州市西固区中医院

梨树县中医院

辽宁省肛肠医院

聊城市中医医院

洛阳市中医院

南京市溧水区中医院

南京中医药大学苏州附属医院

南阳市骨科医院

南阳张仲景健康养生研究院

南阳仲景书院

内蒙古医科大学

宁波市中医院

宁夏回族自治区中医医院暨中医研究院

宁夏医科大学附属银川市中医医院

平顶山市第二人民医院

平顶山市中医医院

钦州市中医医院

青海大学医学院

山西中医药大学

陕西省中医药研究院

陕西省中医医院

陕西中医药大学第二附属医院

上海市浦东新区光明中医医院

上海中医药大学附属岳阳中西医结合医院

上海中医药大学附属上海市中西医结合医院

上海中医药大学针灸推拿学院

深圳市中医院

沈阳市第二中医医院

苏州市中西医结合医院

天津市中医药研究院附属医院

天津武清泉达医院

天津医科大学总医院

田东县中医医院

温州市中西医结合医院

梧州市中医医院

武穴市中医医院

徐州市中医院

义乌市中医医院

银川市中医医院

英山县人民医院

张家港市中医医院

长春中医药大学附属医院　　　　　郑州大学第一附属医院

浙江省中医药研究院基础研究所　　郑州市中医院

镇江市中医院　　　　　　　　　　中国疾病预防控制中心传染病预防控

郑州大学第二附属医院　　　　　　制所

郑州大学第三附属医院　　　　　　中国中医科学院针灸研究所

编委单位
（按首字拼音排序）

安阳市人民医院　　　　　　　　　滑县第三人民医院

鞍山市中医院　　　　　　　　　　焦作市儿童医院

白城中医院　　　　　　　　　　　焦作市妇女儿童医院

北海市人民医院　　　　　　　　　焦作市妇幼保健院

北京市海淀区医疗资源统筹服务中心　开封市妇幼保健院

重庆两江新区中医院　　　　　　　开封市苹果园卫生服务中心

重庆市江津区中医院　　　　　　　开封市中医肛肠病医院

东港市中医院　　　　　　　　　　林州市中医院

福建省立医院　　　　　　　　　　灵山县中医医院

福建中医药大学附属第三人民医院　隆安县中医医院

福建中医药大学附属人民医院　　　那坡县中医医院

福建中医药大学国医堂　　　　　　南乐县中医院

福建中医药大学中医学院　　　　　南乐益民医院

广西中医药大学第一附属医院仁爱分院　南乐中医肛肠医院

广西中医药大学附属国际壮医医院　南宁市武鸣区中医医院

贵州省第二人民医院　　　　　　　南阳名仁中医院

合浦县中医医院　　　　　　　　　南阳市中医院

河南科技大学第一附属医院　　　　宁夏回族自治区中医医院

河南省立眼科医院　　　　　　　　平顶山市第一人民医院

河南省眼科研究所　　　　　　　　平南县中医院

河南省职业病医院　　　　　　　　濮阳市第五人民医院

河南医药健康技师学院　　　　　　濮阳市中医医院

鹤壁职业技术学院医学院　　　　　日照市中医医院

滑县中医院　　　　　　　　　　　融安县中医医院

三门峡市中医院

厦门市中医院

陕西省中医药研究院

商水县中医院

上海仁爱医院

石家庄市中医院

天门市中医医院

尉氏县中医院

温县中医院

温州市中医院

湘潭市中医医院

新乡市中医院

新乡医学院第三附属医院

邢台市中医院

兴安界首骨伤医院

兴化市人民医院

沂源县中医医院

长治市上党区中医院

昭通市中医医院

郑州大学第五附属医院

郑州市金水区总医院

郑州澍青医学高等专科学校

中国人民解放军陆军第83集团军医院

中国中医科学院中医临床基础医学研究所

珠海市中西医结合医院